T0092577

# Gestione delle crisi in medicina d'urgenza e terapia intensiva

Michael St.Pierre • Gesine Hofinger •
Cornelius Buerschaper •
Robert Simon • Ivan Daroui

# Gestione delle crisi in medicina d'urgenza e terapia intensiva

## Fattori umani, psicologia di gruppo e sicurezza dei pazienti negli ambienti ad alto rischio

Edizione italiana tradotta da Ivan Daroui

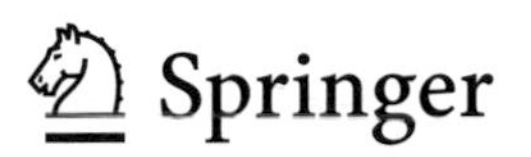

Michael St.Pierre
Clinica universitaria Erlangen-Nürnberg
Anestesiologia
Erlangen, Germania
michael.st.pierre@kfa.imed.uni-erlangen.de

Gesine Hofinger
Psicologa, Team HF Hofinger Research & Training
Remseck, Germania
gesine.hofinger@team-hf.de

Cornelius Buerschaper †
Psicologo, Team HF Hofinger Research & Training
Organizational Consulting
Remseck, Germania

Robert Simon
Harvard Medical School, Massachusetts General Hospital
Direttore, Center for Medical Education
Cambridge, USA
rsimon2@partners.org

Ivan Daroui
Dipartimento di Anestesia e Rianimazione
Ospedale Sacro Cuore-Don Calabria
Negrar (VR), Italia
ivan.daroui@sacrocuore.it

Titolo dell'opera originale: *Crisis Management in Acute Care Settings. Human Factors, Team Psychology, and Patient Safety in a High Stakes Environment*, 2nd Edition
Michael St.Pierre, Gesine Hofinger, Cornelius Buerschaper, Robert Simon

Edizione italiana tradotta da Ivan Daroui

ISBN 978-88-470-2798-5
e-ISBN 978-88-470-2799-2 (eBook)
DOI 10.1007/978-88-470-2799-2



9 8 7 6 5 4 3 2 1 2013 2014 2015

*Layout copertina:* Ikona S.r.l., Milano

Impaginazione: Ikona S.r.l., Milano
Stampa: Grafiche Porpora, Segrate (MI)
*Stampato in Italia*

Springer-Verlag Italia S.r.l., Via Decembrio 28, I-20137 Milano
Springer fa parte di Springer Science+Business Media (www.springer.com)

*Gli autori desiderano dedicare questo libro ad alcune persone molto speciali*

*... a Ulrike, amore della mia vita*
*... Michael*

*... alla mia famiglia, Michael, Daniel e Julius, con amore e gratitudine*
*... Gesine*

*... a Diane, che rende ogni cosa possibile e degna di essere vissuta*
*... Robert*

*... e a tutti i nostri colleghi, che hanno contribuito a dare una forma a questo libro attraverso la loro generosa condivisione di esperienze personali, nella gestione di pazienti critici o gravemente feriti, in situazioni ad alto rischio e tempi ristretti. L'energia, l'impegno e l'intelligenza che dimostrano tutti i giorni per i malati e per i feriti è impressionante.*

# Prefazione all'edizione italiana

Molti professionisti in ambiente sanitario concordano sull'importanza delle cosiddette competenze non-tecniche, riassunte in questo volume con il termine di "fattori umani". Anche in Italia, la consapevolezza del ruolo essenziale svolto dai fattori umani, dalle dinamiche di gruppo o dall'organizzazione stessa del sistema sanitario è aumentata negli ultimi decenni. Ciononostante, le professioni sanitarie e quella medica in particolare sono ancora considerate da molti una forma di lavoro artigianale, nella quale l'elemento decisivo per il successo delle prestazioni erogate dipende soprattutto dalle qualità dei singoli operatori. Con questa visione, l'aspetto individuale diventa ancor più rilevante negli ambienti ad alto rischio, come in anestesia-rianimazione o in medicina d'urgenza. Infatti, il posto riservato nel corso degli studi al "saper essere" e "saper comunicare e lavorare insieme" non è certamente ancora all'altezza dell'importanza dell'argomento e arriva comunque sempre dopo l'acquisizione delle competenze tecnico-scientifiche, spesso su base volontaria o dopo il conseguimento del titolo di studio. Al contrario, con l'elevato livello di complessità ormai raggiunto nella maggior parte dei sistemi sanitari, per affrontare le situazioni critiche è necessaria un'adeguata gestione dei fattori umani, della comunicazione e della psicologia di gruppo. Questo testo propone di rendere accessibile i suddetti temi a tutti i professionisti attivi nel campo della medicina critica. A tale scopo, hanno contribuito soggetti provenienti da orizzonti diversi come l'anestesia-rianimazione, la psicologia cognitiva, sociale e dell'educazione. Una preoccupazione costante degli autori è stata quella di presentare semplicemente e sintetizzare alcune teorie psicologiche talvolta complesse, utilizzando una terminologia non specialistica. L'adattamento di questo testo è stato un lavoro lungo ma anche una grande occasione di crescita personale e ringrazio il Dr. St. Pierre e i suoi colleghi per la fiducia accordatami, nella speranza di trasmetterlo nel miglior modo possibile ai lettori italiani.

Negrar, dicembre 2012 Ivan Daroui

# Prefazione all'edizione originale

*Tutta la vita è un risolvere problemi*
Sir K.R. Popper

Erogare trattamenti sicuri a pazienti in situazioni critiche è sempre stato e rimane tuttora una delle sfide maggiori del sistema sanitario. I professionisti di questo settore sono regolarmente chiamati a confrontarsi con problemi improvvisi, inaspettati e minacciosi per la vita di un paziente. Cosa peggiore, questi problemi lasciano poco tempo per una riflessione accurata ed esigono la massima attenzione, nonostante la necessaria rapidità delle decisioni. Questo, come molti di noi sapranno fin troppo bene, è più facile a dirsi che a farsi: tempi ristretti, incertezze, stress, rischi elevati, lavoro di gruppo incostante e difetti organizzativi si mescolano in un ambiente di lavoro in cui prendere decisioni giuste e affrontare con successo i problemi diventa un'impresa ardua.

La capacità di dominare queste sfide richiede però delle qualità che vanno oltre la cultura medica e le competenze cliniche: si tratta di una serie di abilità che consentono al personale sanitario di tradurre in modo affidabile le conoscenze mediche in trattamenti sicuri per i pazienti, malgrado circostanze avverse e spesso variabili. Tali abilità sono l'oggetto di questo libro. Pertanto, non troverete nel testo informazioni circa la gestione clinica delle situazioni critiche: nessuna raccomandazione né algoritmi o linee guida. Sono già stati scritti molti libri di testo eccellenti sulla gestione medica delle situazioni critiche; quindi, un'altra pubblicazione di questo tipo non era giustificata. Questo testo, invece, si concentra sulle persone, sui professionisti del sistema sanitario provenienti da un largo spettro di specialità diverse, la cui caratteristica comune è di trovarsi a dover gestire situazioni impreviste: infermieri, medici, paramedici e tecnici. Ognuno di loro possiede una serie definita di abilità tecniche e non tecniche che gli consentono di affrontare le situazioni critiche. Inoltre, tutti possono migliorare le loro prestazioni, con l'applicazione ragionata delle teorie di base sul processo decisionale e sull'azione umana presentate in questo libro.

Per la loro comune condizione di esseri umani, tutti gli operatori sanitari sono soggetti a inevitabili limitazioni cognitive che contribuiscono agli errori e impediscono una gestione corretta delle situazioni critiche. Questo libro tenta di descrivere a grandi linee il modo in cui funziona la mente umana quando la posta in gioco è alta e i tempi sono ristretti, per aiutare medici e infermieri a capire meglio le proprie forze e debolezze nel corso del processo decisionale. Gli esseri umani pensano e agiscono in un certo modo, perché meccanismi psicologici sottostanti forniscono una risposta efficace per affrontare le esigenze circostanti. In contrasto con una convinzione diffusa, gli errori non sono il prodotto di meccanismi psicologici irrazionali o inadeguati, ma hanno anche origine da processi mentali utili. Alcuni di essi, come i modelli di comunicazione, possono essere cambiati, mentre ciò non è possibile per altri processi: le nostre percezioni, attenzioni, motivazioni, emozioni e pensieri non sono del tutto sottoposti alla nostra volontà.

Non solo le prestazioni individuali, ma anche quelle di gruppo ubbidiscono a queste regole. Il lavoro in situazioni mediche critiche non è mai un'attività per una persona sola, ma richiede la collaborazione di molti professionisti, a vari livelli del sistema sanitario, che agiscono per il benessere di un paziente. Pertanto, la conoscenza delle strategie di successo, nel migliorare le prestazioni di un gruppo, può creare un contesto clinico sempre più sicuro per i pazienti.

Gli errori in campo sanitario non sono soltanto causati da limitazioni individuali o dei gruppi. Essi sono radicati in cause sistemiche, profondamente incorporate nell'architettura delle organizzazioni sanitarie e resistenti al cambiamento. L'insieme di questi fattori individuali, di gruppo e organizzativi, che influiscono sulle nostre decisioni e sulle nostre azioni, è chiamato "fattore umano". Questo testo propone di spiegare e rendere accessibile a tutti il tema dei "fattori umani" in medicina critica. Siamo intimamente convinti che, aumentando l'attenzione per i "fattori umani" nella progettazione organizzativa e nella pratica individuale o di squadra, si possa rendere più efficaci e sicure le cure prestate ai nostri pazienti.

È possibile leggere questo libro con due approcci: potete seguire il testo secondo il suo ordine logico oppure leggere capitoli selezionati, secondo le vostre preferenze. Il testo ha una caratteristica modulare, in cui ogni capitolo è indipendente e può essere letto senza la conoscenza di quelli precedenti. Per evitare eccessive ridondanze, i concetti di base sono esposti una volta sola e il lettore è invitato a seguire i rimandi.

Ogni capitolo segue la stessa logica interna: un caso clinico di medicina critica illustra gli aspetti centrali del tema in oggetto ed è poi preso come punto di riferimento per l'esposizione dell'argomento. Ogni capitolo tenta di rispondere alle stesse domande: "Qual è l'importanza dell'argomento? Quali problemi possono essere spiegati con questo particolare fattore umano? Che cosa possiamo trasferire nel nostro contesto clinico e come possiamo applicare tali conoscenze per migliorare la sicurezza dei pazienti?" Per migliorare la praticità, i capitoli riguardanti i fattori individuali e di gruppo (capitoli 5-13) offrono "consigli per la pratica quotidiana", con molti suggerimenti clinici utili. Ogni capitolo finisce con un breve paragrafo, "in poche parole", che ne riassume i dati essenziali.

Nella prima sezione del testo si prendono in esame principi basilari dell'errore, della complessità e del comportamento umano. Il capitolo 1 introduce l'argomento con una rassegna di dati pubblicati sull'incidenza dell'errore umano e degli incidenti in situazioni mediche critiche. Una quantità consistente di ricerche pone l'accento sull'importanza dei fattori umani, sia nello sviluppo degli errori, che nella loro prevenzione e gestione in situazioni cliniche ad alto rischio. Il capitolo 2 descrive le caratteristiche del trattamento medico d'urgenza, in quanto campo di attività complesse, dove gli errori non possono non accadere. Il capitolo 3 contrappone due prospettive attuali sull'errore e fornisce definizioni utili per qualificarlo. Nel capitolo 4 tracciamo uno schema della "psicologia" del comportamento umano, che aiuterà il lettore a comprendere come gli esseri umani arrivano a prendere le loro decisioni.

La struttura della seconda sezione segue quella dell'azione umana durante il processo di risoluzione dei problemi. Si concentra sulle limitazioni imposte dall'architettura cognitiva di base e dagli schemi di pensiero del cervello umano, sul processo decisionale e sull'azione. I singoli capitoli descrivono, a grandi linee, la percezione umana (capitolo 5), l'elaborazione delle informazioni (capitolo 6), gli obiettivi e i piani d'azione (capitolo 7), l'attenzione (capitolo 8) e l'effetto dello stress (capitolo 9). Il capitolo finale di questa sezione (capitolo 10) si concentra su come gli operatori sanitari possano giungere a decisioni valide, cioè l'obiettivo ultimo del processo di risoluzione dei problemi.

La terza sezione allarga la prospettiva, spostando l'attenzione dal singolo operatore sanitario al gruppo e i fattori umani importanti coinvolti nei processi di gruppo. Dopo la descrizione delle caratteristiche e delle insidie del lavoro di gruppo (capitolo 11), segue uno schema sulla comunicazione (capitolo 12) e sull'attitudine al comando o *leadership* (capitolo 13), che costituiscono i due principali fattori per un valido lavoro di gruppo.

La quarta sezione tratta dell'influenza delle organizzazioni sanitarie sulle prestazioni dei loro operatori. Sono presentati modelli sistemici e teorie organizzative di base che possono migliorare la sicurezza del paziente (capitolo 14). L'ultimo capitolo (capitolo 15) presenta lo schema per un concetto globale di sviluppo organizzativo, che potrebbe aiutare le istituzioni sanitarie a evitare gli errori e gestirli al meglio.

Qualsiasi testo ha bisogno, per nascere, di un terreno fertile. Questo volume è nato da una collaborazione di lunga data tra un medico proveniente dall'ambiente della medicina critica (anestesia, terapia intensiva, medicina d'urgenza preospedaliera), che si occupava della formazione di gruppo basata su simulatore nella propria istituzione (St.Pierre) e di tre psicologi che hanno dedicato la loro carriera professionale alla ricerca, l'insegnamento, e lo sviluppo dei vari aspetti riguardanti l'"azione in situazioni critiche" (Hofinger, Buerschaper, Simon). Per ognuno di noi, il progetto di scrivere un libro sui fattori umani e la psicologia di gruppo in ambiente critico ha rappresentato un'occasione unica, per affrontare e capire meglio le varie competenze delle nostre discipline. Il risultato di questo piacevole avvicendamento è stato un testo radicato nell'ambiente clinico della medicina critica, circondato da un insieme coerente di schemi concettuali, provenienti dai campi della psicologia cognitiva, sociale e organizzativa.

La pertinenza e l'utilità di questo volume sono state le nostre principali preoccupazioni. Abbiamo voluto rendere il testo accessibile per tutti gli operatori sanitari nel campo della medicina critica. Perciò, abbiamo tentato di esporre il testo in un linguaggio comune e di facile lettura, senza ricorrere al gergo psicologico. Avendo anche tentato di costruire ogni capitolo intorno a un caso clinico, estratto da diversi ambiti della medicina critica, speriamo di aver così contribuito a rendere concrete le teorie psicologiche più complesse. Nello scrivere questo libro abbiamo pensato di rivolgerci a medici, infermieri, tecnici e paramedici. Speriamo che tutti possano avere benefici da questa lettura.

Per noi, la scrittura di questo volume è stata un'esperienza di lavoro di gruppo, messa in pratica nel migliore dei modi. Il processo di scrittura è stato molto impegnativo, ma senza dubbio proficuo per ognuno di noi. Siamo grati di aver imparato molto dalle diverse prospettive che clinici e psicologi hanno sulla stessa questione, ma anche da approcci divergenti per la risoluzione dei problemi. Speriamo che anche il lettore possa trarre benefici da tale processo. Infine, avendo contribuito tutti ad ogni capitolo, ci assumiamo congiuntamente anche la responsabilità per gli inevitabili errori. Saremo riconoscenti per ogni eventuale commento riguardo al contenuto di questo volume e qualsiasi suggerimento per errori e/o malintesi nel testo.

Nello sviluppo della seconda edizione, abbiamo lavorato per migliorare il linguaggio e precisare la descrizione dei concetti, presentati nel testo con alcuni esempi. Abbiamo ottenuto questo risultato con l'aiuto di un autore di madrelingua inglese, esperto in psicologia dell'educazione (Simon). Con l'aggiunta del quarto autore e la sua partecipazione sostanziale alla modifica dei contenuti, abbiamo tentato di migliorare la chiarezza espositiva e l'aggiornamento rispetto alle ricerche più recenti. Di conseguenza, abbiamo approfittato per rivedere insieme, ripensare e riscrivere una serie di concetti presentati nell'edizione precedente. Il risultato, come speriamo, è un testo scritto in modo molto migliore, nel quale i principi di psicologia e i fattori umani sono chiaramente spiegati.

# Ringraziamenti

Le nostre idee sono state plasmate da molti colleghi, tra i quali è d'obbligo distinguere Dietrich Doerner, capo del Dipartimento di Psicologia all'Università di Bamberga (Germania). È stato un grande insegnante e gli siamo grati per i lunghi anni di collaborazione. Il suo libro *Logic of Failure* è stato di grande ispirazione per noi ed è un esempio di come anche i temi più complessi della psicologia possano essere resi accessibili e leggibili. Inoltre, ringraziamo i nostri colleghi del Dipartimento di Psicologia dell'Università di Bamberga per la loro amicizia, il supporto e le loro idee. Il Prof. Schüttler, capo del Dipartimento di Anestesiologia, Università di Erlangen (Germania), è stato, ed è tuttora in Germania, uno dei massimi sostenitori della formazione basata sulla simulazione in medicina critica. Il suo personale sostegno ci ha incoraggiati a portare avanti il nostro obiettivo, quello di fornire agli operatori sanitari un manuale completo sui fattori umani. Guardando verso l'America del nord, gli autori vorrebbero esprimere tutta la loro gratitudine ai colleghi dell'Harvard Medical School, Jeffrey B. Cooper, Daniel B. Raemer e Jenny W. Rudolph del Center for Medical Simulation. Questi tre colleghi hanno molto influenzato il nostro lavoro, in particolare quello del quarto autore, nell'esposizione dei concetti di psicologia e, allo stesso tempo, nel rendere il testo accessibile alla comunità medica. Il contributo di Simon alla nuova edizione non sarebbe stato possibile senza la loro influenza, senza il sostegno e la pazienza che hanno mostrato durante la scrittura del testo.

Molti professionisti, sia medici che infermieri, hanno contribuito alla versione finale di questo libro. La loro revisione critica del manoscritto e le loro correzioni hanno aggiunto molto alla chiarezza e comprensibilità delle nostre riflessioni. La nuova edizione ha tratto un grande beneficio dall'esperienza clinica e psicologica di Walter Eppich, MD, M.Ed, che ha fornito un supporto eccezionale nella revisione dei capitoli 9, 10, 12 e 14. Come per l'edizione precedente, siamo grati per l'assistenza molto concreta di Alina Lazar e Jonathan Bernardini, entrambi medici in formazione dell'Harvard Medical School, che hanno rivisto e corretto tutti i casi clinici.

Da ultimi, ma non da meno, le nostre famiglie hanno contribuito molto al successo del lavoro: grazie a Ulrike St.Pierre, Michael Brenner, Diane Simon, a dodici figli e otto adorabili nipotini che riempiono di gioia le nostre vite.

Marzo 2011

Erlangen
Remseck
Berlino
Cambridge

Michael St.Pierre
Gesine Hofinger
Cornelius Buerschaper
Robert Simon

# Indice

# Parte I

# Principi di base: errore, complessità e comportamento umano



Nella prima sezione di questo testo si prenderà in esame l'importanza dell'errore umano come fattore contribuente nella genesi di eventi avversi e di incidenti in medicina critica. Saranno messi in evidenza i principi basilari dell'errore umano, della complessità e dell'azione umana.

Il capitolo 1 è centrato sui fattori umani che presentano la caratteristica sia di poter innescare le situazioni critiche, che di fornire le competenze per controllarle. Una valutazione dei dati pubblicati sull'incidenza dell'errore umano e degli eventi avversi in medicina critica evidenzia il comportamento umano come un elemento dominante nel rischio dei sistemi socio-tecnologici moderni, come quello sanitario. Ciò nonostante, i fattori umani non dovrebbero essere considerati come debolezze nel sistema; dovremmo invece sapere che la comprensione dei fattori umani migliora il rendimento delle nostre prestazioni e può aiutarci nel controllare e mitigare sia errori che incidenti.

L'attività di cura in situazioni ad alto rischio, con tempi ristretti, presenta una serie di caratteristiche che la rendono molto più impegnativa rispetto al processo decisionale svolto nel contesto quotidiano. Il capitolo 2 descrive queste particolarità, chiamate dagli psicologi "complessità dell'ambiente di lavoro". La risposta del personale sanitario dipende dal suo livello di familiarità con un compito o con un particolare ambiente di lavoro e dalla frequenza con cui gestisce pazienti, reali o simulati, in uno stato di particolare stress fisiologico. Saranno quindi descritti vari livelli ai quali è determinato il comportamento.

Il capitolo 3 fornisce definizioni pratiche di errore e mette a confronto due prospettive attuali (la classificazione consequenziale e quella di causalità) che portano a due diversi approcci nella gestione della fallibilità umana (quello basato sulla persona e quello basato sul sistema). Si insiste sul fatto che gli incidenti avvengono come risultato di situazioni latenti che, combinati con altri fattori ed eventi scatenanti localizzati, conducono alla rottura nelle barriere difensive di un sistema.

Il capitolo 4 descrive come si svolge il processo decisionale nell'essere umano. È presentata la logica interiorizzata regolatrice dell'azione umana e si espone il concetto per il quale il comportamento umano non segue strettamente la coerenza e l'obiettività dei pensieri logici. Esso è invece sempre influenzato da motivazioni ed emozioni. È dalla combinazione di tutti e tre i fattori che nascono le decisioni e quindi, l'azione.

# Fattori umani: errori e competenze

# 1

**Caso clinico**

Durante un turno pomeridiano due pazienti emodinamicamente instabili sono ammessi in immediata successione nell'unità di terapia intensiva coronarica (UTIC). Il medico è sopraffatto nel suo tentativo di stabilizzare contemporaneamente i due pazienti. Per questo motivo, non rivolge sufficiente attenzione a un terzo paziente, anticoagulato con warfarin, che aveva presentato alcuni episodi di vomito caffeano nelle due ore precedenti. Dopo aver gestito i due nuovi entrati, il medico si prepara per un'endoscopia digestiva ma il paziente diventa improvvisamente instabile. A un recente controllo l'emoglobina del paziente era di 6,9 g/dL. Con la diagnosi presuntiva di sanguinamento gastrointestinale (GI) acuto alto, si inseriscono diversi accessi venosi periferici. Inizia l'infusione di cristalloidi. Sei unità di globuli rossi concentrati (GRC) compatibili sono richieste all'emoteca, che è proprio quel giorno in carenza di personale e gravata in modo inusuale anche da altre richieste di emoderivati. Le sei unità di GRC sono inviate insieme con altre due unità di GRC destinate a un altro paziente dell'UTIC. Gli emoderivati arrivano in reparto mentre si stabilizza uno dei nuovi entrati. Dopo un'occhiata alla busta contenente le unità di GRC, il medico chiede all'infermiere di iniziare la trasfusione. Pochi minuti dopo l'inizio della prima sacca, il paziente lamenta vertigini e dispnea prima di subire un rapido peggioramento. Il medico rivolge solo allora tutta la sua attenzione al trattamento di questo paziente. Un eritema generalizzato, con edemi, instabilità emodinamica e insufficienza respiratoria indicano una grave reazione anafilattica. In seguito a un commento dell'infermiere riguardo alla trasfusione, il medico sospetta un errore trasfusionale e interrompe immediatamente l'infusione. Il paziente è quindi sedato e intubato. La ventilazione controllata è difficoltosa per un severo broncospasmo. Con l'infusione continua di catecolamine ad alte dosi, riempimento volemico aggressivo, somministrazione di corticosteroidi e antistaminici, il medico riesce a stabilizzare la situazione emodinamica e migliorare il broncospasmo. Nelle ore successive, però, il paziente sviluppa una grave coagulazione intravascolare disseminata (DIC) che porta a un sanguinamento gastrointestinale alto incontrollabile. Malgrado trasfusioni massive con fattori della coagulazione ed emoderivati, il paziente muore alcune ore dopo per le conseguenze dell'emorragia inarrestabile.

M. St.Pierre, G. Hofinger, C. Buerschaper, R. Simon, I. Daroui,
*Gestione delle crisi in medicina d'urgenza e terapia intensiva*,
DOI: 10.1007/978-88-470-2799-2_1, © Springer-Verlag Italia 2013

Malgrado sforzi terapeutici massimali da parte di personale sanitario motivato, un paziente della terapia intensiva subisce danni dovuti a un errore medico e muore alcune ore dopo per le conseguenze di una severa reazione trasfusionale. A prima vista, il medico della cardiologia potrebbe essere facilmente identificato come l'unico responsabile. Dopo tutto, aveva lui direttamente in carico il paziente e ha ordinato lui di trasfondere senza rispettare i normali protocolli di trattamento, dimostrando negligenza nel processo trasfusionale. Però uno sguardo più attento rivela altri fattori che hanno contribuito all'evento avverso: carico di lavoro che ha sopraffatto il medico, dovuto a diversi pazienti con necessità rapida di cure intensive; mancanza di personale nell'emoteca; arrivo contemporaneo di GRC per due diversi pazienti; accettazione della responsabilità finale per la trasfusione al posto dell'infermiere. Nessuno di questi fattori avrebbe potuto, da solo, compromettere la sicurezza del paziente. Messi insieme, invece, tutti questi elementi combinati hanno avuto la capacità di rompere le barriere difensive del sistema. L'improbabile combinazione temporale di alcuni fattori contribuenti a diversi livelli dell'organizzazione ha creato una condizione in cui un solo momento di disattenzione del medico è stato sufficiente per provocare conseguenze letali. L'"errore umano", per quanto ovvio, è stato soltanto un anello in una più lunga catena di circostanze.

Tuttavia, le azioni individuali scorrette rappresentano soltanto un aspetto dei fattori umani nell'ambiente medico ad alto rischio. Si tende spesso a ignorare come anche la particolare capacità di riconoscere rapidamente, diagnosticare e trattare le emergenze mediche trova le sue radici in fattori umani. Il personale sanitario può essere efficiente in situazioni critiche soltanto perché i fattori umani glielo permettono. In realtà, nella maggior parte dei casi, il personale sanitario è capace di dare ai pazienti un trattamento sicuro ed efficace anche nelle più sfavorevoli circostanze.

## 1.1 Fattori umani in ambiente sanitario: il problema

Più di dieci anni fa, il comitato americano per la qualità delle cure (*Quality of Healthcare in America Committee of the Institute of Medicine*, IOM) ha pubblicato il rapporto dal titolo "L'errore è umano: costruire un sistema sanitario più sicuro" (Kohn et al., 1999), che esaminava la qualità delle cure nel sistema sanitario americano. I numeri presentati erano allarmanti e provocarono clamore nei sistemi sanitari di tutto il mondo: ogni anno la cifra sconcertante di 44.000 persone, forse anche fino 98.000, moriva negli ospedali americani in seguito a errori medici evitabili. Anche utilizzando le stime più basse, il numero di morti attribuite a errori medici evitabili superava la mortalità da traumi, cancro al seno e HIV.

Il rapporto dell'IOM diede luogo a iniziative a favore della sicurezza dei pazienti in tutto il mondo e fu all'origine di uno sforzo senza precedenti nella comunità medica per identificare gli errori e sviluppare interventi per prevenirne o ridurne gli effetti. Una delle conclusioni principali del rapporto andava in una direzione diametralmente opposta rispetto alle posizioni esistenti fino ad allora nella comunità medica: vale a dire, che la maggioranza degli errori medici non era dovuta a noncuranza individuale, ma era invece provocata da sistemi imperfetti, processi e condizioni che portavano le persone a sbagliare o non aiutavano a prevenire gli errori. Anche se nuova per molti in ambiente sanitario, l'idea di un "approccio sistematico" alla sicurezza non era una novità. Una rilevante quantità di conoscenze ed esperienze di successo proveniente da altre industrie ad alto rischio aveva dimostrato da tempo che la migliore prevenzione degli errori passa attraverso il disegno sistematico della sicurezza all'interno stesso dei processi, abbattendo quindi la cultura della colpa individuale e cercando di evolversi in organizzazioni aperte, dove la soluzione migliore a un problema è apprezzata indipendentemente da chi ha avuto l'idea vincente.

Cinque anni dopo l'appello dell'IOM per uno sforzo nazionale sulla sicurezza in ambito sanitario, la valutazione dei progressi compiuti autorizzava un cauto ottimismo, in quanto le fondamenta per il miglioramento erano apparentemente state poste con successo: i toni delle discussioni erano cambiati, le opinioni e le organizzazioni erano state smosse, i dirigenti sanitari avevano imparato molto sulla sicurezza, la competenza in materia e la conoscenza delle pratiche di sicurezza da parte dei professionisti della sanità erano aumentate. Alcuni autori di riferimento hanno tuttavia notato come i progressi siano stati comunque deludenti (Leape e Berwick, 2005).

Con l'avvicinarsi del decimo anniversario del rapporto, lo spirito pionieristico ha lasciato spazio al disincanto: nonostante la frenesia dei primi anni dopo la pubblicazione, gli sforzi per ridurre i danni provocati dal sistema sanitario sono ancora troppo pochi e frammentari. Sembra che poco sia cambiato, mentre sono ancora evidenti barriere significative quando si tenta di verificare i progressi (Mathews e Pronovost, 2008). In molti paesi non esiste né un'entità nazionale, né un processo sistematico per promuovere, misurare e sorvegliare la sicurezza dei pazienti. Malgrado dieci anni di lavoro, non vi sono prove tangibili del fatto che siamo migliori oggi rispetto a quando il rapporto dell'IOM è stato stilato (Jewel e McGiffert, 2009). Le sfide sono ancora davanti a noi. Un'area d'interesse che promette risultati rilevanti in termini di sicurezza e miglioramento dell'efficienza è la comprensione di come gli esseri umani lavorano in ambienti ricchi di stress, e il conseguente sviluppo dei nostri sistemi e programmi formativi in funzione di qualità e debolezze delle persone che operano all'interno del sistema sanitario.

## 1.2 Livelli dei fattori umani

All'inizio del XXI secolo è ormai diventato di dominio comune considerare che il comportamento umano sia un elemento dominante nel rischio dei sistemi socio-tecnologici moderni. Questa nozione è il frutto di quarant'anni di sforzi congiunti di gruppi di ricerca interdisciplinari nel campo delle scienze cognitive, della psicologia sociale, dello studio del comportamento nelle organizzazioni, dell'antropologia, della sociologia e dell'ingegneria dei sistemi. Questi gruppi hanno studiato aspetti dell'interazione tra esseri umani e mondo circostante, evidenziando che l'efficienza operativa e la sicurezza sul posto di lavoro possono essere migliorate attraverso la comprensione dei fattori umani e lo sviluppo in loro funzione di attrezzature, sistemi, metodi di lavoro e formazione. Il termine generico "fattori umani" può avere diversi significati:

- *in generale*, un fattore umano è la caratteristica fisica o cognitiva di un individuo che influenza le sue interazioni con l'ambiente circostante e con i sistemi, sia sociali che tecnologici;
- la *scienza dei fattori umani* studia gli aspetti anatomici, fisiologici, psicologici e sociali degli operatori all'interno del loro ambiente di lavoro, con l'obiettivo di ottimizzare la sicurezza, il confort e l'efficienza. Tale disciplina chiarisce le interazioni tra fattori ambientali e organizzativi specifici del lavoro da una parte e, dall'altra, le caratteristiche umane e individuali con possibili ripercussioni sulla salute e la sicurezza;
- l'applicazione di questi concetti al disegno, sviluppo e installazione di strumenti, apparecchi, sistemi, processi, servizi e ambienti di lavoro è denominata *ingegneria dei fattori umani*, anche nota come *ergonomia*.

Gli operatori sanitari hanno avuto bisogno di molto tempo per integrare tali scoperte nella pratica quotidiana e questo ha cominciato a verificarsi soltanto dopo che l'analogia con altri sistemi socio-tecnologici ad alto rischio è stata accettata. In questi settori, l'analisi di guasti catastrofici avvenuti in imprese ad alto rischio (ad es. Three Mile Island, Cernobyl, Challenger) ha rivelato uno schema ricorrente: indipendentemente dall'ambiente e dall'attività, 70-80% degli incidenti non erano causati da problemi tecnologici ma risultavano invece da inadeguata capacità di risolvere problemi, scelte operative errate e lavoro di gruppo inesistente oppure insufficiente.

Non sorprende l'elevata percentuale d'incidenti correlati a fattori umani, considerando che l'uomo stesso progetta, costruisce, utilizza, organizza, gestisce e mantiene questi sistemi. Contrariamente a quanto spesso ipotizzato, l'errore umano non può essere equiparato a negligenza, trascuratezza, incompetenza o mancanza di motivazione da parte dell'operatore sanitario. Al contrario, gravi errori sono spesso commessi da personale altamente motivato e qualificato (Amalberti e Mosneron-Dupin, 1997). Nella maggior parte dei casi, l'errore umano è il risultato dell'interazione tra normali processi cognitivi e fattori sistemici.

Nonostante i risultati delle inchieste dopo incidenti industriali, gli operatori sanitari sono stati a lungo restii a impegnarsi in discussioni sull'errore umano. Si tendevano a evitare pubbliche indagini su errori medici, nel tentativo di ridurre l'esposizione a possibili controversie giudiziarie. È soltanto negli ultimi vent'anni che la comunità medica ha cominciato a trovare modi per esaminare da vicino l'errore medico. Dopo questa crescente apertura, si è avuta la conferma del contributo dell'errore umano, nella misura del 70-80%, come fattore scatenante incidenti ed eventi avversi negli ambienti sanitari ad alto rischio (Cooper et al., 1978; Hollnagel, 1993; Reason, 1997; Williamson et al., 1993; Wright et al., 1991).

La valutazione secondo la quale l'interazione tra normali processi cognitivi e fattori sistemici è responsabile di situazioni critiche è vera anche per la dinamica dell'incidente in UTIC presentato prima in questo capitolo. Molteplici fattori organizzativi (ad es. distribuzione delle risorse umane, mancanza di supervisione, qualifica del personale; vedi capitoli 14 e 15) erano nascosti come disfunzioni latenti per molto tempo all'interno del sistema, finché si sono combinate con altri fattori ed eventi scatenanti localizzati (capitolo 3). Questa combinazione imprevista di fattori

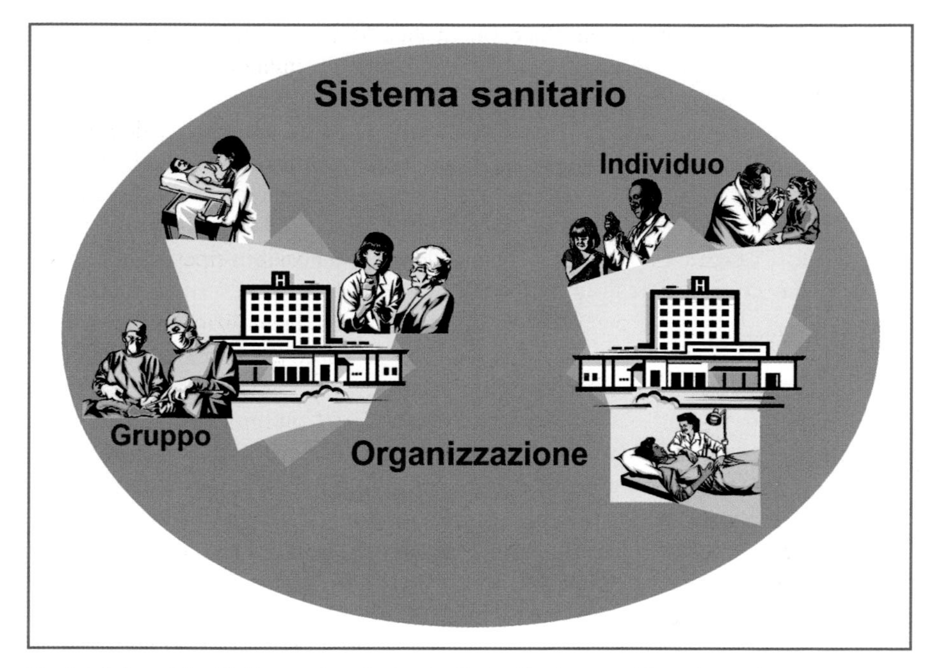


**Fig. 1.1** I diversi livelli di cura al paziente, studiati nella ricerca sui fattori umani

ha aperto una limitata finestra su possibili eventi avversi. È poi bastato un momento di disattenzione da parte dell'operatore sanitario per provocare l'incidente.

Per capire a fondo l'errore umano e le sue implicazioni nella sicurezza e l'efficienza dei sistemi complessi, è indispensabile comprendere i principi basilari della cognizione umana e suoi effetti sul comportamento, sia degli individui che dei gruppi. Gli stessi principi si applicano anche a livello di dirigenza e organizzazione e su scala ancora maggiore, alla stessa struttura politica e legale del sistema sanitario (Fig. 1.1).

### 1.2.1 L'individuo

L'errore umano si può manifestare in svariati modi; tuttavia, solo pochi processi cognitivi contribuiscono a questi incidenti. Tali processi si possono identificare a livello di percezione, gestione delle informazioni e processi decisionali, senza tralasciare motivazione ed emozioni. Alcuni esempi, spiegati nei capitoli 4-10, sono tra i seguenti:

- il comportamento segue sempre una regolazione delle azioni di tipo "psicologico" (capitolo 4). Quindi, un'azione di tipo puramente razionale, in realtà, non esiste;
- gli esseri umani non percepiscono la realtà. Costruiscono, invece, una loro visione del mondo circostante;
- gli esseri umani tendono ad aggiustare le informazioni disponibili ai propri schemi mentali, piuttosto che mettere in dubbio il loro attuale punto di vista;

- gli esseri umani tentano di difendere, quasi ad ogni costo, il proprio senso di competenza. Più che la soluzione di un problema, per quanto possa essere vitale per un paziente, diventa importante la necessità di sentire la situazione come, almeno in buona parte, sotto controllo;
- molti fattori possono alterare la capacità di risolvere problemi e di prendere decisioni.

Nel caso clinico, l'errore di percezione del medico (non ha notato il nome sbagliato sulle sacche di sangue) è evidente. Errori nella gestione delle informazioni, deficit di attenzione e lavoro di squadra insufficiente non sono così facili da osservare (capitolo 4).

### 1.2.2 Il gruppo

Se confrontati con l'individuo, i gruppi rappresentano una fonte di maggiori risorse cognitive e possono procurare una quantità consistente di informazioni, contesti situazionali e proposte di linee di condotta. In aggiunta, il carico di lavoro può essere sostenuto da tutti i membri del gruppo. Il medico nel caso clinico non aveva quel tipo di supporto. La presenza di altri, però, può anche alterare le prestazioni di un singolo membro del gruppo. Se i principi basilari per un valido lavoro di gruppo vengono trascurati, oppure se il gruppo è sotto stress, si possono sviluppare delle dinamiche interne con peggioramento delle prestazioni (capitoli 11-13). In questi casi, accade quanto segue:

- i membri del gruppo tendono ad allineare le proprie opinioni con quelle della maggioranza;
- preoccupazioni legittime non vengono espresse e le critiche sono trattenute per il senso di gerarchia, eccessiva deferenza verso l'autorità o perché un singolo membro del gruppo ha paura di apparire in fallo;
- l'utilizzo di terminologia ambigua può condurre a malintesi;
- i gruppi tendono a centralizzare il flusso d'informazioni e i processi decisionali quando compaiono pressioni esterne.

Nel caso clinico, l'attitudine al comando e la comunicazione erano insufficienti. Inoltre, il gruppo non era in grado di condividere adeguatamente il carico di lavoro per la mancanza di personale. Tali fattori di causalità, sebbene catalogati in questo capitolo, mostrano come i gruppi possono dipendere da fattori organizzativi.

### 1.2.3 L'organizzazione

L'erogazione delle cure sanitarie costituisce uno dei sistemi più grandi e complessi della cultura occidentale. Tale sistema è composto da molte organizzazioni o sottosistemi (ad es. servizio di emergenza preospedaliera, ospedali, servizi ambulatoriali, ditte produttrici), ognuno dei quali è dotato di una cultura propria e diverse risorse finanziarie, tecniche e umane. Le organizzazioni sanitarie tentano di raggiungere obiettivi spesso paradossali, come l'erogazione di cure sicure ed eccellenza medica per il paziente, associata a risparmio e riduzione dei costi.

Nel caso clinico, la distribuzione del personale in UTIC e nel centro trasfusionale o l'ordine gerarchico che ha impedito l'infermiere di discutere una decisione pericolosa, rappresentano esempi di fattori organizzativi che potevano influenzare l'errore trasfusionale.

Le organizzazioni possono influenzare la quantità e la qualità delle cure sanitarie tramite le seguenti variabili (vedi anche capitoli 14 e 15):

- strutture e processi;
- attrezzature e tecnologie;
- gestione delle risorse umane;
- lavoro di gruppo e attitudine dirigenziale;
- comunicazione;
- cultura dell'organizzazione.

### 1.2.4 Il sistema sanitario

Le organizzazioni sanitarie lavorano all'interno di un contesto politico e legale che limita le opportunità di strutturare le cure al paziente. L'influenza di questi fattori è più difficile da definire rispetto ai fattori individuali e organizzativi, ma i dati presentati nella sezione successiva dimostrano la loro importanza su larga scala. Alcuni di questi fattori, che vanno oltre l'influenza delle organizzazioni sanitarie, sono:

- l'aumento della pressione economica su costi percepiti come elevati nel sistema sanitario;
- il finanziamento del sistema sanitario (ad es. tassazione generalizzata, sicurezza sociale universale, assicurazioni sanitarie private e/o volontarie);
- direttive sul tempo di lavoro;
- regolamenti promulgati da governi federali;
- sviluppo professionale e costi formativi del personale sanitario.

## 1.3 Errori nel trattamento di pazienti acuti

Negli anni '80, diversi gruppi di ricerca multidisciplinari hanno iniziato a indagare sul problema dell'errore umano nelle attività mediche ad alto rischio. A causa delle preoccupazioni per i crescenti costi dei contenziosi e poiché gli anestesisti capirono le loro analogie con alcuni gruppi molto più studiati delle industrie ad alto rischio (ad es. piloti, controllo industriale), furono proprio loro i primi a collaborare con specialisti del fattore umano (Cooper et al., 1978; Curie, 1989). Le caratteristiche dell'attività di cura in situazioni ad alto rischio mettono a dura prova le capacità umane di risoluzione dei problemi, il processo decisionale e il lavoro di gruppo (capitolo 2); è quindi naturale aspettarsi una probabilità maggiore di incidenti durante la gestione di pazienti acuti (ad es. in sala operatoria) rispetto a un contesto con attività più routinarie (ad es. il reparto di degenza).

Negli ultimi dieci anni, si è osservata un'aumentata consapevolezza del ruolo svolto dall'errore umano nella genesi di eventi avversi e cure subottimali. Nonostante la mole di lavori scientifici a disposizione, il tentativo di dare una visione d'insieme degli errori in situazioni critiche rimane problematico. Da una parte, troppe questioni rimangono ancora irrisolte per quanto riguarda l'identificazione stessa degli errori e degli eventi avversi. Ad esempio, non conosciamo ancora il miglior modo di raccogliere dati. Dovremmo forse utilizzare revisioni retrospettive delle cartelle, dichiarazioni obbligatorie, sistemi di sorveglianza oppure osservazione diretta (Handler et al., 2000)? D'altra parte, i dati disponibili provengono da un quadro generale molto eterogeneo, idiosincratico, che contribuisce a influenzare il disegno stesso degli studi a livello del singolo ospedale. In poche parole, i sistemi sanitari e i dati da essi studiati variano troppo. Con questi diversi approcci metodologici è impossibile trarre delle conclusioni sulla "reale" portata del problema.

È interessante notare come il comportamento umano è spesso studiato utilizzando i modelli di ricerca delle scienze sociali e comportamentali. Mentre queste scienze condividono meccanismi rigorosi e tentano di evidenziare il rapporto di causalità nella progettazione degli studi, questo si rivela spesso impossibile in pratica perché le situazioni della vita reale (come quelle che si vorrebbero utilizzare per determinare il tipo e la frequenza degli errori) non permettono un controllo sufficiente per poter affermare la causalità. Di conseguenza, i ricercatori delle scienze sociali e comportamentali dipendono dall'accumulo di evidenze provenienti da molti studi per identificare un fenomeno. In altre parole, gli scienziati del comportamento devono spesso riferirsi a una "preponderanza di evidenza" per capire e arrivare a una conclusione.

È con questi limiti che presentiamo i dati seguenti; non vogliono essere esaustivi né dare un'immagine precisa del problema. Quello che ci è possibile, è dare al lettore un'idea della natura e del grado d'importanza dell'errore in medicina critica. Un dato comune a tutte le pubblicazioni è l'assenza di qualsiasi conclusione certa circa l'aumento o meno della frequenza di errori nella gestione di situazioni critiche da parte del personale sanitario, rispetto a procedure di routine.

### 1.3.1 Errori nel servizio di emergenza medica preospedaliera

Il servizio di urgenza ed emergenza medica preospedaliera (SUEM) è caratterizzato da situazioni in continuo cambiamento, incertezze, tempi ristretti e prestazioni effettuate con squadre già predisposte. La letteratura disponibile su eventi avversi occorsi durante questi servizi è relativamente povera e tende a trattare soprattutto dell'*adeguatezza delle prestazioni sulla scena*, in particolare degli errori legati a insufficiente capacità operativa. Altri autori hanno riferito che la maggior parte degli eventi avversi sono correlati a errori di valutazione clinica: l'inaffidabilità della diagnosi primaria rispetto alla diagnosi definitiva e l'incapacità dei paramedici nel determinare la necessità medica di un trasporto in ambulanza.

I problemi legati alle capacità operative includevano i tentativi di intubazione endotracheale falliti (Wang et al., 2009), errori legati alla somministrazione di farmaci (ad es. da insufficiente dimestichezza con alcuni farmaci a causa di un loro utilizzo sporadico), mancata applicazione di linee guida o di trattamenti standardizzati da protocolli.

Errori gravi di valutazione includevano il mancato riconoscimento di condizioni a rischio per la vita, sottostima della gravità delle lesioni e diagnosi iniziali totalmente diverse da quelle di dimissione. La maggior parte dei dati disponibili sembra confermare l'inaffidabilità delle diagnosi preospedaliere in pazienti adulti, indipendentemente dalla strategia nazionale di gestione dell'emergenza medica territoriale (ad es. in caso di medicalizzazione, vedi Arntz et al., 1996; oppure basata su paramedici: Buduhan e McRitchie, 2000; Enderson et al., 1990; Esposito et al., 1999). Per la gestione dei pazienti pediatrici, invece, sembra sia ancora necessario un ulteriore miglioramento e sforzo formativo dei sanitari (Esposito et al., 1999; Peery et al., 1999). L'analisi di dati recenti mette in questione il ruolo dei paramedici nel decidere di trasportare o meno un paziente con l'ambulanza (Rittenberger et al., 2005; Brown et al., 2009).

Eventi avversi e mancati incidenti sembrano frequenti per i professionisti dell'emergenza ma, come in altri settori della sanità, la cultura dominante si oppone alla condivisione di queste informazioni. Interviste confidenziali hanno rivelato che molti paramedici percepivano le rilevanti deroghe ai protocolli esistenti come cause frequenti di errori, così come la mancanza di standardizzazione tra le unità operative e le strutture ospedaliere. Le incompatibilità tra attrezzature erano anche citate come cause probabili di eventi avversi (Fairbanks et al., 2008).

Il fatto di sapere se i servizi di emergenza territoriale comportano un rischio intrinseco di commettere errori superiore rispetto alle cure erogate in un ambiente di lavoro familiare (ad es. intraospedaliero) rimane ancora un quesito irrisolto. La Tabella 1.1 fa una rassegna degli errori nei servizi di emergenza preospedaliera.

**Tabella 1.1** Incidenza di errori diagnostici e terapeutici in medicina d'urgenza preospedaliera

| Incidenza degli errori | Bibliografia |
|---|---|
| 22,7% di fallimento nelle intubazioni extraospedaliere | Wang et al., 2009 |
| Incidenze di ipossiemia ($SpO_2$ < 90%) e ipotensione (PAS < 90 mm Hg) durante l'induzione in sequenza rapida sul posto, rispettivamente nel 18,3% e 13% dei pazienti | Newton et al., 2008 |
| Incidenza spontaneamente riportata di errori nella somministrazione di farmaci nel 9,1% dei pazienti | Vilke et al., 2007 |
| Precisione diagnostica del medico nella diagnosi sul posto di lesione spinale del 31% | Flabouris, 2001 |
| 8-24% di lesioni misconosciute negli adulti traumatizzati | Buduhan e McRitchie, 2000<br>Linn et al., 1997 |
| 9% di morti traumatiche evitabili e 16% di trattamenti inappropriati per i pazienti pediatrici traumatizzati | Peery et al., 1999 |
| Incidenza di lesioni mancate nel trauma pediatrico del 20% | Esposito et al., 1999 |
| Gravi errori di valutazione da parte del medico d'urgenza preospedaliero (Notarzt) nel 3% dei casi | Arntz et al., 1996 |
| Valutazione errata dei sanitari sul posto nel 28% dei pazienti con TIA/ictus | Kothari et al., 1995 |

### 1.3.2 Errori in pronto soccorso

Il pronto soccorso (PS) presenta una combinazione unica di pazienti con caratteristiche molto diverse, largo spettro di gravità delle patologie, variabilità dei protocolli e situazioni di lavoro, che lo distinguono dalle altre “classiche” discipline e specialità mediche (Coasby e Croskerry, 2009): alcune di queste caratteristiche possono aumentare le probabilità di errori e danni ai pazienti.

In primo luogo, la maggioranza dei pazienti arriva in PS impreparata, in quanto ha subito un evento patologico inatteso di tipo traumatico o medico. Questi pazienti, di solito, non si presentano con un riassunto dei loro problemi medici e una lista delle loro terapie; il medico d’urgenza, da parte sua, non ha sempre accesso a cartelle mediche oppure contatti con il medico curante.

Poiché la patologia viene osservata soltanto attraverso una piccola finestra in termini di attenzione e di tempo, i medici e gli infermieri si basano soprattutto sulla comunicazione con il paziente e utilizzano procedure diagnostiche veloci. La comunicazione stessa può essere difficile perché i pazienti possono essere spaventati, non collaboranti o addirittura incoscienti, senza documenti per l’identificazione. Molti pazienti che richiedono cure al PS sono ad aumentato rischio di eventi avversi, a causa della severità della loro patologia; c’è un ridotto margine di errore di fronte allo scompenso acuto di una patologia medica, in quanto i pazienti hanno raggiunto un punto di riserve minime e difficilmente possono tollerare passi falsi nella gestione del loro problema. Nonostante tale necessità di attenzioni, gravità della situazione e limitazioni temporali costringano il clinico ad assumere decisioni con informazioni incomplete e incertezze, in un lavoro di gruppo dove anche le prestazioni di altri determinano il risultato.

Una delle caratteristiche particolari della medicina d’urgenza è l’assenza di limite al numero potenziale di pazienti o di tipologie di malattie che si possono presentare al medico nello stesso tempo. Il grande numero di diagnosi differenziali contribuisce al fattore di incertezza diagnostica e può essere responsabile dell’alta frequenza di negligenze attribuite a errori diagnostici (Thomas et al., 2000). In un pronto soccorso, la complessità dei compiti, le limitazioni temporali, la densità delle decisioni e il ritmo incessante sono intensi come in pochi altri ambienti lavorativi e in nessun’altra area della medicina. La necessità di gestire compiti multipli, di rivalutare costantemente la distribuzione delle risorse e di attribuire attenzioni prioritarie a istanze concomitanti facilita gli errori nell’erogazione delle cure. Inoltre, interruzioni frequenti (Chisholm et al., 2000), cambi veloci di pazienti con tempo insufficiente per essere accurati e una supervisione inadeguata (Hendrie et al., 2007) peggiorano il problema.

I PS non sono, per la maggior parte a livello mondiale, sub-specializzati e di conseguenza i medici d’urgenza possono essere confrontati a qualsiasi tipo di lesione o malattia. Questa particolarità mette la popolazione pediatrica a maggior rischio rispetto agli adulti; personale senza formazione pediatrica specifica e con poca esperienza può ritrovarsi a dover trattare lattanti e bambini, spesso senza il materiale necessario per gestire le emergenze pediatriche (IOM, 2006). I PS in molte grandi città sono sovraffollati e lavorano spesso alla loro capacità massimale, o quasi; in

**Tabella 1.2** Incidenza di errori diagnostici e terapeutici in pronto soccorso (PS)

| Incidenza degli errori | Bibliografia |
|---|---|
| Una review mostra un'incidenza tra 1,3 e 39% di lesioni mancate o ritardi diagnostici. Dal 15 al 22,3% dei pazienti con lesioni non diagnosticate presentano lesioni clinicamente rilevanti | Pfeifer e Pape, 2008 |
| In media sono commessi 3,5 errori per paziente con lesioni spinali/cerebrali; tali errori contribuiscono agli esiti neurologici | McDermott et al., 2004 |
| 2-3% dei pazienti con infarto miocardico acuto o angina instabile non sono ricoverati dopo accesso al PS | Pope et al., 2000; McCarthy et al., 1993 |
| 27% dei pazienti con infarto miocardico acuto non sono diagnosticati in PS, per l'assenza di dolore toracico o di elevazione ST all'ECG | Chan et al., 1998 |
| 3% di tutti gli eventi avversi accadono in PS; un tasso elevato di incidenti è associato a negligenze nel processo diagnostico | Kohn et al., 1999 |
| Per ogni evento avverso si producono una media di 8,8 insufficienze nel lavoro di gruppo | Risser et al., 1999 |
| 23% dei casi di gestione delle vie aeree mostrano prestazioni insufficienti | Mackenzie et al., 1996 |
| Errori diagnostici sono riscontrati nel 25% di tutti ricoverati | O'Connor et al., 1995 |
| 5,9% di tutte le morti per trauma sono considerate evitabili. La causa più comune di errore è la valutazione sbagliata dell'addome | Davis et al., 1992 |
| Nella valutazione iniziale, ci sono lesioni inosservate nel 9% dei pazienti | Enderson et al., 1990 |

questo contesto, un solo incidente stradale con più veicoli coinvolti può provocare un disastro nel PS. Un evento catastrofico con molte vittime rappresenta una situazione che la maggior parte degli ospedali non ha la capacità di gestire.

Per la natura complessa delle prestazioni e dei processi decisionali, da eseguire con marcate limitazioni temporali, il lavoro di gruppo gioca un ruolo importante nell'individuare e prevenire gli eventi avversi. Ad esempio, insuccessi nella gestione di pazienti traumatizzati possono nascere da problemi nell'interazione tra il "trauma team" e il paziente oppure tra i membri del gruppo stesso (Schaefer et al., 1994). La Tabella 1.2 mostra alcuni dei tipici problemi associati al lavoro di gruppo ed errori frequentemente riscontrati in PS.

### 1.3.3 Errori in terapia intensiva

I pazienti critici richiedono cure ad alta intensità e possono essere particolarmente a rischio di danno iatrogeno. Le patologie di base, le disfunzioni acute d'organo e la complessità dei meccanismi da gestire rendono questa specialità vulnerabile e propensa agli errori.

Molte pubblicazioni confermano la nozione secondo la quale eventi avversi ed errori gravi sono comuni in pazienti critici e risultano spesso pericolosi per la vita (Rothschlid et al., 2005). Le cause alla radice degli errori in terapia intensiva si

**Tabella 1.3** Incidenza di errori diagnostici e terapeutici in terapia intensiva (TI)

| Incidenza degli errori | Bibliografia |
|---|---|
| Uno o più errori sono osservati nel 26,8% dei pazienti della TI, il più frequente dei quali è l'errore di somministrazione d'insulina. Con più di due eventi avversi, la mortalità aumentava di tre volte | Garrouste-Orgeas et al., 2010 |
| 1% dei pazienti critici subiscono danni permanenti o muoiono per errori di trattamento | Valentin et al., 2009 |
| 15% dei pazienti in TI sono vittime di reazioni avverse da farmaci o errori di trattamento. Gli errori evitabili più frequenti riguardano la prescrizione (71,1%) | Benkirane et al., 2009 |
| Durante i primi 7 giorni di ricovero, 55% di tutti i neonati a rischio subiscono almeno un errore. Gli errori più frequenti avvengono con i farmaci (84,2%) | Lerner et al., 2008 |
| Eventi avversi sono osservati nel 36,1% dei trasferimenti d'urgenza interospedalieri neonatali. 67% di questi eventi sono percepiti come dovuti a errori umani evitabili | Lim e Ratnavel, 2008 |
| Reazioni avverse da farmaci avvengono a un tasso di 3,6 eventi per prescrizione; 81% sono considerati clinicamente importanti | Buckley et al., 2007 |
| Un errore ogni cinque dosi di farmaco somministrato (20%) | Kopp et al., 2006 |
| 20,2% di pazienti critici subiscono eventi avversi | Rothschild et al., 2005 |
| 15% dei pazienti subiscono conseguenze da un errore; 92% di questi errori sono considerati evitabili | Graf et al., 2005 |
| 13-51% di tutti gli incidenti critici determinano una minaccia maggiore per la sicurezza del paziente | Beckmann et al., 2003; Donchin et al., 1995 |
| Un nuovo entrato su 10 in TI è trasferito in TI a causa di un precedente errore di trattamento | Darchy et al., 1999 |
| L'incidenza di reazioni avverse da farmaci in TI è quasi doppia rispetto a quella fuori della TI | Buckley et al., 1997; Beckmann et al., 1996; Wright et al., 1991; Giraud et al., 1993 |
| 63-83% di tutti gli incidenti critici possono essere ricondotti a errori umani | Cullen et al., 1997 |
| 31% di tutti i pazienti nelle TI subiscono danni iatrogenici durante la degenza | Donchin et al., 1995 |
| In una TI accadono in media circa 1,7 errori per paziente ogni giorno. Due volte al giorno un errore grave o potenzialmente dannoso è commesso in una TI | Donchin et al., 1995 |
| La maggioranza di eventi avversi è dovuta a errori di trattamento (15-60%) | Donchin et al., 1995; Giraud et al., 1993 |
| Un errore su tre in TI è dovuto a problemi di comunicazione | Giraud et al., 1993 |

trovano nella gravità della patologia di base, ma anche in insufficienze strutturali, tecniche e organizzative. Molti studi attribuiscono eventi avversi alla disposizione caotica di tubi e linee infusionali, all'accesso limitato al paziente, alla scarsa illuminazione, al rumore ambientale, alle frequenti interruzioni, a farmaci insufficientemente etichettati, a errori di somministrazione dei farmaci (Valentin et al., 2009) e a problemi con dispositivi medici (Donchin e Seagull, 2002; Sanghera et al., 2007). Inoltre, il carico di lavoro – misurato dal rapporto pazienti/infermieri, dal tasso di occupazione e dal numero di letti per infermiere – e una scarsa comunicazione tra medici e infermieri hanno dimostrato di essere responsabili di numerosi eventi terapeutici avversi e di errori di trattamento. Il caso clinico è soltanto uno degli innumerevoli esempi che possono confermare tale difetto fondamentale nel trattamento di pazienti critici. Recentemente, una rivista di incidenti critici in terapia intensiva ha potuto identificare una serie di fattori contributivi, associati alla mancanza di capacità nel lavoro di gruppo (Reader et al., 2006). La Tabella 1.3 illustra l'ampiezza del problema degli errori di trattamento in terapia intensiva.

### 1.3.4 Errori in anestesia e nella gestione postoperatoria del paziente

L'induzione dell'anestesia seguita dal mantenimento, senza avere di per sé un qualsiasi beneficio terapeutico, è sempre stata un'impresa potenzialmente dannosa. L'utilizzo di farmaci molto potenti associati alla perdita di coscienza e alla modifica delle funzioni vitali comporta il rischio di danneggiare i pazienti. A metà degli anni '50, gli anestesisti furono i primi professionisti del sistema sanitario a occuparsi sistematicamente del problema dell'incidenza e delle cause di eventi avversi nel periodo perioperatorio (Beecher e Todd, 1954). L'aumentata presa di coscienza del contributo dell'anestesia alla mortalità e morbilità perioperatoria ha portato notevoli miglioramenti nella sicurezza e qualità del trattamento anestesiologico. In virtù del suo ruolo pionieristico e primario nella rilevazione e prevenzione degli errori medici, il rapporto dell'IOM si riferiva all'anestesia come un modello nell'affrontare i problemi di sicurezza al paziente (Kohn et al., 1999). In seguito ai notevoli miglioramenti tecnologici, i guasti delle apparecchiature sono diventati eventi rari. Al giorno d'oggi, sono gli eventi avversi legati a farmaci, le complicanze cardiocircolatorie, polmonari e di gestione delle vie aeree a rappresentare le più frequenti situazioni critiche. I pazienti ricoverati in terapia intensiva postoperatoria (TIPO) possono subire eventi avversi per l'effetto residuo degli anestetici, prolungato effetto dei miorilassanti, somministrazioni inadeguate di fluidi, reazioni allergiche e ostruzione delle vie aeree superiori. L'errore umano gioca un ruolo significativo in queste situazioni critiche e incidenti (Tabella 1.4). L'errore in anestesia accade sia a livello individuale (ad es. errori di valutazione) che a livello interpersonale (ad es. mancata comunicazione) e organizzativo (ad es. tipo di gestione preoperatoria).

## 1.4 I fattori umani: abilità per curare il paziente critico

Esiti negativi sono possibili, ma ciò che forse risulta sorprendente, considerate le circostanze complesse in cui si gestiscono gli eventi critici, è che gli esiti positivi siano così frequenti. I fattori umani sono all'origine dei sistemi difettosi, dei processi e delle condizioni, sia attive che involontarie, per cui il personale sanitario sbaglia. Eppure, non si dovrebbe trascurare il fatto che i fattori umani, il modo in cui le persone pensano e sentono, interagiscono tra di loro e con l'ambiente, sono risorse essenziali per la sicurezza nella gestione dei pazienti. Come Giano, il dio bifronte

**Tabella 1.4** Incidenza di errori diagnostici e terapeutici in anestesia e nella gestione postoperatoria

| Incidenza degli errori | Bibliografia |
|---|---|
| Un'analisi retrospettiva ha rivelato che lo 0,01% degli errori di trattamento non comporta gravi conseguenze. Nel 42% dei casi la causa era un cambio di siringa | Sakaguchi, 2008 |
| 2,1% degli incidenti riportati all'agenzia nazionale per la sicurezza del paziente hanno provocato gravi danni o morte | Catchpole et al., 2008 |
| Incidenti critici si verificano nel 2,5% di tutti i casi di anestesia pediatrica | Marcus, 2006 |
| I problemi iniziali più frequenti riguardano la funzione respiratoria e le vie aeree (43%), il sistema cardiocircolatorio (24%) o errori di trattamento (11%). Tra i fattori contribuenti si ritrovano errori di valutazione (18%), problemi di comunicazione (14%) e preparazione preoperatoria inadeguata (7%) | Kluger e Bullock, 2002 |
| 29% di tutti gli incidenti critici provocano disturbi fisiologici maggiori e necessità di trattamento in terapia intensiva | Kluger e Bullock, 2002 |
| Un errore di somministrazione del farmaco si verifica al tasso di 1 ogni 133 anestesie. Tra gli errori più frequenti si ritrovano dosaggi sbagliati (20%) e boli endovenosi di farmaci diversi da quello previsto (20%) | Webster et al., 2001 |
| 4% di tutti gli incidenti occorrono per reazioni impreviste del paziente; 69-82% di tutti gli incidenti avrebbero potuto essere evitati | Arbous et al., 2001 |
| 0,2% dei pazienti dell'unità di sorveglianza post-anestesiologica richiedono una reintubazione urgente; 70% di questi eventi sono direttamente correlati alla gestione dell'anestesia | Mathew et al., 1990 |
| 31-82% di tutti gli incidenti sono provocati da errori umani, 9-21% da problemi tecnici | Cooper et al., 1978; Kumar et al., 1988; Curie, 1989; Chopra et al., 1992; Webb et al., 1993; Buckley et al., 1997; Arbous et al., 2001; Bracco et al., 2001 |

della mitologia romana le cui due facce vegliavano in direzioni opposte, anche i fattori umani presentano la caratteristica, sia di poter innescare le situazioni critiche, che di fornire le competenze per controllarle (Fig. 1.2). Di conseguenza, i fattori umani non dovrebbero mai essere equiparati a fattori di rischio. Ogni volta che solleciti professionisti della salute rilevano un problema, fanno una diagnosi e correggono una situazione critica oppure un errore prima che abbia conseguenze, sono i fattori umani che prevengono danni al paziente (Fig. 1.3). Prestazioni corrette ed errori sistemici sono i due lati della stessa medaglia oppure, in modo forse più appropriato, sono i due lati dello stesso patrimonio cognitivo (Reason, 1990).

Vi è un crescente interesse per le capacità fornite dai fattori umani, che risultano essenziali per l'erogazione di cure mediche sicure e di alta qualità, ma non sono direttamente correlate alle competenze cliniche. Un numero consistente di studi ha evidenziato quanto siano decisive queste capacità. I clinici, per erogare in sicurezza e con successo trattamenti in situazioni acute, devono possedere buone competenze relazionali, come comunicazione, abilità al lavoro di gruppo e al comando, ma anche buone capacità cognitive, come consapevolezza della situazione circostante, capacità decisionali, di pianificazione e gestione dei compiti. L'industria aeronautica è stata tra le prime a riconoscere che le abilità tecniche dei piloti non erano sufficienti a garantire la sicurezza delle operazioni di volo e quindi a identificare i fattori umani più importanti, cioè le capacità di comunicazione e l'abilità al lavoro di gruppo (Wiener

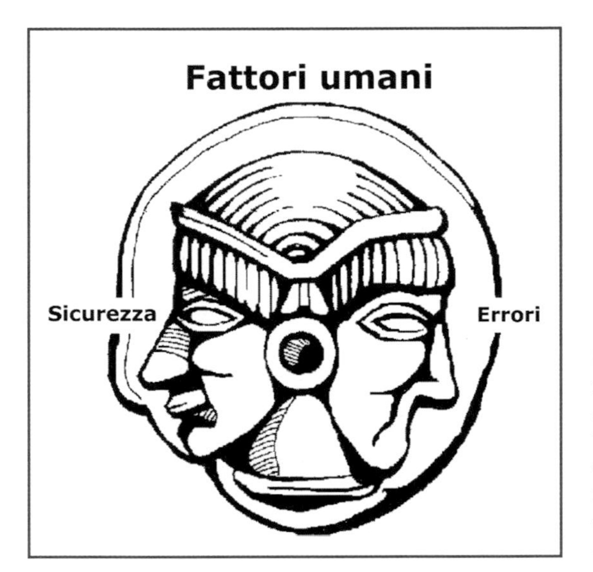


**Fig. 1.2** I fattori umani e le due facce di Giano. Come il dio della mitologia romana, i fattori umani presentano due aspetti contrapposti: si combinano nell'innescare le situazioni critiche e allo stesso tempo forniscono le competenze per controllarle

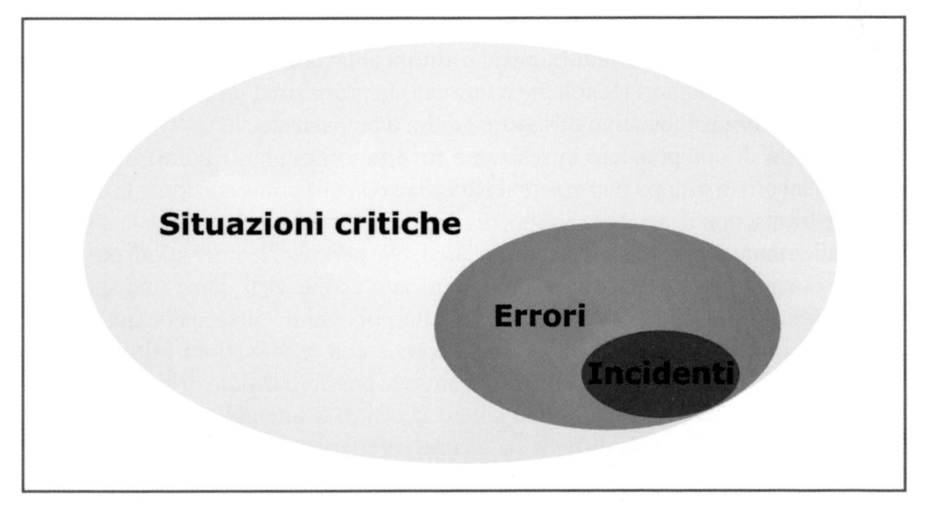


**Fig. 1.3** I fattori umani impediscono eventi avversi. I sanitari rilevano situazioni critiche ed errori prima che possano causare incidenti e, di conseguenza, costituiscono una risorsa vitale per la sicurezza del paziente

et al., 1993). Sono stati introdotti dei programmi formativi per insegnare e rafforzare queste abilità, come contromisure nella lotta agli errori. Per le analogie tra il carico di lavoro degli anestesisti e dei piloti (elevata intensità all'inizio e alla fine dell'attività, funzione di monitoraggio e risposta rapida a eventi critici), è stato scelto di incorporare i fattori umani, le capacità di comunicazione e l'abilità al lavoro di gruppo nei settori sanitari maggiormente a rischio (Gaba et al., 1994). Di fronte alla crescente evidenza, però, che tali capacità non siano direttamente trasferibili dall'aviazione alle situazioni cliniche, alcuni gruppi di ricerca hanno iniziato a identificare e convalidare importanti abilità specifiche del settore medico ad alto rischio (Aggarwal et al., 2004; Flin et al., 2008; Flin e Maran, 2004; Fletcher et al., 2003; Reader et al., 2006; Taylor-Adams et al., 2008; Yule et al., 2006).

Anche il medico del caso clinico ha subito l'influenza di entrambi gli aspetti del fattore umano. Dopo aver provocato la reazione trasfusionale, ha anche dovuto affrontare la gestione della situazione critica. Man mano che il problema si evidenziava, ha dovuto trattare l'emergenza con l'utilizzo e il coordinamento di tutte le risorse e il personale disponibili. Insieme al suo senso clinico, ha avuto improvvisamente bisogno di una serie di capacità aggiuntive:

- identificare e diagnosticare rapidamente la natura della situazione critica;
- resistere alle tensioni emotive legate alla consapevolezza di aver egli stesso provocato il problema;
- chiamare aiuto;
- prendere decisioni giuste in tempi ristretti;
- conoscere la situazione circostante e le risorse disponibili;
- decidere le azioni prioritarie;
- dirigere un gruppo di persone;
- rivalutare la situazione e modificare il piano d'azione.

Il caso clinico insegna un'altra importante lezione: malgrado sforzi massimali, il paziente ha subito danni irreversibili dopo l'evento avverso. Anche quando i medici hanno un'ampia gamma di fattori umani e abilità al lavoro di gruppo, anche avendo a disposizione le migliori tecnologie e farmaci, le prestazioni più diligenti possono comunque fallire nel tentativo di salvare la vita a un paziente.

Un modo di comprendere la relazione tra i fattori clinici, i fattori umani e le abilità al lavoro di gruppo può essere il paragone con una conversazione: le capacità cliniche forniscono il vocabolario specifico al contesto; i fattori umani e le abilità al lavoro di gruppo rappresentano la grammatica, che permette le interazioni più significative. I capitoli successivi dovrebbero pertanto essere visti come una specie di "grammatica", che si propone di aiutare i sanitari di ogni livello e specialità a impegnarsi in conversazioni costruttive, tra di loro e con le situazioni critiche. I più frequenti "errori di grammatica" dimostreranno le possibili insidie di queste conversazioni e, si auspica, renderanno più chiaro il centro d'interesse per i sanitari. La conversazione, però, è resa difficile da alcune caratteristiche che distinguono le situazioni urgenti da tutte le altre in campo sanitario. Con questo testo, ci proponiamo di esplorare tali caratteristiche.

## 1.5 "I fattori umani": in poche parole

- Il tasso di mortalità dovuto a errori medici evitabili supera quello dei morti da traumi, tumore al seno e HIV.
- Il comportamento umano è un elemento dominante nel rischio dei sistemi socio-tecnologici moderni: 80-90% di tutti gli errori sono dovuti a fattori umani e insufficiente lavoro di gruppo.
- I dati disponibili sugli errori in medicina critica forniscono un'immagine eterogenea: il disegno degli studi, l'organizzazione locale del sistema sanitario e gli stessi sistemi sanitari sono molto variabili.
- I più frequenti errori umani in medicina critica comprendono errori di giudizio, insufficiente comunicazione e mancanza di lavoro di gruppo.
- I fattori umani non dovrebbero mai essere equiparati a fattori di rischio. In effetti, presentano la caratteristica sia di poter innescare le situazioni critiche, che di fornire le competenze per controllarle.
- Le abilità fornite dai fattori umani per gestire le situazioni critiche, includono competenze relazionali (comunicazione, abilità al lavoro di gruppo e al comando) e capacità cognitive (consapevolezza della situazione circostante, capacità decisionali, di pianificazione e gestione dei compiti).

## Bibliografia

Aggarwal R, Undre S, Moorthy K et al (2004) The simulated operating theatre: comprehensive training for surgical teams. Qual Saf Healthcare 13 (Suppl 1):i27–i32

Amalberti R, Mosneron-Dupin F (1997) Facteurs humains et fiabilité: quelles démarches pratiques? Octares, Touluse

Arbous MS, Grobbee DE, van Kleef JW et al (2001) Mortality associated with anaesthesia: a qualitative analysis to identify risk factors. Anaesthesia 56:1141–1153

Arntz HR, Klatt S, Stern R et al (1996) Are emergency physicians' diagnoses accurate? Anesthesist 45:163–170

Beckmann U, Baldwin I, Hart GK, Runciman WB (1996) The Australian Incident Monitoring Study in Intensive Care: AIMS-ICU. An analysis of the first year of reporting. Anaesth Intensive Care 24:320–329

Beckmann U, Bohringer C, Carless R et al (2003) Evaluation of two methods for quality improvement in intensive care: facilitated incident monitoring and retrospective medical chart review. Crit Care Med 31:1006–1011

Beecher HK, Todd DP (1954) A study of the deaths associated with anesthesia and surgery. Ann Surg 140:2–34

Benkirane RR, R-Abouqal R, Haimeur CC et al (2009) Incidence of adverse drug events and medication errors in intensive care units: A prospective multicenter study. J Patient Saf 5(1):16–22

Bracco D, Favre JB, Bissonnette B et al (2001) Human errors in a multidisciplinary intensive care unit: a 1-year prospective study. Intensive Care Med 27:137–145

Brown LH, Hubble MW, Cone DC et al (2009) Paramedic determinations of medical necessity: a meta-analysis. Prehosp Emerg Care 13(4):516–527

Buckley TA, Short TG, Rowbottom YM, Oh TE (1997) Critical incident reporting in the intensive care unit. Anaesthesia 52:403–409

Buckley MS, Erstad BL, Kopp BJ et al (2007) Direct observation approach for detecting medication errors and adverse drug events in a pediatric intensive care unit. Pediatr Crit Care Med 31 [Epub ahead of print]

Buduhan G, McRitchie DI (2000) Missed injuries in patients with multiple trauma. J Trauma 49:600–605

Catchpole K, Bell MD, Johnson S (2008) Safety in anaesthesia: a study of 12,606 reported incidents from the UK National Reporting and Learning System. Anaesthesia 63(4):340–346

Chan WK, Leung KF, Lee YF et al (1998) Undiagnosed acute myocardial infarction in the accident and emergency department: reasons and implications. Eur J Emerg Med 5:219–224

Chisholm CD, Collison EK, Nelson DR, Cordell WH (2000) Emergency department workplace interruptions: are emergency physicians "interrupt-driven" and "multitasking"? Acad Emerg Med 7:1239–1243

Chopra V, Bovill JG, Spierdijk J, Koornneef F (1992) Reported significant observations during anaesthesia: a prospective analysis over an 18-month period. Br J Anaesth 68:13–18

Cooper JB, Newbower RS, Long CD, McPeek B (1978) Preventable anesthesia mishaps: a study of human factors. Anesthesiology 49:399–406

Cosby KS, Croskerry P (2009) The nature of emergency medicine. In: Croskerry P, Cosby KS, Schenkel SM, Wears LR (eds) Patient safety in emergency medicine. Lippincott & Williams, Philadelphia

Cullen DJ, Sweitzer BJ, Bates DW et al (1997) Preventable adverse drug events in hospitalised patients. A comparative study of intensive care and general care units. Crit Care Med 25:1289–1297

Currie M (1989) A prospective survey of anaesthetic critical events in a teaching hospital. Anaesth Intensive Care 17:403–411

Darchy B, Le Miere E, Figueredo B (1999) Iatrogenic diseases as a reason for admission to the intensive care unit: incidence, causes and consequences. Arch Intern Med 159:71–78

Davis JW, Hoyt DB, McArdle MS et al (1992) An analysis of errors causing morbidity and mortality in a trauma system: a guide for quality improvement. J Trauma 32:660–665

Donchin Y, Seagull FJ (2002) The hostile environment of the intensive care unit. Curr Opin Crit Care 8:316–320

Donchin Y, Gopher D, Olin M et al (1995) A look into the nature and causes of human errors in the intensive care unit. Crit Care Med 23:294–300

Enderson BL, Reath DB, Meadors J et al (1990) The tertiary trauma survey: a prospective study of missed injury. J Trauma 30:666–669

Esposito TJ, Sanddal ND, Dean JM et al (1999) Analysis of preventable pediatric trauma deaths and inappropriate trauma care in Montana. J Trauma 47:243–251

Fairbanks RJ, Crittenden CN, O'Gara KG et al (2008) Emergency medical services provider perceptions of the nature of adverse events and near-misses in out-of-hospital care: an ethnographic view. Acad Emerg Med 15(12):1312–1314

Flabouris A (2001) Clinical features, patterns of referral and out of hospital transport events for patients with suspected isolated spinal injury. Injury 32:569–575

Fletcher G, Flin R, McGeorge P et al (2003) Anaesthetists' non-technical skills (ANTS): evaluation of a behavioural marker system. Br J Anaesth 90:580–588

Flin R, O'Connor P, Crichton M (2008) Safety at the sharp end. A guide to non-technical skills. Ashgate, Farnham

Flin R, Maran N (2004) Identifying and training non-technical skills for teams in acute medicine. Qual Saf Healthcare 13 (Suppl 1):i80–i84

Gaba DM, Fish KJ, Howard SK (1994) Crisis management in anesthesia. Churchill Livingstone, New York

Garrouste-Orgeas M, Timsit JF, Vesin A et al for the OUTCOMEREA Study Group (2010) Selected medical errors in the intensive care unit: results of the IATROREF study: parts I and II. Am J Respir Crit Care Med 181(2):134–142

Giraud T, Dhainaut J, Vaxelaire J (1993) Iatrogenic complications in adult intensive care units: a prospective two-center study. Crit Care Med 21:40–51

Graf J, Driesch A von den, Koch KC, Janssens U (2005) Identification and characterization of errors and incidents in a medical intensive care unit. Acta Anaesthesiol Scand 49:930–939

Handler JA, Gillam M, Sanders AB, Klasco R (2000) Defining, identifying, and measuring error in emergency medicine. Acad Emerg Med 7:1183–1188

Hendrie J, Sammartino L, Silvapulle M, Braitberg G (2007) Experience in adverse events detection in an emergency department: nature of events. Emerg Med Austral 19:9–15

Hollnagel E (1993) Reliability of cognition: foundations of human reliability analysis. Academic Press, London

IOM (2006) Emergency care for children. Growing pains. Committee on the future of Emergency Care in the United States Health System Board on Healthcare Services. Academic Press, Washington

Jewell K, McGiffert L (2009) To err is human – to delay is deadly. Consumers Health Report Mai 2009; accessed at http://www.safepatientproject.org/2009/05/to_err_is_humanto_delay_is_dea.html

Kluger MT, Bullock MF (2002) Recovery room incidents: a review of 419 reports from the Anaesthetic Incident Monitoring Study (AIMS). Anaesthesia 57:1060–1066

Kohn L, Corrigan J, Donaldson M (1999) To err is human: building a safer health system. Committee on Quality of Healthcare in America, Institute of Medicine (IOM). National Academy Press, Washington

Kopp BJ, Erstad BL, Allen ME et al (2006) Medication errors and adverse drug events in an intensive care unit: direct observation approach for detection. Crit Care Med 34:415–425

Kothari R, Barsan W, Brott T et al (1995) Frequency and accuracy of prehospital diagnosis of acute stroke. Stroke 26:937–941

Kumar V, Barcellos WA, Mehta MP, Carter JG (1988) An analysis of critical incidents in a teaching department for quality assurance: a survey of mishaps during anaesthesia. Anaesthesia 43:879–883

Leape L, Berwick DM (2005) Five years after To Err Is Human: what have we learned? JAMA 19(293):2384–2390

Lerner RB, Carvalho M, Vieira AA (2008) Medication errors in a neonatal intensive care unit. J Pediatr (Rio J) 84(2):166–170

Lim MT, Ratnavel N (2008) A prospective review of adverse events during interhospital transfers of neonates by a dedicated neonatal transfer service. Pediatr Crit Care Med 9(3):289–293

Linn S, Knoller N, Giligan CG, Dreifus U (1997) The sky is a limit: errors in prehospital diagnosis by flight physicians. Am J Emerg Med 15:316–320

Mackenzie CF, Jefferies NJ, Hunter WA et al (1996) Comparison of self-reporting of deficiencies in airway management with video analyses of actual performance. LOTAS Group. Level One Trauma Anesthesia Simulation. Hum Factors 38:623–635

Marcus R (2006) Human factors in pediatric anesthesia incidents. Paediatr Anaesth 16:242–250

Mathew JP, Rosenbaum SH, O'Connor T, Barash PG (1990) Emergency tracheal intubation in the postanesthesia care unit: physician error or patient disease? Anesth Analg 71:691–697

Mathews SC, Pronovost PJ (2008) Physician autonomy and informed decision making. Finding the balance for patient safety and quality. Jama 300(24):2913–1915

McCarthy BD, Beshansky JR, D'Agostino RB, Selker HP (1993) Missed diagnoses of myocardial infarction in the emergency department: results from a multicenter study. Ann Emerg Med 22:579–582

McDermott FT, Rosenfeld JV, Laidlaw JD et al (2004) Evaluation of management of road trauma survivors with brain injury and neurologic disability in Victoria. J Trauma 56:137–149

Newton A, Ratchford A, Khan I (2008) Incidence of adverse events during prehospital rapid sequence intubation: a review of one year on the London Helicopter Emergency Medical Service. J Trauma 64(2):487–492

O'Connor PM, Dowey KE, Bell PM et al (1995) Unnecessary delays in accident and emergency departments: do medical and surgical senior house officers need to vet admissions? J Accad Emerg Med 12:251–254

Peery CL, Chendrasekhar A, Paradise NF et al (1999) Missed injuries in pediatric trauma. Am Surg 65:1067–1069

Pfeifer R, Pape HC (2008) Missed injuries in trauma patients: a literature review. Patient Saf Surg 2:1–20

Pope JH, Aufderheide TP, Ruthazer R et al (2000) Missed diagnoses of acute cardiac ischemia in the emergency department. N Engl J Med 342:1163–1170

Reader T, Flin R, Lauche K, Cuthbertson B (2006) Non-technical skills in the intensive care unit. Br J Anaesth 96:551–559

Reason J (1990) Human error. Cambridge University Press, Cambridge

Reason J (1997) Managing the risks of organizational accidents. Ashgate, Aldershot

Risser DT, Rice MM, Salisbury ML et al (1999) The potential for improved teamwork to reduce medical errors in the emergency department. The MedTeams Research Consortium. Ann Emerg Med 34:373–383

Rittenberger JC, Beck PW, Paris PM (2005) Errors of omission in the treatment of prehospital chest pain patients. Prehosp Emerg Care 9:2–7

Rothschild JM, Landrigan CP, Cronin JW et al (2005) The Critical Care Safety Study: the incidence and nature of adverse events and serious medical errors in intensive care. Crit Care Med 33:1694–1700

Sakaguchi, Y, Tokuda K, Yamaguchi K, Irita K (2008) Incidence of anesthesia-related medication errors over a 15-year period in a university hospital. Fukuoka Igaku Zasshi 99(3):58–66

Sanghera IS, Franklin BD, Dhillon S (2007) The attitudes and beliefs of healthcare professionals on the causes and reporting of medication errors in a UK intensive care unit. Anaesthesia 62:53–61

Schaefer HG, Helmreich RL, Scheidegger D (1994) Human factors and safety in emergency medicine. Resuscitation 28:221–225

Sharek PJ, Horbar JD, Mason W et al (2006) Adverse events in the neonatal intensive care unit: development, testing, and findings of an NICU-focused trigger tool to identify harm in North American NICUs. Pediatrics 118:1332–1340

Taylor-Adams S, Brodie A, Vincent C (2008) Safety skills for clinicians: an essential component of patient safety. J Patient Saf & Volume 4:141–147

Thomas EJ, Studdert DM, Burstin HR et al (2000) Incidence and types of adverse events and negligent patient care in Utah and Colorado. Med Care 38:261–271

Valentin A, Capuzzo M, Guidet B et al (2006) Patient safety in intensive care: results from the ultinational sentinel events evaluation (SEE) study. Intensive Care Med 32:1694–1700

Valentin A, Capuzzo M, Guidet B et al (2009) Errors in administration of parenteral drugs in intensive care units: multinational prospective study. BMJ 338:b814

Vilke GM, Tornabene SV, Stepanski B et al (2007) Paramedic self-reported medication errors. Prehosp Emerg Care 11:80–84

Wang HE, Cook LJ, Yealy DM, Lave JR (2009) Outcomes after out-of-hospital endotracheal intubation errors. Resuscitation 80(1):50–55

Webb RK, Currie M, Morgan CA et al (1993) The Australian Incident Monitoring Study: an analysis of 2000 incident reports. Anaesth Intensive Care 21:520–528

Webster CS, Merry AF, Larsson L et al (2001) The frequency and nature of drug administration error during anaesthesia. Anaesth Intensive Care 29:494–500

Wiener E, Kanki B, Helmreich R (1993) Cockpit resource management. Academic Press, San Diego

Williamson JA, Webb RK, Sellen A, Runciman WB (1993) Human failure: an analysis of 2000 incident reports. Anaesth Intensive Care 21:678–683

Wright D, Mackenzie SJ, Buchan I et al (1991) Critical incidents in the intensive therapy unit. Lancet 338:676–678

Yule S, Flin R, Paterson-Brown S, Maran N (2006) Non-technical skills for surgeons in the operating room: a review of the literature. Surgery 139:140–149

# Sfide terapeutiche in medicina critica

# 2

**Caso clinico**

Un paziente traumatizzato di 32 anni è ammesso in pronto soccorso con un trauma cranico grave, lesioni maxillo-facciali, trauma toracico chiuso, frattura aperta del femore e sospetto di ematoma sottocapsulare della milza. Dopo le indagini iniziali, il paziente è trasferito in sala operatoria, dove è operato contemporaneamente dai chirurghi d'urgenza e maxillo-facciali. Venti minuti dopo l'incisione, il paziente sviluppa crescenti pressioni inspiratorie di picco, il volume corrente inizia a diminuire e la saturazione scende. La curva flusso-volume sul monitor mostra una fase espiratoria incompleta; tuttavia, l'auscultazione polmonare è normale. Sospettando un broncospasmo, l'anestesista inizia una terapia broncodilatatoria che, però, non migliora i parametri ventilatori. Su richiesta dell'anestesista, i chirurghi esplorano la cavità orale e notano che il tubo endotracheale è piegato. Dopo aver raddrizzato il tubo, la pressione di picco, i volumi correnti e la saturazione tornano normali. Venti minuti più tardi, la pressione di picco aumenta, i volumi correnti diminuiscono e la saturazione scende di nuovo; questa volta, però, la curva flusso-volume non indica un quadro restrittivo. Invece, l'auscultazione polmonare rivela un murmure vescicolare diminuito a destra. Inoltre, la curva di pressione arteriosa invasiva mostra un importante calo pressorio. L'anestesista attribuisce queste variazioni a un possibile pneumotorace iperteso, forse provocato in precedenza dall'inserimento di una via centrale in vena succlavia destra. Comunica le sue conclusioni ai chirurghi d'urgenza, che inseriscono un drenaggio toracico. In seguito, la ventilazione, l'ossigenazione e i parametri vitali tornano normali. Quarantacinque minuti dopo, il paziente diventa di nuovo instabile. La pressione di picco aumenta progressivamente e il volume corrente diminuisce fino a 150 ml. Anche la saturazione scende, ma a una velocità più lenta delle altre due volte. Nonostante un aumento delle pressioni inspiratorie, l'applicazione di pressione positiva di fine espirazione (PEEP) e la ventilazione con ossigeno al 100%, la saturazione continua a scendere sino a quasi 80%. L'anestesista chiama la terapia intensiva e chiede un ventilatore da rianimazione. Il nuovo ventilatore migliora ossigenazione e ventilazione; il paziente è reso sufficientemente stabile da essere trasferito in terapia intensiva. I parametri ventilatori sono: volume corrente = 400 ml; frequenza respiratoria = 14; pressione di picco = 32 mbar; PEEP = 15 mbar; $FiO_2$ = 100%.

M. St.Pierre, G. Hofinger, C. Buerschaper, R. Simon, I. Daroui,
*Gestione delle crisi in medicina d'urgenza e terapia intensiva*,
DOI: 10.1007/978-88-470-2799-2_2, © Springer-Verlag Italia 2013

Addensamenti bilaterali sulla radiografia del torace confermano una sindrome da distress respiratorio acuto (ARDS) precoce.

Un paziente politraumatizzato è sottoposto a un intervento chirurgico d'urgenza. Dopo un periodo iniziale senza problemi, il paziente presenta una serie di problemi ventilatori. Ogni volta i problemi provocano un veloce peggioramento dell'ossigenazione, che mette il paziente a rischio e l'anestesista in lotta contro il tempo. Quest'ultimo deve, infatti, scoprire la causa del deterioramento clinico e prendere rapidi provvedimenti terapeutici, prima che il paziente subisca gravi danni. Le circostanze di questa serie di problemi ventilatori, però, mettono a dura prova l'anestesista perché, ogni volta, le anomalie fisiopatologiche si presentano come un insieme di sintomi e parametri sul monitor quasi identici, ma con una causa sottostante sempre diversa. Inoltre, è difficile per il medico diagnosticare il problema, perché le alterazioni di una funzione d'organo sono causate da anomalie nascoste in un'altra funzione vitale: la diminuzione marcata della pressione arteriosa è dovuta a un problema polmonare (pneumotorace iperteso) e il calo della saturazione arteriosa è dovuto alle limitazioni di un apparecchio di anestesia, quando si deve ventilare un paziente con ARDS.

## 2.1 Emergenze mediche e situazioni critiche

Le emergenze sono tra le situazioni più impegnative in medicina. La necessità immediata di un trattamento salvavita, di rapide decisioni, di azioni senza informazioni complete, i tempi ristretti, l'improvviso attacco di ansia dovuto alla consapevolezza che una vita umana è in gioco, l'interazione tra membri di un gruppo provenienti da diverse specialità: tutto ciò crea un miscuglio potente di esigenze stressanti per l'operatore sanitario. Le situazioni di emergenza appaiono spesso drammatiche e sono talvolta caratterizzate anche da caos e disorganizzazione; per questo sono chiaramente diverse dalle tipiche situazioni della vita quotidiana. Dalla prospettiva di uno psicologo cognitivo, però, una situazione di emergenza rappresenta un tipo specifico di situazione decisionale entro una specifica circostanza: una situazione nella quale il processo decisionale e le capacità di erogare la prestazione hanno un impatto immediato sullo stato, attuale e futuro, del problema. Poiché l'evoluzione futura degli eventi è sospesa sulla bilancia tra il buono e il brutto, chiamiamo queste situazioni *critiche* (Badke-Schaub, 2002).

Per il professionista coinvolto è sostanzialmente irrilevante distinguere se la situazione critica è stata provocata da un evento esterno (trauma, malfunzionamento delle attrezzature) oppure interno (aritmia cardiaca, infarto miocardico, embolia polmonare, ictus cerebrale), o ancora da un errore commesso da un operatore sanitario (errore trasfusionale). I requisiti e le difficoltà per la risoluzione con successo dei problemi e l'erogazione di un trattamento di qualità al paziente sono simili. Come in questo caso clinico, un'emergenza medica può essere composta da diverse situazioni critiche. Ognuna di queste situazioni può essere analizzata e trattata come un'entità separata: un evento improvviso interrompe il trattamento ordinario e richiede una

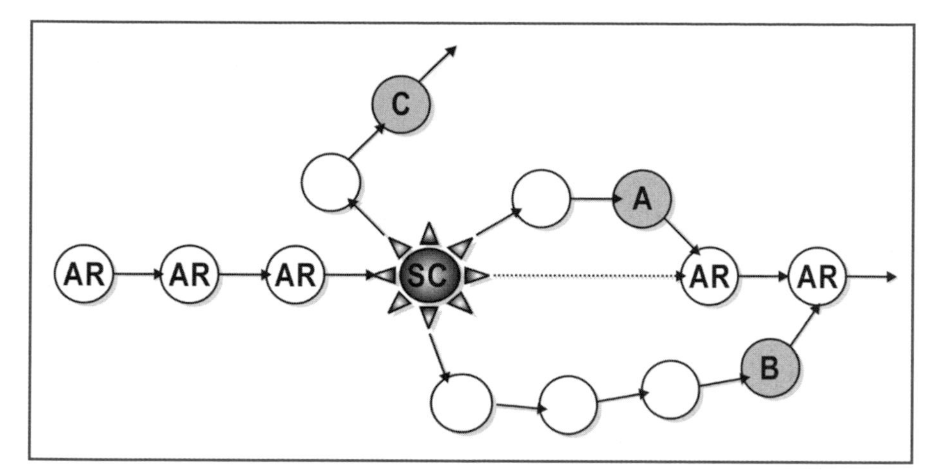


**Fig. 2.1** Situazioni critiche. Azioni di routine (*AR*) sono interrotte dalla situazione critica (*SC*). Se tale situazione è gestita con successo, le azioni torneranno prima (*A*) o dopo (*B*) alla routine; però, alcune decisioni conducono a un iter terapeutico deviante per il paziente (*C*). Modificato da Badke-Schaub, 2002

decisione. Una volta terminata la fase critica, le prestazioni possono tornare a un livello routinario (Badke-Schaub, 2002) (Fig. 2.1).

Le situazioni mediche critiche acute sono definite "emergenze", "complicanze" (Atlee, 2009; Gravenstein e Kirby, 1995; Taylor e Major, 1987), oppure "crisi" (Gaba et al., 1994). Il grande rilievo espresso da questi termini viene dall'impatto clinico di un'emergenza, nonché dalle conoscenze e capacità necessarie a gestirla. In questo libro utilizziamo il termine "situazioni critiche", perché il nostro punto d'interesse è orientato verso gli aspetti cognitivi e comportamentali di queste situazioni, e su fattori che influenzano il processo decisionale umano, l'erogazione delle prestazioni e il lavoro di gruppo. Le situazioni critiche includono incidenti minori ed eventi anche minimi, ma che richiedono rapide decisioni per evitare danni al paziente.

## 2.2 Complessità e comportamento umano

Nonostante condivida alcune caratteristiche con i processi decisionali quotidiani, l'erogazione delle cure in un ambiente ad alto rischio presenta una serie di proprietà che la rende molto diversa e particolarmente più difficile del trattamento di un paziente in altri campi della medicina. Sono tradizionalmente insegnate agli operatori sanitari le capacità tecniche e decisionali applicate alla clinica, mentre i processi cognitivi utili per rilevare e correggere le situazioni critiche in un ambiente ad alto rischio necessitano un più ampio spettro di abilità. Le ragioni di tale situazione sono da ricercare in diverse caratteristiche, applicabili soltanto alle situazioni critiche in ambienti ad alto rischio.

Il caso clinico illustra alcune di queste caratteristiche, classificate dagli psicologi cognitivi sotto il termine di "complessità dell'ambiente di lavoro". La complessità ha suscitato un diffuso interesse in tutti i campi coinvolti nella risoluzione umana dei problemi (scienze cognitive, fattori umani, ingegneria dell'affidabilità), perché pone molte esigenze specifiche a chi deve prendere decisioni e colpisce sia la varietà che la qualità dei processi cognitivi messi in atto dalle persone. Gran parte delle evidenze scientifiche riguardanti il processo decisionale in ambienti complessi proviene da settori diversi da quello sanitario, in particolare da ambienti industriali o militari ad alto rischio, dove il comportamento umano all'interno dei sistemi complessi creati dall'uomo è stato largamente studiato. Poiché il sistema sanitario moderno è diventato un ambiente così complesso, le ricerche provenienti da quelle aree vi si applicano chiaramente.

Teorici dei sistemi e psicologi hanno proposto diverse strutture concettuali per descrivere le caratteristiche della complessità. Nonostante le differenze di definizione, c'è tuttavia un accordo generale sulle caratteristiche basilari della complessità (Cook e Woods, 2001; Dörner, 1996; Dörner e Schaub, 1994; Frensch e Funke, 1995; Perrow, 1999; Rasmussen e Lind, 1981; Reason, 1997; Sterman, 1984; Woods, 1988). Al livello più elementare, la complessità ha una duplice natura (Fig. 2.2), cioè: a) è una caratteristica dell'ambiente di lavoro; e b) è un ostacolo alla risoluzione dei problemi per chi deve decidere.

Complessità in medicina critica
Ambiente di lavoro
Molte variabili
Interdipendenza
Dinamicità
Ritardo
Irreversibilità
Sfide per chi affronta i problemi
Incertezza/scarsa trasparenza
Singolarità della situazione
Sovraccarico d'informazioni
Tempi ristretti
Rischio
Molteplicità degli obiettivi
Numerosi attori

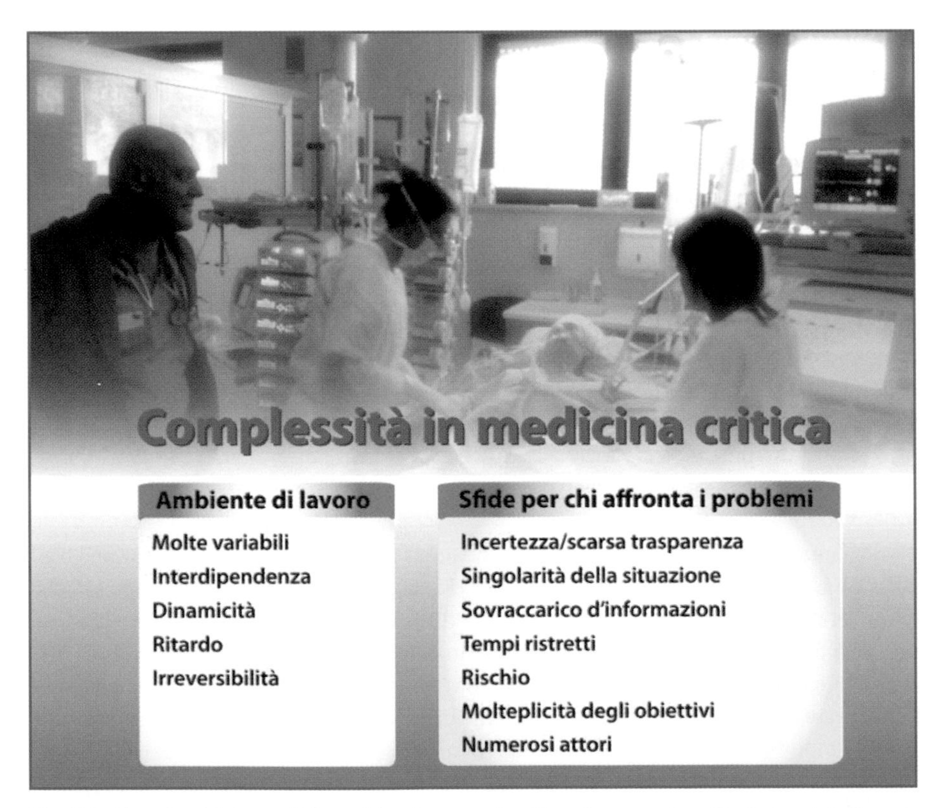

**Fig. 2.2** Complessità in medicina critica. La complessità può essere descritta in termini di caratteristiche dell'ambiente specifico e di caratteristiche intrinseche all'approccio di risoluzione dei problemi

## 2.2.1 Complessità: una caratteristica dell'ambiente di lavoro

Sono cinque le dimensioni rilevanti che influenzano il modo in cui gli umani percepiscono il loro ambiente. In genere, quando descriviamo una situazione o un compito come "semplice", ci riferiamo di solito al fatto che le caratteristiche descritte più avanti sono poco rappresentate. Un ambiente è descritto invece come "complesso" quando le seguenti caratteristiche situazionali sono fortemente presenti (Dörner e Schaub, 1994; Frensch e Funke, 1995; Halpern, 2003).

### 2.2.1.1 Molte variabili

Secondo la natura della situazione critica, molte variabili e le loro interrelazioni devono essere prese in considerazione (ad es. politrauma, fisiopatologia del paziente, anamnesi medica remota, invasività delle procedure da eseguire). I processi del pensiero umano sono limitati, in termini di velocità e di quantità, per cui le persone hanno grosse difficoltà a prendere in considerazione molteplici variabili critiche. Di conseguenza, laddove c'è un grande numero di variabili, è più probabile che chiunque debba prendere decisioni si lasci sfuggire fattori importanti e tragga conclusioni sbagliate sullo stato del sistema o del paziente. Nel caso clinico, l'anestesista ha gestito ciascun problema mentre si presentava; ma il trattamento avrebbe anche potuto essere compromesso, qualora due eventi fossero accaduti contemporaneamente (ad es. tubo tracheale piegato, insieme a pneumotorace).

### 2.2.1.2 Interdipendenza e interconnessione

Poiché gli esseri umani possono facilmente avere una comprensione incompleta o scorretta dei sistemi entro i quali operano, tendono a non vedere l'interdipendenza tra le variabili ("accoppiamento"; vedi capitolo 14). Alcuni sistemi, come una sala operatoria, comprendono variabili multiple, quali attrezzature, farmaci, un gruppo di sanitari e un paziente. Queste variabili costituiscono una rete di interdipendenze nella quale un'azione che incide su una parte del sistema tocca anche altre sue parti. A causa dell'interdipendenza, azioni mirate verso una variabile si ripercuotono, spesso in maniera imprevedibile, su altre variabili e aspetti del trattamento. Ad esempio, il calo della pressione arteriosa provocato dallo pneumotorace ipertensivo e la desaturazione dovuta alle prestazioni limitate di un ventilatore di anestesia, illustrano casi di interdipendenza. Più i collegamenti tra le variabili sono numerosi, più è difficile per chi prende le decisioni prevedere le conseguenze delle proprie azioni. Non considerare o non capire gli effetti collaterali delle proprie azioni è un errore tipico nei sistemi complessi. Ancor più importante è l'interdipendenza delle variabili a definire l'ambiente di lavoro come un sistema e non come un accumulo di elementi incoerenti. In un contesto di complessità, il fatto di non affrontare una situazione critica con la prospettiva del sistema è un ostacolo maggiore per il successo dei processi decisionali. Se chi tenta di risolvere i problemi manipola le variabili isolatamente, è difficile che possa anche predire le reazioni del sistema.

### 2.2.1.3 Dinamica

Le situazioni complesse possono svilupparsi con velocità variabili. Quando si tratta di eventi sostenuti da una rapida costante di tempo, come nel caso clinico descritto sopra, l'andamento è molto dinamico. Durante una situazione critica non si aspettano semplicemente, come in una partita di scacchi, le prossime mosse di un giocatore. Il ritmo delle decisioni è spesso imposto da eventi sui quali gli operatori non hanno nessun controllo. Tali eventi si possono evolvere, con o senza la partecipazione degli attori (Dörner, 1996). Mentre l'operatore sanitario può essere occupato a cercare una soluzione, il problema già cambia. Questo porta alla necessità di mantenere un modello mentale aggiornato (capitolo 6), davanti a situazioni spesso in rapida evoluzione. Queste dinamiche rigide restringono la libertà di azione: se aspettiamo troppo tempo prima di agire, perderemo delle opportunità. Un gesto terapeutico che, a un certo punto, potrebbe aiutare il paziente, diventa talvolta futile dopo poco tempo. Perciò, gli operatori sanitari devono spesso mettere in atto dei tentativi di soluzione, perché tempi stretti li costringono ad agire prima di aver raccolto informazioni complete oppure di aver stabilito un piano d'azione generale. I tempi stretti, però, non sono imposti agli operatori sanitari soltanto da eventi esterni, ma sono una conseguenza inevitabile delle necessarie azioni terapeutiche. Ad esempio, una volta indotta l'anestesia generale, la ventilazione di un paziente deve essere garantita, non importa con quali mezzi.

#### 2.2.1.4 Ritardo

Gli effetti collaterali e le ripercussioni a lungo termine non sono sempre immediatamente evidenti; possono invece manifestarsi con considerevole ritardo, rendendo così difficile per l'operatore sanitario stabilire correlazioni tra i sintomi osservati ed evento scatenante. Ad esempio, il catetere introduttore era stato inserito nella vena succlavia destra durante gli accertamenti in sala traumi. Lo pneumotorace iperteso, però, si è manifestato solo diverse ore dopo in sala operatoria. Come l'interdipendenza, il ritardo può offuscare i risultati di azioni terapeutiche. Può passare del tempo prima che diventi apparente l'esito positivo o meno di una certa strategia, mentre i risultati possono essere oscurati dagli effetti di altri provvedimenti.

#### 2.2.1.5 Irreversibilità

In un paziente, le variazioni fisiopatologiche prendono spesso una direzione a senso unico. C'è un "punto di non ritorno" per il recupero delle funzioni d'organo e una finestra terapeutica ristretta per evitare danni irreversibili. Anche le azioni possono avere conseguenze irrecuperabili. Di fronte a una situazione critica, gli operatori sanitari hanno spesso una sola opportunità di poter scegliere la mossa giusta. Un comportamento che segue il metodo per tentativi è ben troppo rischioso e inefficace.

### 2.2.2 Complessità: un ostacolo nella risoluzione dei problemi per chi deve decidere

La complessità è in parte definita dalle caratteristiche situazionali descritte sopra. Il grado di complessità è definito dall'entità dei requisiti necessari per una gestione riuscita. Gli operatori sanitari che devono far fronte a una situazione complessa subiscono le caratteristiche della complessità, che comprendono ostacoli nella raccolta delle informazioni, lo sviluppo delle conclusioni e le decisioni in merito alle azioni più efficaci (Dörner, 1996; Frensch e Funke, 1995; Sterman, 1994).

#### 2.2.2.1 Incertezza e mancanza di trasparenza

Molti problemi, nell'ambiente sanitario ad alto rischio, sono ambigui e poco specificati (ad es. calo della saturazione e pressione arteriosa bassa). Ciò che gli operatori sanitari vogliono veramente sapere del paziente è spesso non visibile o immediatamente intuibile e, talvolta, informazioni critiche possono mancare. I pazienti, a differenza dei sistemi creati dall'uomo, non forniscono informazioni dettagliate sui processi fisiopatologici in atto e, di conseguenza, i sanitari sono spesso confrontati a sintomi che non indirizzano verso un problema specifico. Chi deve risolvere i problemi in medicina critica non ha sempre un accesso diretto alle informazioni sulla situazione da gestire. Si devono allora prendere decisioni riguardo a un sistema le cui caratteristiche sono visibili solo parzialmente o in modo poco chiaro. Il monitoraggio strumentale offre un accesso alle condizioni reali del paziente solo attraverso scarsi segnali esterni e non può che dare alcuni indizi sulla reale natura del problema (Gaba, 1992). Non esiste un monitor che possa dire al medico "la saturazione scende perché il tuo paziente ha cominciato a sviluppare un ARDS" oppure "la pressione di picco è elevata perché il tubo tracheale è piegato". È soltanto dalla comprensione di schemi ambigui, che mettono assieme variabili diverse, che gli operatori sanitari possono trarre conclusioni riguardo a un problema medico. Quindi, la mancanza di trasparenza aggiunge un altro elemento di incertezza nella pianificazione e il processo decisionale. In un ambiente medico ad alto rischio, spesso la domanda principale nel risolvere un problema non è "cosa devo fare?". Invece, la maggior parte del tempo, il problema principale sta nel rimuovere il livello d'incertezza e la mancanza di trasparenza per rispondere alla domanda: "Qual è esattamente il problema?" (Klein, 1992).

#### 2.2.2.2 Singolarità della situazione

Una volta definito il problema, ad esempio formulando una diagnosi, c'è un altro pericolo ad attendere chi deve decidere: questi potrebbe lasciarsi sfuggire piccoli indizi situazionali che possono indicare quanto una situazione critica sia, solo lievemente o addirittura drammaticamente, diversa dall'immagine mentale che si è fatta. Una volta che l'operatore ha sviluppato una sua immagine mentale della situazione o dell'evento, c'è una forte tendenza a trascurare o respingere le prove contrarie, oppure soltanto poco evidenti. Quando una soluzione è stata stabilita, anche se sbagliata, molti dettagli importanti sono persi o non sono più ricercati; il comportamento che ne risulta prende la forma della "regola forte ma sbagliata" (*strong-but-wrong*; vedi Reason, 1990): quando chi decide pensa che la diagnosi corretta è stata posta o che sono in corso gli interventi giusti, vengono attivati schemi di pensiero e d'azione ben stabiliti. In tal caso, l'azione consiste nell'attenersi alle procedure abituali e rischia di non includere le necessità attuali della situazione. Piuttosto che scegliere un'azione perché ha funzionato molte volte in precedenza (*methodism*; vedi Dörner, 1996; *cognitive conservatism*; vedi Reason, 1990) (capitolo 7), gli operatori sanitari devono cercare la flessibilità e mantenere un certo grado di incertezza nell'affrontare il processo decisionale. Di conseguenza, la flessibilità è una caratteristica chiave per risolvere adeguatamente i problemi in situazioni critiche.

#### 2.2.2.3 Sovraccarico di informazioni e mancanza di informazioni

Nelle situazioni critiche, molte informazioni non sono ancora disponibili al momento della decisione. Per di più, fonti multiple di informazioni discordanti possono confondere l'operatore sanitario. I nuovi dati devono essere valutati per la loro pertinenza e affidabilità, prima di essere integrati all'interno di un modello situazionale o essere scartati. L'operatore sanitario decide continuamente la quantità di informazioni necessarie per intraprendere un'azione. Mentre il sanitario inizia a procedere basandosi sulle informazioni disponibili, nuovi dati emergono a confermare o, eventualmente, smentire l'ipotesi diagnostica. È difficile per un gruppo gestire nuove informazioni che contraddicono l'immagine mentale condivisa dall'équipe, anche se i nuovi dati puntano decisamente verso una diagnosi diversa. Gli operatori sanitari devono, per equilibrare queste necessità contraddittorie con successo, cercare di applicare una gestione delle informazioni orientata alla risoluzione dei problemi. L'obiettivo, nel gestire le informazioni, è di arrivare a un'immagine coerente della situazione, supportata dai dati a disposizione (capitolo 6). L'integrazione di tutti i membri del gruppo disponibili, in questo processo di valutazione ed elaborazione dell'informazione, è un passo molto importante verso un modello mentale più coerente e completo della situazione (Salas et al., 1992).

#### 2.2.2.4 Tempi ristretti

I tempi ristretti limitano le opportunità per raccogliere dati, analizzare problemi, formulare obiettivi e agire. Ad esempio, una volta che la saturazione di un paziente inizia a diminuire, anche il tempo a disposizione per capire il motivo si riduce. Durante una situazione critica, non è possibile per un operatore sanitario agire con tempi ristretti e raccogliere contemporaneamente informazioni complete. Nelle situazioni complesse, la gestione dell'informazione non potrà mai essere esaustiva. Al contrario, mentre aumenta la necessità di una decisione rapida, il trasferimento di conoscenze precedenti tende a sostituire la gestione orientata dell'informazione per la risoluzione dei problemi. Accadrà allora che l'operatore farà affidamento a modelli mentali provenienti da esperienze precedenti in situazioni simili, per formulare ipotesi, regolare le proprie azioni e guidare il comportamento.

L'affidarsi a modelli concordanti con esperienze passate, talvolta, conduce ad azioni errate; c'è pertanto un'inattendibilità intrinseca nel fare affidamento a tale corrispondenza di configurazioni. Oltre a ciò, anche le emozioni individuali hanno un ruolo nei meccanismi di comprensione dall'operatore sanitario; questo può ulteriormente offuscare la reale situazione e introdurre una distorsione nel processo decisionale. Confidare nella corrispondenza di configurazioni per farsi guidare durante una situazione di crisi è una caratteristica tipica dell'operatore esperto ed efficace, ma allo stesso tempo può indurre errori con modalità non ben comprensibili per il sanitario che si fa carico delle decisioni.

#### 2.2.2.5 Rischio

Le decisioni prese in ambienti complessi comportano un rischio inerente di errore. Anche per operatori sanitari esperti, il modello mentale che si sviluppa dalla realtà può essere sbagliato. Può accadere che le azioni intraprese non risolvano ma, addirittura, peggiorino il problema. Perciò, la questione per gli operatori sanitari non è mai sapere *se* vogliono veramente correre rischi, ma piuttosto in quali circostanze lo faranno e quanti rischi sono disposti ad accettare. Purtroppo, la valutazione dei rischi è basata soltanto sul rischio percepito, e non su fatti obiettivi. La stima del rischio in una situazione di crisi è quindi un'impresa molto soggettiva e incline a errori. La medicina d'urgenza è un ambiente ad alto rischio, a causa del pur sempre presente pericolo di gravi lesioni al paziente dovuto ad azioni terapeutiche. La possibilità di provocare danni irreversibili scatenando una situazione critica, senza poi essere in grado di controllarla, è sospesa come una spada di Damocle sopra la testa dell'operatore sanitario. Oltre al rischio intrinseco associato al fatto di agire (oppure di non agire) in una situazione critica, un solo momento di disattenzione può condurre verso la via sbagliata. Il risultato di un'iniziativa sbagliata durante una crisi può essere un disastro personale, umano ed economico per il sanitario, ma anche per il paziente. La consapevolezza di questo potenziale comportamento lesivo è un importante fattore di stress in situazioni critiche (capitolo 9). Gli operatori sanitari devono essere capaci di prendere decisioni e agire nonostante l'incertezza.

#### 2.2.2.6 Molteplicità degli obiettivi

Gli obiettivi dovrebbero indicare la strada al personale sanitario. Dovrebbero essere dei "segnalatori per l'azione umana", che consentono all'operatore di riprendere il controllo di una situazione critica e soddisfare tutte le necessità, anche discordanti, senza creare nuovi problemi. La realtà di una situazione d'urgenza è, però, ben diversa: i sanitari devono spesso far fronte a obiettivi in continuo mutamento, mal definiti o contraddittori; di conseguenza, in un ambiente medico ad alto rischio, la formulazione di un obiettivo adeguato può diventare il principale compito cognitivo (Dörner, 1996; capitolo 7). Gli obiettivi possono essere chiari, poco chiari, espliciti, impliciti, generali oppure specifici. Inoltre, alcuni criteri di questi obiettivi sono talvolta collegati con una relazione inversa; se un obiettivo è raggiunto, quell'altro può fallire. Ad esempio, concentrarsi sull'ossigenazione e aumentare la ventilazione, in presenza di uno pneumotorace ipertensivo, potrebbe peggiorare la situazione emodinamica del paziente. Quindi, la complessità rende necessario, per chi deve prendere decisioni, inseguire diversi obiettivi allo stesso tempo. Ciò significa che dobbiamo prestare attenzione a molti fattori e soddisfare diversi criteri contemporaneamente. Una delle prime attività richieste, di fronte a una serie di obiettivi, è la capacità di dare priorità e integrare i vari elementi.

#### 2.2.2.7 Molti attori

Il lavoro d'équipe è una caratteristica tipica della medicina critica. Ci sono barriere che si oppongono a un lavoro di gruppo efficace. Ad esempio, specialità mediche o discipline diverse possono avere ognuna il proprio approccio a una situazione di urgenza, diversi livelli di prestazione e aspettative variabili tra i membri del gruppo.

Schemi mentali diversi possono sfociare in conflitti se i membri del gruppo non riescono a comunicare adeguatamente oppure se sono troppo preoccupati col cercare di sapere "chi ha ragione" invece di stabilire "cosa è giusto fare". Il requisito principale per un lavoro d'équipe valido, con un gruppo interdisciplinare e interprofessionale, è lo sviluppo di uno schema mentale condiviso da tutti i professionisti coinvolti (capitolo 11).

## 2.3 Contrastare la complessità: diventare un esperto

Dopo aver elencato le principali caratteristiche della complessità, è importante rilevare che essa non costituisce un elemento statico e obiettivo di un'attività, oppure di un ambiente; si tratta, invece, di un elemento soggettivo: "la complessità non è una cosa di per sé, la complessità è una situazione da indagare" (Rasmussen, 1979). Il fatto di percepire una situazione come complessa, poco chiara, oppure no, dipende da un individuo specifico e della sua esperienza con quella situazione. Un principiante sarà sopraffatto dalle esigenze che emergono dalla situazione e dai compiti richiesti, mentre un clinico esperto dimostrerà una comprensione tacita e profonda della stessa, e riuscirà a muoversi facilmente tra approccio intuitivo e analitico. Da questo punto di vista, la complessità può essere descritta come una "costruzione mentale" del clinico. La ricerca sull'acquisizione delle competenze ha ampliato la nostra comprensione di come i principianti diventano operatori esperti nel corso della loro carriera professionale. Uno schema cognitivo convalidato da studi su piloti, giocatori di scacchi, musicisti professionali e automobilisti, prevede un "modello a cinque livelli di acquisizione delle competenze" (Dreyfus e Dreyfus, 1986). Inizialmente sviluppato per aiutare gli insegnanti ad assistere gli studenti nel passaggio a un livello superiore di abilità o competenze, questo modello ha implicazioni pratiche per lo sviluppo professionale e la valutazione del personale sanitario, in situazioni complesse ma anche di routine (vedi, ad esempio, Carraccio et al., 2008; Tabella 2.1). Questi cinque livelli sono:

- *Livello 1*: il *Novizio* è in grado di scomporre l'ambiente operativo nelle sue caratteristiche "libere dal contesto", che è capace di riconoscere. Per alcune circostanze precise, il Novizio ha imparato delle regole specifiche, si sente pronto a riconoscere quella giusta e seguirla.
- *Livello 2*: il *Principiante* (avanzato) ha acquisito esperienza nella gestione di situazioni reali. Il Principiante avanzato comincia a identificare nuovi elementi situazionali e, con ciò, sviluppa una comprensione pertinente del contesto. Le decisioni e le azioni, però, sono ancora intraprese con l'applicazione di regole.
- *Livello 3*: il *Competente* possiede una buona esperienza, ma può essere sopraffatto dal grande numero di regole potenzialmente importanti, di elementi e di procedure che è in grado di riconoscere. Il Competente comincia a imparare principi di organizzazione che gli consentono di ordinare le informazioni secondo il grado di pertinenza. Questo aiuta il Competente a diminuire la complessità. L'applicazione pratica di processi decisionali e l'assunzione di responsabilità lo aiutano ad avanzare verso il livello successivo.

**Tabella 2.1** Dal novizio all'esperto: il modello di acquisizione delle competenze secondo Dreyfus

| | Conoscenze | Percezione del contesto | Azioni | Gestione attiva della complessità |
|---|---|---|---|---|
| Novizio | Conoscenze minime, "da manuale", senza collegamenti con la pratica | Scarsa percezione della situazione. Nessun giudizio discrezionale | Adesione rigida a regole e piani imparati. Tende a vedere le azioni isolatamente | Capacità minima o nulla di gestire la complessità |
| Principiante | Conoscenza pratica di aspetti chiave del lavoro | Percezione della situazione ancora limitata. Tutti gli attributi e gli aspetti sono trattati separatamente e considerati di uguale importanza | Orientamento dell'azione basato su una conoscenza limitata di attributi e aspetti. Vede le azioni come una serie di passi | Riconosce le situazioni complesse ma è capace di risolverle solo parzialmente |
| Competente | Buone conoscenze fondamentali e pratiche del proprio campo di esercizio | Parzialmente capace di vedere le azioni come obiettivi a più lungo termine | Procedure standard e di routine. Capace di vedere le azioni almeno in termini di obiettivi a lungo termine | Affronta situazioni complesse con analisi precisa e pianificazione. Flessibilità minima |
| Bravo | Profonda comprensione della disciplina e del proprio campo di esercizio | Vede un'immagine globale e il ruolo delle azioni individuali al suo interno. Percepisce e valuta le deviazioni dagli schemi normali. Vede cos'è più importante in una situazione | Processo decisionale meno laborioso. Utilizza per l'orientamento dei precetti con significati e applicazioni variabili secondo la situazione | Gestisce le situazioni complesse in maniera olistica. Maggior fiducia nel processo decisionale |
| Esperto | Autorevole perizia nella disciplina. Profonda e tacita comprensione del proprio campo di esercizio | Capacità di comprensione intuitiva della situazione. Percepisce, valuta, considera le azioni desiderate e le alternative nell'immagine globale. Utilizza l'approccio analitico solo in situazioni nuove o davanti a nuovi problemi. Visione di ciò che potrebbe avverarsi | Utilizza regole, linee guida e precetti soltanto se aiutano a risolvere il problema percepito; non attribuisce a queste un'importanza prevalente | Capacità di comprensione olistica di situazioni complesse (vedi Gestalt). Si muove tra approccio intuitivo e analitico con facilità e sicurezza |

- *Livello 4*: il *Bravo* comincia progressivamente a utilizzare l'intuito per capire "cosa" stia succedendo. Ormai, questa persona è capace di affrontare un problema con una prospettiva che nasce da molte esperienze nel mondo reale. Le azioni diventano più facili e meno stressanti, perché l'esperienza ha insegnato a riconoscere "ciò che funziona e ciò che non funziona".
- *Livello 5*: l'*Esperto* non ha più bisogno di decomporre le situazioni in elementi distinti. Gli Esperti riconoscono le situazioni, perché sono capaci di visualizzarle come un solo insieme rilevante di dati, riducendo molti elementi a un'unica interpretazione. Nel caso clinico esposto all'inizio del capitolo, l'esperienza dell'anestesista ha fornito diversi schemi efficaci, per dare forma a una serie specifica di sintomi e parametri del monitoraggio; di conseguenza, l'anestesista ha potuto scegliere tra diverse possibilità per capire quella forma o *Gestalt* (capitolo 6). È da notare che il livello *Esperto* non significa la fine dello sviluppo. I professionisti esperti devono ricercare di continuo opportunità per mantenere le loro capacità, valutare le loro pratiche e rimanere aggiornati con le evidenze della letteratura.

Come può, allora, un Novizio diventare un Esperto? Molte persone considerano che diventare un Esperto richieda capacità straordinarie e che sia una via percorribile solo da pochi. Invece, i dati a disposizione indicano la direzione opposta: Esperto si diventa, non si nasce. Sono caratteristiche "nutrite", non "innate" che porteranno le persone al livello di competenza superiore. In molti settori, la ricerca ha dimostrato che la perizia può essere sviluppata (Ericsson et al., 2007):

- in campo artistico e sportivo, un minimo di 10 anni (o 10.000 ore) di allenamento intenso e valido è necessario per diventare esperti;
- gli esperti devono dedicarsi a ore di "pratica intenzionale", intesa come un'attività di allenamento intenso e specifico, mirata all'esecuzione di compiti che vanno oltre il livello corrente di competenza e di confort, se vogliono raggiungere nuovi livelli di prestazioni. Lo sviluppo della perizia richiede grandi sforzi. Non esistono scorciatoie. "Per diventare esperto, devi soffrire" (Donald Shoën);
- avere un istruttore esperto fa la differenza. Quando un esperto addestra una persona, il processo di apprendimento è accelerato e livelli superiori di competenza possono essere raggiunti in minor tempo. La pratica non rende perfetti; è invece una perfetta pratica a rendere perfetti;
- i veri esperti sono spesso stati studenti motivati, che cercavano risposte e compiti impegnativi da parte dei propri insegnanti.

Il lavoro con i sistemi esperti (programmi informatici sviluppati per fornire risposte a un problema, oppure chiarire incertezze in situazioni in cui normalmente si dovrebbe ricorrere al consulto di un esperto umano) è basato tipicamente sulla premessa secondo la quale la perizia si fonda su un repertorio acquisito di regole e schemi, utili al processo decisionale. Si era pensato che queste conoscenze potessero essere ricavate da elaboratori *point-of-care*, capaci di aiutare le valutazioni cliniche e il processo decisionale. L'entusiasmo iniziale, però, ha lasciato posto alla consapevolezza del fatto che la perizia medica non funziona in quel modo. Essendo la valutazione intuitiva ciò che distingue la perizia, ed essendo quest'ultima basata sulla formazione di risposte immediate e adatte alla situazione, non si possono emulare queste qualità con un programma informatico basato solo su regole. Perciò i sistemi esperti possono migliorare le prestazioni dei processi basati su regole, tramite un supporto alla memoria umana (livello 3 di competenza), ma non consentiranno un migliore processo decisionale in situazioni complesse (capitolo 10).

## 2.4 Schema SRK: capacità, regole, conoscenze. Progressione verso lo status di esperto

L'efficacia della risposta a una situazione critica dipende spesso dal grado di familiarità dell'operatore con situazioni simili. L'esperienza e la familiarità con una circostanza permettono all'operatore di utilizzare, in una gerarchia concettuale, le sue "capacità, regole e conoscenze" (*Skills*, *Rules*, *Knowledge*, SRK; Rasmussen, 1983, 1987) (Fig. 2.3). La tassonomia SRK suddivide le operazioni cognitive in tre livelli di astrazione, e definisce tre modi di processare le informazioni, per procedere poi con le azioni. Questa distinzione si è rivelata particolarmente utile per caratterizzare i meccanismi cognitivi alla base delle diverse categorie di errori (capitolo 3). Di fronte a un evento, le persone cercano generalmente di fare affidamento a comportamenti di livello più routinario (cioè, le capacità). Questo consente un utilizzo essenziale delle risorse, limitate in termini di attenzione e pensiero cosciente (capitolo 6); però, quando il livello ordinario (capacità) non è efficace o pertinente, l'operatore deve cercare un livello più alto per risolvere il problema (cioè, le regole e le conoscenze).

Quando il principiante e un clinico esperto sono confrontati con una situazione critica, presentano diversi meccanismi di controllo cognitivo, a loro necessari per una prestazione adeguata; infatti, il principiante e l'esperto si distinguono per gli elementi seguenti:

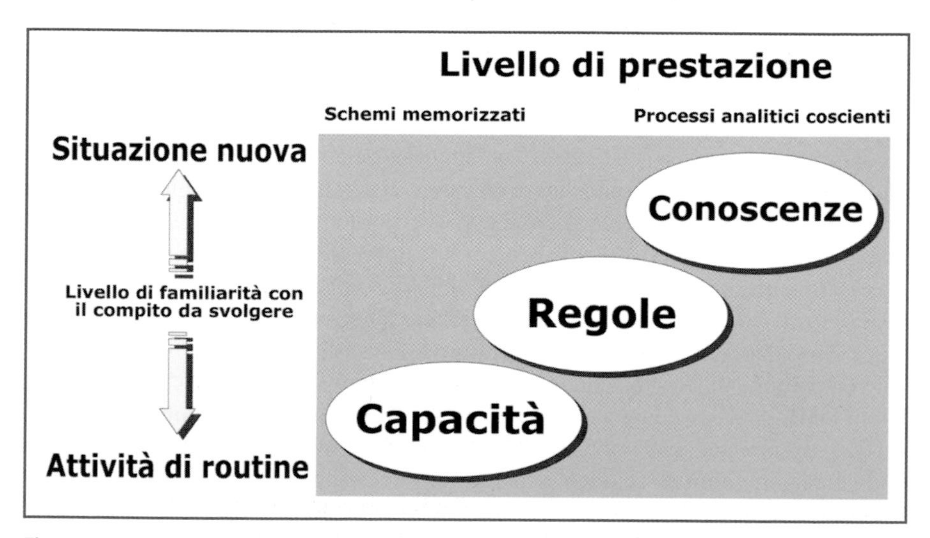


**Fig. 2.3** Schema di controllo cognitivo comportamentale di Rasmussen *Skills-Rules-Knowledge* (SRK). Il modello distingue tre livelli di controllo cognitivo correlati al grado di dimestichezza con il compito in corso. Da Rasmussen, 1983

- automaticità delle risposte (cioè, schemi di comportamento molto integrati);
- livello di astrazione al quale i problemi sono rappresentati;
- quantità di regole cliniche a disposizione;
- conoscenze a disposizione;
- strategie di risoluzione dei problemi.

### 2.4.1 Comportamento basato sulle capacità (*skills*)

Un comportamento basato sulle capacità rappresenta il tipo di azione che richiede un controllo cosciente minimo o nullo per la sua esecuzione, una volta costituita l'intenzione. Questo tipo di comportamento, anche noto come *comportamento sensorimotorio*, è lineare e consiste in schemi di esecuzione integrati. È caratterizzato dal fatto di richiedere pochi pensieri coscienti o verbalizzazioni, perché è "automatizzato". L'*automaticità* (cioè, l'abilità di eseguire i compiti senza assegnare elevati livelli di attenzione) permette agli umani di liberare risorse cognitive, da utilizzare per funzioni superiori, come la risoluzione dei problemi. Poiché ci sono, durante una situazione critica, molte azioni di routine che richiedono un comportamento basato sulle capacità (intubazione facile, posizionamento di accessi venosi, toracentesi, massaggio cardiaco), è prevedibile quando e come alcune abilità saranno necessarie. Questi comportamenti basati sulle capacità possono diventare un problema in situazioni critiche, se gli operatori non possiedono le abilità in questione, se non sono disponibili all'interno di un'équipe, se sono applicati in modo sbagliato oppure se il comportamento non può essere applicato per qualsiasi ragione. Comunque, se queste capacità sono disponibili, i requisiti sono un'esecuzione impeccabile e un controllo costante per eventuali deviazioni.

### 2.4.2 Comportamento basato sulle regole (*rules*)

Il comportamento basato sulle regole è un'attività cosciente, caratterizzata dall'utilizzo di regole e procedure, per selezionare una serie di azioni, in una comune situazione di lavoro (Rasmussen, 1983). Si possono acquisire le regole con l'esperienza o da istruzioni date da supervisori e insegnanti. Comportamenti basati sulle regole sono necessari nelle situazioni in cui le funzioni basate sull'abilità sono inappropriate o insufficienti. Se le regole sono conosciute, non è necessario trovare una soluzione unica al problema. In questo caso, l'operatore è dotato di una serie di risposte corrette e il comportamento basato sulle regole segue una logica "se-allora": "se questo è A, allora fai B; se un paziente smette di respirare, inizia immediatamente la sequenza A, B, C di rianimazione". Se il sanitario riconosce correttamente una situazione o una condizione, può di seguito applicare una regola memorizzata, per orientarsi verso un obiettivo conosciuto. Come dimostra il caso clinico all'inizio di questo capitolo, a rappresentare il problema principale per il sanitario è più la *diagnosi*, piuttosto che la risposta adeguata (Klein, 1992). Nella medicina critica in ambiente ad alto rischio, il tempo per pensare è poco e azioni sbagliate possono provocare danni al paziente; di conseguenza, il personale sanitario deve rispettare più regole possibili per evitare potenziali problemi.

### 2.4.3 Comportamento basato sulle conoscenze (*knowledge*) e risoluzione dei problemi

Nel testo di Rasmussen, i compiti basati sulla conoscenza sono quelli nuovi, sconosciuti o unici. La mancanza di familiarità può avere molte cause: insufficiente esperienza, preparazione clinica inadeguata, semplice dimenticanza. La maggior parte del tempo, però, sono la complessità e l'associazione inusuale di eventi a creare una combinazione inaspettata, dando così al personale sanitario uno spiacevole effetto di sorpresa. Poiché sono causate da fattori casuali e non immediatamente riconoscibili, le situazioni critiche come queste non possono essere anticipate e le regole memorizzate sono inadeguate. Invece, un livello più avanzato di ragionamento, quello della risoluzione dei problemi, è necessario per gestire con successo tali situazioni. Gli operatori devono costruire un modello completo della situazione, formulare obiettivi espliciti basandosi sulla loro analisi della situazione, elaborare un piano di azione ed eseguirlo. Il carico di lavoro cognitivo, necessario per trovare analogie a un livello più alto o analizzare le relazioni astratte tra struttura e funzione, è molto maggiore rispetto all'applicazione di comportamenti basati su abilità o su regole. L'utilizzo con successo del proprio sapere e la risoluzione dei problemi dipendono pesantemente dalle conoscenze di base dell'operatore, dalle sue capacità di analisi e di diagnosi, e dalla sua esperienza nella gestione di situazioni critiche. Dal momento che molte situazioni critiche emergono senza preavviso, l'effetto sorpresa è importante. Errori nella gestione di questi eventi derivano da un'interazione complessa tra razionalità imperfetta, modelli mentali errati della situazione, forti componenti emotive (Tversky e Kahneman, 1974; Kahneman et al., 1982) e lavoro di gruppo insufficiente. Poiché queste situazioni critiche richiedono una risposta rapida da una parte ma non possono, dall'altra, essere affrontate con risposte precompilate, possono rapidamente trasformarsi in una minaccia immediata per la sicurezza e il benessere del paziente. Fortunatamente, è possibile allenarsi alla risoluzione dei problemi sotto stress, confrontando équipe sanitarie e insegnanti con svariati tipi di emergenze. Con l'addestramento regolare e la pratica ripetuta di comportamenti basati sull'abilità e sulle regole in situazioni critiche, una quantità maggiore di risorse cognitive potrà essere applicata ai comportamenti basati sulle conoscenze, di fronte a un evento imprevisto.

## 2.5 "Le sfide terapeutiche in medicina critica": in poche parole

- Le cure sanitarie in ambienti ad alto rischio hanno una serie di proprietà che le rendono molto più impegnative, rispetto ai processi decisionali del contesto quotidiano. Gli psicologi cognitivi chiamano queste caratteristiche "complessità dell'ambiente di lavoro".

- La complessità ha una natura duplice: è una caratteristica dell'ambiente di lavoro, ma anche una serie di richieste imposte all'operatore incaricato di risolvere i problemi.
- Le caratteristiche di un ambiente di lavoro complesso sono: molte variabili, interdipendenza, dinamica, ritardo e irreversibilità.
- La risoluzione dei problemi in ambienti complessi è resa difficile da: incertezza, mancanza di trasparenza, singolarità della situazione, sovraccarico o mancanza di informazioni, tempi ristretti, rischi, molteplicità degli obiettivi e presenza di molti attori.
- La complessità non costituisce un elemento statico e obiettivo di un campo di attività; si tratta, invece, di un elemento soggettivo. È una "costruzione mentale", che dipende dall'individuo e dalla sua esperienza con un tipo particolare di situazione oppure con un'altra diversa, ma che richiede compiti analoghi.
- Il legame tra i livelli di dimestichezza con un'attività o un ambiente specifico da una parte, e la relativa competenza che ne deriva dall'altra, è stato concettualizzato da Rasmussen nella triplice distinzione tra "capacità, regole, competenze".
- L'automaticità consente agli esseri umani di liberare preziose risorse cognitive, che possono quindi essere utilizzate per funzioni superiori, come la risoluzione dei problemi.
- In molti campi, la ricerca ha dimostrato che soltanto un importante volume di attività pratica, svolta al limite della propria competenza, permette di diventare esperti. Gli esperti devono continuamente lavorare per eliminare le proprie debolezze.
- Esperti si diventa, non si nasce: la quantità e la qualità della pratica sono i fattori chiave nel determinare il livello raggiunto da una persona.
- La perizia consiste in una serie di caratteristiche personali, capacità e conoscenze che distinguono gli esperti dai principianti. In molti campi esistono misure obiettive delle prestazioni, capaci di distinguere un esperto da un principiante.

## Bibliografia

Atlee JL (2007) Complications in anesthesia. Saunders, Philadelpha

Badke-Schaub P (2002) Kritische Situationen als Analyseeinheit komplexer Handlungen [Critical situations as unit for analyzing complex actions]. In: Trimpop R, Zimolong B, Kalveram A (eds) Psychologie der Arbeitssicherheit und Gesundheit, Neue Welten–alte Welten [Psychology of work safety and health]. Asanger, Heidelberg, pp 137–142

Benner P (1984) From novice to expert: excellence and power in clinical nursing practice, Menlo Park CA, Addison-Wesley

Carraccio CL, Benson BJ, Nixon LJ, Derstine PL (2008) From the educational bench to the clinical bedside: Translating the Dreyfus developmental model to the learning of clinical skills. Acad Med 83:761–767

Cook R, Woods D (2001) Operating at the sharp end: the complexity of human error. In: Salas E, Bowers C, Edens E (eds) Improving teamwork in organizations: applications of resource management training. Erlbaum, Mahwah, New Jersey, pp 255–310

Dreyfus HL, Dreyfus SE (1986) Mind over Machine: the power of human intuition and expertise in the age of the computer. Basil Blackwell, Oxford

Dreyfus HL, Dreyfus SE (2005) Expertise in real world context. Organization Studies 26(5):779–792

Dörner D (1996) The Logic of failure. Recognizing and avoiding error in complex situations. Metropolitan Books, New York

Dörner D, Schaub H (1994) Errors in planning and decision-making and the nature of human information processing. Appl Psychol Int Rev 43:433–453

Ericsson KA, Prietula MJ, Cokely ET (2007) The making of an expert. Harvard Business Review. Online version retrieved at http://141.14.165.6/users/cokely/Ericsson_Preitula_&_Cokely_2007_HBR.pdf on February, 2010

Frensch A, Funke J (eds) (1995) Complex problem-solving: the European Perspective. Erlbaum, Hillsdale, New Jersey

Gaba D (1992) Dynamic decision-making in anesthesiology: cognitive models and training approaches. In: Evans DA, Patel VL (eds) Advanced models of cognition for medical training and practice. Springer, Berlin Heidelberg New York, pp 123–148

Gaba DM, Fish KJ, Howard SK (1994) Crisis management in anesthesia. Churchill Livingstone, New York

Gravenstein N, Kirby RR (1995) Complications in anaesthesiology. Lippincott-Raven, Philadelphia

Halpern DF (2002) Thought & Knowledge. Lawrence Erlbaum, Hillsdale

Kahneman D, Slovic P, Tversky A (1982) Judgment under uncertainty: heuristics and biases. Cambridge University Press, Cambridge

Klein G (1992) A recognition-primed decision (RPD) model of rapid decision-making. In: Klein G, Orasanu J, Calderwood R, Zsamboka E (eds) Decision-making in action: models and methods. Ablex, New Jersey, pp 138–147

Perrow C (1999) Normal accidents. Living with high-risk technologies. Princeton University Press, Princeton, New Jersey

Rasmussen J (1979) On the structure of knowledge: a morphology of mental models in a man-machine systems context. Technical Report Riso-M-2192. Riso National Laboratory, Roskilde, Denmark

Rasmussen J (1983) Skills, rules, knowledge: signals, signs and symbols and other distinctions in human performance models. IEEE Trans Systems, Man and Cybernetics 13(3): 257–267

Rasmussen J (1987) Cognitive control and human error mechanisms. In: Rasmussen J, Duncan K, Leplat J (eds) New technology and human error. Wiley, Chichester, pp 53–61

Rasmussen J, Lind M (1981) Coping with complexity. Technical Report Riso-M-2293. Riso National Laboratory, Roskilde, Denmark

Reason J (1990) Human error. Cambridge University Press, Cambridge UK

Reason J (1997) Managing the risks of organizational accidents. Ashgate, Aldershot

Salas E, Dickinson TL, Converse SA, Tannenbaum SI (1992) Toward an understanding of team performance and training. In: Swezey RW, Salas E (eds) Teams: their training and performance. Ablex, Norwood, New Jersey, pp 3–30

Sterman JD (1994) Learning in and about complex systems. Syst Dyn Rev 10:291–330

Taylor TH, Major E (1987) Hazards and complications in anaesthesia. Churchill Livingstone, Edinburgh UK

Tversky A, Kahneman D (1974) Judgment under uncertainty: heuristics and biases. Science 185:1124–1131

Woods D (1988) Coping with complexity: the psychology of human behaviour in complex systems. In: Goodstein L, Andersen H, Olsen S (eds) Tasks, errors and mental models. Taylor Francis, London, pp 128–147

# Natura dell'errore

# 3

**Caso clinico**
Un medico specializzando in anestesia, al suo secondo anno di formazione, deve addormentare un paziente di 76 anni in lista per laringectomia con svuotamento latero-cervicale bilaterale. L'anamnesi patologica remota rivela una coronaropatia e una cirrosi epatica. Come conseguenza della coagulopatia associata, il chirurgo ha difficoltà a ottenere un'adeguata emostasi e quindi applica ripetutamente nel campo operatorio dei tamponi impregnati di adrenalina. L'adrenalina non diluita è rapidamente riassorbita in circolo e provoca tachicardia sinusale, con battiti extrasistolici ventricolari (BEV) polimorfi. Inconsapevole dell'utilizzo di adrenalina pura nel campo operatorio, lo specializzando non attribuisce i BEV al trattamento emostatico e quindi non incita il chirurgo a sospenderne l'applicazione. Invece, decide di trattare l'aritmia con una dose di lidocaina. Distratto dall'ECG, l'anestesista non presta sufficiente attenzione e utilizza una fiala di metoprololo (β-bloccante) al posto della fiala prevista di lidocaina 2%. Lo scambio di farmaco è facilitato dal fatto che entrambe le fiale sono vicine nel carrello di anestesia e hanno etichette simili. Il bolo di β-bloccante provoca un arresto cardiaco. Iniziano immediatamente le manovre di rianimazione cardiopolmonare. Dopo aver chiamato l'anestesista responsabile nella sala operatoria, i medici riescono a rianimare il paziente. Quest'ultimo sarà dimesso dalla terapia intensiva il giorno successivo senza deficit neurologici.

## 3.1 Cos'è un "erorre"?

Sia il caso clinico, sia il titolo qui sopra contengono un errore. Lavoro da ragazzi, a colpo d'occhio: qualcuno è stato negligente. Se lui o lei avesse prestato maggiore attenzione, nessun incidente sarebbe accaduto. Veramente? Guardiamo un attimo al titolo della sezione. Cos'è esattamente l'"erorre"? È forse perché chi scrive non conosce l'ortografia? Oppure è dovuto al fatto che il dattilografo era distratto, mentre batteva al computer, e ha invertito le lettere? Si è trattato di una combinazione di

M. St.Pierre, G. Hofinger, C. Buerschaper, R. Simon, I. Daroui,
*Gestione delle crisi in medicina d'urgenza e terapia intensiva*,
DOI: 10.1007/978-88-470-2799-2_3, © Springer-Verlag Italia 2013

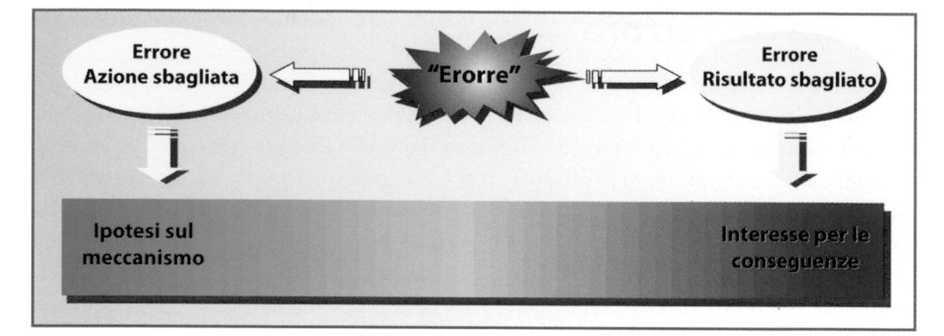


**Fig. 3.1** Le diverse prospettive sull'errore

eventi, in cui il dattilografo ha sbagliato e il curatore non è stato attento nella correzione delle bozze? Quello che, a prima vista, può sembrare soltanto cavillare (in effetti, sembra ci sia un comune accordo sul fatto che l'intenzione di scrivere correttamente la parola "errore" sia fallita) in realtà, risulta essere un esempio semplice delle due diverse prospettive sull'errore (Fig. 3.1). Un modo di guardare all'errore è di classificarli secondo le loro conseguenze. Le *classificazioni consequenziali* sono le più utilizzate in medicina. Esse rendono evidente il risultato di un'azione (ad es. un farmaco sbagliato è stato somministrato al paziente). Qui, il punto d'interesse è cosa è successo al paziente. Perché, e in che circostanze l'errore è accaduto, rimane di interesse secondario.

Da un'altra parte, le *classificazioni causali* formulano supposizioni sui meccanismi implicati nella formazione dell'errore. Il punto di interesse, con tale approccio, è *perché* un'attività pianificata non si è conclusa con il risultato desiderato. In questo schema concettuale, l'attenzione è orientata verso i possibili precursori psicologici e le interazioni sistemiche che hanno condotto all'azione sbagliata.

Le persone non sembrano distinguere queste due prospettive nella pratica quotidiana: "un errore di farmaco si è verificato in sala operatoria" sembra la stessa cosa che "lo specializzando ha iniettato il farmaco sbagliato". Se una sola persona sembra coinvolta nell'errore di trattamento, una chiara attribuzione di meccanismo causa-effetto sembra giustificata: le sue azioni sbagliate hanno provocato il risultato indesiderato. Anche in un caso così semplice, però, una simile valutazione è inadeguata, perché molti incidenti accadono in un ambiente dinamico, con diversi operatori coinvolti. Utilizzando il primo punto di vista, cioè la prospettiva consequenziale sull'errore e il suo focalizzarsi su cosa è successo, è abbastanza facile capire il risultato sbagliato e identificare l'errore. Se nella ricerca delle cause cerchiamo di trovare *quell'*azione sbagliata e *la* (unica) persona che l'ha eseguita, si parla di "approccio all'errore basato sulla persona".

## 3.1.1 Approccio basato sulla persona

L'"approccio basato sulla persona" resta in campo sanitario quello tradizionalmente dominante in caso di esiti negativi. La tradizione, di antica data e assai diffusa, di questo approccio focalizza l'attenzione sulle azioni rischiose degli operatori in contatto diretto con il paziente.

Secondo l'approccio basato sulla persona, se qualcosa va male è colpa del personale sanitario. Lui o lei non aveva le conoscenze necessarie, non è stato abbastanza attento, oppure non ha fatto del proprio meglio. Gli errori sono attribuiti a conoscenze mancanti, processi mentali aberranti come la smemoratezza, l'insufficiente attenzione, la scarsa motivazione e la negligenza. Di conseguenza, però, supporre che le brutte cose accadono perché "brutte" persone (cioè, pigre, stupide o sconsiderate) hanno commesso un errore, solleva anche una questione morale. Il risultato è la cultura dell'additare, rimproverare e svergognare.

Quando si guarda da questa prospettiva, la soluzione agli errori sta nel migliorare le conoscenze (addestramento, educazione), aumentare la motivazione con esortazioni ("sta' più attento la prossima volta"), procedure disciplinari o minacce di processi e sanzioni finanziarie. In questo caso la motivazione personale, il fatto di diventare una persona e un operatore migliore, sembrano le chiavi per una prestazione senza errori: "Se ti concentri bene, non scambierai più le fiale".

Da un punto di vista organizzativo, questo approccio è seducente, per mantenere l'immagine pubblica dell'istituzione sanitaria e perché quest'ultima sembra così assai irreprensibile. Invece di cercare le responsabilità istituzionali in sistemi propensi a errori, è più facile ed economico concentrarsi sugli individui "cattivi". L'approccio basato sulla persona, però, perde così l'opportunità di migliorare la sicurezza dei pazienti correggendo le nostre organizzazioni sanitarie, perché tale approccio isola le azioni pericolose dal loro contesto nel sistema. Ben lontani dall'essere casuali, gli incidenti tendono a inserirsi in schemi ricorrenti. Una serie simile di circostanze può provocare errori simili, indipendentemente dal personale sanitario coinvolto. Questo spiega perché l'errore non è il monopolio di pochi sfortunati: l'analisi degli incidenti in altri ambienti tecnologici ad alto rischio (ad es. aviazione civile, impianti nucleari, esplorazione spaziale) dimostra che sono spesso "le persone migliori che fanno gli errori peggiori" (Reason, 1997). Questo succede perché, talvolta, con la maggior esperienza le persone tendono a compiacersi, o semplicemente perché i compiti più difficili sono assegnati alle persone più esperte. Più spesso è solo perché mettiamo persone molto preparate, competenti e volonterose di curare pazienti, all'interno di sistemi complessi con fonti intrinseche di errori. La maggior parte del tempo, questi esperti sono capaci di fermare un errore prima che accada o almeno di attenuarne gli effetti ma, altre volte, non ci riescono. In aggiunta al fatto di non essere né appropriato né utile, l'approccio basato sulla persona ostacola la ricerca di una maggiore sicurezza focalizzandosi sugli individui, piuttosto che ricercando e rimuovendo le proprietà generatrici di errori all'interno dei nostri sistemi sanitari.

### 3.1.2 Approccio basato sul sistema

Quando si sostiene un "approccio sistemico" per lo studio e la prevenzione degli errori critici, l'attenzione si sposta dalla singola persona, messa nella posizione più impegnativa di dover somministrare direttamente le cure al paziente, verso i processi organizzativi e il sistema nel suo complesso. Invece di cercare un'unica azione determinante (e, quindi, un'unica persona responsabile) come causa dell'incidente, tutti i livelli dell'organizzazione sono esaminati attentamente alla ricerca di fattori contribuenti. La premessa di base nell'approccio sistemico è che gli esseri umani sono fallibili e che gli errori devono essere previsti, anche nelle migliori organizzazioni. Ogni volta che si esamina un errore, non si dovrebbe elencare una serie frammentata di comportamenti patologici separati; l'oggetto dello studio dovrebbe essere, invece, il controllo cognitivo del comportamento all'interno di un ambiente complesso (Rasmussen, 1990). In questo schema concettuale, gli incidenti sono visti come il risultato di un'improbabile convergenza di eventi e l'interazione di vari influssi causali, che non hanno origine nella perversità della natura umana, ma piuttosto nell'incontro sfortunato tra processi cognitivi normali e fattori sistemici situati a monte. Le dimensioni del sistema influenzano molto la sua suscettibilità agli incidenti: non appena un sistema socio-tecnologico è diventato sufficientemente complesso, gli incidenti diventano inevitabili o "normali" (vedi capitolo 14; Perrow, 1999). Da questo punto di vista, l'operatore in campo sanitario si trova a essere più l'erede che non l'istigatore della sequenza che porta all'incidente. Il concetto di incidente organizzativo sostituisce allora la nozione di errore umano (Reason, 1995). All'interno di uno schema sistemico, le contromisure sono basate sul presupposto che, mentre la condizione umana non può essere cambiata, le condizioni nelle quali gli umani lavorano invece *possono* esserlo. La vulnerabilità di un sistema può essere diminuita rafforzando le sue difese (resilienza; Hollnagel et al., 2006).

Per finire, quando un evento avverso accade e un paziente subisce danni, il problema principale non sarà chi ha commesso un errore, ma piuttosto perché e come sono venute meno le difese del sistema, quali erano i fattori sistemici a monte che hanno contribuito all'incidente. Focalizzarsi sul sistema e le sue debolezze fornisce informazioni valide per un ulteriore miglioramento. Quindi, cambiando il centro di interesse delle indagini sull'incidente, invece di chiedersi di chi è la colpa, il nostro sistema sanitario diventerà più affidabile e sicuro se ci poniamo le seguenti domande:

- *Cosa* esattamente è andato male? Quanti tipi diversi di malfunzionamento si sono verificati? È possibile fare una ricostruzione temporale degli eventi chiave?
- *Perché* le cose sono andate male? Quali meccanismi psicologici hanno contribuito allo sviluppo dell'incidente?
- *In che modo* hanno interagito i vari fattori organizzativi e umani per provocare l'incidente?

## 3.2 Come si possono classificare gli errori?

Dalla pubblicazione del testo di Sigmund Freud *Psicopatologia della vita quotidiana* (Freud, 1901), che ricercava le radici dell'errore nel subconscio, l'inconscio e lo stato psicosessuale dell'individuo, sono state proposte diverse classificazioni degli errori (per una rassegna esaustiva: Reason, 1990; Senders e Moray, 1991; Dekker, 2002, 2005; Strauch, 2002). Non esiste ancora un unico schema concettuale, però, che possa dare una visione d'insieme esauriente dell'errore umano. Tuttavia, c'è

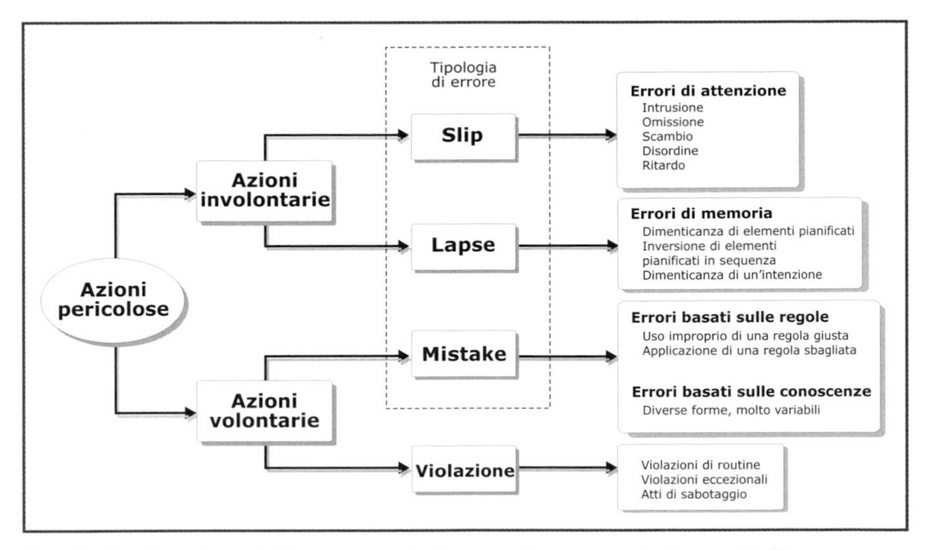


**Fig. 3.2** Classificazione degli errori secondo Reason. Adattamento da Reason (1990)

ampio consenso sul fatto che parlare di errore implica che ci sia stata: a) un'azione intenzionale; b) per raggiungere un obiettivo; e c) che esisteva almeno un'altra scelta da qualche parte nella catena degli eventi, che poteva essere fatta diversamente, e che avrebbe prevenuto o attenuato le conseguenze dell'errore. Tutte le classificazioni concordano sulla distinzione tra l'aver fatto in modo sbagliato una cosa (errore di esecuzione) oppure aver fatto una cosa sbagliata (errore di pianificazione).

Nella comunità medica, la classificazione più autorevole è stata introdotta dallo psicologo cognitivo James Reason (1990), che ha proposto tre importanti distinzioni (Fig. 3.2):

1. a quale livello di controllo delle azioni è stato commesso l'errore? (errore di esecuzione *vs* errore di pianificazione);
2. l'azione è stata eseguita nel modo previsto? (errore *vs* violazione);
3. quanto prima dell'incidente, e a che livello dell'organizzazione, è iniziata la catena dell'errore? (errore attivo *vs* errore latente).

In aggiunta alle prospettive psicologiche e sistemiche sugli errori, proponiamo un'altra categoria con un importante ruolo nell'ambiente medico ad alto rischio: l'errore nel lavoro di gruppo. Comunicazioni sbagliate, supervisione insufficiente e assegnazione inadeguata delle risorse sono responsabili di eventi avversi e incidenti in medicina critica.

## 3.2.1 Errore di esecuzione vs errore di pianificazione

Il termine "errore" si applica soltanto alle azioni intenzionali: un errore è una sequenza pianificata di attività mentali e fisiche che non riesce a raggiungere il risultato previsto (Reason, 1990). Il motivo può essere duplice (Norman, 1981):

- errore di esecuzione: un'azione pianificata non riesce a raggiungere il risultato desiderato, perché le azioni non procedono come previsto;
- errore di pianificazione: un'azione pianificata non riesce a raggiungere il risultato desiderato, perché il piano di azione era inadeguato.

#### 3.2.1.1 Errore di esecuzione

In questa definizione, l'azione pianificata è adeguata per il raggiungimento di un obiettivo, ma il corso dell'azione devia da quello previsto. Questa distinzione dà origine ad altre due definizioni:

- *slips*: sono il risultato di un fallimento nell'esecuzione di una sequenza di azioni, spesso sotto la forma di un errore di attenzione. Gli errori di questo tipo si osservano potenzialmente come l'espressione di "un'azione andata male" e accadono prevalentemente nello svolgimento di attività routinarie. Un esempio di errori di tipo *slip* è selezionare inavvertitamente un livello di energia sbagliato sul defibrillatore;
- *lapses*: sono una forma meno ovvia di errore di esecuzione, generalmente conseguente a un fallimento della memoria. Si omettono alcune fasi in una sequenza di azioni, perché sono dimenticate o trascurate. Questo succede spesso quando esistono molte fasi in un processo complesso, come l'inserimento di un catetere venoso centrale.

Poiché la sua attenzione è stata trattenuta per un breve momento dall'ECG patologico, lo specializzando non ha prestato sufficiente attenzione al farmaco estratto dal carrello di anestesia. Questa svista, un errore di tipo *slip*, è stata l'evento scatenante per l'arresto cardiaco subito dal paziente durante l'intervento chirurgico.

#### 3.2.1.2 Errore di pianificazione

Mentre gli errori di tipo *slip* e *lapse* impediscono a un piano adeguato di svolgersi come previsto, l'errore di pianificazione sta nell'inadeguatezza del piano stesso.

Gli errori di tipo *mistake*, invece, sono definiti da mancanze o fallimenti nei processi cognitivi con i quali il problema è stato affrontato. Questi errori sono indipendenti dalla correttezza o meno delle azioni; errori di tipo *mistake* accadono quando un piano inadeguato rende il risultato desiderato improbabile o impossibile.

Simili errori possono accadere quando il processo di risoluzione del problema è inadeguato (errore basato sulle conoscenze; *knowledge-based mistake*) oppure quando si applicano regole sbagliate (errore basato sulle regole; *rule-based mistake*; Rasmussen, 1990). In questo secondo caso, l'errore si manifesta come:

- l'applicazione di una regola sbagliata, che non viene riveduta. Ad esempio, l'operatore esegue le compressioni toraciche durante un arresto cardiaco, ma con una frequenza sbagliata e, di conseguenza, inefficace;
- l'applicazione scorretta di una "buona" regola, perché non sono prese in considerazione alcune consegne, oppure non sono stati osservati importanti segni clinici (ad es. segnali di controindicazioni che rivelano l'inapplicabilità di una regola generica). La decisione dello specializzando di iniettare lidocaina per il trattamento dei BEV è un esempio di applicazione sbagliata di una "buona" regola per il trattamento anti-aritmico. Il giovane medico non ha afferrato i

dettagli della situazione: l'ECG patologico non era dovuto ai problemi cardiaci del paziente, ma al livello plasmatico eccessivo di adrenalina (con emivita breve, però) provocato dal chirurgo. La regola più appropriata avrebbe previsto semplicemente di aspettare la diminuzione del livello plasmatico e, nel frattempo, chiedere al chirurgo di interrompere la somministrazione dei tamponi imbevuti di adrenalina;
- la non-applicazione di una "buona" regola, perché il sanitario è poco pratico con quella regola oppure incapace di ricordarla in tempo. Ad esempio, durante un trasporto un paziente ha bisogno di essere intubato. Per il rischio di stomaco pieno, il paramedico decide di eseguire l'intubazione in sequenza rapida, ma omette di applicare la manovra di Sellick, e accade un episodio di rigurgito.

### 3.2.2 Errori nella risoluzione dei problemi

Ogni volta che un operatore in campo sanitario incontra una nuova situazione, con caratteristiche che vanno oltre la lista delle sue risposte precompilate, il processo di risoluzione dei problemi diventa necessario. Invece di applicare le proprie regole al problema, l'operatore deve utilizzare le conoscenze a sua disposizione per affrontare la situazione. Però, il pensiero cosciente, che è proprio lo strumento di cui abbiamo bisogno per risolvere i problemi, è particolarmente a rischio di errori, per diverse ragioni:
- il pensiero cosciente funziona lentamente. Ha capacità limitate e ci spinge a usare le nostre scarse risorse nel modo più efficiente possibile. Evitiamo, perciò, il pensiero cosciente quando possibile, e prendiamo al suo posto scorciatoie oppure ricorriamo a comportamenti basati sulle regole (capitolo 6);
- tutti i piani sono fondati su un modello mentale della situazione attuale. Sfortunatamente, i modelli mentali sono spesso incompleti o addirittura agli atti. Le azioni che ne risultano saranno quindi errate sin dall'inizio;
- la complessità, l'incertezza e il rischio elevato provocano una sensazione di incompetenza che causa disagio. Per evitare questa sensazione, tendiamo a ricercare un modello mentale semplice e stabile, che salvaguarda il nostro senso di competenza. I modelli mentali del mondo circostante che mantengono il nostro senso di controllo della situazione sono privilegiati, mentre le evidenze contraddittorie tendono a essere scartate (Kahneman et al., 1982; Dörner, 1996).

Uno sguardo più vicino al processo di risoluzione dei problemi rileva che si può ulteriormente suddividere in alcune fasi (Tabella 3.1; capitolo 10). Errori nella risoluzione dei problemi possono accadere in ogni fase. La ricerca sulla capacità umana di risoluzione dei problemi ha identificato alcuni "errori capitali" (Tabella 3.2; Dörner, 1996).

Gli errori nel processo di risoluzione dei problemi sono molto più difficili da rilevare rispetto agli errori di esecuzione, perché gli errori di tipo *slip* e *lapse* possono diventare già evidenti mentre un soggetto sta ancora agendo. Gli errori di tipo *mistake*, invece, possono passare inosservati per lunghi periodi e diventare evidenti soltanto dopo che un'azione pianificata fallisce nel suo intento. Anche se il problema di una

**Tabella 3.1** Cinque fasi per l'organizzazione di un'azione complessa

| |
|---|
| 1. Essere pronti |
| 2. Analisi della situazione:<br>• Raccogliere informazioni<br>• Elaborare modelli mentali |
| 3. Pianificare le azioni:<br>• Formulare gli obiettivi<br>• Valutare il rischio<br>• Pianificare la sequenza di azioni<br>• Prendere la decisione |
| 4. Esecuzione delle azioni |
| 5. Rivalutazione degli effetti:<br>• Rivalutazione delle azioni<br>• Revisione della strategia<br>• Introspezione |

**Tabella 3.2** Errori capitali nel problem-solving

| |
|---|
| Nessuno sospetta né prevede il verificarsi di problemi ("ottimismo nella pianificazione") |
| Solo le informazioni che confermano le ipotesi iniziali vengono selezionate ("pregiudizio di conferma") |
| Viene spesso saltata la fase di pianificazione e definizione degli obiettivi per procedere all'azione immediata, portando così a un comportamento di tipo "servizio di riparazione" o attivismo cieco |
| Mancanza di consapevolezza dell'esistenza di obiettivi contrastanti |
| Effetti collaterali, ripercussioni a lungo termine e rischi non vengono presi in considerazione |
| Gli effetti delle azioni non vengono rivalutati a scadenze regolari |

pianificazione sbagliata viene sollevato all'interno di un'équipe di cure intensive, i pro e i contro del piano non sono noti con certezza. I capitoli 6 e 7 trattano più dettagliatamente gli errori, ai vari livelli esternamente visibili, di una serie di azioni.

## 3.2.3 Errori attivi vs condizioni latenti

Per capire come le persone contribuiscono alle situazioni critiche e agli incidenti, una terza distinzione è importante (Reason, 1990, 1997): gli errori che minacciano la sicurezza possono essere commessi dalla persona che ha in cura il paziente in quel momento, oppure sono il risultato di decisioni già prese, in tempi e luoghi molto più lontani rispetto al momento dell'incontro con il paziente (ad es. amministrazione, produzione di attrezzature). Questi errori rimangono latenti all'interno del sistema e possono restare tali per lunghissimo tempo, finché contribuiscono a un evento indesiderato. In sostanza, gli errori attivi e le condizioni latenti differiscono in due punti: a) il luogo/livello di un'organizzazione nel quale accadono; e b) il tempo che passa prima che rivelino un effetto negativo sulla sicurezza.

#### 3.2.3.1 Errori attivi

Gli errori attivi sono commessi da soggetti vicini all'interfaccia uomo-sistema (ad es. facendo funzionare le attrezzature mediche) oppure da quelli vicini all'interfaccia personale sanitario-paziente. Queste interfacce sono le parti più impegnative di un'organizzazione, una sorta di "prima linea". Gli errori attivi sono visibili e provocano eventi avversi o incidenti in modo diretto, provocando così conseguenze immediate. Proprio perché gli errori attivi sono facilmente identificati, diventano l'oggetto di indagini accurate e conducono spesso a sanzioni dell'individuo "responsabile". Scambiare le fiale e iniettare il farmaco sbagliato sono errori attivi dell'anestesista.

#### 3.2.3.2 Condizioni latenti

Decisioni critiche per la sicurezza possono anche essere prese da persone che si trovano dall'altra parte dell'organizzazione, quella "meno impegnativa". Tali decisioni sono prese lontano dal paziente, sia in termini di tempo che di distanza. Tuttavia, esse stesse hanno un potenziale effetto negativo sul paziente, provocando errori latenti. Queste decisioni sono prese a ogni livello dell'organizzazione: decisioni al più alto livello, così come semplici atti amministrativi, possono creare condizioni che facilitano gli incidenti sul luogo di lavoro. Le condizioni latenti si nascondono all'interno dell'organizzazione, nelle strutture (ad es. progetto architettonico di una terapia intensiva, attrezzature elettromedicali, programmi informatici) e nei processi (ad es. procedure operative, selezione del personale e reclutamento, procedure di qualificazione, gestione delle risorse umane). In ogni sistema complesso, in ogni momento, esiste una certa quota di condizioni latenti nascoste. Possono passare anni o anche decenni, prima che queste decisioni abbiano conseguenze per un paziente. Fino a quel giorno, nessuno le chiamerebbe "errori" anche se, col senno di poi, possono sembrare sbagliate fin dall'inizio.

Sufficienti prove scientifiche hanno evidenziato che le condizioni latenti rappresentano la principale minaccia per la sicurezza di un sistema. Le organizzazioni sanitarie sono particolarmente vulnerabili, perché devono assegnare risorse per due obiettivi differenti: la produttività e la sicurezza. Le risorse finanziarie hanno un limite e spesso gli interessi concorrenti tra produttività (con spese per le cure al paziente) e sicurezza sono liquidati a favore degli obiettivi economici.

Nel caso clinico, la decisione della direzione di assegnare soltanto un medico per sala operatoria, senza avere un anestesista supervisore libero per aiutare il personale con meno esperienza (lo specializzando), rappresenta una condizione latente per gli errori che hanno scatenato la situazione critica. Un'altra condizione latente in quel caso – e probabilmente in molti altri – è l'aspetto delle fiale, che ha facilitato lo scambio di farmaco.

### 3.2.4 Errori nel lavoro di gruppo

Il lavoro di gruppo è un elemento essenziale nel trattamento del paziente critico. Una chiara relazione esiste tra un buon lavoro d'équipe e prestazioni efficaci, nell'ambiente sanitario ad alto rischio (Wheelan et al., 2003). Lavoro di gruppo e comunicazioni insufficienti sono emersi come fattori chiave per il verificarsi degli errori medici (Barrett et al., 2001; Morey et al., 2002). Uno dei motivi più importanti per una scarsa organizzazione e uno scarso lavoro di gruppo è la mancanza di una comprensione condivisa sull'importanza di questo tema, e sulle azioni necessarie per un buon lavoro d'équipe. Di conseguenza, i conflitti tra i membri del gruppo e un'interruzione delle comunicazioni possono compromettere la collaborazione, provocare un sotto- oppure mal-utilizzo di risorse disponibili, e l'insorgenza di nuovi problemi. Inoltre, i membri del gruppo rischiano di non condividere la stessa valutazione della situazione e possono essere restii a mettere in dubbio le azioni degli altri elementi, anche quando vi sono serie preoccupazioni sull'adeguatezza di una diagnosi o di una terapia. Il fatto che il chirurgo non abbia comunicato l'applicazione di tamponi imbevuti di adrenalina, e che lo specializzando di anestesia non abbia chiesto nulla su eventuali procedure particolari, indica un lavoro di gruppo scarso o addirittura assente in quella sala operatoria. I vari errori nel lavoro di gruppo e le azioni per porvi rimedio sono trattati in dettaglio nel capitolo 11.

## 3.3 Competenze e probabilità di errore

All'inizio della propria carriera, la preoccupazione principale del personale sanitario è di acquisire le necessarie conoscenze da manuale e trasferirle nel contesto clinico. Le regole cliniche di base sono memorizzate e applicate in situazioni routinarie. Nella maggior parte dei casi, i principianti rimangono sotto diretta supervisione oppure sono seguiti da tutor, e devono occuparsi principalmente di "casi facili", che non richiedono troppi sforzi da parte loro. Di conseguenza, la maggior parte degli errori saranno quelli basati sulla conoscenza (Fig. 3.3). Mentre il principiante avanzato impara a identificare nuovi elementi situazionali e inizia ad applicare sempre più regole, cresce la probabilità di commettere errori basati sulle regole. Quando si avvicina al livello di esperto, con le capacità decisionali basate sull'intuizione e una valutazione globale della situazione, la probabilità di errori dovuti a conoscenze insufficienti o all'applicazione di regole sbagliate tende a diminuire. Invece, la distrazione aumenta il rischio di errori di tipo *slip* e *lapse*.

## 3.4 Violazioni e migrazioni

Fino ad ora, i comportamenti a rischio sono stati affrontati dalla prospettiva dell'errore individuale. Tuttavia, un'analisi dei meccanismi di formazione degli errori basata solo sull'individuo non riesce a cogliere alcuni aspetti molto importanti del contributo umano a incidenti e fallimenti del sistema. Questi meccanismi sono stati descritti in termini di contesto sociale, regole e procedure che determinano il comportamento umano: il personale sanitario non agisce isolatamente, ma all'interno di un contesto sociale ordinato (ad es. la struttura sanitaria, il dipartimento) che definisce un ambiente di lavoro sicuro, tramite le sue procedure operative, gli standard e le norme sociali. Deviazioni intenzionali di un individuo dalle regole scritte e dalle istruzioni sono definite violazioni.

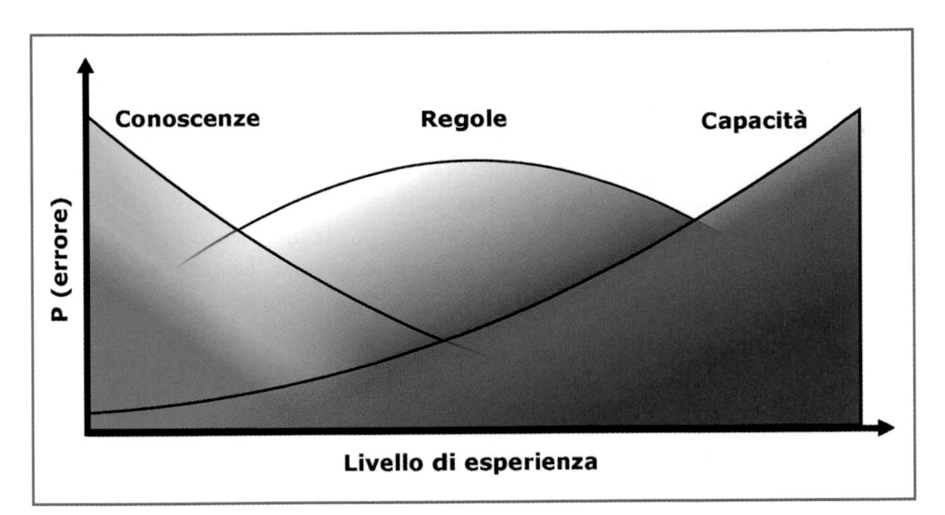


**Fig. 3.3** La relazione tra probabilità di errore e competenza dipende dal livello di esperienza. L'asse y delle ordinate rappresenta il rischio relativo di errore, mentre l'asse x delle ascisse rappresenta il livello di competenza dell'operatore. Paradossalmente, più l'operatore è competente, più aumenta la probabilità di errori basati sulle abilità, a causa di un aumento della distrazione. Gli errori basati sulle regole inizialmente aumentano, perché i principianti sono sopraffatti dall'eccessiva quantità di regole potenzialmente rilevanti, elementi da valutare e procedure. Schema di Reason J, riprodotto con l'autorizzazione dell'autore

### 3.4.1 Violazioni e routine anomale

Nonostante il termine "violazione" presenti una connotazione negativa nel linguaggio quotidiano, non si devono necessariamente equiparare le violazioni a segni di malvagità. Gli atti dolosi (sabotaggio o vandalismo), con i quali si vuole deliberatamente infliggere un danno a un paziente, un collega, un'attrezzatura oppure l'istituzione, rappresentano la minoranza assoluta delle violazioni. Più spesso, troviamo atti di individui che non hanno intenzioni lesive ma che, tuttavia, vanno nel senso opposto alle regolazioni esistenti. Le *violazioni eccezionali* sono rare e accadono solo in circostanze particolari: solitamente quando avvengono eventi inattesi. Nel caso di un evento inatteso, l'individuo può tentare di risolvere il problema in una situazione sconosciuta infrangendo una regola, ma non coglie completamente il rischio associato a una simile azione.

Oltre a quelle situazioni eccezionali, le violazioni spesso derivano dall'economia comportamentale. Poiché l'osservanza delle regole necessita generalmente di un dispendio di tempo e di energia, i benefici della non-osservanza possono essere visti come superiori rispetto al comportamento conforme: in quel caso, le persone violano facilmente le regole. Perciò, le violazioni non derivano da meccanismi psicologici irrazionali o carenti, ma sono causate da un processo psicologico regolare (capitolo 4): la valutazione del rischio e la scelta tra intenzioni concorrenti. L'intenzione di offrire al paziente un trattamento sicuro è talvolta sorpassata da intenzioni più forti: risparmiare tempo, risorse, proteggere il proprio senso di competenza, andare a letto prima possibile, ecc. Sono l'atteggiamento, le convinzioni e i valori, i responsabili di deviazioni dalle regole di sicurezza. Si può sbagliare senza violare le regole, ma si possono violare le regole senza sbagliare.

Più spesso, invece, le violazioni sono motivate dal desiderio di andare avanti a tutti i costi in condizioni sfavorevoli. Quando le condizioni di lavoro (ad es. personale e attrezzature) sono inadeguate, ma si attende che il personale svolga i propri compiti come se tutto fosse normale, le violazioni diventano inevitabili. Queste *violazioni situazionali* sono favorite dalla convinzione che il rischio associato ai comportamenti vietati può essere controbilanciato da conoscenze e abilità dei clinici, e che le conoscenze e le capacità personali consentono ai clinici di mantenere un controllo adeguato sulle situazioni difficili. Quando non emergono conseguenze negative né per il paziente né per il sanitario, la violazione è rafforzata e acquisita come comportamento valido. Se con questo processo di apprendimento diventa normale tralasciare una regola di sicurezza, si parla di *violazione di routine* o *violazioni normali* (Vaughan, 1997).

Le violazioni di routine sono state dettagliatamente studiate in anni recenti (Rasmussen, 1997; Lawton, 1998; Amalberti, 2001). Le violazioni accadono soltanto nei sistemi in cui vincoli e difese definiscono il limite minimo di sicurezza per il lavoro (Fig. 3.4; confine tra verde e giallo). Lo spazio di lavoro entro il quale i clinici possono liberamente operare è limitato da vincoli economici (disponibilità di denaro), vincoli tecnologici (tecnologia non applicabile oppure non disponibile) e dall'individuo (limiti fisiologici e cognitivi). All'interno di questo spazio troviamo un punto di massima sicurezza, sebbene a costo di prestazioni sub-ottimali e minor libertà individuale (*A* nella Figura 3.4) e un punto di massime prestazioni, a costo di una sicurezza minore (*B* nella Figura 3.4).

In ambiente sanitario, esiste una pressione organizzativa esercitata sugli individui per aumentare le prestazioni e, contemporaneamente, la sicurezza del paziente. Perciò si instaura una costante tensione per l'aumento delle prestazioni, che sposta la pratica clinica verso il limite di sicurezza delle operazioni (*C* nella Figura 3.4). Talvolta le violazioni sono addirittura previste o tacitamente accettate dalla direzione e dalla cultura istituzionale. Per questo, sentiamo spesso nelle nostre strutture frasi come: "niente danno, niente colpa". Se le regole di sicurezza prevedono molti "livelli tampone", è possibile raggiungere prestazioni maggiori senza compromettere troppo la sicurezza. Ma se le violazioni non sono sanzionate, i clinici impareranno nella loro ricerca adattativa di una strategia migliore che i regolamenti possono essere infranti senza conseguenze. Vantaggi secondari per l'individuo possono rinforzare tali comportamenti. Di conseguenza, le difese iniziali rischiano di degenerare sistematicamente con il tempo. Gli operatori allargheranno allora il campo inizialmente sicuro delle proprie azioni, migrando verso i "confini delle prestazioni accettabili" (Amalberti, 2006). Con il tempo, questo processo di decadimento dei confini conduce a una nuova frontiera "ufficiosa" (Fig. 3.4, linea tratteggiata), dove comportamenti anomali diventano routinari. Finché non accadono incidenti, non è necessario ricalibrare il sistema e si instaura una "normalizzazione della devianza" (Vaughan, 1997), talvolta mantenuta da tolleranza dirigenziale e discrezione nella struttura.

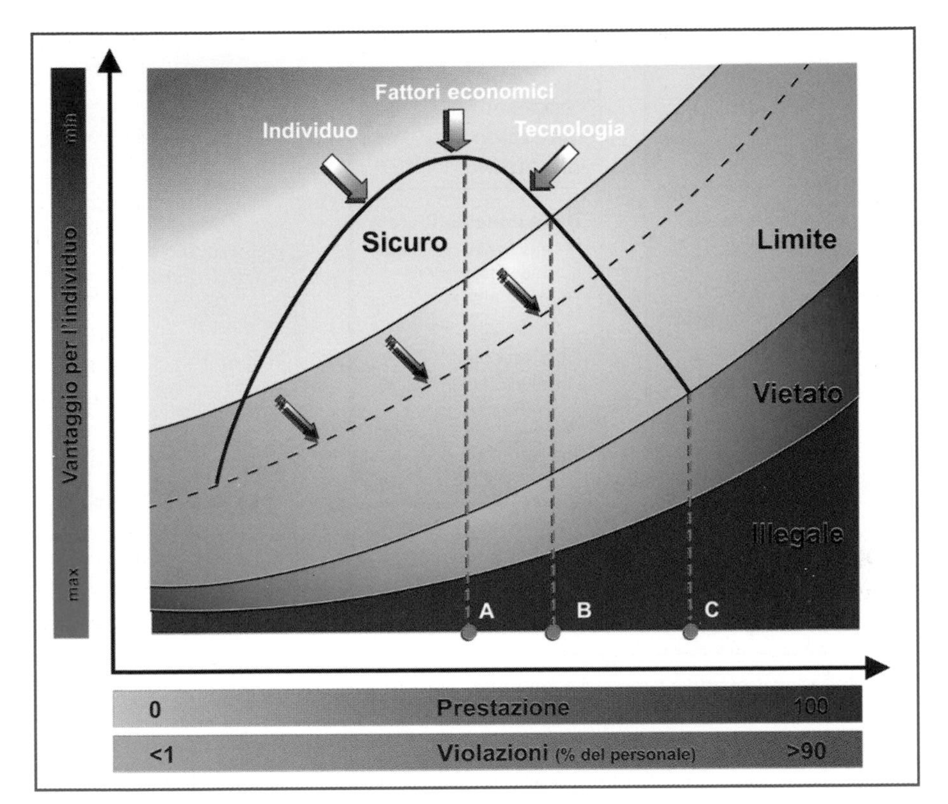


**Fig. 3.4** Modello di migrazione della pratica clinica secondo Rasmussen (1997) e Amalberti (2000). L'ambiente di lavoro all'interno del quale gli operatori erogano trattamenti sicuri è delimitato da procedure di sicurezza, standard e norme sociali da una parte (confine tra giallo e verde) e da limiti economici, tecnologici e individuali dall'altra (curva a forma di campana). All'interno di questo spazio, la pratica clinica può andare da una sicurezza massimale al costo di prestazioni subottimali e minor libertà individuale (*A*), oppure prestazioni massimali al costo di una sicurezza minore (*B*). Tuttavia, nella pratica quotidiana, il campo d'azione reale è più largo dello spazio teorico iniziale delle pratiche sicure. I confini delle prestazioni sicure per i pazienti tendono a cedere davanti alle pressioni legate a imperativi di produttività, e fanno migrare il sistema in modo ineluttabile verso aree meno sicure (*linea tratteggiata*). Normalmente, questa migrazione è limitata alle cosiddette "condizioni borderline e tollerate di funzionamento" (*Bordeline Tolerated Conditions of Use*, BTCU), in cui il personale accetta tacitamente violazioni minori in modo routinario. In caso di pesanti pressioni, le violazioni possono oltrepassare il limite verso la zona vietata (*C*)

### 3.4.2 Strategie correttive per errori e violazioni

Da quanto detto sopra sulle origini cognitive e motivazionali delle azioni rischiose, diventa evidente che non esiste un unico rimedio miracoloso, capace di affrontare l'intera gamma delle azioni umane pericolose. Un'eziologia diversa condurrà a una gestione differente (Health and Safety Executive, 1995; Fig. 3.5). Gli errori di tipo *slip* e *lapse* non possono mai essere completamente prevenuti, ma si possono diminuire con l'automazione e una migliore progettazione dell'ambiente di lavoro; tali errori

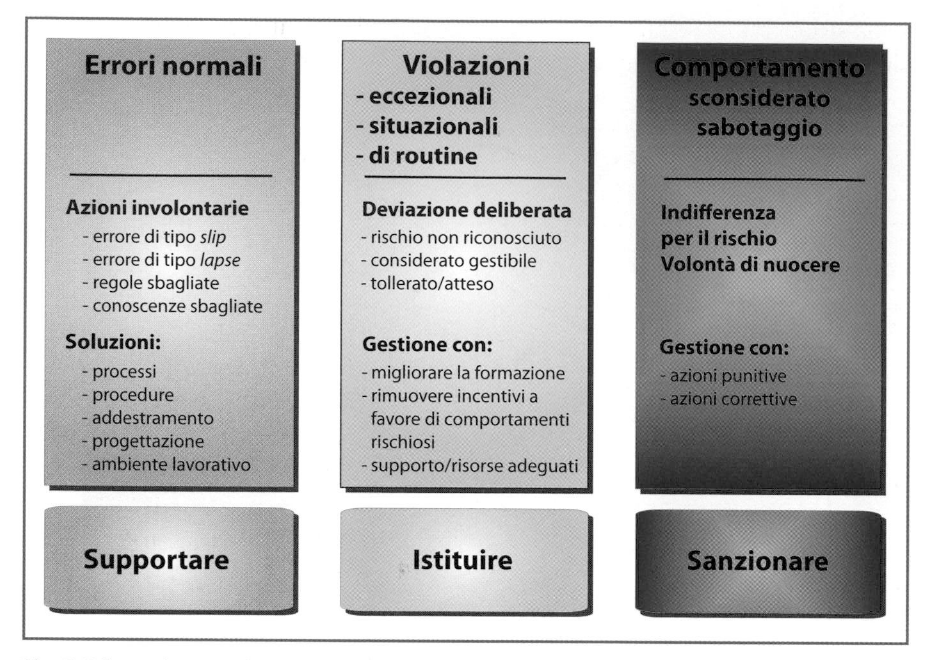


**Fig. 3.5** Strategie correttive per errori e violazioni

sono anche meglio rilevati e gestiti tramite le funzioni di supervisione e di monitoraggio di gruppo. Per porre rimedio agli errori che accadono come conseguenza di insufficienti conoscenze o capacità, esistono diversi approcci: la formazione continua sotto forma di insegnamento può migliorare le conoscenze e la consapevolezza situazionale, mentre l'addestramento migliora l'abilità e permette di ridurre gli errori legati alle competenze procedurali. Ma tutti questi approcci, che siano sotto forma di sforzi d'insegnamento o monitoraggio di gruppo, hanno effetti limitati nel ridurre le violazioni dovute al modo di pensare.

Una tendenza naturale, nelle istituzioni sanitarie, è di rispondere agli incidenti con lo sviluppo di nuove regole per migliorare gli standard di sicurezza. Purtroppo, creare una quantità consistente di regole non è sufficiente a garantirne l'osservanza se non è trasmessa la necessaria comprensione delle regole, oppure se l'economia cognitiva depone a favore della loro non-osservanza. Le violazioni sono deviazioni intenzionali dalle regole, per cui sono necessarie operazioni di "risanamento" diverse, rispetto ai metodi utilizzati per affrontare l'inesperienza e la mancanza di conoscenze. Le violazioni sono anche un'espressione naturale dell'adattamento di professionisti, nel fronteggiare le esigenze contraddittorie di produttività e di sicurezza; tentare di eliminarle completamente è quindi un'impresa futile. Comunque, mentre non si possono eliminare totalmente le violazioni, è possibile gestirle e attenuarne i risultati negativi. Alcune caratteristiche organizzative generano un clima di sicurezza per il paziente. Queste caratteristiche includono: incoraggiare il personale a discussioni aperte tra colleghi e all'interno delle équipe sui pericoli di sminuire l'importanza della sicurezza; far stabilire ai clinici chiare priorità di sicurezza, rispetto alla produttività; incoraggiare nella struttura sistemi di autocontrollo e controlli incrociati.

Mentre chi sbaglia ha bisogno di supporto, e serve invece addestramento a chi viola le regole, non dovrebbe esserci nessuna indulgenza in caso di atti dolosi. Questi gesti sono talmente contrari alla cultura dell'ambiente sanitario e alla sicurezza del paziente, che la gestione più idonea consiste in provvedimenti disciplinari immediati o azioni punitive.

## 3.5 Le dinamiche causali di un incidente

Le conseguenze avverse di un errore latente non sono rivelate finché non accade un fallimento attivo. Gli errori latenti rimangono nascosti a lungo nel sistema, fin quando si combinano con altri fattori gli eventi scatenanti locali (ad es. fallimenti attivi degli operatori), per superare le barriere difensive del sistema. Per rompere tali barriere è necessaria una combinazione improbabile di diversi fattori contribuenti, che include l'interazione tra errori attivi e latenti a vari livelli della struttura. Sfortunatamente, il concatenamento di questi diversi eventi combinati in modo particolare è solitamente impossibile da prevedere.

### 3.5.1 Una finestra di opportunità per gli errori

Il modello causale per gli incidenti più conosciuto, proposto da James Reason (1990, 1995, 2001) paragona la causa di un incidente alla traiettoria di un proiettile che origina nelle decisioni latenti, ai livelli più alti di un'organizzazione. Per provocare un incidente (opportunità di incidente) deve penetrare diversi strati, ognuno dei quali rappresenta un livello di difesa strutturale, ambientale o personale, con la sequenza seguente (Fig. 3.6):

- errori latenti a livello organizzativo (ad es. decisioni scorrette della direzione, processi organizzativi errati, assenza di cultura della sicurezza) sono trasmessi attraverso la struttura verso i reparti e il luogo di lavoro, dove creano condizioni locali che favoriscono gli errori;
- i precursori psicologici per le azioni pericolose sono generati dalle condizioni locali, la personalità e la regolazione "psico-logica" dell'azione umana (capitolo 4);
- le azioni pericolose possono verificarsi a causa di errori attivi (ad es. di tipo *slip*, *lapse*, *mistake*) oppure violazioni che si combinano con condizioni a monte;
- le "difese profonde" falliscono (ad es. capacità cliniche e comportamentali, qualità del lavoro di gruppo, sistemi di sicurezza tecnologici) e lasciano il sistema vulnerabile per una traiettoria che genera l'incidente.

Se il proiettile penetra diversi strati difensivi, ma è bloccato prima di scatenare un incidente (ad es. un operatore si accorge dello scambio di fiale appena prima di iniettare il farmaco sbagliato), si parla di *evento* (nel senso di evento critico o evento evitato). Perciò, gli eventi sono circostanze che riducono il margine di sicurezza per un paziente. Questi eventi critici sono come la parte nascosta sotto la superficie di

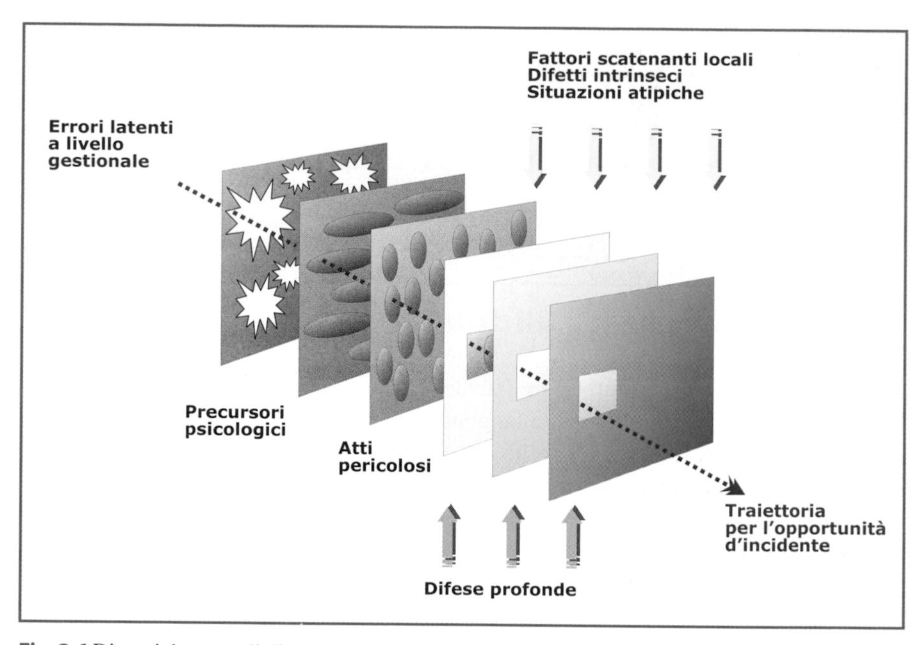


**Fig. 3.6** Dinamiche causali di un incidente. Una complessa interazione tra condizioni latenti, errori attivi e una varietà di eventi scatenanti finisce con un incidente. La traiettoria per l'opportunità di incidente penetra attraverso vari livelli del sistema difensivo. Le varie aperture devono sovrapporsi in un particolare momento affinché accada l'evento avverso; pertanto, la finestra di opportunità per l'incidente è molto piccola. Adattamento da Reason (1990)

un iceberg (Fig. 3.7). Gli incidenti, invece, rappresentano la punta dell'iceberg: molto più visibile, ma molto più piccola, rispetto alla massa degli eventi. Un *evento sentinella* è definito dalla Joint Commission on Accreditation of Healthcare Organizations (JCAHO), come un evento imprevisto di particolare gravità in ambiente sanitario, che provoca morte, oppure gravi danni a uno o più pazienti, e che non è la conseguenza del decorso naturale della patologia.

Fortunatamente, solo pochi atti pericolosi producono danni al paziente poiché le difese del sistema bloccano la traiettoria che genera l'incidente. Se ogni strato difensivo fosse impenetrabile, l'organizzazione sarebbe a prova di errori. La realtà è diversa, perché ogni strato presenta vari pertugi che lo rendono vulnerabile. Inoltre, gli strati di difesa e le aperture non sono statici, ma in costante movimento (ad es. l'operatore sanitario "ha avuto una brutta giornata" oppure un'attrezzatura normalmente affidabile improvvisamente presenta un guasto, ecc.). Con questi processi aleatori, una sovrapposizione delle aperture è resa possibile, e si apre una limitata finestra di opportunità per l'errore. Basta allora un solo errore attivo da parte del personale sanitario perché accada un incidente. Ad esempio, nel nostro caso clinico, una casa farmaceutica ha prodotto per anni due farmaci molto potenti con etichette quasi identiche. Per anni, le procedure del dipartimento di anestesia hanno permesso ai due farmaci di essere sistemati vicini nel carrello di anestesia. Non c'erano mai state conseguenze negative per queste due prassi; i fattori "a monte" si sono combinati

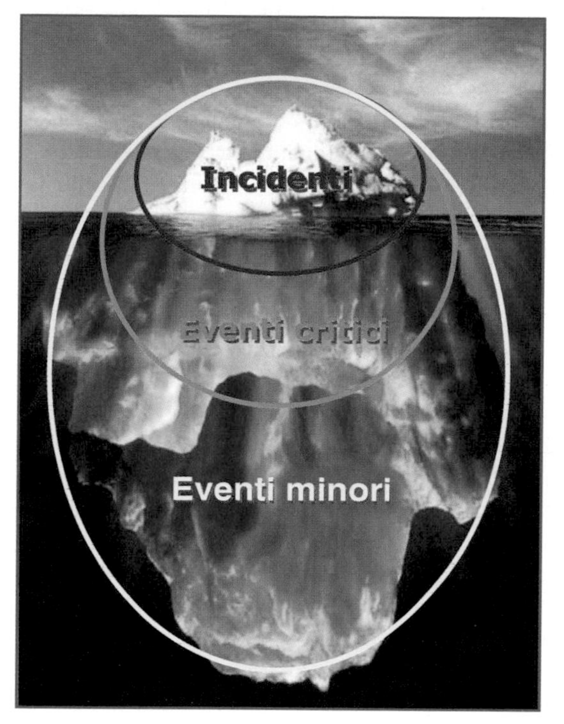


**Fig. 3.7** L'"iceberg degli incidenti"

con errori latenti per produrre un incidente soltanto quando uno specializzando con poca esperienza, senza supervisione, poco attento e stressato dal tempo, ha applicato un piano terapeutico sbagliato, in parte perché il chirurgo non gli ha comunicato l'utilizzo di una tecnica che agisce sui segni vitali.

Le implicazioni correttive di questo modello suggeriscono che i precursori psicologici delle azioni pericolose (cioè, quello che accade nella testa di un operatore sanitario) sono molto difficili da controllare. Distrazione, trascuratezza, dimenticanze e mancanza di consapevolezza della situazione circostante sono reazioni interamente umane nell'ambiente lavorativo. Gli errori attivi non sono prevedibili nei loro dettagli e, di conseguenza, sono molto difficili da gestire. L'automatizzazione, pur essendo un importante rimedio contro gli errori umani, spesso non è applicabile in ambiente sanitario. D'altra parte, le condizioni latenti sono per definizione presenti all'interno di una struttura, molto prima che accada l'evento critico o l'incidente. Queste condizioni rappresentano quindi le cause più idonee da trattare. In quasi tutti gli eventi critici o incidenti si ritrovano cause organizzative e sistemiche profonde, per cui i fattori latenti sono più suscettibili di diagnosi e terapia, rispetto alle effimere disposizioni mentali di operatori posti in prima linea (Eagle et al., 1992; Gaba et al., 1987). Gli incidenti forniscono dati utili su errori latenti presenti all'interno di una struttura. Uno dei maggiori sforzi organizzativi in anni recenti è stato di raccogliere e organizzare le informazioni dopo incidenti, per poi rispondere con misure adeguate. I cosiddetti Incident-Reporting Systems (IRS) giocano un ruolo vitale negli sforzi di miglioramento qualitativo delle organizzazioni sanitarie (capitolo 14).

### 3.5.2 Mantenere l'equilibrio: il punto di vista sistemico e la responsabilità personale

Con i riferimenti di pubblicazioni influenti al modello causale di Reason per gli incidenti (Bogner, 1994; Kohn et al., 1999), il cosiddetto *Swiss-Cheese Model* (SCM) ha presto guadagnato una crescente popolarità in molti settori della comunità medica. Mentre queste acquisizioni hanno rappresentato chiaramente una svolta cruciale nello studio degli incidenti in campo sanitario, l'utilizzo entusiastico del modello di Reason è andato talvolta ben oltre quanto l'autore stesso avesse inizialmente proposto (cioè, una pletora d'indagini ha concluso che la causa di quasi ogni evento o incidente trova le proprie radici alla base dell'organizzazione sanitaria). Uno dei pochi ricercatori a mettere in dubbio un tale utilizzo del *Swiss-Cheese Model* è stato lo stesso autore, che ha ammonito la comunità scientifica sul fatto che ci si stava forse spingendo troppo lontano nel tentativo di scoprire possibili errori o fattori contributivi, per incidenti molto distanti nel tempo e lo spazio dagli eventi e gli operatori interessati. Reason ha posto il problema di valutare se l'interesse per la "patologia organizzativa" non fosse diventato troppo forte, e se non fosse meglio riconsiderare la parte più impegnativa, quella dell'essere umano in prima linea (Reason, 1997; Reason et al., 2006; Shorrock et al., 2003). L'applicazione sbagliata del modello di Reason rischia di spostare le colpe all'indietro, da una cultura della "responsabilità del singolo" verso quella della "responsabilità del sistema". All'estremo, si potrebbe arrivare a una completa esclusione di responsabilità per i protagonisti in prima linea.

Anche se la comunità medica dovrebbe essere comunque incoraggiata a valutare errori e incidenti con una visione olistica, analizzando i fattori umani in tutta la sequenza dell'evento avverso, quest'approccio non deve essere una scusa per negligenze individuali e comportamenti imprudenti. Le condizioni latenti sono importanti, ma gli errori attivi potrebbero essere il fattore dominante. Le "difese inadeguate", come l'eccessiva deferenza nei confronti dell'autorità all'interno di un gruppo, rendono gli errori più pericolosi. Comunque, ci saranno sempre errori capaci di superare le difese, anche se ben pianificate e organizzate. Anche l'influenza di problemi personali, come la motivazione e le emozioni, deve essere presa in considerazione (capitolo 4): si possono considerare come fattori latenti insiti nella persona umana. La conoscenza dei multipli aspetti causali degli incidenti è un presupposto indispensabile per lo sviluppo di sistemi più sicuri: si devono considerare molti fattori, dalla stessa concezione dell'ambiente di lavoro, ad aspetti organizzativi e problemi personali.

## 3.6 "Natura dell'errore": in poche parole

- Un errore è una sequenza intenzionale di attività mentali o fisiche che fallisce nel tentativo di raggiungere lo scopo desiderato.
- Esistono due diverse prospettive sull'errore: classificazioni consequenziali (qual è il risultato?) e classificazioni causali (perché l'errore si è verificato?).

Da queste due prospettive nascono due approcci diversi: l'approccio basato sulla persona e quello basato sul sistema.

- La maggior parte degli scienziati cognitivi concorda sulla distinzione tra errore di esecuzione (qualcosa è stato fatto in modo sbagliato) ed errore di pianificazione (qualcosa di sbagliato è stato fatto).
- Gli errori sono spesso causati da fallimenti *sia* nell'esecuzione che nella pianificazione.
- I fallimenti nell'esecuzione sono spesso errori basati sulle capacità della persona. I fallimenti nella pianificazione possono essere errori basati sulle regole, oppure basati sulle conoscenze (errori nella risoluzione dei problemi).
- Le violazioni sono deviazioni da procedure operative sicure, dagli standard o da regole stabilite nel contesto sociale ed economico.
- Le violazioni originano da un processo psicologico normale, rappresentato dalla scelta tra due obiettivi concorrenti: gli imperativi di produttività e la sicurezza del paziente.
- Gli errori commessi attivamente dagli operatori posti sul versante più impegnativo del sistema sono detti "errori attivi". Gli errori provocati dalle decisioni prese sul versante meno impegnativo del sistema, lontano dal paziente, sono detti "errori latenti" o "condizioni latenti".
- Le condizioni latenti rimangono nascoste nel sistema per una durata indeterminata, finché si combinano con altri fattori ed eventi scatenanti locali, per rompere le barriere difensive del sistema.
- Un evento è una circostanza inattesa che riduce il margine di sicurezza per il paziente.
- Errori nel lavoro di gruppo avvengono come conseguenza di una scarsa capacità di comando, di un'inadeguata gestione del carico lavorativo e di comunicazioni insufficienti.
- Gli errori attivi sono imprevedibili nei loro dettagli e difficili da gestire; le condizioni latenti sono invece più suscettibili al trattamento perché già presenti nell'organizzazione, prima che accada un incidente.

## Bibliografia

Amalberti R, Vincent C, Auroy Y, de Saint Maurice G (2006) Violations and migrations in health care: a framework for understanding and management. Qual Saf Health Care 15(Suppl1):i66–i71

Amalberti R (2001) The paradoxes of almost totally safe transporting systems. Saf Sci 37:111–136

Barrett J, Gifford C, Morey J et al (2001) Enhancing patient safety through teamwork training. J Healthcare Risk Manag 21:57–65

Battman W, Klumb P (1993) Behavioural economics and compliance with safety regulations. Saf Sci 16:35–46

Beatty PCW, Beatty SF (2004) Anaesthetists' intentions to violate safety guidelines. Anaesthesia 59:528–540

Bogner MS (1994) Human error in medicine. Lawrence Erlbaum, Hillsdale, New Jersey

Dekker S (2002) The field guide to human error investigations. Ashgate, Aldershot UK
Dekker S (2005) Ten questions about human error. A new view of human factors and system safety. Erlbaum, London UK
Dörner D (1996) The logic of failure. Recognizing and avoiding error in complex situations. Metropolitan Books, New York
Eagle CJ, Davies JM, Reason J (1992) Accident analysis of large-scale technological disasters applied to an anaesthetic complication. Can J Anaesth 39:118–122
Freud S (1901) Psychopathology of everyday life. (Psychopatholgie des Alltagslebens) translated by: Brill AA (1914). T. Fisher Unwin, London UK
Gaba DM, Maxwell M, DeAnda A (1987) Anesthetic mishaps: breaking the chain of accident evolution. Anesthesiology 66:670–676
Health and Safety Executive (1995) Improving compliance with safety procedures. HMSO, London
Helmreich R (2000) On error management: lessons from aviation. BMJ 320:991–995
Hollnagel E, Woods D, Leveson N (eds) (2006) Resilience engineering. Concepts and precepts. Ashgate, Aldershot UK
Kahneman D, Slovic P, Tversky A (1982) Judgment under uncertainty: heuristics and biases. Cambridge University Press, Cambridge UK
Kohn L, Corrigan J, Donaldson M (1999) To err is human: building a safer health system. Committee on Quality of Healthcare in America, Institute of Medicine (IOM). National Academy Press, Washington
Lawton R (1998) Not working to rule: understanding procedural violations at work. Saf Sci 28: 77–95
Morey JC, Simon R, Jay GD et al (2002) Error reduction and performance improvement in the emergency department through formal teamwork training: evaluation results of the MedTeams project. Health Serv Res 37:1553–1581
Norman D (1981) Categorization of action slips. Psychol Rev 88:1–15
Perrow C (1999) Normal accidents. Living with high-risk technologies. Princeton University Press, Princeton
Rasmussen J (1990) The role of error in organizing behaviour. Ergonomics 33:1185–1199
Rasmussen J (1997) Risk management in a dynamic society. Saf Sci 27:183–214
Reason J (1990) Human error. Cambridge University Press, Cambridge UK
Reason J (1995) Safety in the operating theatre, part 2: Human error and organisational failure. Curr Anaesth Crit Care 6:121–126
Reason J (1997) Managing the risk of organisational accidents. Ashgate, Aldershot
Reason J (2001) Understanding adverse events: the human factor. In: Vincent C (ed) Clinical risk management. Enhancing patient safety. Br Med J Books, London, pp 9–30
Reason J, Hollnagel E, Paries J (2006) Revisiting the "Swiss Cheese" model of accidents. EEC-Note 13/06, Eurocontrol Bruxelles
Shorrock S, Young, M, Faulkner J (2003) Who moved my (Swiss) cheese? Aircraft and Aerospace, Janurary/February 2005, pp 31–33
Senders JW, Moray NP (1991) Human error: cause, prediction, and reduction. Erlbaum, Hillsdale, New Jersey
Strauch B (2001) Investigating human error: incidents, accidents, and complex systems. Ashgate, Aldershot UK
Vaughan D (1997) The Challenger launch decision: risky technology, culture, and deviance at NASA. University of Chicago Press, Chicago
Wheelan SA, Burchill CN, Tilin F (2003) The link between teamwork and patients' outcomes in intensive care units. Am J Crit Care 12:527–534

# Psicologia dell'azione umana

# 4

**Caso clinico**

Sono le ore 02:00 del mattino, due agenti stanno eseguendo un normale controllo di polizia stradale. Improvvisamente, il conducente di un furgone inizia a sparare verso uno degli agenti. Protetta dal suo giubbotto antiproiettile, l'agente è colpita solo al braccio destro. Il secondo agente apre subito il fuoco e colpisce l'aggressore al torace e all'addome. Sono inviati due ambulanze e un medico d'urgenza[1] che arrivano otto minuti più tardi sul posto della sparatoria. All'arrivo, i soccorritori trovano una donna, agente di polizia di 28 anni, vigile e orientata, con un sanguinamento in atto dall'arteria brachiale. Lamenta una completa perdita di forza e di sensibilità del braccio destro. Non sono evidenti altre ferite. I soccorritori applicano un bendaggio compressivo e il sanguinamento si ferma. La pressione arteriosa è 95/50 mmHg e la frequenza cardiaca 90 bpm. Il medico è impegnato con l'agente di polizia per la ricerca di un accesso venoso e chiede a un soccorritore di valutare l'automobilista ferito che giace vicino al suo furgone. L'aggressore è tachipnoico, obnubilato, con polsi periferici deboli. Su ordine medico, riceve ossigeno in maschera, accesso venoso e comincia il riempimento vascolare. Una volta caricata la poliziotta nell'ambulanza, il medico dedica la sua attenzione all'aggressore, che nel frattempo ha perso conoscenza. L'esame clinico ritrova diversi fori d'ingresso di proiettili, a livello del torace e dell'addome. Il polso centrale è debole e rapido. Il paziente è immediatamente intubato. All'auscultazione del torace, il murmure vescicolare è assente dal lato colpito dai proiettili. Un enfisema sottocutaneo si sviluppa rapidamente dallo stesso lato. Si inserisce d'urgenza un drenaggio toracico, con successo. La fuoriuscita di aria sotto pressione e di sangue conferma la corretta posizione del drenaggio. Fino a quel momento, sono stati infusi circa 2000 ml di cristalloidi ma la pressione arteriosa è ancora molto bassa. Sono somministrati ripetuti boli di adrenalina per mantenere una circolazione durante il trasporto in ospedale. Il paziente rimane instabile nonostante le manovre aggressive di rianimazione. All'arrivo in sala traumi sono diagnosticati un emopneumotorace e un sanguinamento intraperitoneale massivo. Nonostante l'im-

---

[1] Il caso clinico è tratto da un sistema di emergenza preospedaliera europeo, nel quale un medico specialista in medicina d'urgenza è condotto sul posto dell'incidente insieme al personale dedicato al primo soccorso.

M. St.Pierre, G. Hofinger, C. Buerschaper, R. Simon, I. Daroui,
*Gestione delle crisi in medicina d'urgenza e terapia intensiva,*
DOI: 10.1007/978-88-470-2799-2_4, © Springer-Verlag Italia 2013

mediato intervento chirurgico, il paziente muore in sala operatoria. Anche l'agente di polizia è sottoposta a intervento quella notte. Recupera rapidamente, ma con un persistente deficit neurologico del braccio destro.

Un medico d'urgenza deve gestire due pazienti dopo una sparatoria, uno ferito in modo più lieve e l'altro gravemente colpito: da una parte una donna, agente di polizia, emodinamicamente stabile con un sanguinamento arterioso dovuto a un trauma penetrante dell'arteria brachiale; dall'altra parte, un aggressore di sesso maschile, in stato di shock da sanguinamento massivo intra-addominale e intratoracico. Senza aver esaminato entrambi i pazienti per poi trattarli secondo il livello di urgenza, il medico trascorre quasi un quarto d'ora con l'agente, meno gravemente ferita, delegando la gestione del paziente con lesioni multiple al personale paramedico, prima di occuparsene lui stesso. Il medico conosce bene le gravi minacce che possono provocare queste lesioni per la vita del paziente. Ciò nonostante, sceglie di non occuparsi personalmente del problema. Quando ha finito di trattare l'agente di polizia, inizia a passare tempo prezioso sul posto per la gestione del ferito più grave, cioè sceglie la strategia *stay-and-play*. Questo è un altro errore, perché è noto che i pazienti con traumi penetranti del torace hanno maggior beneficio in caso di rapido trasporto al centro traumi più vicino, con terapia di minima sulla scena dell'intervento (strategia *scoop-and-run*).

## 4.1 Aspetti "psico-logici" di cognizioni, emozioni e motivazioni

L'obiettivo delle cure mediche è dare un trattamento sicuro ai pazienti. Sin dall'inizio, la medicina moderna ha preteso di poter fornire, in qualsiasi momento, trattamenti razionali e giustificati. Quest'affermazione implica un modello di "logica del comportamento", nella quale le scelte sono sempre determinate da un ragionamento logico (Fig. 4.1a). Il processo di risoluzione dei problemi dovrebbe mirare alla migliore soluzione possibile per quel particolare quesito, nulla di più. Sembra che la gestione della situazione da parte del medico d'urgenza non segua questo modello nel nostro caso clinico: si occupa prima della persona più lievemente colpita e spende parecchio tempo con lei, mentre il ferito più grave è trattato da un operatore meno competente. Possiamo soltanto fare congetture sulle ragioni di questo comportamento. Potrebbe essere perché la paziente era la vittima di un'aggressione, perché indossava l'uniforme della polizia ed era accompagnata da un collega preoccupato o semplicemente perché era una giovane donna. Qualunque sia la vera ragione, a un osservatore esterno potrebbe sembrare che alcuni fattori "illogici" abbiano orientato il comportamento del medico e, infatti, questa impressione potrebbe rivelarsi giusta. Non esiste un comportamento umano esclusivamente governato dal pensiero razionale. Il comportamento umano è sempre il risultato di una complessa interazione tra cognizione, emozioni e motivazioni. Perciò sembra più appropriato in questo caso parlare di una "psico-logica" del nostro comportamento come medici (Fig. 4.1b).

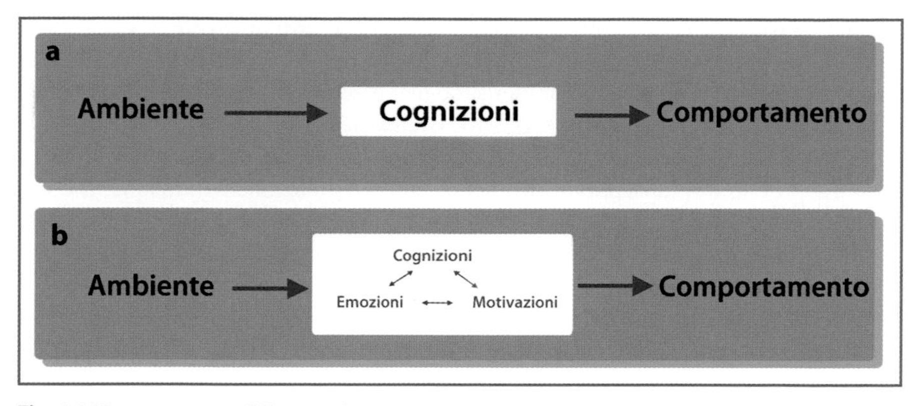


**Fig. 4.1** Nonostante una diffusa credenza, secondo la quale i processi decisionali umani sono guidati da un pensiero logico in risposta a stimoli ambientali (**a**), esistono prove a favore dell'esistenza di una "psico-logica" individuale, rappresentata da una particolare interazione tra cognizioni, emozioni e motivazioni, necessaria per la comprensione di questi processi decisionali (**b**)

La psico-logica delle interazioni fra ragionamento, emozioni e motivazioni governa tutte le nostre azioni. È paradossale perché, da una parte, consente agli esseri umani di affrontare situazioni complesse e dinamiche come l'anestesia, la terapia intensiva e la medicina d'urgenza. Il processo decisionale basato sulle emozioni è una risorsa preziosa, specialmente in situazioni di stress e tempi ristretti (capitolo 9). D'altra parte, la psico-logica aiuta a spiegare perché il medico d'urgenza non ha conservato il sangue freddo e non ha rispettato il protocollo ATLS, né alcun tipo di linea guida. Senza accorgersene, il suo processo decisionale è stato influenzato da emozioni e bisogni personali tanto quanto dal ragionamento logico. Dire semplicemente che le decisioni del medico sono state "illogiche" oppure "irrazionali" e che invece avrebbe dovuto farsi guidare solo dai fatti, non risolve la questione.

## 4.2 Principi del comportamento umano

Per capire meglio gli aspetti psico-logici delle emozioni e delle motivazioni umane, prima abbozzati sopra e che spiegheremo in dettaglio più avanti nel capitolo, è necessario introdurre alcune nozioni di base sul comportamento umano. Queste supposizioni sono basate sui lavori di psicologi dell'azione (Dörner, 1999; Hacker et al., 1982; Miller et al., 1960).

### 4.2.1 Fondamenti biopsicosociali del comportamento

L'essere umano è una forma di vita biologica che utilizza mente e corpo per soddisfare le proprie necessità. Come conseguenza delle loro capacità mentali, gli umani sono anche "esseri psicologici". Abbiamo, infatti, una percezione del mondo circostante che ci aiuta a capire i fenomeni che avvengono intorno a noi. Inoltre, gli umani sono anche "esseri sociali" che collaborano in comunità per sopravvivere. L'evoluzione parallela dei processi biologici, psicologici e sociali conduce a un modo di ragionare e agire (regolazione dell'azione) caratteristico dell'essere umano, considerato un'entità biopsicosociale (Kleinhempel et al., 1996; Brenner, 2002):

- dal punto di vista *biologico*, il cervello umano, il sistema nervoso periferico e il corpo in toto costituiscono lo strumento per la regolazione dell'azione. Il comportamento umano è basato sulla struttura di processi neuronali filogeneticamente determinati; tale concetto diventa assai ovvio quando si considera, ad esempio, la percezione (capitolo 5) o la reazione allo stress (capitolo 9);
- dal punto di vista *psicologico*, la cognizione e la parola sono gli strumenti principali di percezione e regolazione del comportamento umano. Gli atti linguistici derivano dalle relazioni sociali e, allo stesso tempo, rappresentano il mezzo più importante di regolazione per queste relazioni. Inoltre, la cognizione umana è inevitabilmente collegata con emozioni e motivazioni;
- lo sviluppo psicologico individuale è, a sua volta, inseparabile da quello *sociale*, chiamato anche sociogenesi. Gli esseri umani sono destinati a vivere in gruppi e sono biologicamente inclini a benevolenza e mutua cooperazione;
- la nostra dipendenza sociale ci conduce a ricercare l'integrazione in una comunità stabile.

### 4.2.2 Azione

L'azione è condizionata da necessità esterne e processi psicologici interni. Le esigenze che nascono nel dover trattare un paziente, non sono completamente razionali; entrano in gioco anche i nostri processi psicologici, le emozioni e le motivazioni. Per il nostro medico d'urgenza, la gamma delle possibili scelte operative era definita dalle caratteristiche della situazione critica: il luogo dell'evento, il tipo di lesione, lo stato fisiopatologico del paziente, le risorse tecniche e personali disponibili. Queste caratteristiche decisive erano tutte già stabilite al momento dell'arrivo del personale sanitario sul posto.

Allo stesso tempo, però, il comportamento del medico era anche determinato dalle sue conoscenze, pensieri, sentimenti e motivazioni, che portava già con sé, o che sviluppava al momento mentre valutava la situazione. Utilizziamo il termine "psico-logico" per capire meglio l'azione umana, perché essa nasce dall'interazione tra ragionamento, emozioni e intenzioni con una determinata situazione.

L'azione è intenzionale e orientata verso uno scopo. La psicologia interpreta l'azione come una sequenza di comportamenti mirati al raggiungimento di uno scopo. In senso psicologico, un'azione è "la più piccola unità delimitabile di attività a controllo cosciente" (Hacker, 1986). Le azioni sono influenzate da processi mentali orientati verso uno scopo, che sono a loro volta fondamentalmente iniziati e mantenuti dalle varie necessità.

L'azione può essere descritta come un sistema di controllo automatico ad anello (Miller et al., 1960). Le azioni sono orientate verso uno scopo prefissato o un punto particolare: un soggetto continua a fare qualcosa, finché l'obiettivo desiderato non è stato raggiunto. I processi cognitivi si alternano tra obiettivi gerarchicamente ordinati (capitolo 7). L'obiettivo del medico d'urgenza si è sviluppato e precisato mentre trattava il paziente più gravemente ferito. L'obiettivo principale era di tenere il paziente in vita. Per fare ciò, altri obiettivi intermedi dovevano essere raggiunti, come ottenere un accesso venoso, intubare, inserire un drenaggio toracico. In quel modo, si costruisce una graduatoria ordinata e sequenziale di pensieri, mantenuta finché l'obiettivo principale non è stato completato (Hacker, 1986).

L'azione risulta da un'elaborazione delle informazioni. La regolazione dell'azione umana può essere intesa come una forma di elaborazione di informazioni (Klix, 1971; Dörner, 1976). In quest'ottica, i concetti di motivazione, emozioni e cognizione descrivono vari processi di elaborazione delle informazioni a diversi livelli del sistema cognitivo umano.

"Emozioni", "intenzioni", e "ragionamento" costituiscono un sistema autonomo. Pur non avendone la consapevolezza, l'interazione del medico d'urgenza con l'ambiente circostante è influenzata dalle proprie emozioni, intenzioni e processi mentali. Il nostro conscio non è sempre consapevole di tale influenza. Non sembra neanche necessaria per regolare l'azione; di conseguenza, si può parlare di una regolazione autonoma dell'azione umana.

L'azione umana è circoscritta in un contesto sociale. Il fatto che le azioni individuali siano sempre "incorporate" nel contesto sociale è una caratteristica essenziale dell'idea psicologica di "azione". I nostri obiettivi individuali hanno sempre un lato sociale. Quello che pensiamo o facciamo serve per le necessità individuali, ma anche per le nostre relazioni sociali. Il mantenimento di relazioni sociali stabili e produttive è una forte necessità nella società.

L'azione può essere descritta soltanto a livello del comportamento visibile. La gestione operata dal medico d'urgenza consiste in una serie di azioni che si possono osservare e descrivere. Si possono fare considerazioni su ciò che ha fatto e quando è stato fatto. L'organizzazione visibile, esterna, dell'azione umana è chiamata esattamente così: organizzazione di azioni o, semplicemente, azioni. Le azioni sono comportamenti osservabili.

Ovviamente, possiamo anche formulare alcune nostre opinioni sull'appropriatezza delle sue azioni, basandoci su ciò che vediamo, ma non possiamo sapere il perché di ciò che ha fatto. Le influenze interne che conducono il comportamento visibile rimangono nascoste. E così, alcuni dei quesiti più sconcertanti rimangono irrisolti: perché ha scelto di gestire l'emergenza in quel modo? Si è reso conto di ciò che stava facendo? Era consapevole di violare così i protocolli di trattamento esistenti? Possiamo applicare le nostre teorie alla realtà e tentare di cercare risposte, ma non potremo sapere per certo tutto ciò che ha guidato le azioni del medico d'urgenza. La teoria sulla regolazione dell'azione umana concettualizza il modo in cui cognizione, motivazioni ed emozioni sono integrate nel controllare il comportamento in situazioni dinamiche e complesse.

L'azione è il risultato di un'elaborazione interna delle informazioni, eseguita in modo autonomo, con un sistema di controllo automatico ad anello, circoscritta in un contesto sociale e determinata sia dalla situazione vigente che da necessità interne. Per capire meglio gli errori in medicina critica, sono utili i seguenti presupposti:

- anche gli errori seguono la psico-logica di regolazione dell'azione umana. Ogni azione, anche sbagliata, è basata su un'intenzione e uno scopo. Il medico

ha commesso un errore, perché si è occupato prima dell'agente di polizia lievemente ferita invece dell'aggressore gravemente colpito. Questo non implica che il medico volesse esplicitamente danneggiarlo. Significa soltanto che le intenzioni alla guida delle sue azioni, non hanno attribuito la giusta priorità alle condizioni di salute e di sicurezza del ferito più grave. Il ritardo di trattamento è stato causato da altre intenzioni (come occuparsi dell'agente di polizia), che in quel momento erano più forti. Davanti a intenzioni concorrenti, il ruolo del controllo autonomo è molto forte nella scelta tra le varie possibilità per il medico. Il criterio principale di scelta non è necessariamente un criterio esterno, cioè visibile come le lesioni di un paziente. La necessità di soddisfare esigenze interne (ad es. essere gentile con una giovane donna) può essere altrettanto, o ancora più importante. Ovviamente, la decisione del sanitario era sbagliata dal punto di vista medico, eppure quest'errore è stato causato da una serie di normali processi psicologici;
- questo dato di fatto può essere largamente generalizzato: gli errori non nascono da meccanismi psicologici irrazionali o inadeguati, ma da processi psicologici normalmente utili. Errori e sviste seguono, proprio come le azioni corrette, le stesse leggi della regolazione psico-logica dell'azione;
- gli errori possono essere evitati. Nonostante siano radicati in processi psicologici normali, gli errori non sono una fatalità che dobbiamo per forza accettare. È possibile analizzare in anticipo le circostanze che facilitano e permettono gli errori (capitolo 3). Si possono progettare condizioni di lavoro e di organizzazione delle strutture sanitarie, in modo tale da evitare molti errori. Inoltre, sforzi consapevoli e un lavoro di gruppo efficace permettono spesso di superare errori provocati da una psico-logica sbagliata.

Prima di trattare altri dettagli sui processi psicologici implicati nella regolazione delle azioni, riassumiamo qui sotto le caratteristiche dell'azione umana:

- l'azione umana può essere pienamente compresa soltanto considerandone anche gli aspetti psico-logici;
- l'azione umana è il risultato di un insieme di processi biologici, psicologici e sociali;
- l'azione umana è influenzata dalla storia dello sviluppo umano (filogenesi), dallo sviluppo individuale (ontogenesi) e dal patrimonio culturale;
- l'azione umana è intenzionale e orientata verso uno scopo;
- a livello visibile, l'azione umana può essere descritta in termini di comportamenti e attività. I processi sottostanti (cognizione, emozioni, motivazioni), invece, non sono osservabili;
- l'azione può essere intesa anche come risultato di un'elaborazione di informazioni;
- le decisioni sbagliate sono psico-logiche e razionali; sono il risultato di un normale processo decisionale.

## 4.3 Motivazione

### 4.3.1 Dalle necessità alle intenzioni

#### 4.3.1.1 Bisogni, necessità e moventi

Gli esseri umani tentano di mantenere in equilibrio le proprie condizioni fisiologiche tra il livello reale effettivo e un livello nominale. Quando i meccanismi di regolazione interna non sono più in grado di equilibrare i fabbisogni fisiologici, questi vengono percepiti come necessità (Fig. 4.2; Bischof, 1985). Ad esempio, la fame è una necessità basata sul fabbisogno nutritivo. Non può essere soddisfatta dalle riserve del proprio corpo. La percezione di una necessità ("ho fame"), genera l'azione. Oltre alle esigenze fisiologiche, gli umani hanno anche necessità sociali e "informative" (ad es. conoscenze, prossimità, sicurezza; Dörner, 1999). Queste esigenze si basano sulla necessità di comprendere lo stato effettivo dell'ambiente circostante. Le esigenze sociali sono motivate dal desiderio di contatto sociale, di accettazione da parte degli altri e dall'impulso a influenzare l'ambiente circostante.

Un *movente* è un'esigenza, connessa con un obiettivo che sembra in grado di soddisfare una necessità basilare (Bischof, 1985). Tuttavia, per una qualunque esigenza possono coesistere diversi obiettivi, o modi adeguati per raggiungere l'obiettivo. Ad esempio, si può calmare la fame scegliendo di andare al bar, oppure mangiando la mela che si ha in tasca.

#### 4.3.1.2 Intenzioni

Tutte le attività umane nascono da moventi che si manifestano in comportamenti. "Intenzione" è un termine generale che racchiude il significato di varie parole utilizzate per indicare la tendenza all'azione (ad es. "desiderio", "scopo", "intento") (Dörner, 1984; Heckhausen e Kuhl, 1984). Le intenzioni rappresentano una miscela di vari moventi. Le persone tendono a voler soddisfare diverse esigenze allo stesso tempo e, di conseguenza, diversi moventi sono attivi contemporaneamente. Ad esempio, se decidete

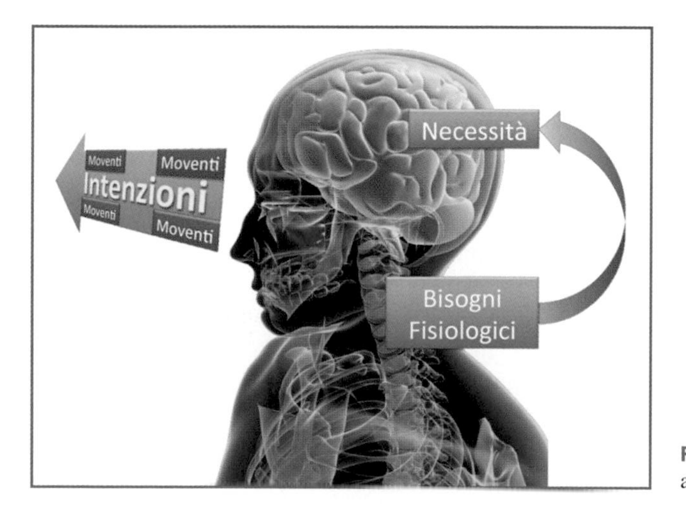


**Fig. 4.2** Dalla necessità all'intenzione

di andare al bar, può essere semplicemente perché avete fame, ma forse anche per incontrare colleghi, discutere e sentire le ultime novità. Un obiettivo per questo tipo di azione (andare al bar), è determinato da diversi moventi ma è chiamato semplicemente un'intenzione. Quindi un'intenzione è una miscela di moventi (Fig. 4.2). Le intenzioni nascono e cambiano continuamente, secondo lo stato fisiologico e psicologico attuale dell'organismo, e sono in concorrenza tra di loro (Dörner, 1999):

- gli esseri umani hanno esigenze fisiologiche e psicologiche;
- i moventi nascono da un obiettivo che sembra in grado di soddisfare una necessità;
- le intenzioni sono obiettivi orientati verso un'azione, determinate dalla mescolanza e dall'equilibrio tra vari moventi.

### Una soluzione per la concorrenza tra le intenzioni

Abraham Maslow (1943) ha proposto una nota teoria secondo la quale le necessità sono ordinate in graduatoria. La struttura di questa graduatoria consiste in cinque livelli di esigenze. In questo modello, schematizzato con una piramide, le esigenze fisiologiche più basilari sono in basso, mentre le necessità psicologiche (come l'autoconsapevolezza di sé oppure la preoccupazione per gli altri) sono poste più in alto. Quando le esigenze di base non sono garantite (ad es. un medico bisognoso di sonno), esiste sempre il pericolo che tali necessità abbiano un'influenza sorprendentemente più forte rispetto, ad esempio, a considerazioni sulla sicurezza dei pazienti. Per esempio, durante le guardie notturne non è raro indurre l'anestesia in pazienti per i quali non è stato rispettato il "tempo regolamentare di digiuno preoperatorio". La decisione di procedere con l'intervento è influenzata anche dalla necessità dell'anestesista di andare a dormire. Per fortuna, l'ordine di questa graduatoria di esigenze non è completamente immutabile. Tutti noi abbiamo vissuto situazioni in cui sentivamo molta fame o un bisogno urgente di andare in bagno, ma abbiamo continuato comunque a lavorare perché un paziente necessitava la massima attenzione.

Ovviamente, le esigenze sono in competizione l'una con l'altra e l'ordine di esecuzione non è completamente definito dalla loro posizione nel modello piramidale di Maslow. Accade invece che un complesso meccanismo di mediazione entri in gioco. Per capire tale meccanismo, è necessario ricorrere ad alcune altre teorie (Dörner, 1999; Kuhl, 1983). Davanti a una serie di necessità concorrenti, per scegliere quali esigenze soddisfare prima si tende a considerare la probabilità di soddisfare con successo ognuna di loro. Ogni intenzione è soppesata da un meccanismo interno che prende in considerazione, da una parte, la sua importanza e, dall'altra, una stima soggettiva della sua fattibilità. Questo processo di ponderazione è anche influenzato da fattori temporali. Se qualcosa non è importante, oppure non c'è nessuna possibilità che abbia successo, non sarà intrapresa nessuna azione. Il risultato di un calcolo interno che stabilisce la forza dell'esigenza e la possibilità di soddisfarla con successo sono i fattori decisivi per determinare quali azioni saranno esternate. In questo modo, l'intenzione posta in cima alla lista tende a inibire le altre. Inoltre, in situazioni nelle quali il tempo è limitato, anche il numero delle intenzioni è ridotto. Di conseguenza, intenzioni meno importanti perderanno la possibilità di manifestarsi come azioni (Dörner, 1999). Il fatto che alcuni compiti relativamente meno importanti come telefonate, compilazione di documenti e altri lavori minori ci sfuggano spesso dalla mente, ha meno a che fare con le dimenticanze, che con la dinamica delle intenzioni. Quando accade nella vita quotidiana, le conseguenze di questa competizione tra le nostre intenzioni sono piuttosto banali (ad es. si riceverà una lettera di richiamo per una bolletta non pagata). Ma in situazioni critiche, il peso relativo di un'intenzione può diventare una questione di vita o di morte. Questi fenomeni sono ancor più sconcertanti quando entrano in gioco intenzioni apparentemente irrilevanti (ad es. il bisogno di mantenere un senso di competenza può diventare più importante dell'intenzione di risolvere un problema clinico acuto). Anche se possono sembrare difficili da capire o accettare, perché apparentemente irrazionali, rappresentano un problema rilevante in ambiente clinico, specialmente in medicina critica.

### 4.3.2 Valutazione globale di competenza e necessità di controllo

Quando si mette in atto un'intenzione, si agisce seguendo una serie di moventi specifici. Allo stesso tempo, in ogni intenzione è racchiusa un'altra potente e indipendente necessità: quella di provare un senso di competenza. Gli psicologi la chiamano anche necessità di controllo. Sentiamo l'esigenza psicologica di poter influenzare l'ambiente circostante, secondo i nostri propri obiettivi (Bandura, 1977; Flammer, 1990; Dörner, 1999). Vogliamo sapere con certezza ciò che accade intorno a noi; cerchiamo chiarezza e sicurezze in merito a sviluppi futuri.

Soggettivamente, il nostro giudizio interiore e globale di competenza appare, a seconda del caso, come la sensazione di essere all'altezza della situazione, oppure come un senso di impotenza e paura. Una situazione può apparire impegnativa in due modi. Può essere considerata accessibile alle proprie capacità operative (sensazione di fiducia e competenza) oppure percepita come troppo difficile per le proprie forze (senso di impotenza, frustrazione e incompetenza). L'impotenza è la sensazione soggettiva dell'incapacità di influenzare adeguatamente il proprio ambiente e costituisce una minaccia percepita contro la psiche umana e il proprio benessere (Seligman, 1975).

La sensazione di competenza di una persona nasce dal suo stato attuale di competenza. Quando tale sensazione inizia a diminuire, davanti alla realtà di dover fronteggiare una situazione nella quale le capacità del clinico diventano potenzialmente insufficienti, emerge il movente del controllo. A causa della sua forza inerente, questo movente spesso "vince" il confronto con gli altri. Di conseguenza, il comportamento non è più governato da obiettivi esplicitamente relativi al paziente, ma da un impulso subcosciente che induce il clinico a riconquistare il proprio senso di competenza.

Per riassumere:

- il concetto di movente per la necessità di controllo e il senso di competenza esprime il desiderio che ha ogni essere umano di ottenere chiarezza sulla situazione attuale, certezze su sviluppi futuri e la capacità di influenzare l'ambiente secondo obiettivi propri;
- il senso di competenza rappresenta la percezione che ha ognuno di noi delle proprie capacità di controllare gli eventi;

- l'esigenza di competenza diventa l'impulso predominante nel processo decisionale quando il senso di competenza è minacciato dagli eventi;
- in situazioni complesse e dinamiche, il comportamento è sempre orientato alla riduzione dell'incertezza e al ripristino del controllo;
- le situazioni di emergenza in ambiente critico sono esempi tipici di eventi dinamici e poco chiari allo stesso tempo, durante i quali i clinici hanno grandi difficoltà a controllare gli avvenimenti. Di conseguenza, la percezione di controllo della situazione diminuisce e il senso di competenza può essere messo in discussione. Quando ciò accade, l'operatore tenta di contrastare il senso d'incapacità e riacquistare il controllo. Queste pulsioni sono così forti che il soggetto manifesterà l'intenzione predominante, anche subconsciamente, di riacquistare la fiducia in sé e il senso di controllo. Il successo di questi sforzi dipenderà dalle sue capacità, dalla fiducia nelle proprie risorse e in quelle dell'équipe coinvolta.

#### 4.3.2.1 Valutazione di competenza errata

La fiducia nelle proprie capacità è talvolta piuttosto fuorviante. Questo è particolarmente vero nelle situazioni complesse. La valutazione soggettiva di competenza e quella sul reale controllo della situazione possono essere sbagliate in modo significativo. Ad esempio, se un medico sovrastima la sua capacità di affrontare un'emergenza, sarà più probabile che corra maggiori rischi a causa dell'impressione (errata) di essere all'altezza della situazione. D'altra parte, se un operatore sottostima la propria competenza, tenderà ad agire in modo difensivo e a trattenersi dal prendere decisioni utili o necessarie.

#### 4.3.2.2 La razionalizzazione che difende la competenza

Una situazione complessa, associata alla prospettiva di scarse probabilità di successo, tenderà a diminuire il senso di competenza dell'operatore e a far emergere la necessità di ripristinare il controllo. Il movente della competenza diventerà allora il principale fattore nel guidare i suoi comportamenti. Normalmente, il primo passo consiste nel fare le cose che egli conosce meglio o che si sono rivelate utili in situazioni paragonabili. Il problema, però, è che l'operatore può diventare inconsciamente più impegnato a ristabilire il suo senso di competenza, che a risolvere realmente il problema del paziente. In una simile condizione, si tende ad accettare solo le informazioni che non creano confusione e che non contraddicono né la propria visione della situazione, né la fiducia in questa visione. La conseguenza, spesso negativa, di questo processo è che soltanto le informazioni che confermano il modello corrente della situazione sono prese in considerazione, mentre tutte le altre vengono ignorate (*confirmation bias*; capitolo 6).

La percezione di un fallimento imminente tende a peggiorare l'incertezza. In quel caso, la protezione del senso di competenza diventa l'intenzione dominante. Le azioni sono scelte, non per il bene del paziente, ma per la propria difesa. La valutazione della situazione critica, basata su argomenti obiettivi, diventa un fatto secondario. Questa "razionalizzazione che difende la competenza" (Strohschneider, 1999) conduce agli errori, perché mette in atto azioni sbagliate o non ottimali dal punto di vista della sicurezza del paziente, con l'unico scopo di proteggere il senso di controllo e di fiducia (Fig. 4.3).

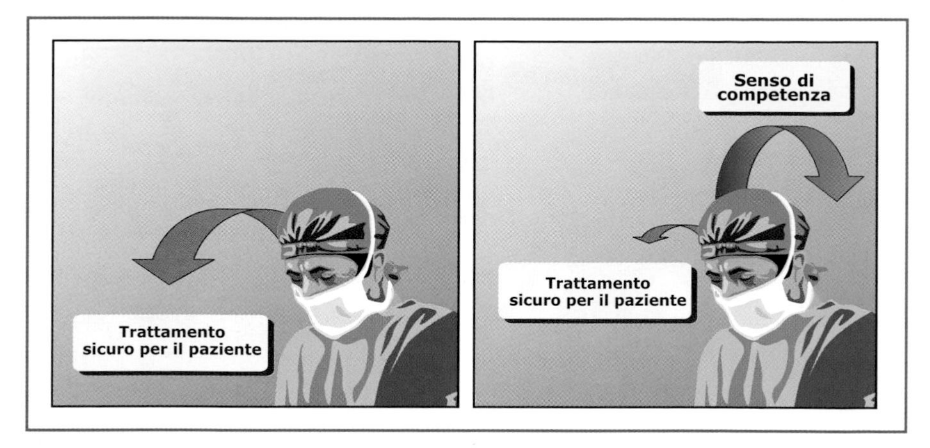


**Fig. 4.3** La razionalizzazione difende le competenze. Normalmente, l'obiettivo principale per ogni sanitario è di garantire un trattamento sicuro al proprio paziente (*sinistra*); eppure, di fronte a problemi apparentemente irrisolvibili (*destra*), gli operatori tenteranno di proteggere o riacquistare il senso di competenza. Di conseguenza, il movente di competenza può anche prevaricare rispetto alla scelta di un trattamento sicuro per il paziente

## 4.4 Emozioni

Oltre alle intenzioni e alle motivazioni, anche le emozioni hanno un ruolo importante nel regolare l'azione umana.

### 4.4.1 Cosa sono le emozioni e i sentimenti?

Un'interpretazione comune considera le emozioni come qualcosa di indipendente dal pensiero razionale, percepito a livello istintivo e viscerale. Sembra che esista, in alcuni ambienti accademici della medicina, un lodevole tentativo di arrivare a un approccio medico libero da emozioni. Questo non è possibile. Si possono concettualizzare le emozioni come una parte del nostro sistema di elaborazione delle informazioni; le emozioni sono una specie di "pensiero accanto al pensiero cosciente". Le emozioni costituiscono una valutazione rapida, subconscia e olistica di una situazione o di un evento. Questo processo è automatico e molto veloce, essendo in grado di elaborare una quantità di informazioni maggiore rispetto alla percezione cosciente (capitolo 5). Questa "valutazione situazionale integrata" include sempre una componente edonistica, che accompagna un'attivazione fisiologica: cerchiamo sempre il piacere e tentiamo di evitare situazioni sgradevoli (Fig. 4.4) (Scherer e Ekman, 1984; Dörner, 1999). La valutazione situazionale (con l'attivazione e piacere/dispiacere) è percepita come emozione.

Se la valutazione emotiva di una situazione risulta diversa da quella cognitiva, siamo colti da un senso di confusione, dal momento che il livello viscerale invia un messaggio diverso rispetto al pensiero razionale. Questo accade semplicemente

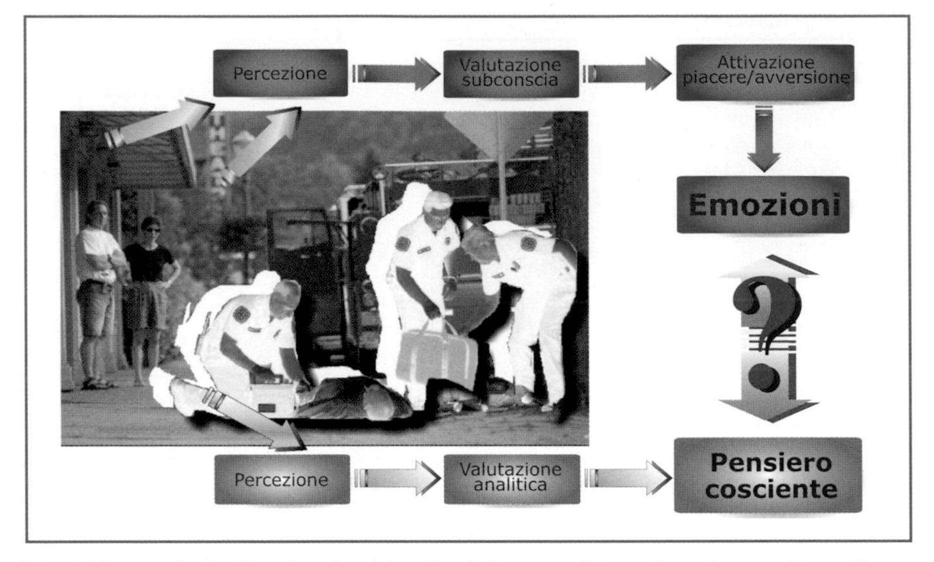


**Fig. 4.4** Le emozioni nella valutazione situazionale integrata. Mentre il pensiero cosciente affronta una situazione d'urgenza in modo analitico, la valutazione emotiva elabora una quantità maggiore di informazioni e conferisce all'evento le sue specifiche sfumature percettive, contribuendo a una più approfondita comprensione della situazione stessa

perché le emozioni elaborano informazioni diverse (e in quantità maggiore) rispetto al ragionamento cosciente.

Non appena percepite, le emozioni sono suscettibili di ulteriori elaborazioni, come qualsiasi altro dato (capitolo 5). L'origine delle emozioni è analizzata e la loro intensità modulata, prendendo confidenza con il loro significato e imparando a incorporare il dato emotivo nel processo decisionale.

I sentimenti si accompagnano sempre al comportamento e possono anche diventare un obiettivo nell'azione. Ad esempio, una decisione può essere ritardata perché vogliamo evitare il senso di fallimento, oppure un'azione può essere intrapresa perché anticipiamo un senso di vittoria.

Nelle situazioni in cui le risorse cognitive sono eccessivamente sollecitate o in qualche modo inadeguate, gli esseri umani cambiano a favore di un comportamento guidato dalle emozioni (Spering et al., 2005). In situazioni simili, le valutazioni emotive non sono più l'oggetto di riscontri con un'analisi cosciente dei fatti. Da una parte, si scelgono soluzioni veloci e rischiose, senza possibilità di riflessione. I problemi vengono eccessivamente semplificati e le soluzioni considerate soddisfacenti, solo perché "fanno stare bene". Questo può condurre a decisioni inadeguate, se l'obiettivo subconscio diventa il mantenimento del senso di competenza oppure una fuga dalle emozioni negative. D'altra parte, quando un clinico molto esperto si lascia guidare dalle emozioni, può anche diventare un modo corretto ed efficace di intraprendere una serie di azioni (Zsambok e Klein, 1997).

### 4.4.2 Emozioni e regolazione dell'azione umana

Oltre a fornire una valutazione olistica delle situazioni, le emozioni possono anche essere considerate come parte di un sistema di regolazione che prende in esame due aspetti della realtà: l'incertezza dovuta all'imprevedibilità dell'ambiente circostante e il livello stimato di efficienza necessario per fronteggiare i problemi (competenza) (Belavkin e Ritter, 2003). Questo sistema di regolazione modula alcuni parametri che influenzano la scelta delle nostre azioni (Dörner, 1999). Tra i parametri influenzati dalle emozioni, si possono elencare:

- la prontezza all'azione (essere vigili);
- i limiti per selezionare un comportamento o percepire determinati stimoli;
- il grado di separazione tra processi emotivi e cognitivi;
- il livello percepito di fattori esterni che facilitano o inibiscono l'azione.

L'esperienza quotidiana dimostra che il modo con cui si esegue un compito dipende molto dallo stato emotivo dell'operatore (ad es. una cosa fatta con calma o rabbia può sembrare completamente differente). Un modo "iroso" di agire sarà pertanto caratterizzato da maggiore eccitazione, inferiore valutazione cognitiva sulle azioni, scarsa pianificazione e riflessione incompleta sulle possibili modalità operative.

#### 4.4.2.1 Attivazione

Alcuni sentimenti (ad es. rabbia, gioia, paura) possono agire sulle persone come stimolo. Questo fenomeno, anche noto come sindrome simpatica non specifica, aumenta la prontezza nell'esplorare l'ambiente e nel prepararsi all'azione. I sensi stanno all'erta, aumentano il tono muscolare, la pressione arteriosa, la frequenza cardiaca e quella respiratoria (capitolo 9). Altri sentimenti invece, come tristezza o disperazione, diminuiscono il livello di attivazione.

#### 4.4.2.2 Grado di risoluzione

Secondo la situazione emotiva, un processo cognitivo (ad es. percezione, pensiero) può svolgersi con vari gradi di risoluzione rispetto alle condizioni normali e, quindi, con precisione variabile. Con "grado di risoluzione" si intende il livello di differenziazione e di discriminazione tra le dimensioni cognitive e percettive. Si possono valutare i fatti in un modo accurato e minuzioso, oppure semplicemente considerando gli aspetti salienti di una situazione. L'efficacia con cui i fattori ambientali vengono scomposti e presi in esame nel processo decisionale dipende dalle emozioni (attraverso il livello di attivazione), dall'importanza della situazione e dalle limitazioni temporali (valutate soggettivamente). Per il clinico, la conseguenza sta nelle varie influenze che i nostri sentimenti procurano. All'estremo, si può sviluppare un quadro della situazione troppo superficiale oppure troppo dettagliato e onnicomprensivo. Ad esempio, nel caso di una particolare avversione per un compito, il grado di risoluzione sarà diminuito e la percezione obiettiva della realtà soltanto grossolana, per cui è probabile che la prestazione sia superficiale.

#### 4.4.2.3 Selezione del comportamento: concentrazione

Le emozioni influenzano la frequenza con la quale cambiano le intenzioni e varia l'intensità delle azioni. Un forte eccitamento aumenta la soglia di selezione, sopra la quale un movente alternativo riesce a sostituire un movente principale e diventare, a sua volta, l'elemento che guida maggiormente l'azione. Se la soglia di selezione è elevata, le persone tenderanno ad aderire in modo più costante al proprio compito, senza distrarsi. Se tale soglia aumenta ulteriormente, può raggiungere un livello al quale non è più possibile reagire a stimoli esterni (ad es. l'allarme di un monitor oppure i richiami di altri membri dell'équipe non riescono a penetrare questo "muro di concentrazione"). Di conseguenza, come visto nel nostro caso clinico, "il medico è partito in solitaria". Finché predominava la sua preoccupazione per l'agente di polizia, il medico d'urgenza ha preso in considerazione soltanto la donna, trascurando il secondo paziente per troppo tempo. Come detto prima, però, questo comportamento non nasce da un problema di dimenticanza ma dalla presenza di intenzioni concorrenti. Per contro, quando le persone provano un senso di impotenza, oppure hanno l'impressione di non essere all'altezza di un problema, la soglia di selezione per le azioni è diminuita. Nella speranza di determinare qualche cambiamento, tenteranno qualsiasi cosa venga loro in mente.

#### 4.4.2.4 Esteriorizzazione del comportamento

Le emozioni influenzano in quale misura l'attenzione si focalizza su eventi esterni oppure su processi cognitivi interni (riflessione, pianificazione). In questo modo, le emozioni hanno un impatto primario nel determinare quanto il comportamento di una persona è guidato dagli eventi oppure segue processi cognitivi. Ad esempio, persone arrabbiate o impaurite si focalizzeranno sullo stimolo iniziale e il modo per liberarsene, invece di concentrare il proprio pensiero sul problema principale: alzare la voce con gli altri invece di porre le giuste domande può essere una conseguenza dell'esteriorizzazione.

## 4.5 Conoscenze, memoria e apprendimento

### 4.5.1 Conoscenze e schemi

Le nostre conoscenze sono costituite da ciò che impariamo e dall'esperienza; non sono immagazzinate come frammenti di informazioni senza rapporto, ma in piccole entità significative, i cosiddetti "schemi" (Selz, 1913; Bartlett, 1932). Gli schemi sono un insieme di dati tra loro collegati e strutturati, immagazzinati nella rete neuronale del cervello. Essi contengono informazioni basate sulla regolarità percepita del mondo circostante e sulle esperienze personali con l'ambiente (Cohen, 1989). Gli schemi sono all'origine di ogni aspetto delle conoscenze e delle capacità umane: danno una struttura alle impronte sensoriali (*conoscenze sensoriali*), codificano le informazioni generiche riguardanti i nostri rapporti con l'ambiente esterno ("sapere come"; *conoscenze procedurali*) e rappresentano i concetti per la descrizione di oggetti, fatti o procedure ("sapere cosa"; *conoscenze dichiarative*, vedi Anderson, 1996).

Inoltre, gli schemi comprendono attese riguardanti la stabilità o variazioni del nostro ambiente: tendiamo a percepire una situazione non solo in conformità a modelli di stimoli momentanei, ma anche secondo le aspettative su possibili sviluppi della situazione (*orizzonte delle aspettative*; capitolo 8). Le aspettative sono talvolta così forti che possiamo perfino "vedere" oppure "sentire" cose che attendiamo, come la conferma di un ordine, anche se non accadono; questo soltanto perché ci aspettiamo di vederle o di sentirle. A causa di questa funzione interpretativa e inferenziale degli schemi accadono prevedibili errori di memorizzazione. Esiste una forte propensione a organizzare la propria visione del mondo o di una situazione, secondo i caratteri generali delle passate esperienze personali. Questa particolare caratteristica degli schemi gioca un ruolo primordiale nel funzionamento della percezione umana (capitolo 5).

Gli schemi sono strutture cognitive generiche di prim'ordine, all'origine di ogni aspetto e organizzazione delle conoscenze e delle capacità umane.

Le conoscenze procedurali codificate negli schemi sono alla base del nostro comportamento. Consistono in cicli di regole "se-allora", ripetutamente confrontati con aspettative sulla situazione e sull'esito delle proprie azioni (schemi di azione). La logica interna funziona nel modo seguente: "Considerata la situazione A, l'azione B sarà intrapresa e il risultato sarà la situazione C (o qualcosa di simile)". Quando diversi schemi d'azione sono collegati in sequenza, il risultato si chiama programma comportamentale o *script* (Schank e Abelson, 1977). Una persona tende ad accumulare una serie di procedure cognitive e comportamentali di successo, sotto forma di programmi comportamentali. Queste si presentano come sequenze di percezione, classificazione, valutazione e decisione. L'intera catena di un programma cognitivo può essere attivata senza sforzi in una situazione attinente, ma si può anche adattare la sequenza delle varie fasi per modificarla secondo le necessità del momento. Alcuni programmi comportamentali tipici e comuni per medici, infermieri o paramedici sono ad esempio la rianimazione cardiopolmonare, l'inserimento di accessi venosi o l'intubazione orotracheale.

### 4.5.2 Memoria

Con questa breve e approssimativa descrizione degli schemi abbiamo presentato un modello semplice della memoria umana (per una rassegna generale, vedi Anderson, 2004; Dörner, 1984; Dörner, 1999): la conoscenza è sempre formata da schemi registrati nelle reti neuronali. Essa funziona attraverso le interrelazioni tra percezioni sensoriali, programmi motori e moventi, per generare un programma comportamentale. I dati memorizzati sono connessi in un modo associativo, che permette un reperimento veloce ed efficiente delle informazioni più rilevanti.

In conseguenza di queste interrelazioni, la memoria umana è *attiva* e adattativa. La nostra memoria non è come un computer, dove le informazioni sono registrate sul disco rigido e recuperate in modo completo e invariato quando necessario. Invece, i concetti memorizzati sono costantemente risistemati o riorganizzati secondo le effettive necessità e le circostanze generali; perciò, la nostra memoria contiene più ricostruzioni che precisi ricordi dei fatti. Il momento o il modo in cui si ricorda un'informazione dipendono molto dalle precedenti interazioni con l'ambiente, le emozioni e la situazione attuale. Anche le abitudini possono influenzare la memoria. Gli schemi più frequentemente attivati sono facilmente disponibili e si possono riattivare più velocemente.

La memoria umana non è un'entità precisamente localizzabile nel cervello. La maggior parte degli studiosi concorda sul fatto che vi siano diverse funzioni di memorizzazione, localizzate in zone differenti del cervello (vedi Fig. 5.4; per una rassegna generale: Anderson, 2004; Wickens, 1992). Ad esempio, i dati sensoriali (vedi capitolo 5) sono conservati solo per tempi molto brevi. Tuttavia, i contenuti di queste informazioni sensoriali possono essere ulteriormente elaborati e diventare percezioni rilevanti, per essere trasferiti alla memoria di lavoro immediata, o anche verso la memoria a lungo termine. Il pensiero è possibile soltanto attraverso la comparazione dell'esperienza presente con quelle precedenti. Dobbiamo per questo accedere sia alle informazioni durevoli della memoria a lungo termine, che a percezioni sensoriali soltanto momentaneamente disponibili. Gli elementi memorizzati e attivi in un dato momento si trovano nella memoria di lavoro. Questa memoria di lavoro non è un'entità funzionale distinta, ma comprende gli schemi momentaneamente attivi. Nel cervello avvengono molte interazioni complesse durante il processo di elaborazione tra il suggerimento legato a una situazione (o uno stimolo) e la risposta comportamentale. Nel capitolo 5 si discutono più in dettaglio le interazioni fra conoscenze conservate nella memoria a lungo termine, percezioni da stimoli sensoriali e pensiero generato nella memoria di lavoro.

Per registrare le esperienze nella memoria a lungo termine, gli esseri umani sono dotati di una "funzionalità protocollo" per gli eventi. Questa memoria protocollo (Dörner, 1999) tiene traccia delle operazioni mentali in corso e filtra i dettagli importanti o più rilevanti rispetto al "rumore di fondo" irrilevante. Può essere sorprendente il fatto che tra i principali criteri che portano a considerare qualcosa "importante o rilevante" si ritrovino fattori legati al successo o al piacere. Queste cose tendono quindi a prevalere nella memoria a lungo termine. D'altra parte, quei fattori valutati come associati a insuccessi o esperienze spiacevoli sono considerati come non importanti o meno rilevanti. Perciò, tendono a non essere conservati nella memoria a lungo termine. Con tali criteri prevalenti di selezione, si può vedere quanto la memoria umana non funzioni tramite una logica strumentale, ma in modo "psico-logico". La semplice selezione che avviene attraverso questi pochi criteri è sufficiente ad ampliare notevolmente il repertorio delle esperienze e delle azioni umane. Le cose irrilevanti sono presto dimenticate.

### 4.5.3 Apprendimento

L'apprendimento è inseparabile dalla memoria: imparare significa ampliare la gamma di schemi procedurali e comunicativi, che rappresentano conoscenze e scelte comportamentali a nostra disposizione. Impariamo in continuazione; ogni azione, ogni osservazione considerata "rilevante" o "piacevole" è registrata nella nostra memoria, perfeziona la qualità e aumenta la quantità degli schemi disponibili.

Esistono molte teorie sull'apprendimento (per una rassegna generale: Lefrancois, 2005), ma quando si tratta di imparare un comportamento nuovo, prevale una caratteristica sulla quale concordano quasi tutti gruppi di ricerca.

L'esperienza determina i nostri comportamenti e le nostre motivazioni. Le conseguenze delle nostre azioni hanno un forte impatto sulle azioni successive. Se un certo comportamento conduce al successo o genera emozioni piacevoli, tenderemo a ripeterlo qualora si presentino nuovamente circostanze attinenti. Gli psicologi definiscono questa retroazione positiva con il termine di *rinforzo*. Analogamente, si tende a evitare di ripetere azioni che hanno avuto un esito infruttuoso o spiacevole. Questo dimostra che i processi cognitivi come l'apprendimento dipendono dalle motivazioni. Oltre alla ricerca del piacere e l'evitamento del disagio, anche la necessità di sicurezza e di un senso di competenza rappresentano motivazioni per l'apprendimento.

Gli umani, essendo creature sociali, sono capaci di imparare semplicemente attraverso l'osservazione delle azioni altrui e le loro relative conseguenze. In ambiente sanitario, i principianti imparano osservando i loro colleghi più esperti e ascoltando i compagni di lavoro. Oltre all'apprendimento di nozioni e procedure mediche, i principianti tendono anche ad assimilare la cultura organizzativa del posto di lavoro. Imparare "come le cose si fanno in un determinato posto" aiuta le persone a integrarsi nella cultura organizzativa (vedi capitolo 15).

### 4.5.4 Pensiero

Il "pensiero" comprende tutte le più alte funzioni cognitive che regolano il comportamento umano a livello di pianificazione, previsione e processo decisionale. Nonostante le sue capacità operative molto elevate, il pensiero rimane una risorsa limitata perché in pratica utilizza il linguaggio e quindi funziona in un modo sequenziale. Una persona può pensare una sola cosa alla volta.

Pensare implica interpretare e ordinare le informazioni in corso di elaborazione (Selz, 1913 e 1922; Guilford, 1967; Klix, 1971; Dörner, 1976 e 1999). Interpretare e dare priorità alle informazioni consiste nel riconoscere e identificare (capitolo 5), valutare, concettualizzare, trarre conclusioni, pianificare e prendere decisioni. Tutte queste operazioni cognitive sono eseguite con l'aiuto di schemi costruiti, risistemati, corretti e correlati in modo da aiutarci a capire il senso del mondo circostante.

È possibile pensare senza il linguaggio. Si tratta di associare schemi secondo la loro attinenza emotiva. Il pensiero *analitico,* però, è dipendente dal linguaggio: costituisce di conseguenza un modo operativo relativamente lento e sequenziale, perché si può richiamare alla mente soltanto un pensiero alla volta (capitolo 6). Inoltre è richiesta attenzione (capitolo 8), una risorsa anch'essa limitata. Questo è particolarmente evidente durante un'emergenza medica; sembra non sia mai sufficiente per gestire tutto! Il pensiero basato sul linguaggio utilizza le parole. Una particolarità che ci aiuta ad analizzare più velocemente gli eventi è la suddivisione delle conoscenze in elementi di ordine superiore e inferiore. L'organizzazione delle conoscenze è un elemento essenziale per la loro fruibilità (Klix, 1971). Il pensiero associativo (basato sulle emozioni) e il pensiero analitico (basato sul linguaggio) lavorano insieme per risolvere i problemi complessi. Un'idea può emergere da un'associazione ed essere in seguito analizzata per il suo significato.

### 4.5.5 Metacognizione: pensare di pensare

Il pensiero può essere rivolto a se stesso. Possiamo analizzare e valutare i nostri processi mentali. Il termine metacognizione indica la capacità dell'individuo di osservare i propri processi cognitivi, distanziarsi e "pensare al proprio pensiero". Questo concetto è stato inizialmente sviluppato negli anni '70 nell'ambito della psicologia educativa, da parte di John Flavell (Flavell, 1979). Si riferisce a un più alto livello di pensiero, che implica un controllo attivo e una regolazione dei processi cognitivi utilizzati nell'apprendimento. Non appena il medico d'urgenza del nostro caso clinico arriva sul luogo dell'incidente, inizia a riflettere su quello cui va incontro. Dapprima comincia con gli indizi situazionali già facilmente evidenti e in seguito inizia a cercare altre informazioni: "So già abbastanza sulla situazione e sul paziente? C'è qualcos'altro che devo ancora sapere per trarre conclusioni corrette?" La metacognizione ha un ruolo cruciale nello sviluppo di un'adeguata consapevolezza della situazione circostante. Quando, all'indomani del suo intervento, il medico d'urgenza si chiede "Come sono arrivato alle mie decisioni? Perché ho gestito il paziente in quel modo? Perché non ho pensato a certi problemi prima?", intraprende un'attività metacognitiva e ha l'opportunità di chiarire almeno alcuni moventi delle proprie azioni. Questo può aiutarlo a capire la "psico-logica" del suo processo decisionale e valutare l'efficacia delle sue azioni. Se riflette sulla strategia applicata nella gestione inizialmente riuscita (nonostante il ritardo) del paziente gravemente ferito, può identificare gli schemi comportamentali più validi. La metacognizione è stata descritta come una delle caratteristiche peculiari dell'intelligenza umana adulta. Essa distingue il pensiero dell'adulto da quello del bambino e il pensiero di un esperto da quello di un principiante.

La Tabella 4.1 riassume gli elementi essenziali della metacognizione che caratterizzano l'esperto.

## 4.6 Comportamenti pericolosi

Un modello comportamentale frequentemente ritrovato, dopo analisi approfondite degli incidenti, è rappresentato dall'attitudine inadeguata di un soggetto nei confronti della sicurezza e del rischio. La combinazione di una situazione a rischio o pericolosa con un atteggiamento sbagliato è spesso un fattore contribuente nei disastri aeronautici e negli incidenti in campo sanitario. Questi elementi illustrano la suddetta "psico-logica" del comportamento umano, costituita da un'interazione di cognizioni, emozioni e motivazioni: gli atteggiamenti si possono considerare come una miscela di valutazione della situazione (cognizione), risposta emotiva (emozione) e impulso all'azione (motivazione; Hovland e Rosenberg, 1960). Le cognizioni alla base di un certo comportamento hanno forti implicazioni emotive. Questi forti elementi emotivi rendono

**Tabella 4.1** Caratteristiche principali della metacognizione (da Klein, 1988)

| La metacognizione ci permette di… | |
|---|---|
| … vedere la situazione nel suo insieme | Gli esperti sono capaci di arrivare a una consapevolezza situazionale superiore e di sentire il momento in cui si rischia di perdere la visione d'insieme. Riescono a percepire precocemente questo calo di consapevolezza e procedere con gli adattamenti necessari. Hanno la capacità di distanziarsi da eventi intermedi e riflettere globalmente sulla situazione e le sue varie ramificazioni. |
| … selezionare una strategia adeguata | I sanitari sono confrontati con una vasta gamma di problemi clinici e una grande quantità di possibili reazioni. Gli esperti possono riflettere sui propri pensieri e selezionare strategie differenti o innovative. Queste strategie includono il modo in cui si prendono le decisioni, dove concentrare l'attenzione, come migliorare il lavoro di gruppo e ridurre il carico complessivo. Inoltre, gli esperti sono in grado di procedere a un continuo processo di rivalutazione dei loro errori cognitivi. |
| … percepire le limitazioni imposte dalla memoria | Gli esperti sono consapevoli dei limiti imposti dalla propria memoria (che sia memoria di lavoro o a lungo termine), decisivi per definire il carico cognitivo sostenibile. Possono stimare il proprio livello di vigilanza e la capacità di concentrazione, che hanno entrambi ripercussioni sulla memoria. Alcuni di questi limiti si possono superare con ausili cognitivi esterni, che riducono il carico sulla memoria. |
| … esercitare l'autocritica | Gli esperti sanno che l'eccessiva fiducia può condurre a errori gravi. Hanno una capacità di riflessione sulle proprie decisioni e sono disponibili a riesaminarle alla luce di informazioni nuove o suggerimenti dai loro collaboratori. Le prestazioni erogate dagli esperti hanno, rispetto a quelle dei principianti, una variabilità minore; di conseguenza, riescono a capire quando e perché ottengono un risultato non ottimale. Inoltre, l'esperienza consente loro di valutare in anticipo le debolezze o errori in un piano d'azione. |

difficile per le persone la verbalizzazione e quindi l'accesso a un livello di consapevolezza e riflessione (metacognizione). Inoltre, i comportamenti pericolosi sono sospinti da particolari motivazioni. Essi non nascono come fulmini a ciel sereno, ma sono sviluppati e affinati per adattarsi alle proprie intenzioni. Sono stati identificati cinque comportamenti tipicamente pericolosi, che possono spiegare modelli di risposta in contrasto con la sicurezza (Jensen, 1995). Ognuno di questi fa notare una diversa motivazione:

- il *comportamento "da macho"*: si ritiene che le azioni coraggiose rafforzino il proprio senso di competenza (in particolare quando si è osservati da altri collaboratori);
- la scelta di un *comportamento anti-autoritario*, è per l'individuo una sfida verso le regole o l'autorità, perché non riesce a sopportare il peso di un controllo esercitato da altre persone;

- un *comportamento dominato dall'impulsività* è fondato sull'incapacità di considerare le varie opzioni prima di intraprendere un'azione. Per le persone impulsive, "fare qualcosa, presto" sembra comunque meglio rispetto a lasciare del tempo per la riflessione;
- *l'invulnerabilità* è riferita a una persona che si considera sostanzialmente *invulnerabile*. Questi soggetti ritengono che non possano succedere loro disgrazie; gli incidenti accadono ad altri, meno svegli o meno capaci;
- un senso di *rassegnazione* induce le persone ad arrendersi rapidamente davanti a una situazione difficile. Questi soggetti hanno l'impressione di avere uno scarso controllo sull'esito di una situazione difficile. Spesso non intraprendono alcuna azione; si aspettano l'aiuto di altri.

La Tabella 4.2 mostra i comportamenti pericolosi e alcuni "pensieri antidoti" che dovrebbero contrapporvisi, introducendo delle risposte mentali positive per ogni situazione. Quando una persona si accorge di avere pensieri pericolosi, dovrebbe semplicemente rammentare l'antidoto (Jensen, 1995). Il limite principale nel tentare di cambiare atteggiamento, è che necessita una capacità di introspezione acquisita solo con l'addestramento oppure, ancor più difficilmente, sul campo. Cambiare atteggiamento è possibile, soltanto se si è capaci e disposti a valutare i propri pensieri. Purtroppo, questi comportamenti pericolosi nascono più spesso dalla mancanza di opportunità formative o dall'incapacità a compiere una riflessione autovalutativa. In tal caso, si può migliorare la sicurezza del paziente soltanto se altri membri di un gruppo di lavoro sono in una posizione che permette loro di affrontare i comportamenti altrui con una critica costruttiva (capitolo 11). Il commento di un collega di lavoro può agire come stimolo esterno per la riflessione. La componente comportamentale nel discernimento umano è sensibile agli interventi educativi; l'allenamento e la riflessione sulle proprie azioni durante la formazione dovrebbe quindi diventare parte della cultura organizzativa orientata alla sicurezza (capitolo 15).

**Tabella 4.2** Cinque tipi di comportamenti pericolosi, con i loro pensieri "antidoti" (da Jensen, 1995)

| Comportamento | Pensiero in situazioni critiche | "Antidoto" |
|---|---|---|
| Macho | Posso farlo, adesso vi faccio vedere io! | È sciocco mettersi in mostra. |
| Anti-autoritario | Non devi dirmi tu quello che devo fare! | Devo stare alle regole, sono previste per tutti e possono aiutarmi... |
| Impulsività | Devo farlo adesso, non c'è tempo. | Non così presto, pensaci prima. Riflettere un po' prima di agire è sempre tempo ben utilizzato. |
| Invulnerabilità | Non mi accadrà mai nulla. | Può succedere anche a me. Chiunque, proprio come me, può avere un incidente. |
| Rassegnazione | A che cosa serve provare? | Posso sempre fare la differenza, quindi i miei sforzi non sono mai futili. |

## 4.7 "Principi del comportamento umano": in poche parole

- Il comportamento umano non segue esclusivamente ragionamenti logici, ma una sua caratteristica "psico-logica".
- La "psico-logica" implica che l'interazione di un soggetto con l'ambiente sia sempre il risultato di una complessa azione reciproca con le sue cognizioni, emozioni e motivazioni.
- Questa regolazione dell'azione umana è parzialmente autonoma, cioè un processo che avviene senza controllo cosciente.
- Ogni azione è motivata e destinata a soddisfare una o più necessità. Oltre alle necessità basilari che garantiscono la sopravvivenza (bisogni fisiologici, sicurezza), esistono moventi sociali (vicinanza, affiliazione) e informativi (competenza, curiosità, estetica).
- Le emozioni sono una parte importante nella valutazione integrata della situazione eseguita da una persona. Si possono descrivere come elementi modulanti dei parametri che regolano l'azione umana (prontezza, concentrazione, grado di risoluzione e livello di esteriorizzazione).
- La cognizione è fondamentalmente basata sul linguaggio e funziona con l'ausilio dei contenuti di memoria organizzati in schemi.
- La memoria è più di un semplice archivio di dati. È il nostro "banco di lavoro" mentale, il luogo dal quale emerge la nostra consapevolezza cosciente. La memoria gioca un ruolo essenziale nella nostra interazione cosciente con l'ambiente.
- Il processo di apprendimento espande gli schemi procedurali e dichiarativi, che rappresentano le nostre conoscenze e scelte comportamentali.
- Il principio più importante dell'apprendimento è il seguente: se il risultato di un'azione ci fa sentire bene, tendiamo a ripeterla. Nel caso contrario proveremo a evitarla.
- La metacognizione descrive un concetto secondo il quale ogni individuo è capace di esaminare i propri processi cognitivi, distanziarsi e "pensare al proprio pensiero".
- La metacognizione è una delle caratteristiche dell'intelligenza umana evoluta, distingue il pensiero dell'adulto da quello del bambino e quello dell'esperto da quello del principiante.
- I comportamenti che presentano implicazioni per la sicurezza hanno origine dall'interazione tra cognizioni, emozioni, motivazioni e formazione.

## Bibliografia

Anderson JR (2005) Cognitive psychology and its implications, 6th edn. Worth Publishing, New York

Bach J (2009) Principles of synthetic intelligence PSI: an architecture of motivated cognition. Oxford Press, New York

Bandura A (1977) Self-efficacy mechanisms in human agency. Am Psychol 37:122–147

Bartlett FC (1932) Remembering. Cambridge University Press, Cambridge UK

Belavkin RV, Ritter FE (2003) The use of entropy for analysis and control of cognitive models. Proc Fifth Int Conf on Analysis and Control of Cognitive Modeling. Universitaets-Verlag, Bamberg, pp 75–80

Bischof N (1985) Das Rätsel Ödipus [The riddle of Oedipus]. Piper, Munich

Brenner HP (2002) Marxistische Persönlichkeitstheorie und die 'bio-psychosoziale Einheit Mensch' [Marxist personality theory and the bio-psycho-social entity man]. Pahl-Rugenstein Nachfolger, Cologne, Germany

Cohen G (1989) Memory in the real world. Erlbaum, London

Dörner D (1976) Problemlösen als Informationsverarbeitung [Problem-solving as information processing]. Kohlhammer, Stuttgart

Dörner D (1984) Memory systems and the regulation of behavior. In: Hoffmann J, van der Meer E (eds) Knowledge aided information processing. Elsevier, Amsterdam

Dörner D (1999) Bauplan für eine Seele [Blueprint for a soul]. Rowohlt, Reinbek

Flammer A (1990) Erfahrung der eigenen Wirksamkeit. Einführung in die Psychologie der Kontrolle [Introduction to the pychology of control]. Huber, Bern

Flavell JH (1979) Metacognition and cognitive monitoring: a new area of cognitive-developmental inquiry. Am Psychol 34:906–911

Guilford (1967) The nature of human intelligence. McGraw-Hill, New York

Hacker W (1986) Arbeitspsychologie: Psychische Regulation von Arbeitstätigkeiten [Work psychology. Psychological regulation of working activities]. Huber, Bern

Hacker W, Volpert, W, von Cranach M (eds) (1982) Cognitive and motivational aspects of action. Deutscher Verlag der Wissenschaften, Berlin

Heckhausen H, Kuhl J (1985) From wishes to actions: the dead ends and short cuts on the long way to action. In: Frese M, Sabini J (eds) Goal directed behavior: psychological theory and research on action. Erlbaum, Hillsdale, New Jersey, pp 134–159

Hovland CI, Rosenberg MJ (eds) (1960) Attitude, organization and change: an analysis of consistency among attitude components. Yale University Press, New Haven

Jensen RS (1995) Pilot judgement and crew resource management. Ashgate Publishing, Vermont

Klein G (1998) Sources of power: how people make decisions. MIT Press, Cambridge, MA

Kleinhempel F, Möbius A, Soschinka HU, Wassermann M (eds) (1996) Die biopsychosoziale Einheit Mensch. Festschrift für Karl-Friedrich Wessel [The bio-psycho-social entity man. Hommage to K.F. Wessel]. Kleine Verlag, Bielefeld

Klix F (1971) Information und Verhalten. Kybernetische Aspekte der organismischen Informationsverarbeitung [Information and behavior. Cybernetic aspects of organismic information processing]. Hans Huber, Bern

Kuhl J (1983) Motivation, Konflikt und Handlungskontrolle [Motivation, conflict, and action control]. Springer, Berlin Heidelberg New York

Lefrancois GR (2005) Theories of human learning: what the old woman said. Wadsworth Publishing, New York

Maslow AH (1943) A theory of human motivation. Psychol Rev 50:370–396

Miller GA, Galanter E, Pribram KH (1960) Plans and the structure of behavior. Holt, New York

Schank RC, Abelson R (1977) Scripts, plans, goals, and understanding. Erlbaum, Hillsdale, NJ

Scherer K, Ekman P (eds) (1984) Approaches to emotion. Erlbaum, Hillsdale, NJ

Seligman ME (1975) Helplessness. On depression, development and death. Freeman, San Francisco

Selz O (1912/13) Über die Gesetze des geordneten Denkverlaufs [On the laws of the structured thought process]. Spaemann, Stuttgart

Spering M, Wagener D, Funke J (2005) The role of emotions in complex problem-solving. Cogn Emotion 19:1252–1261

Strohschneider S (1999) Human behavior and complex systems: some aspects of the regulation of emotions and cognitive information processing related to planning. In: Stuhler EA, de Tombe DJ (eds) Complex problem-solving: cognitive psychological issues and environmental policy applications. Hampp, Munich, pp 61–73

Wickens CD (1992) Engineering psychology and human performance. Harper Collins, New York

Zsambok CE, Klein GA (1997) Naturalistic decision making. Lawrence Erlbaum Associates, Mahwah

# Parte II

# Fattori comportamentali individuali



Le situazioni di emergenza esigono l'attivazione di un livello diverso di pensiero cosciente, pianificazione e capacità decisionale. Sono due i fattori cardine da considerare per sapere quando è possibile ricorrere a provvedimenti ordinari, o se diventa necessario trovare nuove soluzioni a un problema:

- quanto è *complessa* la situazione di emergenza?
- il clinico ha una sufficiente *esperienza* in situazioni simili?

Più una situazione critica è complessa o dinamica, e minore l'esperienza dell'operatore in casi simili, più diventa necessario per lui passare dalla semplice applicazione di regole a una risoluzione creativa dei problemi. Il comportamento cosciente orientato alla risoluzione dei problemi in anestesia, terapia intensiva e medicina d'urgenza può essere suddiviso in varie fasi successive, riassunte nel termine di "organizzazione del comportamento". Questi aspetti saranno approfonditi nella parte II, tenendo conto della "psico-logica" delle cognizioni, emozioni e motivazioni umane e del fatto che gli errori possono comunque sempre accadere. I prossimi capitoli prenderanno in considerazione i fattori che influenzano l'individuo. I processi decisionali e il lavoro all'interno di un gruppo saranno oggetto della parte III.

L'organizzazione del comportamento comprende le fasi seguenti (Dörner, 1996):

- elaborazione dell'informazione e sviluppo di modelli mentali (capitolo 6);
- formazione degli obiettivi (capitolo 7);
- pianificazione (capitolo 7);
- processo decisionale (capitolo 10).

I capitoli corrispondenti alle rispettive fasi nell'organizzazione del comportamento sono alternati ad altri capitoli, nei quali si affronta il processo inconscio che controlla il comportamento stesso, potendo quindi alterarlo. Questi processi sono:

- percezione (capitolo 5);
- controllo dell'attenzione (capitolo 8);
- stress (capitolo 9).

# La percezione umana: il nostro modo di vedere le cose

# 5

**Caso clinico**

Al termine di un intervento chirurgico senza particolarità, condotto in anestesia generale endovenosa (TIVA), un paziente inizia a tossire violentemente, lottando contro il tubo endotracheale. Questi bruschi movimenti inducono il medico anestesista a modificare la regolazione dell'apparecchio di anestesia dalla modalità di ventilazione controllata a quella in respiro spontaneo. Inizia selezionando il nuovo modo di ventilazione dal menu dell'interfaccia grafica e preme poi il tasto di attivazione, per confermare il valore desiderato sul ventilatore. Mentre fa questo, l'anestesista rivolge brevemente la sua attenzione a un problema concomitante. Poco dopo, si dedica nuovamente al paziente e ha l'impressione che stia respirando spontaneamente: l'escursione toracica è regolare; la curva di capnografia ($CO_2$ espirata) mostra un andamento normale; il volume espiratorio al minuto è normale; la saturazione periferica di ossigeno rimane stabile al 100%. Di nuovo, il paziente ricomincia a tossire e il medico decide questa volta di estubarlo. Poco dopo l'estubazione, la saturazione inizia diminuire e il paziente diventa cianotico. Solo allora l'anestesista si accorge che il ventilatore è ancora attivo in modalità controllata e non è stata confermata la modalità di respiro spontaneo come credeva. Inizia a ventilare il paziente in maschera facciale, finché riprende una sua regolare attività spontanea qualche minuto dopo.

L'anestesista ha deciso di estubare il suo paziente, ma deve capire prima se quest'ultimo è in grado di respirare autonomamente. Per un semplice errore di manipolazione, non attiva sul ventilatore la modalità di respiro spontaneo e l'apparecchio continua a ventilare il paziente come prima. Con l'errata convinzione che il paziente stia respirando da solo, il medico interpreta la sua osservazione clinica e i dati del monitoraggio strumentale come segni della conferma di un'adeguata ventilazione spontanea. Osserva movimenti regolari e profondi della gabbia toracica, una curva di capnografia assolutamente normale e un volume minuto espirato concordante con le attese. Questi dati rinforzano la convinzione che si possa estubare il paziente in tutta sicurezza. Tuttavia, si sono verificati nel frattempo altri problemi minori che hanno distolto in parte la sua attenzione, tanto da non osservare altre curve sul monitor che

M. St.Pierre, G. Hofinger, C. Buerschaper, R. Simon, I. Daroui,
*Gestione delle crisi in medicina d'urgenza e terapia intensiva*,
DOI: 10.1007/978-88-470-2799-_5, © Springer-Verlag Italia 2013

contraddicevano l'attuale interpretazione della situazione (curve pressione/tempo e flusso/tempo). L'anestesista ha accettato la sua percezione della situazione, in accordo con l'ipotesi di un paziente in respiro spontaneo e, per questo motivo, non ha rivalutato il quadro in modo critico, finché non si sono verificati seri problemi.

La percezione umana deve rispondere a un'esigenza primaria: dare informazioni adeguate su una parte specifica dell'ambiente esterno, dalla quale dipende la propria sopravvivenza. Basandoci su queste informazioni possiamo provare la nostra strada in territori sconosciuti, evitare pericoli ed essere in grado di soddisfare le proprie necessità. Le informazioni sensoriali ci consentono di vedere "dove si può trovare cibo e dove stanno i pericoli". Perciò, le nostre percezioni non sono mai state un modo perfetto e accurato di riprodurre un'immagine dell'ambiente circostante. Il frequente paragone secondo il quale la percezione umana è capace di elaborare impeccabilmente una gran quantità di informazioni è soltanto un'illusione. Abbiamo i nostri limiti. Gli occhi *non sono* videocamere o fotocamere digitali che analizzano precisamente ogni parte di un'immagine e registrano le informazioni nella memoria, per richiamarle quando necessario. È vero il contrario: l'immagine originale non è interamente analizzata e l'informazione fornita dai nostri organi di senso è sempre filtrata, valutata e riorganizzata. Sebbene la natura degli stimoli ambientali includa una varietà di stimolazioni (acustiche, visive, olfattive, gustative, tattili, nocicettive e vestibolo-cocleari), soltanto una piccola serie di principi comuni è all'origine di tutti i processi sensoriali. Perciò, seguirà una discussione sulle caratteristiche funzionali della percezione, prendendo ad esempio i sistemi visivi e acustici. Saranno considerati solo questi due sistemi, perché gli stessi meccanismi sono applicabili ad altri processi sensoriali.

Per cominciare, il processo di percezione visiva può essere suddiviso in tre fasi piuttosto ben distinguibili. Si può prendere come esempio la via seguita dalle informazioni contenute su una curva di capnografia, dallo schermo del monitor fino al pensiero dell'anestesista ("questo paziente dimostra un respiro spontaneo sufficiente") (Fig. 5.1).

## 5.1 Dallo stimolo alla sensazione: fisiologia sensoriale

Gli stimoli ambientali (ad es. suoni, luce, calore, odori, sapori, stimoli tattili) sono "rilevati" dai recettori sensoriali, costituiti da strutture biologiche specifiche capaci di trasdurre piccole quantità di energia ambientale, generando un potenziale d'azione cellulare. Dopo la ricezione dello stimolo sensoriale, il segnale sensitivo generato è codificato e trasmesso lungo le vie neurali, verso aree specifiche del midollo spinale e della corteccia cerebrale. L'interpretazione del segnale sensoriale d'ingresso da parte del sistema nervoso centrale (SNC) dipende dal percorso seguito verso il cervello, dalla rappresentazione dell'informazione in aree specifiche del cervello e dalle interconnessioni tra aree funzionali del SNC. Questo processo descrive soltanto alcune prime fasi del ben più complesso processo di *percezione*, nel quale l'informazione sensoriale è integrata con dati acquisiti in precedenza e con altri stimoli sensoriali. Questa integrazione ci permette di formulare giudizi sulla qualità, l'intensità e la rilevanza di quanto si sta percependo.

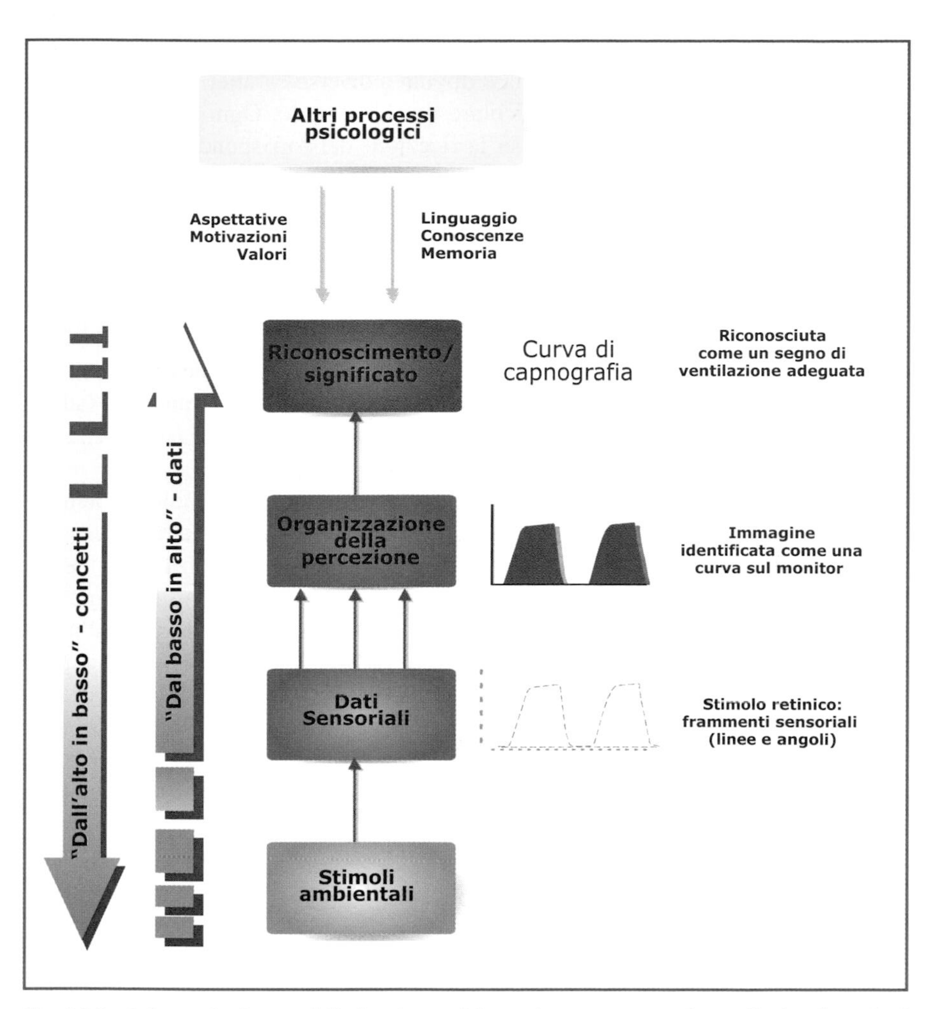


**Fig. 5.1** Le informazioni sensoriali ci arrivano dal mondo esterno sotto forma di stimoli, tradotti in "percezione" attraverso un complesso processo costituito da varie tappe (da Zimbardo e Gerrig, 1996). La selezione delle informazioni sensoriali è guidata dai dati ambientali ("dal basso verso l'alto") e dalle aspettative o ipotesi formate da esperienze passate ("dall'alto in basso"). Questi processi interagiscono in un modo complesso, per lo più inspiegato

Millenni di evoluzione umana hanno plasmato i nostri organi di senso. Complessivamente, i nostri sensi lavorano per ridurre un possibile eccesso di stimoli sensoriali e darci una visione rilevante della realtà. Questo spiega perché non possiamo vedere la luce ultravioletta; perché non possiamo orientarci con l'aiuto del campo magnetico terrestre e non possiamo vedere un topolino come fa un uccello in volo da un'altezza di 100 m. Negli esseri umani invece, gli organi di senso hanno naturalmente ottimizzato la loro risposta agli stimoli circostanti necessari per un'efficace esplorazione del proprio ambiente (Goldstein, 2006; Klix, 1971; Ramachandran e Blakeslee, 1999; per una descrizione dettagliata della fisiologia sensoriale vedi Goldstein, 2006).

La maggior parte degli organi di senso risponde preferibilmente a un solo tipo di stimolo ambientale. Questa specificità è dovuta a diverse caratteristiche che fanno corrispondere un recettore a un particolare tipo di stimolo. Ogni recettore ha una soglia relativa e una soglia assoluta per la ricezione del corrispondente stimolo. La soglia relativa esprime quanto due stimoli diversi debbano essere differenti l'uno dall'altro per essere distinti. Può trattarsi di una differenza di durata, forza, lunghezza d'onda, ecc. Più è forte lo stimolo in atto, maggiore deve essere questa differenza; cioè, l'aumento della soglia rispetto al rumore di sottofondo è una costante (legge di Weber). Di conseguenza, quando si lavora in un ambiente rumoroso (ad es. sala traumi, scena d'incidente), il volume di un cercapersone o l'allarme di un monitor devono essere regolati a un livello molto più elevato rispetto all'ambiente circostante, per poterli sentire. Se gli stessi allarmi sono regolati in un luogo tranquillo (ad es. sala operatoria durante intervento di elezione), è sufficiente che siano appena più forti dell'ambiente circostante relativamente silenzioso.

La soglia assoluta determina l'intervallo entro il quale uno stimolo ambientale (ad es. luce, suono) può essere rilevato. Le soglie sensoriali non sono fisse nell'arco della vita. Possono subire alterazioni permanenti come conseguenza di un danno nervoso (ad es. trauma, tendenza all'ipoacusia degli anziani). Esistono anche alterazioni temporanee delle soglie sensoriali, conseguenti a un adattamento o a processi motivazionali che influenzano l'attenzione (capitoli 4 e 8). Siamo capaci di adattamenti veloci e di una messa a punto dei processi percettivi in seguito a cambiamenti nell'ambiente (ad es. adattamento dalla luce all'oscurità). Inoltre, l'adattamento a breve termine previene il "sovraccarico sensoriale" perché siamo in grado di ignorare, parzialmente o totalmente, stimoli ambientali costanti oppure meno importanti. Un segnale acustico, se continuo, tende a scomparire dalla nostra attenzione e gli odori perdono la loro caratteristica dolce o pungente entro qualche minuto. Però non appena si presenta una variazione, riemerge lo schema di risposta iniziale (per un allarme o un odore, ad esempio) e lo stimolo sensoriale diventa temporaneamente più evidente. L'adattamento sensoriale improprio o fuori tempo e l'affaticamento costituiscono due meccanismi neurofisiologici molto importanti e sono responsabili di errori percettivi.

## 5.2 Dalla sensazione alla coscienza: concetti basilari sulla memoria

Il nostro sistema sensoriale è sottoposto al bombardamento di un flusso costante di dati ambientali e interni. Il nostro cervello non può elaborare tutti questi dati, che sono costantemente filtrati alla ricerca di informazioni pertinenti. Il sistema cognitivo ha il compito di decidere quali sono gli stimoli ambientali rilevanti che richiedono ulteriore attenzione, quali si possono tranquillamente ignorare e quando dobbiamo generare una risposta. Gli psicologi hanno concettualizzato questa elaborazione dei dati in diversi modelli, che cambiano ancora oggi con l'aumento delle conoscenze sulla cognizione. Per gli scopi di questo testo, ci limitiamo a descrivere gli elementi e i processi comunemente accettati e convalidati dalla ricerca (capitolo 4; Fig. 5.2).

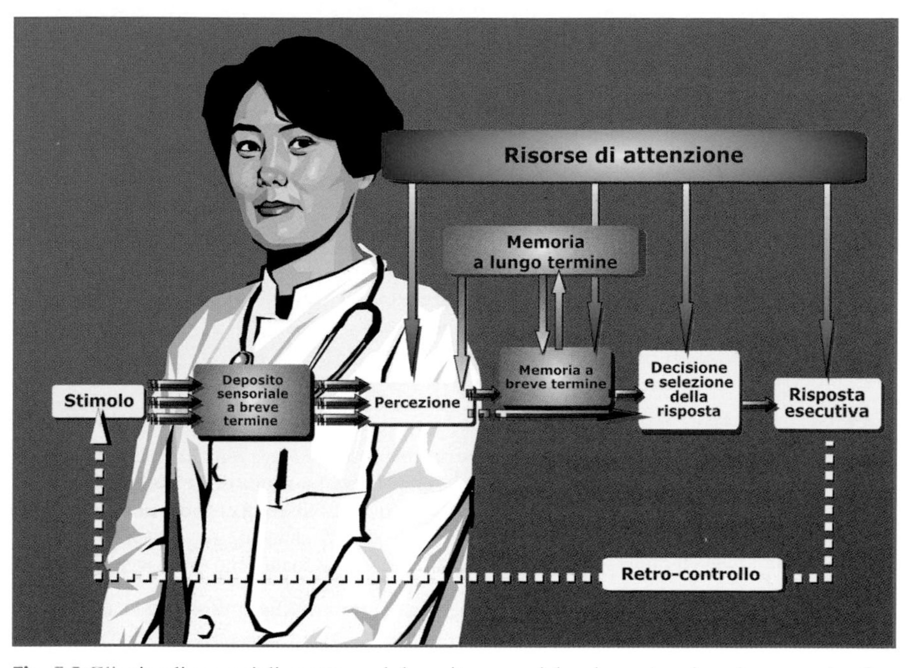


**Fig. 5.2** Gli stimoli sensoriali entrano nel deposito sensoriale a breve termine, dove sono trasformati in forme comprensibili per i processi percettivi cerebrali. Gli stimoli così elaborati sono trasferiti nella memoria a breve termine o immediatamente processati. La memoria a breve termine interagisce con quella a lungo termine per sviluppare la nostra percezione del mondo e determinare le nostre risposte a queste percezioni. Dopo la messa in atto di una risposta, un anello di feedback alimenta il sistema sensoriale con nuovi stimoli (adattato da Wickens, 1992)

Dopo la sua codifica e trasmissione verso la corteccia, lo stimolo ambientale è registrato in un deposito sensoriale a breve termine (*Short-Term Sensory Store*, STSS). Lo STSS ha la capacità di conservare un'impronta dell'informazione sensoriale, dopo che lo stimolo originale è cessato, in modo da poterla poi elaborare e "percepire". Questo deposito, chiamato anche memoria sensoriale, è una grande riserva di informazioni grezze ma riesce a mantenere un'immagine accurata dell'informazione sensitiva soltanto per tempi molto brevi: nel caso della vista, la *memoria iconica* dura meno di mezzo secondo e la *memoria ecoica* mantiene una traccia di uno stimolo uditivo per circa 3-4 secondi (Fig. 5.3). Considerato il grande numero di stimoli che in ogni momento afferiscono ai propri sistemi sensoriali, dobbiamo focalizzare l'attenzione e occuparci dei singoli stimoli più utili ai nostri scopi. La selezione è orientata parzialmente dai dati provenienti dall'ambiente ("dal basso verso l'alto") e parzialmente dalle aspettative individuali o dalle esperienze passate ("dall'alto in basso") (Fig. 5.1). Questo processo di attenzione selettiva (capitolo 8.2) pone le basi della consapevolezza situazionale, che rappresenta un elemento essenziale della sicurezza nell'ambiente sanitario (capitolo 8.4). L'attenzione selettiva determina quale informazione dev'essere elaborata consciamente dalla nostra memoria di lavoro (capitolo 4).

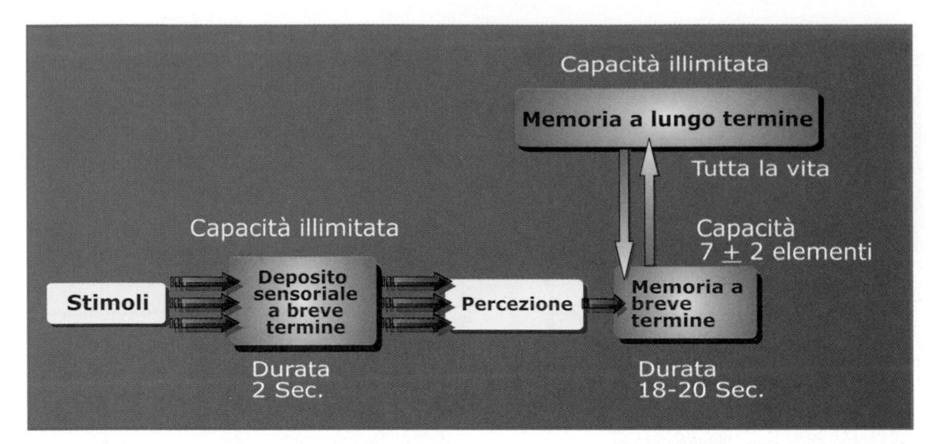


**Fig. 5.3** Capacità e durata della memoria. Il *deposito sensoriale a breve termine* accetta una quantità illimitata di stimoli, memorizzati però solo per tempi brevi. La durata di memorizzazione è più lunga nella *memoria a breve termine*. Una regola empirica stabilisce la quantità di informazione che è possibile mantenere, limitata al "numero magico" di 7±2 elementi. La capacità e la durata della memoria a lungo termine sono invece infinite. La durata stimata dei dati nel deposito sensoriale e nella memoria breve è variabile per i diversi gruppi di studio

### 5.2.1 Memoria a breve termine o memoria di lavoro

La memoria a breve termine (*Short Term Memory*, STM) riceve, mantiene e elabora informazioni provenienti dal STSS prima che siano trasferite e registrate nella memoria a lungo termine. La quantità di stimoli che i nostri sistemi sensoriali possono ricevere è considerata illimitata. Tuttavia, la quantità di dati assimilabili è molto superiore a quella in pratica elaborabile. Lo studio storico di Miller (1956) ha stabilito "un numero magico" di 7±2 elementi elaborabili in ogni momento nella STM, anche se ricerche successive hanno indicato che 5±2 corrisponde meglio per la maggior parte delle cose che vogliamo ricordare. Oltre ad avere una capacità di immagazzinamento limitata, la STM perde molto rapidamente le informazioni: i dati inseriti nella memoria a breve termine "decadono" dopo circa 3-30 secondi, a meno di essere consciamente organizzati, "ripassati mentalmente" e codificati per il trasferimento nella memoria a lungo termine. La STM è anche soggetta a errori provocati dalla distrazione e da interruzioni durante il processo di lavoro, che possono cancellare o sovrascrivere le informazioni, prima che siano completamente elaborate. Questo meccanismo può impedire il completamento di un'attività interrotta. Questi vuoti di memoria ci creano piccoli disturbi nella vita quotidiana ma possono avere conseguenze disastrose per la sicurezza di operazioni critiche.

La nostra STM è molto più di un semplice accumulo passivo di dati. Essa gioca un ruolo essenziale nella nostra interazione cosciente con l'ambiente. Rappresenta in qualche modo il nostro "banco di lavoro" mentale, il luogo nel quale la nostra coscienza consapevole mette in atto l'integrazione con il mondo esterno. I dati in entrata sono resi recuperabili e fruibili grazie a tecniche individuali di organizzazione, ripetizione e integrazione con la memoria a lungo termine (Fig. 5.4):

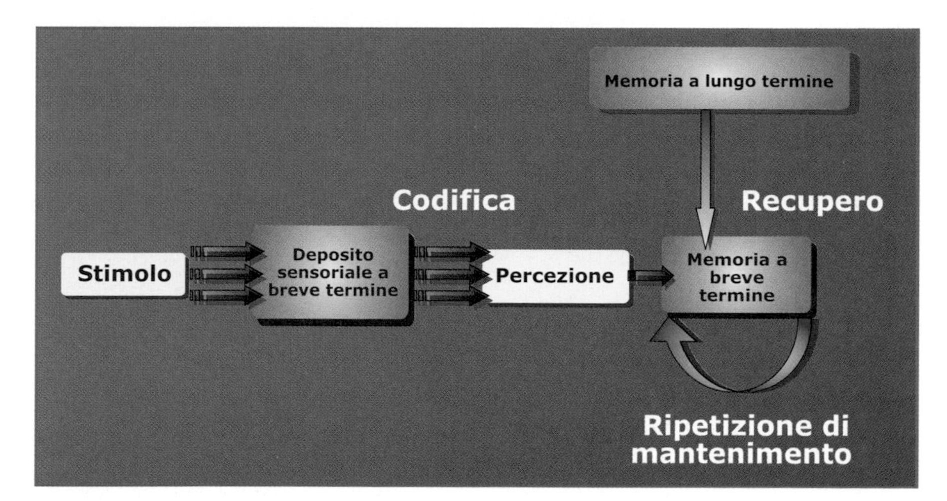


**Fig. 5.4** Le tre componenti di base della memoria e i processi attraverso i quali la memoria a breve termine è in grado di interagire consciamente con l'ambiente: codifica dei dati con lo spezzettamento dell'informazione, ripetizione subvocale e recupero di informazioni dalla memoria a lungo termine

- *codifica*: gli stimoli entrano nel deposito sensoriale a breve termine, dove l'informazione "in attesa" è organizzata sotto una forma elaborabile per la memoria a breve termine. Una tecnica efficace di organizzazione consiste nel dividerla in "grossi frammenti", in modo da raggruppare i dati entro la capacità limitata dei 7±2 "frammenti". Lo *spezzettamento* dei dati come meccanismo di memorizzazione è un fatto evidente nella nostra vita quotidiana: invece di provare a ricordarci un numero di telefono cellulare come l'1-776-240-7911 potremmo raggruppare i numeri in 1776, 2407 e 911. Invece di voler memorizzare undici cifre separate, che sono più del "numero magico sette più o meno due", creiamo un espediente mnemonico fatto di tre elementi facilmente ricordabili perché ognuno di essi è dotato di un proprio significato: l'anno di indipendenza dell'America, "24 ore su 24, 7 giorni su 7" e il numero per le chiamate di emergenza;
- *ripetizione e conservazione*: come indica il suo nome, la memoria a breve termine ha una capacità di immagazzinamento limitata. Le informazioni entranti "decadono" dopo circa 3-30 secondi a meno di essere "ripassate mentalmente" o di prestarvi consciamente attenzione. Se i dati ricevono sufficiente attenzione, possono essere codificati e trasferiti per la conservazione nella memoria a lungo termine. A tale scopo, ripassare i dati può anche includere una ripetizione subvocale delle informazioni da codificare. Possiamo parlare a noi stessi in silenzio e ripeterci l'informazione finché pensiamo di averla memorizzata. Tuttavia, durante quest'attività di ripetizione non è possibile registrare nuove informazioni. Di conseguenza, essendo bloccato dalla ripetizione, il processo presenta un limite di utilità e rendimento perché la capacità di memoria di lavoro può diminuire, in questo modo, da 7±2 frammenti a 3 o 4;
- *recupero*: si possono recuperare informazioni dalla memoria a lungo termine per aiutare i ricordi e il riconoscimento. Precedenti conoscenze influenzano il modo

in cui percepiamo le informazioni sensoriali e le attese riguardanti una particolare esperienza sensoriale, orientando la nostra interpretazione. Pertanto situazioni ben note e già messe in pratica si possono facilmente richiamare a mente per supportare la memoria di lavoro. D'altra parte, le nuove situazioni presentano maggiori difficoltà per il corretto funzionamento della memoria a breve termine, perché si correlano a informazioni inadeguate o ricevono scarso supporto dalle risorse di memoria a lungo termine.

### 5.2.2 Memoria a lungo termine

La memoria a lungo termine (*Long Term Memory*, LTM) riceve informazioni dalla STM. A fini pratici, non esistono limiti noti per la LTM. Il vantaggio principale della memoria a lungo termine è che non richiede una costante ripetizione delle informazioni per il loro immagazzinamento. È, in sostanza, la "banca dati" della nostra vita. Le conoscenze che immagazziniamo nella LTM influenzano le nostre percezioni del mondo e incidono fortemente sulle informazioni dell'ambiente alle quali prestiamo attenzione: il contenuto della nostra memoria gioca un ruolo attivo nel dare forma agli stimoli sensoriali entranti e nel generare la nostra risposta a essi.

## 5.3 Teoria della *Gestalt* e schemi significativi: organizzazione della percezione visiva

I dati sensoriali sono sottoposti a un processo attivo di riduzione, semplificazione, addizione, combinazione e organizzazione. Per gli scopi della nostra trattazione, includiamo come esempio l'organizzazione della percezione visiva.

L'acquisizione e l'elaborazione dei dati visivi non costituiscono un ammasso di dati incoerenti ma piuttosto uno schema significativo, la cosiddetta *Gestalt* (Wertheimer, 1923, 1925, 1959; Metzger, 2006; Eysenck, 1942; Koehler, 1992; visione d'insieme in Hartmann e Poffenberger, 2006). La parola tedesca *Gestalt* non ha una traduzione diretta in inglese (*né in italiano, N.d.T.*) ma si riferisce al "modo in cui qualcosa è stato posto o messo insieme" in una "struttura organizzata". Alcune traduzioni comuni includono "forma" e "aspetto", ma gli psicologi hanno sempre utilizzato il termine originale. Per gli psicologi della *Gestalt*, la *forma* è l'unità elementare di percezione: non riceviamo le impressioni sensoriali come particelle frazionate e disordinate, ma come schemi coerenti e organizzati, cioè come una significativa *Gestalt*. Quanto sembra "significativo" o rilevante per una persona, è per una parte predeterminato dallo sviluppo evolutivo, e per l'altra il risultato dell'esperienza e del processo di apprendimento nel corso della vita. Perciò quando un essere umano percepisce visivamente qualcosa, identifica sempre una forma. L'insieme di questa forma è più della somma delle sue singole parti. Quando qualcosa si percepisce, è filtrato attraverso la propria esperienza e schemi di elaborazione innati. Quando diamo il suo significato a un elemento, lo facciamo all'interno di un particolare insieme nel quale pensiamo esso si trovi. Questa caratteristica fondamentale della percezione non si limita alla funzione visiva.

Il processo di elaborazione della *Gestalt* può essere "trasposto" in nuovi ambiti e rimane identificabile anche quando sono modificati elementi essenziali (Vulkovich, 2000). Ad esempio, dal suono ritmico di un monitor possiamo "sentire" il battito cardiaco di un paziente oppure "vederlo" respirare con l'andamento di una curva colorata a forma di campana sullo schermo. Quando sappiamo cosa aspettarci, possiamo addirittura "vedere" le strutture biologiche poste dietro varie tipologie e livelli di energia fisica che stimolano i nostri organi di senso. Organizziamo le informazioni dando forma alle percezioni nella nostra *Gestalt*. Questo è l'unico modo in cui possiamo capire le cose. Quando accade una cosa che si pone al di fuori di una possibile integrazione nella nostra *Gestalt*, abbiamo grandi difficoltà a capirla e memorizzarla.

La percezione non "rivela" gli oggetti o gli eventi del mondo reale e non esiste una specie di realtà oggettiva alla quale si possa direttamente accedere tramite i nostri sistemi sensoriali. Invece, il cervello umano si "costruisce" una realtà attraverso una complessa interazione di meccanismi neuronali ereditati e processi acquisiti di riconoscimento a schemi (*pattern recognition*). Questa ricostruzione ha luogo nel momento in cui gli stimoli sensoriali raggiungono il cervello. La conseguenza è che un oggetto non deve essere completamente esaminato prima di essere percepito come un tutto unico. Il motivo sta nelle caratteristiche della percezione gestaltica. Possiamo accogliere ciò "che ha un senso". Due principi fondamentali definiscono le caratteristiche salienti della percezione gestaltica:

- mentre esiste un'ampia varietà di interpretazioni teoricamente possibili delle impressioni sensoriali, soltanto poche *Gestalten* sono selezionate durante il processo percettivo;
- l'interpretazione delle impressioni sensoriali tenta di ordinare queste ultime nella migliore forma di *Gestalt* (legge di *Praegnanz*, termine tedesco per pregnanza, concisione o bontà di forma). Se la configurazione degli stimoli percepiti permette varie interpretazioni, la nostra impressione sarà sempre quella con una buona *Gestalt*. In questo caso, "buona" significa regolare, ordinata, semplice, simmetrica, ecc.

Ogni esperienza sensoriale umana è trasformata attraverso quest'attività costruttiva in una struttura unitaria dotata di significato. Una *Gestalt* si formerà anche quando gli stimoli sono incompleti; sarà costruita a partire da qualsiasi informazione disponibile. Un divertente esempio di questo è costituito dal fatto che l'elaborazione gestaltica rappresenta la base neuropsicologica per ogni tipo di illusioni ottiche. Da un punto di vista funzionale, invece, quest'attività costruttiva permette un orientamento rapido e adeguato nell'ambiente esterno. Un esempio della legge di pregnanza è rappresentato dal "cubo soggettivo di Necker" (Fig. 5.5), nel quale nasce l'impressione di un oggetto tridimensionale di forma cubica sospeso in primo piano, con ogni "angolo" del cubo posto davanti a un disco nero. La tendenza a costruire buone *Gestalten* ci fa "vedere" delle linee bianche inesistenti nel sottofondo bianco.

Un punto fondamentale della teoria della *Gestalt* è la nostra tendenza a interpretare un campo visivo, oppure un problema, con il "raggruppamento" di oggetti simili o ravvicinati. Questa combinazione di stimoli e nostri tentativi innati di vedere il mondo esterno come "un tutt'uno organizzato" seguono le leggi dell'organizzazione (Wertheimer, 1923, Metzger, 2006), con i principali fattori elencati di seguito:

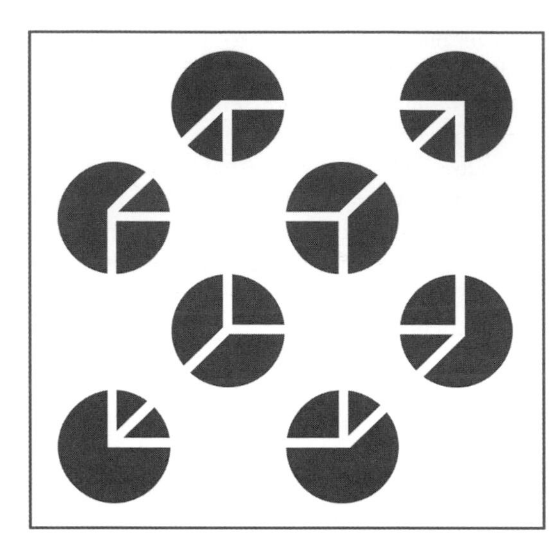

**Fig. 5.5** Il cubo soggettivo di Necker. Quando si osserva attentamente il disegno, nasce l'impressione di un oggetto tridimensionale di forma cubica sospeso in primo piano, con ogni "angolo" del cubo posto davanti a un disco nero. Secondo l'interpretazione dell'osservatore il cubo è angolato in alto a destra oppure in basso a sinistra (adattato da Bradley e Petry, 1977)

- la figura e lo sfondo: tendiamo a organizzare le nostre percezioni separando una figura (importante) dallo sfondo (relativamente meno importante);
- vicinanza: vari elementi tendono a essere uniti in forme, sulla base della loro vicinanza;
- somiglianza: gli elementi che si assomigliano in qualche modo tendono a essere raggruppati. La somiglianza dipende dalla coesione percepita tra gli elementi in termini di forma, colore, dimensioni o luminosità;
- chiusura: gli oggetti vengono raggruppati in modo da completare uno schema. Si aggiungono semplicemente le informazioni mancanti per completare una figura attraverso un'estrapolazione nel corso del processo percettivo;
- continuità di direzione: una serie di elementi posti uno di seguito all'altro viene percepita come una combinazione di linee in base alla loro continuità di direzione. Nel caso di linee incrociate saranno percepite alcune figure unitarie, ciascuna con una sua direzione continua;
- semplicità: gli oggetti sono organizzati in figure semplici in base alla loro simmetria, regolarità e omogeneità.

Le leggi dell'organizzazione non si applicano isolatamente. Si influenzano l'una con l'altra e la percezione finale che ne risulta diventa il frutto dell'interazione delle regole gestaltiche nel loro insieme. La teoria della *Gestalt* si applica, non soltanto alla percezione e la risoluzione dei problemi, ma anche a tutti gli altri aspetti dell'apprendimento umano.

## 5.3.1 Percezione basata sull'ipotesi

In alcune occasioni, il nostro potere percettivo non ci consente di riconoscere un oggetto. Quando ciò accade, la memoria a lungo termine integra quest'oggetto incompleto, sconosciuto o parzialmente oscurato e inizia inconsciamente a formulare ipotesi sulla sua possibile natura. Anche la percezione di oggetti completamente presentati rimane incompleta finché non è accettata un'ipotesi. Questo sistema di valutazione delle ipotesi è stato definito percezione basata sull'ipotesi (Bruner e Postman, 1951). Si tenderà inizialmente a seguire l'ipotesi con la più alta probabilità di successo (Dörner, 1999). A questo punto nasce un'aspettativa su quanto debba essere visto in una certa area del campo visivo, che verrà in seguito verificata. Questo ciclo (formazione di un'ipotesi inconscia paragonata alle informazioni provenienti dall'oggetto percepito) sarà ripetuto finché un numero sufficiente di risultati ci permetterà di concludere che l'oggetto in questione è stato certamente identificato. Il processo finisce qui, anche se l'oggetto è stato esaminato solo parzialmente. Le parti mancanti sono aggiunte nell'immagine, come una forma di "allucinazione". Le aspettative hanno una potentissima influenza sulla percezione umana. Di norma vediamo ciò che (inconsciamente) vogliamo vedere o siamo abituati a vedere; allo stesso modo sentiamo quello che ci aspettiamo di sentire. Ad esempio, possono spesso accadere errori quando un medico prescrive verbalmente un farmaco che risulta diverso, ma con un nome simile, a quello che l'infermiera "sente", semplicemente perché è il nome del farmaco (anche se sbagliato) che lei si aspettava di sentire.

Una volta che un'ipotesi si è fatta strada e che la percezione è stata confermata, è necessario un notevole sforzo consapevole e intenzionale per rivalutare i dati dalla base e cercare una nuova interpretazione più accurata.

### 5.3.2 Le ipotesi dipendono dalla conoscenza

Le ipotesi che guidano il processo percettivo sono basate principalmente sulla conoscenza e le sue componenti, come l'esperienza. Gli oggetti d'uso comune sono più rapidamente identificati rispetto a quelli sconosciuti; allo stesso modo, una vista familiare è prontamente riconosciuta. Ad esempio, grazie alla sua esperienza clinica l'anestesista ha rapidamente notato la cianosi del paziente e l'ha interpretato come segno di un insufficiente respiro spontaneo. Un profano non avrebbe visto nient'altro che una faccia blu scura. Oltre alle conoscenze implicite basate sull'esperienza, anche il ragionamento logico produce ipotesi che possono orientare la percezione. Talvolta, soltanto una conoscenza esplicita di ciò che è da aspettarsi dà accesso a quello che effettivamente "si vede". Un esempio che rende l'idea è il disegno di Bev Doolittle "Il bosco ha molte facce" (1985). Inizialmente si vedono disegnate forme di alberi e sassi; però, non appena si chiede di cercare delle facce, i singoli elementi dell'immagine vengono reinterpretati diversamente. In tutto 13 facce sono "nascoste" nel disegno.

Il processo di percezione basata sull'ipotesi accetta gli errori. Un gran numero di illusioni ottiche sottolinea senza difficoltà il fatto che il nostro sistema percettivo può essere facilmente ingannato. Eppure, la frase "le cose più probabili accadono più spesso" è una regola molto utile per la diagnosi dei comuni problemi medici; è anche la regola di selezione *per eccellenza* utilizzata naturalmente dal nostro sistema cognitivo. Da un punto di vista evoluzionistico, la capacità di produrre rapidamente schemi pratici per la comprensione del proprio ambiente sembra essere stata vantaggiosa, rispetto a un'acquisizione del 100% delle informazioni seguita da un'analisi cosciente di tutti i dati, importanti o meno. Il secondo approccio avrebbe diminuito gli errori, ma sarebbe stato molto lento. Soltanto un controllo cosciente dell'attenzione può cambiare la nostra modalità cognitiva predefinita di percezione basata sulle aspettative, che non esplora totalmente gli oggetti in esame (capitolo 8): ci vuole sempre uno sforzo consapevole per mettere in dubbio le ipotesi correnti e per esaminare attentamente ciò che sembra ovvio. La cianosi improvvisa è stata per l'anestesista uno stimolo esterno a rivolgere l'attenzione verso un paziente che in apparenza respirava, anche se al momento non erano ancora messi insieme i dati che dimostravano l'assenza di respiro.

Il meccanismo di percezione basata sull'ipotesi spiega anche perché gli errori di terapia accadano più spesso durante situazioni critiche negli ambienti ad alto rischio. Il problema è che i tempi ristretti riducono l'intervallo disponibile per accettare un'ipotesi. Di conseguenza, si tende a considerare un numero insufficiente di ipotesi oppure chi deve decidere tende facilmente a "immaginare" informazioni inesistenti. Ad esempio, consideriamo una situazione di crisi nella quale diverse fiale di farmaci potenti con aspetto simile sono disposte su un carrello di anestesia. È piuttosto facile che l'anestesista prenda un farmaco dal solito posto senza controllare di nuovo l'etichetta. Lo stress compromette il controllo cosciente delle azioni (fare cose come il controllo incrociato tra collaboratori o verificare due volte l'etichetta) per cui l'errore rischia di passare inosservato, con conseguenze potenzialmente disastrose per il paziente. L'industria farmaceutica si è resa conto solo recentemente quanto è importante il confezionamento dei prodotti, per facilitare la loro rapida identificazione e la di-

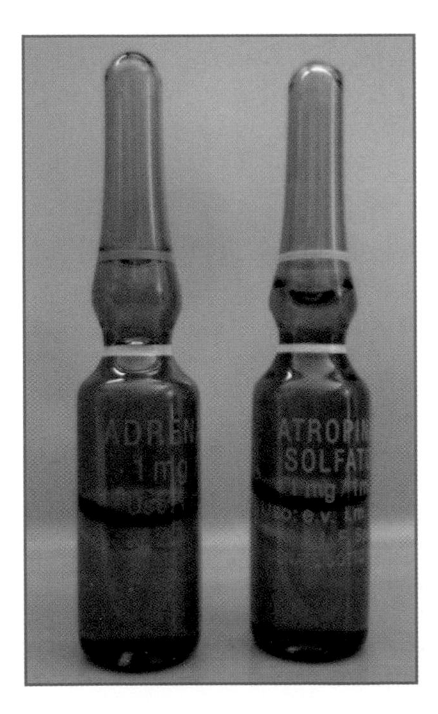


**Fig. 5.6** La combinazione di fiale con un aspetto simile, poste vicine nel carrello delle medicazioni e di un insufficiente controllo del nome del farmaco può causare gravi errori di terapia. Un esempio è lo scambio di fiale di atropina (vagolitico) con quelle di adrenalina (vasopressore), che ha provocato una severa crisi ipertensiva con aritima durante la preparazione per un'anestesia generale

stinzione tra i potenti farmaci utilizzati nelle sale operatorie. Per anni, un miorilassante come il vecuronium è stato commercializzato in fiale molto simili a quelle di eparina o antibiotici (Fig. 5.6).

Tuttavia, le leggi della *Gestalt* non sono utili soltanto per spiegare gli errori di comportamento. Dalla loro conoscenza, si possono dedurre importanti requisiti ergonomici per l'ingegneria e della programmazione informatica. Quando queste leggi sono prese in considerazione, si possono presentare le informazioni in modo più leggibile e renderne più facile l'interpretazione.

## 5.4 Riconoscimento e creazione del significato

Nella terza fase del processo percettivo gli schemi vivi sono identificati e interpretati, cioè viene dato loro un significato. I dati sensoriali già selezionati ed elaborati sono identificati attraverso un confronto con piccole unità elementari della memoria a lungo termine, i cosiddetti schemi, e quindi classificati in categorie riconoscibili. Se una persona è confrontata con qualcosa di familiare, può mettere un nome a questa percezione. A questo punto, la percezione riceve un suo significato e si colloca in un contesto più largo. Ad esempio, uno stimolo visivo proveniente da una particolare curva di capnografia sul monitor provoca il pensiero "questo paziente sta respirando spontaneamente" (Fig. 5.1). È soltanto dopo quest'ultima fase di filtrazione ed elaborazione dell'informazione che la percezione raggiunge per la prima volta un livello cosciente. Nonostante le complesse elaborazioni dei dati sensoriali a livello subconscio, la percezione sembra nient'altro che un'acquisizione di fatti, sempre oggettiva.

In altre parole, siamo conviti che ciò che vediamo, ascoltiamo e sentiamo sia la realtà. Per noi è controintuitivo mettere in dubbio la percezione, proprio perché la avvertiamo come reale. Per i medici, un tale senso di oggettività rende difficile l'applicazione delle conoscenze sulla fallibilità delle nostre impressioni sensoriali in ambito clinico.

### 5.4.1 "È così tipico!": aspettative

L'identificazione e la classificazione dei dati percettivi sono considerevolmente facilitati da precetti mentali e aspettative (forma mentis). Alcune percezioni avvengono con maggior probabilità in un certo contesto e sono pertanto pre-attivate a livello neuronale. "Maggior probabilità in questo contesto" significa che nell'esperienza personale del soggetto, un certo tipo di percezione è capitata più spesso in combinazione con la relativa impressione sensoriale e quindi è considerata tipica fino a quel momento. Una faccia blu scura al risveglio dell'anestesia è più probabilmente un segno di ventilazione insufficiente, che non il risultato di una congestione venosa oppure del blu di Metilene endovenoso. Grazie alla pre-attivazione neuronale, il riconoscimento e l'identificazione diventano più veloci e presentano meno errori. Però, informazioni inaspettate necessitano una considerazione più lunga e dettagliata, prima di poter essere adeguatamente riconosciute.

La pre-attivazione è un fenomeno esperienza-dipendente, per cui l'esperienza e le conoscenze definiscono ciò che è più o meno probabile in una certa situazione. Però, se le esperienze passate rappresentano il principale quadro interpretativo delle nuove informazioni sensoriali, esiste il rischio di vedere soltanto cose già viste. Diventa virtualmente impossibile "pensare fuori dagli schemi". Un altro modo di esprimere il concetto è che tendiamo a vedere soltanto ciò che vogliamo vedere. Le forze motivazionali (ad es. il bisogno) sono un potente stimolo della pre-attivazione (Dörner, 1999), per cui gli esseri umani tendono a selezionare e interpretare le informazioni sensoriali in modo da poter soddisfare tali necessità. Se un anestesista vuole estubare un paziente il più velocemente possibile perché deve andare a cena oppure sono le 2 del mattino e vorrebbe andare a letto perché stanchissimo, potrebbe benissimo interpretare la curva di capnografia come un segno di respiro spontaneo adeguato.

## 5.5 Percezioni ed emozioni

La percezione degli eventi in situazioni critiche non si riduce agli aspetti cognitivi. Essa è sempre accompagnata da emozioni (Scherer e Ekman, 1984). Quando siamo esposti a variazioni dell'ambiente, mettiamo in atto una valutazione emozionale "olistica" della situazione basata sull'insieme delle precedenti percezioni – anche se i risultati di questa valutazione non raggiungono facilmente un livello di elaborazione cosciente (capitoli 4 e 8).

Invece, le emozioni sono spesso piuttosto vaghe. Abbiamo di solito difficoltà a riconoscerle ed esprimerle. Le emozioni sono difficili da analizzare razionalmente perché provengono da un processo percettivo subconscio. Ciò nonostante, sono basate sulle percezioni e pertanto dovrebbero essere prese sul serio. Le emozioni, come il vecchio adagio "non c'è fumo senza fuoco", possono informarci sullo stato attuale dell'ambiente, se lasciamo che raggiungano un livello cosciente. Le emozioni potrebbero essere come il "fumo", un fuoco che sta bruciando "al di là dell'orizzonte" della nostra percezione cosciente. Avere un senso di "disagio", significa molto spesso che qualcosa non va. Nel momento in cui si prova un senso di disagio, vale sempre la pena riflettere sul perché una simile sensazione è insorta in una particolare circostanza. Potrebbe essere che l'irrequietezza emotiva stia segnalando un pericolo imminente, del quale siamo stati fino a quel momento completamente inconsapevoli. Le emozioni raggiungono la superficie della coscienza come ogni altro contenuto percettivo. È per questo motivo che tendiamo a sentirle come fossero un evento esterno e non come una costruzione interna. Non è mai l'evento *per sé* che genera un'emozione. È invece la valutazione soggettiva di un evento e il significato di quest'evento per il soggetto (Fig. 5.7) che genera l'emozione. Ad esempio, quando un paziente ricomincia a respirare alla fine dell'anestesia, il medico non vede soltanto la curva di capnografia, ma prova anche "sollievo" per il significato che egli attribuisce a quest'impressione sensoriale. Il paziente sarà presto completamente sveglio e pertanto la procedura è andata a buon fine.

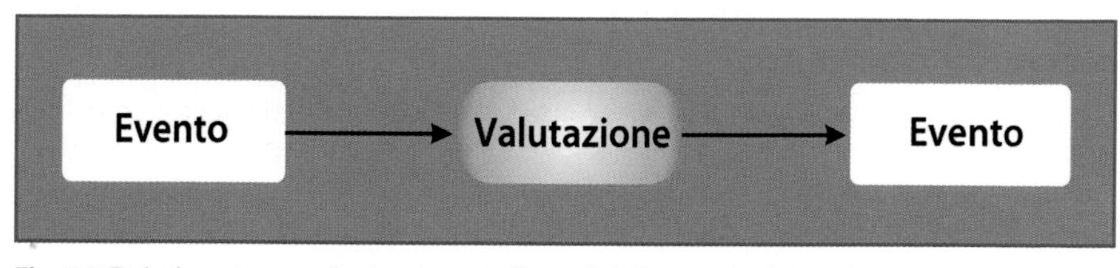


**Fig. 5.7** Relazione tra eventi esterni e manifestarsi delle emozioni. Non è l'evento stesso, ma la valutazione soggettiva del suo significato, che genera le emozioni

## 5.6 Consigli pratici

Elenchiamo una serie di consigli per la pratica clinica:

- la percezione è sempre soggettiva. Meglio fidarsi di quattro occhi piuttosto che due, se la faccenda è seria;
- essere sempre pronti accettare che la nostra percezione potrebbe, di fatto, ingannarci. Aumentare il livello di attenzione nel caso di situazioni critiche (meglio guardare due volte per scoprire errori);
- la percezione è guidata dalle aspettative. Dobbiamo essere consapevoli delle nostre aspettative e interrogarci sulle nostre decisioni. Questo permette un approccio meno "condizionato" alle situazioni;
- utilizzare il maggior numero possibile di modalità sensoriali. Per ottenere un'idea precisa della situazione: *ascoltare, guardare, odorare* e *palpare* per capire come sta un paziente;
- una situazione non provoca emozioni; è la nostra interpretazione della situazione che dà origine alle emozioni. Prendere le emozioni sul serio e cercarne le possibili cause. Ricordarsi che quando nascono sentimenti forti e sgradevoli, non siamo vittime di queste emozioni. C'è sempre almeno un'altra possibilità di vedere diversamente la situazione.

## 5.7 "La percezione": in poche parole

Per riassumere, possiamo scegliere i seguenti principi. È utile ricordare che questi principi si applicano a tutte le modalità percettive, anche se gran in parte di questo capitolo ha preso come esempio la percezione visiva.

- La percezione è un processo attraverso il quale le informazioni sensoriali sono integrate con i dati già acquisiti e con quelli provenienti dagli altri organi di senso. Tale integrazione ci consente di formulare giudizi sulla qualità, l'intensità e la pertinenza di quanto percepito.
- La percezione ci permette l'orientamento nell'ambiente. Da essa, però, non deriva una verità oggettiva. I risultati del processo percettivo sono orientati verso fini pratici.

- Possiamo costruire un intero quadro da impressioni sensoriali parzialmente percepite. Questa capacità ci dà un vantaggio in termini di sopravvivenza ed efficienza.
- La percezione avviene in tre fasi consecutive collegate:
  1. elaborazione degli stimoli sensoriali degli organi di senso;
  2. organizzazione della percezione (percezione gestaltica e schemi significativi);
  3. riconoscimento e attribuzione di un significato.
- Questi tre processi si influenzano a vicenda e dipendono anche dalla somma delle conoscenze ed esperienze accumulate.
- La percezione è limitata da soglie assolute e relative. Alcuni di questi limiti sono in parte biologicamente determinati; altri sono influenzati dalla motivazione e dal controllo cosciente dell'attenzione.
- La percezione è basata sull'ipotesi. Le aspettative influenzano fortemente il processo percettivo e sostituiscono in parte l'esplorazione completa dell'ambiente.
- Le ipotesi preliminari sono basate su motivazioni ed esperienze precedenti.
- La nostra cognizione non è in grado di distinguere la realtà dai dati costruiti.
- La percezione non è precisa. Essendo basata sull'ipotesi, il rischio di errori è particolarmente alto quando sono necessari efficienza e velocità.

## Bibliografia

AHRQ (2003) Unexplained apnea during general anaesthesia. Accessed August 2010 at: http://www.webmm.ahrq.gov/case.aspx?caseID=2#figures

Bradley DR, Petry HM (1977) Organizational determinants of subjective contour: The subjective Necker cube. Am J Psychol 90(2):253–262

Bruner JS, Postman L (1951) An approach to social perception. In: Dennis W, Lipitt R (eds) Current trends in social psychology. University of Pittsburgh Press, Pittsburgh

Dörner D (1996) The logic of failure. Recognizing and avoiding error in complex situations. Metropolitan Books, New York

Dörner D (1999) Bauplan für eine Seele [Blueprint for a soul]. Rowohlt, Reinbek bei Hamburg

Eysenck H (1942) The experimental study of the "good Gestalt": a new approach. Psychol Rev 49:344–364

Goldstein EB (2006) Sensation and perception, 6th edn. Wadsworth, Belmont

Hartmann GW, Poffenberger AT (eds) (2006) Gestalt psychology: a survey of facts and principles. Kessinger, Whitefish

Klix F (1971) Information und Verhalten. Kybernetische Aspekte der organismischen Informationsverarbeitung [Information and behavior. Cyberbetic aspects of organismic information processing]. Huber, Bern

Koehler W (1992) Gestalt psychology: the definitive statement of the Gestalt theory. Liveright Books, New York

Metzger W (2006) Laws of seeing (originally published 1936) Translated by Spillmann L, Lehar S, Stromeyer M, Wertheimer M. MIT Press, Cambridge

Miller G (1956) The magical number seven, plus or minus two: some limits on our capacity for processing information. Psychol Rev 63:81–97

Ramachandran V, Blakeslee S (1999) Phantoms in the brain: human nature and the architecture of the mind. Fourth Estate, London

Scherer K, Ekman P (eds) (1984) Approaches to emotion. Erlbaum, Hillsdale

Vukovich A (2000) Christian v. Ehrenfels: "Über 'Gestaltqualitäten'" ["on Gestalt qualities"]. In: Schmale H (ed) Hauptwerke der Psychologie. Kröner, Stuttgart

Wertheimer M (1923) Laws of organization in perceptual forms. First published as "Untersuchungen zur Lehre von der Gestalt". Psychol Forsch 4:301–350. Translation published in: Ellis W (1938) A source book of gestalt psychology. Routledge and Kegan Paul, London, pp 71–88

Wertheimer M (1925) Über Gestalttheorie [on Gestalt Theory]. Verlag der philosophischen Akademie, Erlangen. Reprint: Gestalt Theory 7:99–120

Wertheimer M (1959) Productive thinking (enlarged edition). Harper and Row, New York

Wickens CD (1992) Engineering psychology and human Performance. Harper Collins, New York

Zimbardo G, Gerrig RJ (eds) (1996) Psychology and life, 14th edn. Harper Collins, New York

# Elaborazione delle informazioni e modelli mentali: visioni del mondo

# 6

**Caso clinico**

Alle 10:35, due ambulanze partono per un incidente stradale in campagna, con due veicoli coinvolti. La prima squadra arrivata sul posto conferma la presenza di due automobili con tre persone ferite. Secondo i testimoni oculari, il conducente di uno dei veicoli ha perso il controllo del proprio mezzo e si è scontrato frontalmente con la seconda auto. I due occupanti del secondo veicolo hanno soltanto lievi ferite, ma l'autista che ha provocato l'incidente è in coma. Dopo la valutazione iniziale e il triage, la seconda squadra di paramedici si concentra sui due feriti più lievi, uno dei quali lamenta parestesie probabilmente dovute a un colpo di frusta. Il ferito incosciente è estratto dal proprio veicolo e caricato in ambulanza dalla prima squadra. Si provvede all'ossigenazione con maschera facciale e si posizionano due accessi venosi di grosso calibro. Un controllo della glicemia, normale con il glucometro, elimina l'ipoglicemia tra le possibili cause d'incoscienza. Si inizia il riempimento vascolare e si procede con l'intubazione tracheale. In assenza di lesioni esterne evidenti, le ipotesi diagnostiche a questo punto includono lesioni da decelerazione con grave emorragia interna, lesioni di organi intra-addominali e trauma cranico grave. Dopo la somministrazione di 2000 ml di cristalloidi senza risultati sulla pressione arteriosa, si inizia un'infusione di adrenalina. Le vene giugulari appaiono marcatamente distese, suggerendo la possibilità di uno pneumotorace. Però, l'auscultazione nel torace rivela un murmure vescicolare bilaterale e la palpazione non ritrova né fratture costali né enfisema sottocutaneo. Quindi viene scartata la diagnosi di pneumotorace. All'arrivo in pronto soccorso il paziente è ancora emodinamicamente instabile. L'esame ecografico non dimostra lesioni di organi intra-addominali né liquido intra-peritoneale. La radiografia del torace mostra dei polmoni normalmente ventilati, un'importante congestione peri-ilare, un arco aortico normale e un'ombra cardiaca significativamente allargata. Fino a quel punto, sono stati somministrati 3500 ml di cristalloidi e l'infusione di adrenalina è arrivata a 5 mg/ora. Un'ecocardiografia transesofagea rivela un ventricolo sinistro dilatato con severa acinesia inferiore e apicale. Il paziente muore poco dopo l'ingresso in rianimazione per le conseguenze di un grave shock cardiogeno.

M. St.Pierre, G. Hofinger, C. Buerschaper, R. Simon, I. Daroui,
*Gestione delle crisi in medicina d'urgenza e terapia intensiva*,
DOI: 10.1007/978-88-470-2799-2_6, © Springer-Verlag Italia 2013

Una squadra di paramedici è confrontata con una chiamata di routine: un incidente stradale con due feriti lievi e uno grave. Il trattamento medico di un paziente con segni clinici di ipovolemia è routinario: ossigeno in maschera, accessi venosi di grosso calibro e riempimento vascolare. Tuttavia, questa situazione di emergenza presentava rispetto al "solito stradale" alcune eccezioni degne di nota, delle quali i paramedici non si sono resi conto. Non sono state considerate né la circostanza poco chiara dell'incidente, né l'assenza di lesioni esterne, né la cicatrice di sternotomia che poteva indicare una precedente chirurgia cardiaca (ad es. BAC). L'ipotesi iniziale dell'ipovolemia come causa dell'ipotensione arteriosa non è mai stata messa in dubbio. Non hanno valutato la possibilità di una causa non traumatica, come l'infarto miocardico acuto. Durante l'intera operazione di soccorso, non sono state ricercate né si sono prese in considerazione delle informazioni disponibili.

Questa "cecità nonostante l'evidenza" non è un fenomeno raro in medicina. Com'è possibile spiegare perché nessun membro della squadra di soccorso abbia visto che le circostanze dell'incidente potevano essere interpretate in modo diverso? Questa domanda ci conduce a guardare da più vicino il modo in cui funziona l'elaborazione delle informazioni per l'essere umano.

Il pensiero umano elabora le informazioni proposte dalla percezione e dalla memoria (capitoli 4 e 5). Tuttavia, gli elementi della memoria – le nostre conoscenze – non sono disponibili come informazioni contenute sul disco fisso di un computer. La selezione dei contenuti rilevanti nella memoria è sottoposta agli stessi principi dalla percezione. Gli elementi sono classificati come "importanti" e più facilmente o rapidamente recuperabili dalla memoria se:

- sono d'uso comune;
- corrispondono all'orizzonte delle aspettative e sono pertanto preattivati;
- sono rilevanti;
- hanno una forte componente emotiva;
- sono in qualche modo correlati con altri elementi attivati (reperimento associativo).

I processi del pensiero cosciente come giudizio, pianificazione, sviluppo di analogie oppure valutazioni prognostiche sul corso previsto degli eventi, sono a loro volta basati su diverse fasi subconsce di elaborazione delle informazioni. In questo senso, il pensiero presenta analogie con la percezione, dove una moltitudine di processi subconsci precede la stessa percezione cosciente. I processi cognitivi basilari che sottendono all'architettura della memoria sono (Lompscher, 1972; Selz, 1913):

- identificazione e classificazione degli oggetti o degli eventi;
- valutazione;
- associazioni;
- collegamenti;
- immaginazione.

Si possono desumere alcuni principi fondamentali per l'elaborazione delle informazioni dai nostri processi cognitivi e dai criteri di reperimento nella memoria, citati sopra. Questi principi possono spiegare sia le notevoli prestazioni della mente umana, sia alcuni meccanismi alla base dei nostri errori cognitivi.

## 6.1 Organizzazione delle conoscenze: schemi e modelli mentali

Tutte le conoscenze umane – sensoriali, procedurali e concettuali – si possono descrivere come reti di schemi sensoriali e motori, oppure di concetti linguistici (capitolo 4). Gli schemi sono informazioni, "pacchetti di conoscenza", che codificano concetti generici (ad es. "tutto quello che serve per mettere un accesso venoso") e scenari o episodi familiari ("come pungere una vena periferica"), anche noti come *scripts* (Schank e Abelson, 1977). Gli schemi presentano i seguenti aspetti fondamentali (Bartlett, 1932; Anderson, 1983):

- sono strutture mentali inconsce. Non c'è consapevolezza del fatto che sia la codifica e la conservazione delle informazioni, che il richiamo e la percezione della realtà sono guidati da importanti sovrastrutture della conoscenza e non da semplici frammenti d'informazione;
- queste sovrastrutture della conoscenza sono composte da conoscenze ed esperienze passate. Si tenta di integrare tutte le nuove informazioni nella struttura stabilita delle conoscenze; quindi, si tendono a riconoscere e classificare gli elementi in base alle esperienze passate. D'altra parte, è difficile o impossibile riconoscere e classificare elementi che non rientrano nella struttura delle proprie conoscenze;
- gli schemi sono conservati in ordine gerarchico, con in alto le regole primarie per la risoluzione dei problemi e le regole secondarie o le eccezioni più in basso. Mentre gli operatori inesperti hanno solo un numero limitato di schemi, costituito prevalentemente da regole primarie, quelli più esperti nella risoluzione dei problemi hanno accumulato una moltitudine di regole secondarie e di eccezioni alle regole primarie;
- un richiamo dalla memoria a lungo termine non legge semplicemente una serie di dati inalterati da un "disco rigido" cerebrale, ma ricostruisce attivamente le esperienze passate. Di conseguenza, alcuni errori nei ricordi sono prevedibili, perché si tende a interpretare i dati presentati in accordo con le proprie aspettative e con modi di ragionare stabiliti;
- il richiamo degli schemi segue il principio di economia, che tende a raggiungere l'obiettivo con il minimo sforzo possibile: "sforzo verso il significato";
- questo principio di economia può essere superato con sforzi consapevoli e investimento di tempo, risorse entrambe scarse in una situazione critica;
- uno schema è tanto più forte quanto più recentemente e quanto più spesso è stato utilizzato.

Il fatto che le regolarità del mondo siano organizzate sotto forma di schemi, in una propria rappresentazione interna dell'ambiente circostante, si spiega con le funzioni inferenziali e interpretative della mente umana. Esse vanno ben oltre le informazioni fornite. Per esempio, i dati riferiti a "induzione dell'anestesia" possono essere:

- identificati e valutati ("il paziente ha perso conoscenza e può essere ventilato in maschera. Tutto procede come previsto");
- spiegati ("la perdita di coscienza è una conseguenza del tiopentale");
- previsti ("dopo l'iniezione del tiopentale, il paziente perderà conoscenza").

L'insieme degli schemi riferiti a un certo campo della realtà è chiamato modello mentale (Johnson-Laird, 1983). Questo termine indica un'immagine della situazione basata sulla propria esperienza, un modello di una parte del mondo rappresentata nella propria mente. I modelli mentali organizzano le conoscenze in maniera stabile e prevedibile, per cui forniscono le basi per la pianificazione delle azioni. Molti studi pratici sul tema del processo decisionale naturalistico hanno confermato che gli individui esperti analizzano rapidamente una situazione attraverso la corrispondenza di configurazioni con una libreria mentale, costituita da precedenti esperienze (Klein, 1992). Questi modelli mentali contengono conoscenze derivate dalle precedenti interazioni personali con il mondo esterno, per cui saranno sempre diversi da una persona all'altra. Durante una situazione critica è quindi necessario allineare i modelli mentali tra i vari membri di un gruppo di lavoro, attraverso un adeguato livello di comunicazione. Se questo non avviene, la probabilità che ogni membro pensi e agisca diversamente diventa alta (capitolo 11).

Quando è possibile, si aggiungono nuove formazioni ai modelli mentali preesistenti; cioè, le nuove informazioni sono in questo modo assimilate. In questo caso, l'apprendimento avviene attraverso un ampliamento dei modelli mentali, senza la necessità di un cambio strutturale. L'ipotensione arteriosa successiva a un incidente stradale rientra nel modello basilare della "perdita di volume". Una volta che questo modello è attivato e considerato accettabile, le nuove informazioni che non vi rientrano saranno molto probabilmente non percepite o rifiutate. I modelli mentali devono essere risistemati e subire il cambio strutturale per adeguarsi alle nuove circostanze (accomodazione; Piaget et al., 1985). Diventare consapevoli di questa necessità significa che il mondo deve essere concepito diversamente e che approcci finora validi devono essere cambiati. Gli uomini sono creature abitudinarie e preferiscono generalmente mantenere i modelli mentali esistenti, per cui la resistenza interna a un simile processo di apprendimento può essere molto alta. In situazioni di stress, è ancora più probabile ignorare l'informazione piuttosto che cambiare la propria visione del mondo.

## 6.2 Troppo pigri per pensare? Economia, competenza, sicurezza

Molti errori hanno origine da conoscenze errate o sbagliate, oppure dall'applicazione inadeguata di conoscenze esatte (capitolo 3). Anche se è possibile descrivere molti errori nell'elaborazione delle informazioni, sono solo tre i principi basilari all'origine di questi errori:

1. protezione delle risorse (principio di economia);
2. difesa del senso di competenza;
3. ricerca dell'ordine.

Questi fattori interagiscono tra loro (Fig. 6.1).

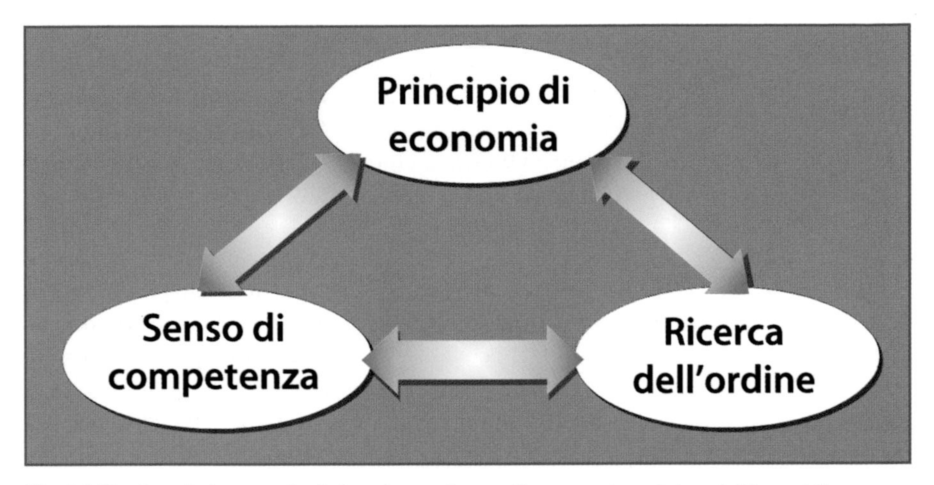


**Fig. 6.1** Tre fattori elementari e la loro interazione nella costruzione dei modelli mentali

### 6.2.1 Troppo pigri per pensare: protezione delle risorse

Il pensiero cosciente, "strumento" essenziale per affrontare una realtà sconosciuta, funziona lentamente e non è capace di elaborare grandi quantità di informazioni contemporaneamente. Ha una capacità limitata e ci spinge a utilizzare le poche risorse disponibili nel modo più efficiente. Si tende pertanto a evitare il pensiero cosciente a favore di scorciatoie, facendo affidamento agli automatismi oppure a decisioni basate sulle emozioni (vedi capitolo 10). Molti fallimenti dei processi mentali sono l'espressione di questa tendenza all'economia. Nella vita quotidiana il principio di economia ha un senso: si pensa di conoscere già la situazione e di potersi limitare alla raccolta dei dati e la formulazione delle ipotesi ("è la solita storia"). Lo stesso può valere per le situazioni d'urgenza: un incidente stradale diventa allora un altro "dei soliti incidenti stradali" e un'ipotensione arteriosa è sicuramente causata da un'ipovolemia, come lo è stato tante altre volte. Ciò che le persone percepiscono e pensano dipende molto da quanto già sanno e, pertanto, si aspettano. Perciò, solo una parte della situazione è effettivamente esaminata e valutata, per poi essere inserita in un modello mentale completando efficacemente le informazioni mancanti con conoscenze già disponibili. Questo meccanismo di completamento permette un utilizzo economico del pensiero ma provoca errori se: a) le conoscenze non corrispondono alla realtà perché sono sbagliate o inappropriate; oppure se b) la corrispondenza con la realtà è troppo superficiale e la situazione è diversa di quanto possa apparire a prima vista.

Un altro modo di proteggere le risorse cognitive consiste nell'elaborazione delle informazioni basata sulle emozioni. L'esperienza, talvolta chiamata "intuizione" in questo caso, sostituisce il pensiero cosciente molte situazioni. È un modo valido ed efficace finché la situazione non somiglia ad altre già affrontate in precedenza. Questa strategia è descritta in dettaglio nel capitolo 10.

Nella vita quotidiana questo comportamento è un requisito indispensabile per azioni valide. Una strategia che utilizza solo una quantità limitata di informazioni porta a buoni risultati ed è di solito efficace (Hertwig e Todd, 2001; Gigerenzer, 2000). Tuttavia, quando lo stress e la pressione emotiva aumentano, il principio di economia inizia a distorcere i processi mentali e si consente in modo subconscio all'efficienza e alla rapidità di assumere un ruolo più importante. Quando ciò accade, la concordanza del modello mentale con la realtà diventa ancora più superficiale e aumenta la probabilità di errori, come trascurare, confondere e fraintendere (capitolo 9).

### 6.2.2 Attenzione a non annegare! Difesa del senso di competenza

Per agire efficacemente serve un modello mentale stabile che spieghi la situazione attuale. Si ottiene questo risultato costruendo un'immagine della realtà, per poi aderirvi strettamente più a lungo possibile. Finché quest'immagine rimane valida, le supposizioni fatte non devono essere riviste e il decorso delle azioni può proseguire inalterato. Perciò, "il mio modello mentale è sbagliato" significa "devo ripensare tutto prima di agire". Tuttavia, la consapevolezza del "non sapere" ha un impatto diretto sul proprio senso di competenza. La maggior parte delle persone preferisce non essere confrontata con errori o cambi improvvisi della situazione. Al contrario, si preferisce di solito sostenere il proprio modello mentale per salvaguardare il senso di competenza (Dörner, 1996).

Questa forte tendenza a difendere il proprio senso di competenza spiega non solo la stabilità dei modelli mentali, ma anche la forma che tendono ad assumere: semplici e lineari. I modelli mentali solidi creano un senso di sicurezza e di intelligenza personale, mentre le spiegazioni complesse o diverse che non rientrano nei modelli mentali, aumentano i dubbi e l'insicurezza. Pertanto, ove possibile, si tende a semplificare le situazioni complesse per focalizzarsi soltanto sul problema predominante (Dörner, 1996). Da un certo punto di vista, un simile approccio alla realtà è sensato, perché nel caso in cui una persona si consideri incapace di agire, difficilmente potrà intraprendere una qualsiasi azione. La necessità di proteggere il proprio senso di competenza è un elemento importante nella nostra regolazione interna. Tuttavia, nel tentativo di mantenere alta l'autostima nei confronti della propria capacità a risolvere problemi, si rischia di:

- non rendersi conto dei dati che indicano di aver sbagliato ("errore di fissazione");
- non considerare adeguatamente gli sviluppi e le conseguenze a lungo termine delle proprie azioni durante una situazione critica. Si tende a voler gestire il singolo *problema attuale* piuttosto che preoccuparsi di possibili *problemi potenziali* ("predominanza dei problemi attuali");
- non verificare gli effetti delle proprie azioni e agire "irragionevolmente", non essendo più in grado di controllare lo sviluppo degli eventi ("azioni balistiche"; Dörner, 1996).

Nelle situazioni critiche, la necessità di difendere il senso di competenza può diventare il movente principale delle azioni. "Salvare la faccia" diventa improvvisamente più importante che salvare la vita stessa del paziente; il trattamento adeguato della patologia medica diventa secondario rispetto al controllo delle proprie emozioni.

Quando accade a noi stessi, è anche molto difficile accorgersene. È molto più facile osservare le azioni apparentemente irrazionali e "egoistiche" degli altri.

Il riesame e la valutazione autocritica delle proprie azioni rappresentano un modo essenziale per prevenire l'impatto negativo di simili moventi nelle situazioni critiche. Purtroppo, è proprio in quelle situazioni che si tendono a tralasciare i momenti di riflessione.

### 6.2.3 Certezza e ordine: evitare l'ambiguità

I modelli mentali non sono soltanto una forma di riassunto delle nostre conoscenze sul mondo. Essi danno una struttura al mondo circostante, attraverso l'unione di esperienze simili, attribuendo un significato ai dati percepiti. In questo modo, creiamo un'immagine coerente della realtà. I modelli mentali tendono a essere stabili e coesivi. Se un modello si è rivelato utile, dimostrandosi valido in diverse situazioni, si impara che esso permette di spiegare il presente e di estrapolare il futuro. Per questo motivo, ci si sforza di ottenere chiarezza, evitando sempre ambiguità e incertezze, ove possibile (avversione per l'ambiguità; Camerer e Weber, 1992; Heath e Tversky, 1991; Curley et al., 1986).

La struttura e l'ordine sono importanti perché garantiscono un sentimento di sicurezza. Inoltre, hanno anche un effetto rilevante sulla memoria e sui processi cognitivi. La struttura è un elemento fondamentale, perché i dati strutturati sono più facilmente memorizzati e recuperabili. Quando dobbiamo elaborare una grande quantità di dati, è possibile farlo soltanto se questi sono in qualche modo strutturati. Pertanto, il pensiero può essere descritto come un processo attraverso il quale si dà una struttura all'ambiente circostante (Selz, 1913; Selz, 1922). In situazioni di emergenza, la necessità di un pensiero strutturato diventa ancor più ovvia per la ricerca di una diagnosi inequivocabile. L'inequivocabilità è necessaria per il ragionamento del medico e il trattamento del paziente.

## 6.3 Illusioni e realtà: distorsione delle informazioni

Nel tentativo di non mettere in dubbio le conoscenze stabilite, si tende a distorcere subconsciamente le informazioni affinché rientrino nel proprio modello mentale della situazione. Questa elaborazione ingannevole e talvolta inadeguata delle informazioni può seguire diverse vie (Fig. 6.2).

### 6.3.1 Errori nella ricerca delle informazioni

Si tendono a cercare frammenti di informazione che rinforzino le conoscenze e le ipotesi correnti (tendenza alla conferma; Kahneman et al., 1982). Per compensare questo errore di conferma, si dovrebbero presentare con maggiore enfasi i dati che potrebbero mettere in dubbio le ipotesi correnti, rispetto a quelli che riaffermano il

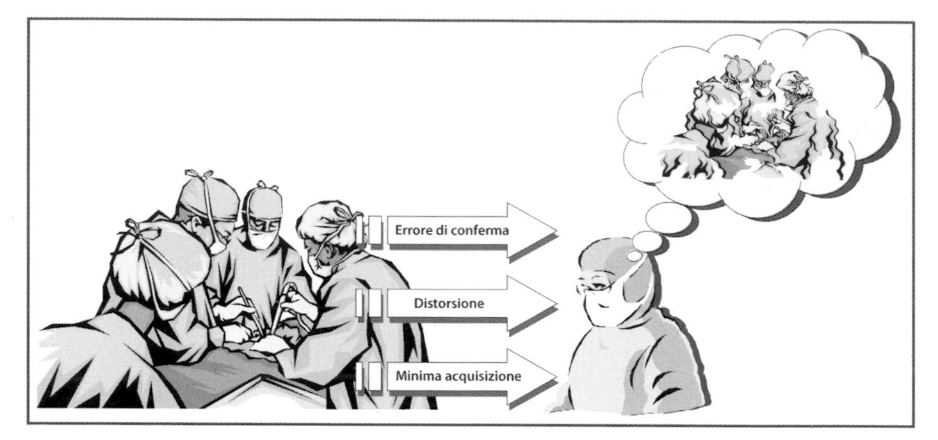


**Fig. 6.2** La distorsione dell'informazione produce modelli mentali inadeguati

modello mentale prevalente. Per esempio, se qualcuno avesse segnalato ai paramedici che il paziente si lamentava di un dolore retrosternale prima dell'incidente, la diagnosi sarebbe probabilmente stata diversa. Tuttavia, senza una sollecitazione esterna precoce, è di solito naturale non ricercare attivamente informazioni che tendono a contraddire le ipotesi correnti. In questo caso, i paramedici non hanno fatto eccezione alla regola. L'unico modo per evitare questo tipo di illusioni è mantenere un profondo livello di scetticismo sull'appropriatezza di qualsiasi diagnosi iniziale. Durante una situazione critica, una buona regola può essere di considerare sempre alta la probabilità di aver trascurato informazioni importanti e che le cose non vanno esattamente come possono sembrare.

## 6.3.2 Distorsione e soppressione

Se una situazione critica è vissuta come una minaccia per il proprio senso di competenza, la necessità di sostenere il modello mentale corrente può diventare irresistibile: in tal caso, le informazioni ambigue sono reinterpretate in modo da corroborare le conoscenze attuali. Questo fenomeno può essere così intenso da non vedere o sentire più le informazioni nuove o contraddittorie.

## 6.3.3 Diminuita acquisizione delle informazioni

La difesa del senso di competenza è soltanto una delle ragioni per cui si tende a sostenere un modello inadeguato della realtà. Un'altra è il modo in cui sono gestite le informazioni. L'abbondanza, l'interrelazione, l'ambiguità e l'incertezza dei dati percettivi (capitolo 2) messi insieme creano una situazione di eccessiva richiesta per il sistema cognitivo. Quando si raggiungono i limiti delle proprie capacità cognitive, si tende a diminuire il carico di lavoro cognitivo attraverso una ridotta acquisizione delle informazioni. Pertanto, le decisioni saranno basate su una "banca dati" insufficiente e la diagnosi è spesso formulata al primo colpo d'occhio. Quando non sono più acquisite nuove informazioni, è molto probabile che una decisione non sarà rivalutata, finché il carico cognitivo non diminuisce e si considerano altri dati.

## 6.4 Riempire il vuoto: modelli mentali inadeguati

La protezione delle risorse, la difesa del senso di competenza e l'avversione per l'ambiguità sono responsabili di molti errori. Altri accadono perché si basano spesso le decisioni su probabilità e frequenza degli eventi. Questo approccio, chiamato "gioco delle frequenze", è utilizzato quando chi deve decidere vede una situazione simile a qualcosa già visto prima e agisce di conseguenza, ripetendo quanto fatto in passato. Le decisioni basate sulle probabilità sono spesso corrette, ma qualche volta non lo sono. Un problema comune con l'utilizzo di un modello mentale inadeguato, che sia per un "gioco delle frequenze" o per altri fattori, è che l'immagine mentale della situazione non è correlata con la realtà. E, ovviamente, questo fatto passa spesso inosservato finché non si riesce a valutare retrospettivamente le proprie azioni, quando il tempo e i dati disponibili da considerare aumentano. Per esempio, i paramedici nel caso clinico si sono resi conto di aver "puntato sul cavallo sbagliato" e di non aver capito il vero problema, soltanto dopo il trasporto del paziente in ospedale. La quantità di dati disponibili in letteratura sui processi decisionali errati è notevole. Per rimanere nel tema di questo testo, ci limitiamo a discutere le forme di errore che possono avere una rilevanza nelle situazioni critiche in medicina.

### 6.4.1 Errore di fissazione: sostenere un modello mentale nonostante l'evidenza

Nelle situazioni critiche, la difesa del senso di competenza e le eccessive richieste cognitive possono condurre a uno stato nel quale il desiderio di un modello mentale stabile domina ogni aspetto del comportamento. Dopo una prima valutazione della situazione, si tende a rimanere fissati alla prima impressione, anche se esistono dati sufficienti per orientare verso una direzione completamente opposta. Si sviluppa il cosiddetto fenomeno di visione tubolare. Quest'errore di fissazione (DeKeyser e Woods, 1990; Gaba, 1992) è caratterizzato da una tendenza a ricercare solo informazioni che confermano l'ipotesi corrente, distorcendo i dati percettivi per farli rientrare nel proprio modello mentale (Tabella 6.1). Questo diventa ancora più evidente quando si respinge a ogni costo una particolare ipotesi ("tutto tranne quello"). A parte la necessità di proteggere i propri modelli mentali, rimane il bisogno di controllare la situazione. Si può descrivere questa necessità di mantenere il controllo con un pensiero del tipo "se la situazione attuale è *quella*, allora devo affrontare un serio problema e rischio di non poter farci nulla; perciò, quello che credo non *dovrebbe* essere, semplicemente *non può* essere".

**Tabella 6.1** Errori di fissazione (da DeKeyser e Woods, 1990)

| Errore di fissazione | Significato |
|---|---|
| "Questo e soltanto questo" | Incapacità prolungata di rivedere la propria diagnosi o il proprio piano, nonostante sufficienti evidenze contrarie |
| "Tutto tranne quello" | Incapacità di affrontare il problema più serio. Si prende in considerazione ogni altra possibile spiegazione della situazione, eccetto l'emergenza reale |
| "Va tutto bene" | Convinzione dell'assenza di pericolo, nonostante sufficienti evidenze a favore del contrario |

### 6.4.2 Modello mentale semplice per risolvere problemi complessi

Di fronte ai problemi quotidiani, si trovano solitamente soluzioni appropriate applicando modelli mentali semplici. Nella maggior parte delle situazioni, infatti, i modelli mentali semplici sono utili e funzionali. I problemi complessi, invece, richiedono una profonda comprensione della situazione e delle condizioni circostanti per arrivare a una soluzione. Esiste una tendenza a usare i modelli semplici anche di fronte ai problemi complessi, diversi o difficili da capire, proprio perché sono utili nella vita quotidiana (Dörner et al., 1983; Dörner, 1996; Sterman, 1994). L'utilizzo di modelli mentali semplici per affrontare situazioni complesse può creare problemi:

- l'entità del problema è sottostimata;
- si tendono a fare supposizioni eccessivamente semplici sui rapporti di causalità;
- si tende a ignorare le interrelazioni tra i vari fattori e ogni singolo aspetto del problema è trattato come indipendente. Questo provoca effetti collaterali indesiderati;
- le dinamiche di sviluppo della situazione non sono adeguatamente valutate. Si rischia di anticipare l'evoluzione delle variabili secondo un'estrapolazione lineare. Di fronte a uno sviluppo non lineare, l'effetto di sorpresa sarà totale.

### 6.4.3 Errori legati alle conoscenze

Abbiamo conoscenze su molti argomenti, ma sono talvolta incomplete, applicate in modo errato o utilizzate nel contesto sbagliato. Per esempio, un frammento di *conoscenza* è richiamato correttamente dalla memoria, ma la sua *applicazione* in determinate circostanze è inappropriata. Un medico rianimatore può diagnosticare correttamente un'aritmia sull'ECG, ma sbagliare la scelta del farmaco antiaritmico, perché il profilo farmacologico della molecola è inappropriato per trattare quella specifica aritmia.

Sembra che, più spesso, una persona ha conoscenze sufficienti che però si rivelano inutili perché non aiutano a risolvere subito il problema. Il rischio di incorrere rapidamente in quest'errore è particolarmente alto per gli operatori sanitari, se sono abituati ad agire prima di aver dedicato un tempo sufficiente per crearsi un modello mentale adeguato della situazione. Come nel gioco delle frequenze, gli schemi d'azione familiari sono attivati attraverso pochi elementi caratteristici di una situazione (capitolo 4). Il gruppo di paramedici nel caso clinico ha intrapreso un riempimento volemico aggressivo, spesso indicato in situazioni di shock ipovolemico da politrauma della strada. Tuttavia, l'ipotesi sottostante – e incontestata – era che lo shock fosse causato da una perdita di volume e non da insufficienza cardiaca globale. È interessante notare che i medici con maggiore esperienza sono particolarmente vulnerabili a questo tipo di errore. Dopo decenni di pratica sul campo, hanno accumulato una grande quantità di strategie che applicano con notevole acume clinico. Questi schemi comportamentali si sono dimostrati chiaramente validi in molti altri casi, per cui è improbabile che venga messa in dubbio la valutazione iniziale della situazione. Un comportamento attento alle particolarità di ogni singolo caso è sostituito da una forma di "metodismo" (Dörner, 1996; "conservatorismo cognitivo": Reason, 1990) del medico "esperto". Praticare il metodismo – cioè, vedere le nuove situazioni come già note e intraprendere schemi d'azione già stabiliti che devono soltanto essere applicati – è molto più economico rispetto a dover considerare ogni singolo caso. Mentre l'approccio metodistico presenta molti vantaggi – affidabile, economico, di solito efficace – i casi complessi richiedono spesso maggiore attenzione per riuscire a sviluppare una comprensione specifica del caso e una sequenza unica di azioni.

Un terzo tipo di errore legato alle conoscenze accade quando non si rivaluta la situazione alla luce delle nuove informazioni e non si adatta di conseguenza la gestione del caso. Si può descrivere la situazione con la frase "le conoscenze del soggetto erano sufficienti per alcuni aspetti della situazione, ma le cose adesso sono cambiate". Quando aumentano le informazioni disponibili, può capitare che le ipotesi e le scelte terapeutiche inizialmente valide si rivelino sbagliate. Le situazioni critiche sono per definizione molto dinamiche, per cui le condizioni essenziali per una gestione valida possono anch'esse cambiare rapidamente. Per esempio, la nitroglicerina è un trattamento di prima scelta per un paziente con dolore toracico da ischemia miocardica; tuttavia, se l'ischemia aumenta ulteriormente e la contrattilità è compromessa, la nitroglicerina diventa controindicata perché provoca ipotensione. In questo caso, se il medico omette di controllare regolarmente la pressione arteriosa, il trattamento inizialmente corretto potrebbe provocare un errore potenzialmente fatale. La consapevolezza situazionale (capitolo 8; Endsley, 1995) – cioè, la conoscenza esatta della *realtà* della situazione critica e della validità delle ipotesi correnti – è una capacità essenziale per gli operatori sanitari, per evitare errori di fissazione e correggere i modelli mentali inadeguati.

## 6.5 Probabilità, ambiguità e rischio

Durante una situazione critica, sapere esattamente a che punto *si è* costituisce una condizione essenziale per una gestione efficace del caso. Sapere *dove andare* ed essere capaci di scegliere tra le varie possibilità terapeutiche è il passo logico successivo nel processo decisionale. Per capire come procedere, è necessario proiettare nel prossimo futuro una serie programmata di azioni e valutarne le probabilità di successo o di fallimento.

Il termine "probabilità", nel senso psicologico, può essere definito come la convinzione soggettiva che un evento abbia luogo o meno, oppure che un'affermazione sia vera alla luce delle informazioni disponibili (Kahneman et al., 1982). Tuttavia, questa convinzione soggettiva può ingannare, perché gli esseri umani non sono precisi nella valutazione oggettiva dei rischi. Ciononostante, gli operatori sanitari devono decidere come procedere, per cui sono costretti a valutare e attribuire un peso alle probabilità, anche in base alla relativa convenienza delle varie opzioni possibili. Idealmente, il peso relativo di ciascuna possibilità dovrebbe dipendere dalla frequenza con la quale un evento può accadere e dalla severità delle sue conseguenze. I dati da prendere in considerazione sono tanto più numerosi quanto più un evento è frequente e le sue conseguenze severe. In quale situazione si ritrova chi deve prendere le decisioni? Sono ipotizzabili diversi scenari (Fig. 6.3):

- in *circostanze ottimali*, si può fare una scelta ragionevole tra varie opzioni, per le quali ogni possibile soluzione determina un'unica conseguenza. Perciò, la scelta tra le varie possibilità equivale alla scelta tra le conseguenze. Per esempio, nel caso clinico, un paziente politraumatizzato dev'essere intubato ed è necessario somministrare un farmaco ipnotico. Dopo l'iniezione del farmaco, il paziente perderà conoscenza. Se non si somministra alcun farmaco anestetico, non ci sarà nessun effetto ipnotico. La scelta di somministrare o meno il farmaco equivale alla scelta di abolire o preservare lo stato di coscienza. Questo tipo di decisione è tipicamente chiamata decisione *in condizioni di certezza*, perché non ci sono dubbi su ciò che accadrà dopo la somministrazione del farmaco;
- in *altre situazioni*, l'esito di una decisione non può essere noto con certezza, perché da un'azione possono risultare diverse conseguenze. Si possono talvolta conoscere approssimativamente i vari risultati, ma molto spesso le probabilità associate non sono note con precisione. Questo tipo di decisione, che comprende la maggior parte delle decisioni prese nel campo medicina critica, è chiamata *decisione in condizioni d'incertezza*.

Per gli studiosi di teorie economiche, esiste una distinzione di lunga data tra rischio e incertezza (Knight, 1921; Ellsberg, 1961). Nell'interpretazione originale, il termine "rischio" si riferisce a situazioni nelle quali chi deve prendere le decisioni è in grado di attribuire una probabilità matematica alle scelte casuali che deve affrontare, ad esempio la probabilità di lanciare un dado. Il termine "incertezza" si riferisce invece a situazioni nelle quali le scelte casuali non si possono esprimere in termini di probabilità matematiche. Anche se il dibattito "rischio contro incertezza" è ancora in corso, e ben lontano dall'essere concluso al momento, consideriamo comunque la distinzione tra incertezza e rischio clinicamente utile. Nella discussione che segue, utilizziamo entrambi termini con maggiore libertà per descrivere le scelte in situazioni critiche.

Perciò, in contrasto con le teorie generiche sulle decisioni, l'utilizzo del termine "decisioni in condizioni di rischio" in ambiente sanitario pone l'accento sui danni potenziali per i pazienti. Di solito, si tenta di minimizzare i possibili danni, cercando allo stesso tempo il massimo beneficio terapeutico. Purtroppo, i rischi di certe azioni

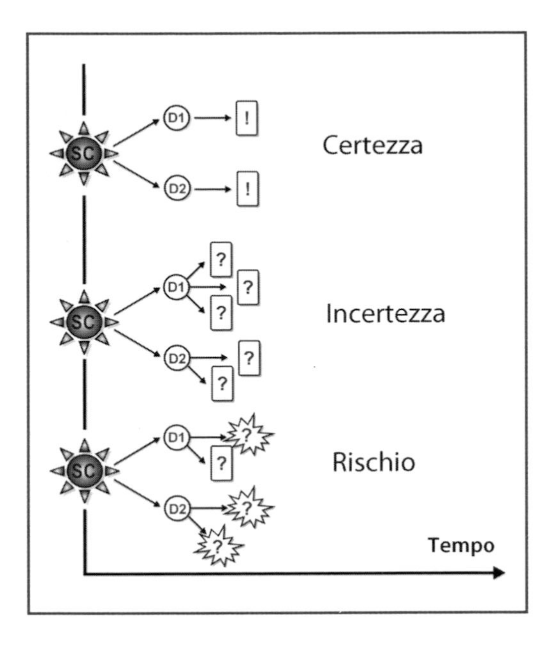


**Fig. 6.3** Decisione in condizioni di certezza, ambiguità e rischio. Davanti a una situazione critica (*SC*), è necessario prendere decisioni (*D*). In condizioni di certezza, la scelta tra varie possibilità (*D1*, *D2*) equivale alla scelta tra le loro conseguenze ("*!*"; in alto). Il processo decisionale in condizioni d'ambiguità è caratterizzato dall'incertezza sull'esito ("*?*"; in mezzo). Le decisioni in condizioni di rischio sono un sottogruppo di decisioni nelle quali le conseguenze delle proprie scelte possono danneggiare il paziente (*disegno frastagliato*; in basso)

o omissioni si possono più spesso valutare soltanto con il senno di poi. Per esempio nel nostro caso clinico, se i paramedici non avessero inserito sul posto accessi venosi di grosso calibro al paziente politraumatizzato, un riempimento vascolare con accessi più piccoli sarebbe stato forse comunque sufficiente, nel caso di perdite ematiche moderate. La stessa gestione, poco aggressiva, del riempimento volemico in un paziente con gravi emorragie interne potrebbe rendere lo shock rapidamente intrattabile. D'altra parte, un riempimento volemico aggressivo affronta adeguatamente il problema clinico del sanguinamento interno, ma danneggia sicuramente un paziente nel quale lo stato di shock è causato dall'insufficienza ventricolare sinistra. Nella maggior parte dei casi, le decisioni in condizioni d'incertezza sono percepite dai sanitari come scelte che implicano un qualche livello di rischio per il paziente.

## 6.5.1 Valutazione delle probabilità: "regole pratiche" nella vita

È molto difficile affrontare situazioni in cui si devono predire valori e stimare probabilità con accuratezza. La maggior parte delle teorie considera che si possano ottenere decisioni accurate attraverso una valutazione degli esiti previsti per le varie possibilità, con un'analisi di tipo rischio-beneficio. Tuttavia, un'analisi dettagliata e accurata è costosa, sia in termini di tempo che di sforzi mentali, e in molti casi non è neanche del tutto necessaria. La soluzione tipica degli esseri umani è l'applicazione dell'euristica, una specie di "regola empirica" per le situazioni cliniche, che si tratti di emergenze o meno. Per definizione, la valutazione euristica non prende in considerazione tutte le informazioni. Inoltre, l'applicazione delle regole euristiche è influenzata da altri fattori come emozioni, stanchezza, ecc.

Questa valutazione soggettiva delle probabilità avviene principalmente in modo subconscio. Gli operatori sanitari sembrano basare la maggior parte delle loro decisioni diagnostiche e terapeutiche su convinzioni riguardanti le probabilità di eventi incerti, piuttosto che sui loro relativi valori numerici, e questo sia in condizioni di routine che nelle emergenze. Per questo motivo si tende a utilizzare una quantità ridotta di regole empiriche per semplificare le valutazioni. Generalmente, gli stessi principi euristici utilizzati nella gestione delle informazioni sono applicati anche nella valutazione delle probabilità. Di nuovo, nonostante siano molto utili nella vita quotidiana, queste regole empiriche possono ingannare, quando sono utilizzate sistematicamente (Tversky e Kahneman, 1992):

- *rappresentatività*: le situazioni sono considerate analoghe sulla base delle loro somiglianze. La valutazione della somiglianza è affidata all'osservazione di caratteristiche prototipiche piuttosto che a un'analisi approfondita;
- *disponibilità*: si tende a considerare la frequenza o la probabilità di un evento basandosi sulla facilità con cui richiama esempi o avvenimenti passati (cioè, richiamati dalla memoria, ad es. "mi è capitato pochi giorni fa e ho fatto... ha funzionato bene" oppure "ho appena letto un articolo su questo problema, per cui farò... dovrebbe funzionare").

#### 6.5.1.1 Rappresentatività

Nel nostro caso clinico, l'ipotesi secondo la quale il paziente è affetto da una grave ipovolemia si basa sulle "tipiche" caratteristiche dello schema "politrauma da incidente stradale". Se una situazione presenta alcuni tratti rappresentativi di una certa categoria, si tenderà a considerare la situazione in questione come appartenente proprio a quella categoria. La categorizzazione della situazione critica nello schema "incidente stradale con multipli feriti" avviene sulla base della somiglianza con un prototipo (corrispondenza di analogie; Reason, 1990). Basandosi su questa valutazione, la risposta con la maggior probabilità di successo consiste nell'iniziare un riempimento volemico aggressivo. Ha funzionato prima, perché dovrebbe fallire adesso? Applicare il principio euristico della rappresentatività dà importanti vantaggi: se la diagnosi "shock da severa perdita ematica" deriva soltanto dal riscontro di un polso periferico debole in combinazione con il meccanismo di lesione, senza ulteriori valutazioni più dettagliate, si guadagna tempo prezioso e il trattamento volemico può iniziare immediatamente. Purtroppo, l'efficacia reiterata di questa scorciatoia può indurre gli operatori a concentrarsi soltanto su poche caratteristiche della situazione, trascurando le altre. L'euristica della rappresentatività può diventare ancor più fuorviante se applicata al contrario: "ciò che non somiglia a un tipico infarto miocardico, non può essere un infarto miocardico". Le esperienze passate hanno insegnato ai paramedici che i pazienti con infarto miocardico si presentano tipicamente dopo una chiamata di soccorso eseguita per un potenziale problema cardiaco. Perciò, i sanitari non erano preparati a ritrovare questa patologia medica in circostanze particolari: infatti, un paziente con infarto miocardico acuto provoca raramente un incidente stradale. Più il modello mentale di una situazione è vario, più sono numerosi gli elementi che si possono includere nella propria valutazione.

#### 6.5.1.2 Disponibilità

La probabilità stimata di un evento dipende dalla facilità con la quale gli schemi corrispondenti sono richiamati alla memoria. Le cose più facilmente memorizzate condizionano le proprie convinzioni sulla probabilità degli eventi. L'esperienza della vita ci ha insegnato i fatti seguenti:

- gli elementi della memoria trattati più spesso sono richiamati più rapidamente e facilmente, rispetto a quelli raramente utilizzati;
- gli avvenimenti plausibili sono più facili da immaginare, rispetto a quelli improbabili;
- le connessioni associative sono rafforzate quando due eventi accadono frequentemente assieme (Tversky e Kahneman, 1974).

La disponibilità degli schemi dipende parzialmente dalla *frequenza* con la quale sono richiamati; perciò, quelli che codificano le situazioni più frequenti e comuni saranno attivati più spesso rispetto agli schemi di eventi rari. Gli eventi frequenti accadono, ovviamente, di frequente, per cui un tale approccio euristico è logico ed efficace la maggior parte del tempo; tuttavia, altri fattori influenzano la probabilità di un richiamo dalla memoria:

- vistosità/peculiarità/rilevanza;
- importanza;
- tempo trascorso dall'ultima rievocazione.

Per esempio, il fatto che molti anestesisti sospettino, o almeno prendano in considerazione, la possibilità di un'ipertermia maligna non appena accade un aumento abnorme della $CO_2$ di fine espirazione, è in parte dovuto all'importanza fondamentale di una diagnosi e terapia precoci, e non solo a causa dell'incidenza generale della patologia stessa. Inoltre, se un sanitario ha appena finito di leggere un articolo a proposito di un particolare problema clinico, è più facile che rievochi proprio quella specifica patologia, come possibile causa di un quadro clinico simile incontrato nel periodo immediatamente successivo alla sua lettura.

### 6.5.2 Problemi nell'utilizzo delle probabilità

L'incapacità di utilizzare accuratamente le probabilità non dipende dal nostro diffuso affidamento al giudizio euristico e non è interamente attribuibile ai soli effetti motivazionali o alla tendenza a utilizzare i modelli mentali secondo il principio di economia. La maggioranza dei clinici ignora semplicemente alcuni principi basilari del ragionamento statistico, che potrebbero consentire loro di stimare le probabilità più accuratamente. In campo sanitario è rilevante ogniqualvolta si prendono decisioni basate sui dati, come scegliere tra diverse terapie o possibili effetti collaterali (vedi Gigerenzer. 2000 per una raccolta di esempi in medicina). Anche quando le probabilità non sono espresse in termini numerici, ma solo verbalmente, esistono possibili insidie nel processo di valutazione e giudizio, che possono condurre a gravi errori:

- *probabilità percepita*: la valutazione emotiva delle probabilità ("ho un buon presentimento, questa scelta non può essere sbagliata") comporta un grave rischio di decisioni errate;

- *pseudo-accuratezza*: davanti a un'insufficienza generale di informazioni, si tenta di formulare ipotesi sulla probabilità dei vari rischi. L'utilizzo di informazioni incomplete o di simili ipotesi può produrre conclusioni "esatte", ma in pratica sbagliate. I numeri riflettono solo supposizioni personali e approssimazioni, che producono errori ancora più grossi, se moltiplicati tra loro;
- *confondere causalità e correlazione*: l'occorrenza simultanea di due eventi non permette alcuna conclusione sulla loro relazione causale, ad es. a→b o b→a. È sempre possibile che un evento, o entrambi, siano causati da un'altra variabile c;
- *conclusioni inverse*: se a→b, questo non implica automaticamente che senza *a*, l'evento *b* non può esistere, ad es. se un infarto miocardico non accade in una "situazione tipica", allora non può essere un infarto miocardico;
- *errore sulla frequenza di base*: bisogna conoscere la frequenza di base di un evento nella popolazione *e* il tasso di errore di un test per determinare la probabilità che il risultato sia valido. Si tende spesso a trascurare la frequenza di base, rispetto ai dati sull'affidabilità di un test;
- *falsi positivi* e *falsi negativi*: i test molto sensibili, che includono tutti i casi rilevanti, provocano falsi allarmi (falsi positivi). In altre situazioni, un test non riesce a identificare alcuni casi (falsi negativi). Spetta al clinico decidere se è peggio diagnosticare erroneamente una patologia che in realtà non c'è, oppure lasciarsi sfuggire una diagnosi.

### 6.5.3 Nessun rischio, nessun divertimento? Come gestire il rischio

La complessità include sempre un livello di incertezza sull'esito di un'azione volontaria (capitolo 2), per cui il rischio resta un elemento inevitabile dell'attività di cura. Perciò, la domanda per gli operatori sanitari non può essere *se* vogliono assumersi rischi quando assistono i pazienti, ma piuttosto *in quali circostanze* ritengono di farlo, e *per quale motivo*. Come per tutte le decisioni in condizioni di incertezza, è importante ricordare che il giudizio sui rischi è basato su quanto percepito, non su fatti oggettivi, come a dire che la valutazione del rischio è sempre soggettiva e incline agli errori. Per le azioni intraprese in situazioni critiche, non è possibile ottenere una stima assoluta del rischio, ad esempio chiedere "la scelta X sarà utile per il paziente?". Paradossalmente, i medici vogliono generalmente prendere decisioni a proposito di rischi relativi, ad esempio si chiedono "l'opzione X è più rischiosa dell'opzione Y?". Quando è necessario scegliere tra due azioni in una situazione critica, non si dovrebbe mai farlo spontaneamente, perché si genera sicuramente una valutazione inaccurata. Durante un'emergenza, la valutazione minima del rischio per una scelta terapeutica dovrebbe considerare una risposta alle domande seguenti:

- quanto è alta la probabilità di eventi indesiderati?
- quanto è alta la probabilità di non essere in grado di affrontare la situazione che sto per creare?
- qual è il prezzo che il paziente e/o io stesso dovremmo pagare, se non dovessi riuscire ad affrontare questa situazione?

- qual è il prezzo che il paziente dovrà pagare, se decido di raccogliere altre informazioni?

La sicurezza del paziente dipende in larga misura dalla capacità dei curanti nel prendere decisioni controllate, assumendone i relativi rischi. Il livello di rischio che comporta una particolare decisione per il paziente dipende: a) dalla consapevolezza e la conoscenza dei pericoli; b) dall'esperienza e la pratica in situazioni simili; e c) dalle effettive capacità cliniche dei sanitari.

Nonostante l'inevitabile necessità di intraprendere azioni rischiose, le domande descritte sopra potrebbero indurre un comportamento elusivo rispetto al rischio. L'avversione per il rischio è la riluttanza di un soggetto nell'intraprendere azioni con risultati incerti. I medici avversi al rischio preferiscono scegliere la certezza rispetto all'incertezza, anche se potrebbe dare maggiori benefici per il paziente. Le decisioni cliniche in situazioni critiche implicano un'assunzione di un rischio. Questo è una certezza. Non vogliamo incoraggiare i medici a eludere il rischio, specialmente in situazioni d'emergenza; si suggerisce soltanto a chi deve prendere le decisioni di essere attento, nella misura del possibile, ai rischi che decide di correre per conto del paziente.

#### 6.5.3.1 Motivazione

Non è raro che motivazioni diverse rispetto alla sicurezza del paziente orientino le decisioni mediche. Evitare la noia ("nessun rischio, nessun divertimento"), voler prendere decisioni autonome fuori dagli standard di sicurezza ("non mi dire cosa devo fare!") o aspirare a diventare un "eroe" attraverso azioni spettacolari ("guarda cosa faccio adesso!") provocano tutti una sottostima dei rischi. La chiave per una gestione efficace del rischio sta nella valutazione realistica delle proprie competenze e nel controllo delle motivazioni che favoriscono i processi decisionali rischiosi. Una regola di lavoro basilare consiste nell'evitare sempre di operare vicino al limite delle proprie possibilità, perché la sicurezza del paziente non può essere in quel modo garantita. I membri di un gruppo di lavoro rappresentano una risorsa importante per affrontare il problema dell'assunzione inutile di rischio nelle situazioni critiche.

#### 6.5.3.2 Euristica

Identificare un livello accettabile di rischio costituisce una valutazione probabilistica, realizzata con il principio dell'euristica. Il principio euristico più importante per la valutazione del rischio è *la regola della disponibilità* (vedi sopra). La probabilità di una complicanza è di solito stimata in maniera approssimativa, perché la valutazione si basa sulla possibilità che questa complicanza sia richiamata dalla mente del medico. L'impulso immaginativo a considerare una certa complicanza nasce dalla propria esperienza, dalle discussioni con i colleghi o da un articolo letto di recente. Il rischio della complicanza sarà *sovrastimato* se è capitato di parlare di un caso simile poco prima oppure se è ancora viva la memoria di un episodio avvenuto di recente. D'altra parte, il rischio è generalmente *sottostimato* se il soggetto non è mai stato confrontato con una simile complicanza oppure se comportamenti pericolosi hanno ricevuto apprezzamenti positivi in passato. In entrambi i casi, è molto difficile immaginare perché il nostro paziente dovrebbe fare eccezione alle regole che ci vengono in mente. In tal caso, quando la complicanza avviene, si tende spesso a considerarla come un evento "incredibile".

## 6.6 Consigli per la pratica clinica

Sia l'individuo che il gruppo possono evitare di essere ingannati dal principio di economia e dalla difesa del senso di competenza se gestiscono in modo consapevole la percezione e l'elaborazione delle informazioni. A prima vista, le proposte seguenti possono sembrare facili da attuare, ma richiedono uno sforzo consapevole e una pratica continua, per riuscire a modificare alcune caratteristiche personali del pensiero, già utilizzate per anni e considerate sicuramente più naturali. Infatti, può essere un lavoro difficile e talvolta sgradevole!

### 6.6.1 Consigli per l'elaborazione di informazioni e modelli mentali

- *Partire da zero.* Evitare di pensare alle implicazioni medico-legali e sociali, concentrando tutta l'attenzione sul problema. È fondamentale cominciare da zero. Non considerare alcun elemento del proprio modello mentale come un fatto acquisito.
- Rivalutare in modo critico la prima ipotesi: la probabilità che la diagnosi iniziale sia frutto di una valutazione euristica è molto alta. È possibile che siano stati trascurati aspetti critici della situazione; perciò, si dovrebbero sempre ricercare attivamente informazioni che contraddicono o smentiscono la diagnosi iniziale. Rimettere in questione la diagnosi iniziale è ancora più importante durante una situazione critica, perché le possibilità di correzioni rischiano di essere ben poche. Lo stress altera ulteriormente la capacità di ricercare dati contraddittori per cui dovrebbe diventare un'abitudine porsi le seguenti domande:
  - ho trascurato alcuni fatti?
  - i nuovi dati disponibili concordano con le mie ipotesi iniziali?
  - ci sono stati recentemente nuovi sviluppi rilevanti?
  - esiste qualche ragione, per cui l'ipotesi iniziale potrebbe essere sbagliata?
- Essere capace di accettare informazioni incomplete o scorrette è un requisito importante per affrontare le situazioni complesse.
- Garantire alternative. Si possono evitare gli errori di fissazione abituandosi a proporre alcune possibili diagnosi differenziali oppure azioni alternative, menzionandole esplicitamente con il loro nome, ogni volta che una prima idea ci salta subito in mente. Qualora nuovi dati dovessero favorire una spiegazione alternativa per il problema clinico, ricordare sempre: la capacità di riconoscere ipotesi sbagliate e rivedere una diagnosi iniziale o una decisione sono segni di saggezza e di competenza, non di debolezza.
- Rendersi conto che la strada che conduce agli errori è lastricata di false supposizioni.

### 6.6.2 Consigli per l'assunzione di rischio

- Assumere rischi per motivi validi. È meglio valutare il rischio nei momenti di calma e concentrazione. Non correre rischi perché si è arrabbiati, feriti, depressi, disperati o spaventati. Non correre rischi per ottenere una rivincita o ferire qualcun altro.
- Considerare le possibili perdite, così come il potenziale guadagno. Cioè, conoscere le possibili conseguenze di un fallimento. Finché non si considerano accuratamente sia i guadagni che le perdite, non si può comprendere il livello di rischio.
- Essere molto attenti, quando si deve prendere una decisione dalle conseguenze irreversibili. Per esempio, se si vuol sopprimere il respiro spontaneo del paziente con la somministrazione di un farmaco miorilassante, oppure se si considera di procedere con l'estubazione, chiedersi sempre: "È proprio quello che voglio fare adesso?"
- "Come regola generale è saggio agire con discernimento, per evitare le situazioni in cui si deve ricorrere a capacità cliniche eccezionali per garantire la sicurezza" (Hawkins, 1987).
- L'aviazione civile ha stabilito i criteri per l'assunzione deliberata del rischio con l'acronimo "CAREFUL": *Consciously Accept Risks Evaluated with Forethought, Understanding, and Logic* (accettare i rischi in modo consapevole, dopo averli valutati con avvedutezza, profonda comprensione e logica).
- Quando possibile, assumersi un solo rischio alla volta. Suddividere le azioni e gli obiettivi se possibile, in modo da non combinare rischi se non assolutamente necessario. Intraprendere simultaneamente azioni rischiose aumenta l'ansia, crea confusione e rende molto difficile l'analisi in caso di fallimento.
- Stabilire deliberatamente un livello minimo di sicurezza per ogni azione, e non scendere *mai* al di sotto di tale livello. Ricordarsi: se non vale la pena farlo in sicurezza, non vale proprio la pena farlo!
- Avere un obiettivo. Quando si assume un rischio, bisogna avere un obiettivo chiaro in mente, anche per capire in seguito se è stato raggiunto o meno.

## 6.7 "Elaborazione delle informazioni e modelli mentali": in poche parole

- Il pensiero cosciente è basato su diversi livelli elementari e subconsci di elaborazione e gestione delle informazioni.
- Le conoscenze sono organizzate in schemi (ad es. schemi di eventi, di aspettative, di conoscenze concettuali) e modelli mentali. Permettono il riconoscimento, l'interpretazione e l'estrapolazione degli eventi.
- Molti errori derivano da alcune caratteristiche elementari dell'elaborazione delle informazioni: principio di economia cognitiva, difesa del senso di competenza e avversione per l'ambiguità.
- I problemi più comuni nella raccolta di informazioni sono la ricerca selettiva

di dati a conferma delle proprie ipotesi ("errore di conferma"), la distorsione o la soppressione delle informazioni indesiderate e la diminuzione dell'acquisizione di nuove informazioni.
- I modelli mentali si possono rivelare sbagliati per un determinato problema. Le possibili cause sono errori di fissazione, modelli troppo semplicistici, conoscenze sbagliate e metodismo dei clinici esperti che finiscono per alterare i processi decisionali.
- La gestione dei dati incerti e delle probabilità è sempre difficoltosa. C'è pertanto una tendenza diffusa a ricorrere a principi euristici, come quelli della *rappresentatività* e della *disponibilità*, per valutare i livelli di rischio. Le operazioni mentali sulle probabilità producono spesso risultati sbagliati. Al contrario, succede spesso che calcoli probabilistici esatti conducano a soluzioni controintuitive.
- L'assunzione di rischi è inevitabile in medicina critica, che si tratti di anestesia, rianimazione o medicina d'urgenza. I rischi si possono sovra- o sottostimare secondo il grado di motivazione e di valutazione euristica.
- La capacità di riconoscere le ipotesi errate e di rivedere la propria diagnosi iniziale è un segno di saggezza e competenza, non di debolezza.

## Bibliografia

Anderson JR (1983) The architecture of cognition. Harvard University Press, Cambridge, MA

Bartlett FC (1932) Remembering. Cambridge University Press, Cambridge, UK

Camerer C, Weber M (1992) Recent developments in modeling preferences: uncertainty and ambiguity. J Risk Uncertainty 5:325–370

Curley SP, Yates JF, Abrams RA (1986) Psychological sources of ambiguity avoidance. Organ Behav Human Decis Process 38:230–256

DeKeyser V, Woods DD (1990) Fixation errors: failures to revise situation assessment in dynamic and risky systems. In: Colombo AG, Bustamante AS (eds) Systems reliability assessment. Kluwer, Dordrecht

Dörner D (1996) The logic of failure. Recognizing and avoiding error in complex situations. Metropolitan Books, New York

Dörner D, Kreuzig H, Reither F, Stäudel T (1983) Lohhausen. Vom Umgang mit Unbestimmtheit und Komplexität [Lohhausen. Dealing with uncertainty and complexity]. Huber, Bern

Ellsberg D (1961) Risk, ambiguity, and the Savage axioms. Q J Econ 75:643–669

Endsley MR (1995) Toward a theory of situation awareness in dynamic systems. Hum Factors 37:32–64

Endsley MR, Garland D (2000). Situation awareness analysis and measurement. Lawrence Erlbaum, Mahwah

Gaba D (1992) Dynamic decision-making in anesthesiology: cognitive models and training approaches. In: Evans DA, Patel VL (eds) Advanced models of cognition for medical training and practice. Springer, Berlin Heidelberg New York, pp 123–148

Gigerenzer G (2000) Adaptive thinking. Rationality in the real world. University Press, Oxford

Hawkins FH (1987) Human factors in flight. Ashgate, Aldershot, UK

Heath C, Tversky A (1991) Preference and belief: ambiguity and competence in choice under uncertainty. J Risk Uncertainty 4:5–28

Hertwig R, Todd P (2001) More is not always better: the benefits of cognitive limits. In: Hardman D (ed) The psychology of reasoning and decision-making: a handbook. Wiley, Chichester, UK

Johnson-Laird PN (1983) Mental models. Towards a cognitive science of language, interference, and consciousness. Cambridge University Press, Cambridge

Kahneman D, Slovic P, Tversky A (1982) Judgment under uncertainty: heuristics and biases. Cambridge University Press, Cambridge

Klein G (1992) A recognition-primed decision (RPD) model of rapid decision-making. In: Klein G, Orasanu J, Calderwood R, Zsamboka E (eds) Decision-making in action: models and methods. Ablex, Norwood, New Jersey, pp 138–147

Knight FH (1921) Risk, uncertainty, and profit. Houghton Mifflin, New York

Lompscher J (1972) Theoretische und experimentelle Untersuchungen zur Entwicklung geistiger Fähigkeiten [Theoretical and experimental studies on the development of mental abilities]. Volk und Wissen, Berlin

Piaget J, Brown T, Thampy KJ (1985) Equilibration of cognitive structures: the central problem of intellectual development. University of Chicago Press, Chicago

Reason J (1990) Human error. Cambridge University Press, Cambridge

Schank RC, Abelson R (1977) Scripts, plans, goals, and understanding. Erlbaum, Hillsdale, NJ

Selz O (1913/1922) Über die Gesetze des geordneten Denkverlaufs [On the laws of structured thought processes]. Spemann, Stuttgart

Sterman JD (1994) Learning in and about complex systems. Syst Dyn Rev 10:291–330

Tversky A, Kahneman D (1974) Judgment under uncertainty: heuristics and biases. Science 185:1124–1130

Tversky A, Kahneman D (1992) Advances in prospect theory: Cumulative representation of uncertainty. J Risk Uncertainty 5:297–323

# Obiettivi e piani: punti di svolta per il successo

# 7

**Caso clinico**

Dopo un intervento chirurgico urgente, un paziente obeso politraumatizzato è trasferito dalla sala operatoria alla terapia intensiva postoperatoria (TIPO). La diagnosi include fratture aperte dell'avambraccio e del femore, trauma toracico chiuso, trauma cranico lieve e multiple ferite lacero-contuse. La radiografia del torace evidenzia una contusione polmonare, senza segni di fratture costali o pneumotorace. All'ingresso in TIPO il paziente è ventilato e la concentrazione di emoglobina iniziale è 11,5 g/dl. Dopo due ore senza problemi, la pressione di picco delle vie aeree aumenta improvvisamente. No-nostante l'aumento della concentrazione inspirata di ossigeno a 70%, la saturazione continua a diminuire e il paziente diventa emodinamicamente instabile. Il medico specializzando di turno esamina il paziente, ausculta i polmoni e ritrova una minore espansione toracica, con murmure vescicolare diminuito sull'emitorace di destra. Ipotizza uno pneumotorace senza confermare la sua diagnosi con altre valutazioni o indagini (ad es. radiografia del torace). Procede quindi immediatamente con un drenaggio toracico attraverso un'incisione sulla linea ascellare anteriore. Non avendo mai eseguito questa procedura prima e per l'anatomia tutt'altro che facile del paziente, con reperi anatomici poco evidenti, provoca una perforazione accidentale del fegato con il trocart. Osserva inizialmente un ritorno di sangue dal tubo di drenaggio, che interpreta come un versamento ematico intrapleurico. Nonostante quest'intervento, l'ossigenazione del paziente non migliora e le pressioni di picco non si normalizzano. Senza trarre ulteriori conclusioni da queste osservazioni, il medico specializzando non considera altri interventi. Nel corso dei 20 minuti successivi, escono 1500 ml di sangue dal tubo toracico e la pressione arteriosa continua a diminuire. Il medico inserisce due accessi venosi di grosso calibro per infondere rapidamente cristalloidi e colloidi. Nello stesso tempo, chiede all'infermiera di preparare un'infusione in pompa di adrenalina, fare un'emogasanalisi arteriosa, inviare una richiesta di globuli rossi concentrati (GRC) e plasma fresco congelato (PFC) all'emoteca. Finalmente lo specializzando fa chiamare il medico di guardia strutturato, ma ancor prima che arrivi in TIPO, si verifica un arresto cardiaco. La rianimazione cardiopolmonare è immediatamente iniziata, con ritorno della circolazione spontanea. Osservando il sito d'ingresso del drenaggio toracico e l'evoluzione clinica, il medico di guardia fa diagnosi di sanguinamento intra-addominale da perforazione epatica e organizza un intervento

M. St.Pierre, G. Hofinger, C. Buerschaper, R. Simon, I. Daroui,
*Gestione delle crisi in medicina d'urgenza e terapia intensiva,*
DOI: 10.1007/978-88-470-2799-2_7, © Springer-Verlag Italia 2013

d'emergenza per via laparotomica. Dopo riempimento vascolare massivo con emoderivati e cristalloidi, il quadro si stabilizza e il paziente viene condotto in sala operatoria. La laparotomia conferma la diagnosi di emorragia acuta da lacerazione epatica. I chirurghi riescono a controllare il sanguinamento e la pressione arteriosa migliora. In seguito alle trasfusioni massive di emoderivati, il paziente sviluppa una lesione polmonare da trasfusione (*transfusion related lung injury*, TRALI) e necessita di ventilazione meccanica prolungata per diverse settimane. Una fibrobroncoscopia intraoperatoria ritrova come causa del problema iniziale un grosso coagulo di sangue, che occludeva quasi completamente il bronco principale destro. Dopo la rimozione del coagulo, la saturazione e le pressioni delle vie aeree tornano rapidamente normali.

Un medico in formazione è stato confrontato con il problema respiratorio di un paziente in terapia intensiva. Ha interpretato il fascio di sintomi (pressione delle vie aeree aumentata, assenza di murmure vescicolare a destra, peggioramento dell'ossigenazione) come segni di uno pneumotorace ipertensivo. Nonostante vi fossero alcune diagnosi differenziali per questo gruppo di sintomi, e in mancanza di un immediato pericolo per il paziente, lo specializzando ha deciso di agire sulla base della sua prima ipotesi. Non ha ricercato cause alternative al problema clinico e non ha richiesto aiuto per avere un'altra opinione. Ha eseguito un drenaggio toracico senza la supervisione di un collega esperto e non ha considerato la possibilità di una complicanza. Quando la complicanza è avvenuta, non l'ha riconosciuta per quello che era: un fegato lacerato. L'evoluzione successiva ha portato all'arresto cardiocircolatorio con necessità di manovre di rianimazione, riuscita grazie al riempimento massivo con emoderivati. In seguito alla politrasfusione, la situazione polmonare del paziente si è aggravata e ha sviluppato un quadro di sindrome da distress respiratorio acuto (*Acute Respiratory Distress Syndrome*, ARDS). La vera causa del peggioramento iniziale, un coagulo nel bronco principale destro, poteva essere semplicemente rimossa con un broncoscopio e pochissimi rischi per il paziente. Lo specializzando ha messo in pericolo la vita del paziente, perché ha prematuramente stabilito l'obiettivo "inserire un drenaggio toracico", pianificato, e poi eseguito male la manovra. Non sono stati stabiliti gli obiettivi e pianificate le azioni in modo adeguato.

Gli obiettivi e i piani sono pensieri sul futuro – che si tratti di eventi anticipati, sviluppi o azioni. Gli obiettivi sono una parte essenziale del processo di pianificazione, ma l'elaborazione degli obiettivi crea esigenze cognitive diverse rispetto a quelle poste dalla pianificazione. Inoltre, durante la formulazione degli obiettivi accadono diversi tipi di errori, rispetto al processo di pianificazione. Di conseguenza obiettivi e pianificazioni saranno trattati separatamente.

## 7.1 Formulazione ed elaborazione degli obiettivi

Pensare agli obiettivi potrebbe sembrare superfluo, per chiunque abbia a che fare con situazioni critiche in medicina. Dopotutto, perché dovremmo preoccuparci di formulare obiettivi, se la necessità di mantenere o ristabilire le funzioni vitali è più che ovvia? Gli obiettivi che puntano verso una certa direzione essenziale, come "stabilizzare la ventilazione" in un paziente obeso politraumatizzato, sono definiti obiettivi generici. È raro che vi siano dubbi o conflitti su questo tipo di obiettivo. Tuttavia, le condizioni di un paziente possono cambiare velocemente e pericolosamente, per cui gli obiettivi devono mantenere un carattere fluido e temporaneo. Gli obiettivi generici devono tradursi in obiettivi specifici e manifestarsi con piani d'azione. Nel nostro caso clinico, è a questo punto che sono cominciati i problemi per lo specializzando della terapia intensiva. Il paziente presentava un problema medico che poteva richiedere diversi obiettivi terapeutici. Da una parte, i sintomi potevano essere il risultato di uno pneumotorace iperteso. Una tale situazione mette rapidamente la vita in pericolo ed è trattabile con una decompressione immediata dell'aria intrapleurica. L'obiettivo specifico sarebbe quindi stato l'immediata decompressione di uno pneumotorace iperteso. Esistono, però, diverse altre cause possibili a evoluzione meno rapida per gli stessi sintomi. Pertanto, l'obiettivo specifico in questo caso potrebbe essere "analizzare le cause prima di trattare". Un tale obiettivo non è stato considerato. Per identificare e riflettere sulle possibili diagnosi differenziali, il medico dovrebbe spendere un tempo non sempre disponibile, se le condizioni cliniche peggiorano rapidamente. Se l'obiettivo era di agire immediatamente e inserire da solo un drenaggio toracico, si può considerare a posteriori una scelta piuttosto infelice, perché questa procedura può essere complessa e provocare complicanze, specialmente se eseguita da un operatore inesperto. Sembra che l'obiettivo di un'azione immediata sia sembrato ragionevole per lo specializzando. Un altro obiettivo plausibile per lui avrebbe potuto essere "sicurezza massimale per il paziente". Se un simile obiettivo fosse stato preminente, lo specializzando avrebbe forse chiesto prima l'aiuto di un collega più anziano. Nel nostro esempio, infine, lo specializzando potrebbe aver avuto un suo obiettivo di tipo formativo, come "fare esperienza nelle procedure invasive d'emergenza". Come si può immaginare, è possibile che un medico rianimatore in formazione consideri tutti questi obiettivi, e anche altri che non immaginiamo neanche.

La necessità di inseguire obiettivi multipli (capitolo 2) è uno dei problemi principali in medicina critica. Avere molti obiettivi significa doversi occupare di tanti fattori e dover soddisfare diversi criteri prima di agire. Per di più, può capitare che gli obiettivi siano collegati negativamente: se è soddisfatto un criterio, non si riesce a soddisfare l'altro o viceversa. Il dilemma degli obiettivi multipli, talvolta contrapposti, è aggravato dalla comprensione raramente completa delle situazioni; la realtà non è mai ovvia. Un aumento della pressione nelle vie aeree, un murmure vescicolare asimmetrico o un calo della saturazione sono alterazioni che possono derivare da varie cause. Il nostro caso clinico è uno degli innumerevoli possibili esempi disponibili, per dimostrare quanto i dati utilizzati in clinica per formulare obiettivi siano incompleti e poco chiari. E quando non è nota l'esatta natura del problema, è sempre difficile definire l'obiettivo giusto. La formulazione imprecisa degli obiettivi non è l'unica causa di errore in questo caso clinico.

Il rianimatore, come qualsiasi medico, ha espresso un obiettivo *esplicito*, come la ricerca del benessere del paziente. Allo stesso tempo, perseguiva un obiettivo *implicito*, volto a soddisfare necessità soltanto personali (capitolo 4): sentirsi competente, fare qualcosa di nuovo (ad es. mettere un drenaggio toracico), proteggere l'autostima, avere successo; queste motivazioni influenzano subconsciamente la formazione degli obiettivi e quindi le decisioni a favore o contro una certa procedura. L'influenza delle motivazioni personali sulle decisioni è inevitabile e non necessariamente negativa. Crea problemi solo se, come nel caso clinico, motivazioni esterne al problema iniziale orientano il comportamento in modo incontrollabile. Simili obiettivi diventano particolarmente evidenti, quando le azioni successive causano errori.

### 7.1.1 Che cos'è un buon obiettivo?

Raggiungere un obiettivo significa realizzare qualche risultato desiderabile o soddisfare qualche necessità. Gli obiettivi indicano la strada da seguire; servono da "faro per le nostre azioni" (Fig. 7.1; Dörner, 1996). Gli obiettivi validi sono quelli che permettono di soddisfare il maggior numero possibile di necessità simultaneamente, senza creare nuovi problemi. Gli obiettivi dello specializzando non rispondevano certamente a questi criteri. Davanti a un problema complesso (vedi Frensch e Funke, 1995, risoluzione dei problemi complessi), non si dovrebbe sottostimare la difficoltà di formulare un obiettivo adeguato. Talvolta l'impostazione degli obiettivi diventa l'attività cognitiva centrale, perché chi deve decidere si accorge del grande impatto che hanno sulla pianificazione e le decisioni successive (Dörner, 1996). Gli obiettivi validi, anche se sono difficili da impostare, possono guidare le nostre azioni con successo.

Tali obiettivi (von der Weth, 1990) devono essere:

- *positivi*: gli obiettivi dovrebbero essere formulati positivamente ogni volta che è possibile. Evitare semplicemente qualcosa o rendere "diversa" una situazione, manca di specificità e non è adeguato per indicare una strada e pianificare le azioni. Con un obiettivo positivo, invece, si vuole conseguire un risultato ben definito;

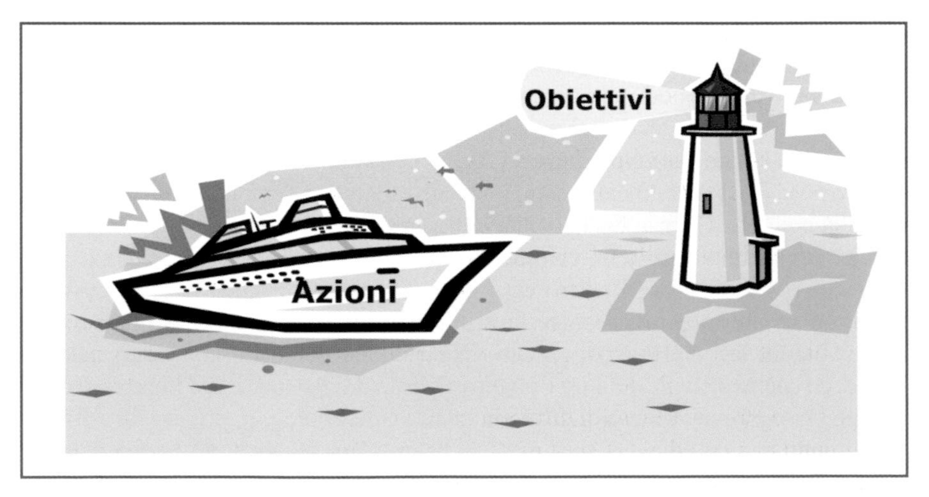


**Fig. 7.1** Obiettivi come "faro per le nostre azioni"

- *specifici*: un obiettivo chiaramente specificato è descritto con criteri precisi e ben definiti. Si può precisare un valore numerico ("con una $FiO_2$ di 0,7, la saturazione dovrebbe salire oltre 95%") o fare considerazioni qualitative ("i parametri pressori delle vie aeree dovrebbero rientrare nei limiti di normalità");
- *strutturati*: gli obiettivi generici sono sempre costituiti da diversi obiettivi specifici. Per esempio, per ottenere pressioni nelle vie aeree normali (obiettivo generico) è necessario considerare diversi elementi (fisiologia polmonare, regolazioni del ventilatore). Inoltre, i vari obiettivi si possono ulteriormente suddividere in traguardi parziali che diventano progressivamente così specifici da dare origine a un'azione;
- *messi in ordine di priorità*: si devono ordinare gli obiettivi secondo tempi e contenuti. Esistono obiettivi da raggiungere in ogni caso? D'altra parte, c'è qualcosa da evitare ad ogni costo (normocapnia vs pressione delle vie aeree)? Cosa si è pronti a sacrificare?
- *con tempi di attuazione realistici*: nella formulazione di un obiettivo valido, si deve considerare il tempo disponibile per la realizzazione delle attività associate. Stabilire un programma irrealistico rende l'obiettivo impossibile da raggiungere e finisce solo per demotivare tutti sin dall'inizio;
- *controllo di conflitti o contraddizioni*: alcuni obiettivi si escludono a vicenda? Questa caratteristica è particolarmente importante quando sono possibili effetti collaterali indesiderati. Per esempio, praticare una procedura invasiva nuova o poco conosciuta non è compatibile con il tentativo simultaneo di garantire la sicurezza del paziente;
- *autorizzano una certa flessibilità*: le situazioni evolvono spesso verso direzioni imprevedibili. Evitare di stabilire troppo precocemente obiettivi rigidi permette di cogliere con flessibilità le occasioni quando emergono.

Per riassumere le caratteristiche degli obiettivi validi:

- sono positivi;
- sono specifici;
- sono strutturati;
- sono messi in ordine di priorità;
- stabiliscono una tabella di marcia realistica;
- sono stati controllati per l'esistenza di conflitti e contraddizioni;
- permettono una certa flessibilità.

### 7.1.2 Problemi nella formulazione degli obiettivi

La formulazione cosciente degli obiettivi è raramente esercitata nella pratica quotidiana. Durante le situazioni critiche, questa cattiva abitudine può avere conseguenze spiacevoli perché obiettivi errati possono condurre ad azioni inefficaci. Gli esperimenti fatti per spiegare i problemi nella formulazione degli obiettivi hanno identificato alcuni punti critici (ad es. Dörner e Pfeifer, 1993; Dörner, 1996; Dörner e Schaub, 1994; Schaub, 1997), come illustrato sotto.

#### 7.1.2.1 Obiettivi non formulati: "azionismo"

La formulazione degli obiettivi serve a prendere o recuperare il controllo sulla situazione critica. Però se il livello di stress, percepito dall'individuo o dal gruppo, supera le capacità di fronteggiare la situazione, si tende ad abbandonare la formulazione degli obiettivi e agire soltanto, senza considerare gli effetti ("azionismo"). Senza aver stabilito un obiettivo, le idee spontanee che emergono creano la base per piani a breve termine e azioni immediate: fare qualcosa dà soddisfazione in una situazione difficile. Il processo di pianificazione non è guidato dagli obiettivi, ma dalla consapevolezza degli effetti immediati delle proprie azioni. Spesso si intende dimostrare le proprie competenze scegliendo azioni energiche, anche se sconsiderate. Il lavoro di gruppo subisce effetti negativi nel caso di azioni senza obiettivi formulati o annunciati. In tal caso, le azioni diventano scoordinate e la loro valutazione difficoltosa. Quando gli obiettivi non sono formulati né annunciati, l'analisi retrospettiva del caso mostra di solito che i membri del gruppo avevano tutti idee diverse, su quanto andava fatto e su come avrebbero dovuto valutare l'efficacia delle proprie azioni.

#### 7.1.2.2 Priorità non stabilite

Le situazioni complesse e tempo-dipendenti si presentano sempre con più di un obiettivo da affrontare. È possibile che questi obiettivi siano in contrasto tra loro, per alcune variabili collegate negativamente, in modo tale che realizzare un obiettivo renda impossibile ottenerne un altro; perché il quadro temporale consente di perseguirne soltanto uno; oppure perché le risorse disponibili (ad es. personale, materiale) sono insufficienti a soddisfare tutte le necessità della situazione. Pertanto, quando è impossibile risolvere tutti i problemi in solo colpo, è necessario trovare un sistema per organizzare una lista di priorità, per grado d'importanza e d'urgenza. In un gruppo di lavoro, l'elenco delle priorità deve svolgersi ed essere verbalizzato prima di pianificare, delegare ed eseguire qualsiasi azione. Se, come spesso accade, un capogruppo facilita la gestione dei problemi complessi con una delega di responsabilità, sarà più facile essere consapevoli e comunicativi sul fatto che stia veramente "delegando i problemi" ai suoi collaboratori oppure "scaricando le responsabilità", perché non ha idea su cosa fare. Durante una situazione di crisi, è comune osservare i medici che non hanno ben chiare le loro priorità lanciare una raffica di ordini ai propri collaboratori. Di conseguenza, ogni membro del gruppo deve decidere, per conto proprio, a quale di questi molti ordini conviene rispondere prima. Però, le priorità di ciascuno sono governate da motivazioni diverse. Per esempio, possono decidere di risolvere un problema secondo le competenze o preferenze personali; possono anche rispondere solo all'ultima cosa detta o ancora scegliere qualcosa per uscire il più velocemente possibile dalla situazione. Ognuno di questi criteri selettivi rischia di non essere adeguato per risolvere il problema più importante o più urgente.

L'analisi scadente dei problemi e la formulazione insufficiente delle priorità porta talvolta al comportamento da "servizio di manutenzione" (Dörner, 1996). Come un idraulico che corre da un tubo rotto all'altro, si affrontano i problemi soltanto secondo l'urgenza o l'immediata consapevolezza. La conseguenza principale di un tale comportamento è che si rischia di risolvere i problemi sbagliati: criteri come l'ovvietà e la competenza personale determinano la selezione di un problema e l'azione successiva. Il comportamento da servizio di manutenzione è un atteggiamento reattivo, e da ciò consegue che il medico sarà sempre in ritardo. Se non si affrontano i problemi adeguatamente, nell'ordine giusto e secondo obiettivi condivisi, le azioni sbagliate rischiano di passare inosservate, aggravando la situazione di crisi in maniera imprevedibile. Le sorprese tenderanno a prevalere finché non si anticipano i problemi, con una pianificazione per affrontarli. Il comportamento da servizio di manutenzione non prende in considerazione gli sviluppi futuri di una situazione, e per questo è inadatto per gestire le dinamiche di un sistema complesso.

#### 7.1.2.3 Inconsapevolezza degli obiettivi conflittuali

Le situazioni complesse sono caratterizzate dall'interdipendenza di numerose variabili (scenario della situazione, fisiopatologia del paziente, motivazioni principali dei vari operatori o dei gruppi professionali coinvolti) e presentano alcuni obiettivi di per sé giustificati, ma che si escludono talvolta a vicenda, che sia nelle operazioni di soccorso tecniche e mediche sulla scena di un incidente oppure nelle manovre diagnostiche e terapeutiche simultanee, durante la rianimazione di un paziente in sala traumi. Esiste sempre la possibilità di obiettivi conflittuali, risolvibile soltanto con una collaborazione finalizzata e un accordo sulle priorità. Se questi problemi di conflitto non sono affrontati adeguatamente, la soluzione della crisi rischia di essere lasciata in balia della fortuna, dei rapporti gerarchici o dei vincoli temporali.

#### 7.1.2.4 Mancanza di chiarezza

Il problema più frequente nella formulazione degli obiettivi è che sono spesso incompleti e quindi mancano di chiarezza. Quando gli obiettivi non sono chiari, forniscono indicazioni incomplete per la pianificazione e l'azione. Inoltre, gli obiettivi poco chiari non stabiliscono un criterio, con il quale un gruppo di lavoro può decidere con certezza se ci sono stati progressi oppure se il traguardo è stato raggiunto. Purtroppo, gli obiettivi incompleti o mal formulati rischiano di lasciare gli operatori con un falso senso di controllo e con l'impressione di fare progressi. La mancanza di specificità degli obiettivi crea un'atmosfera di lavoro di una squadra nella quale, però, non sono chiari i compiti di ciascuno. I gruppi tendono ad accettare volentieri questi obiettivi poco chiari, in quanto costituiscono raramente una causa di conflitti; oppure possono accettarli perché nessuno vuole contestare il capo. Una simile modalità di formulazione degli obiettivi è più una strategia per evitare conflitti che una preparazione adeguata per occuparsi di un paziente.

#### 7.1.2.5 Inconsapevolezza degli obiettivi "psico-logici"

Gli obiettivi clinici esplicitamente formulati e comunicati sono la manifestazione della nostra determinazione a fare qualcosa per aiutare i pazienti. Bisogna notare, però, che la formulazione degli obiettivi è soggetta alla stessa "psico-logica" di altre decisioni. Esistono sempre motivazioni e obiettivi impliciti come la difesa del senso di competenza, del controllo, dello status personale, la paura del fallimento, la competizione o la semplice convenienza. L'assenza di decisioni "basate soltanto sui fatti" dipende dalla caratteristica "psico-logica" del comportamento umano. L'autoregolazione (badare a se stessi), la regolazione sociale (mettersi in relazione e comunicare con altre persone) e il principio di economia (utilizzo più efficiente possibile della risorsa "pensiero") svolgono un ruolo fondamentale in tutte le nostre azioni. I medici consapevoli dei loro scopi "non correlati ai fatti" sono capaci di comprendere meglio le interferenze nella formulazione degli obiettivi e ottenere così un maggiore controllo. Troppo spesso nascondiamo a noi stessi i nostri obiettivi impliciti e questi emergono soltanto a posteriori, oppure grazie a collaboratori che si sentono autorizzarti a prendere la parola.

#### 7.1.2.6 Scelta troppo precoce dell'obiettivo finale

Quando si stabilisce un obiettivo finale, questo tende a persistere, anche se nuove informazioni contraddicono il suo valore. Nel nostro caso clinico, considerazioni evidenti come il fatto che né le pressioni di picco né l'ossigenazione siano migliorate dopo l'inserimento del drenaggio toracico, non hanno fatto dubitare lo specializzando della correttezza dei suoi obiettivi. Esistono diverse ragioni per la persistenza di quell'obiettivo. Una di queste potrebbe essere la convinzione che, cambiando opinione, si possa dare un'impressione di scarsa competenza. La mancanza di competenza è difficilmente ammessa dalla maggior parte delle persone. Quando non si consente ai dubbi di emergere, il comportamento può diventare rigido e non più adeguabile ai reali sviluppi della situazione.

#### 7.1.2.7 Fissazione su obiettivi negativi

Formulando obiettivi negativi (cosa evitare) invece di obiettivi positivi (cosa ricercare), si tenta spesso di attenuare una situazione critica, attraverso un fine inutile o sbagliato. Per esempio, il medico può decidere che "l'ossigenazione non deve peggiorare ulteriormente, quindi aumentiamo la percentuale di ossigeno somministrata al paziente". Tuttavia, si potrebbe scoprire più tardi che il problema era un infarto miocardico in evoluzione. In tal caso, esistevano altre scelte cliniche *positive*, da intraprendere assolutamente. Sfortunatamente, quando obiettivi negativi vengono formulati e poi conseguiti, quelli veramente utili da realizzare rimangono incompiuti. Cosa ancora peggiore, l'intensa occupazione mentale con obiettivi negativi rischia di aggravare o precipitare l'evento più indesiderato.

I problemi frequenti nella formulazione degli obiettivi sono:

- obiettivi non chiaramente formulati;
- priorità non stabilite;
- inconsapevolezza degli obiettivi conflittuali;
- mancanza di chiarezza;
- mancanza di consapevolezza degli obiettivi non fattuali;
- scelta troppo precoce dell'obiettivo finale;
- fissazione su obiettivi negativi.

## 7.2 Pianificazione

La pianificazione è un'attività mentale. Si tratta di "un'azione probatoria" (Freud, 1911), in qualche modo, un approccio immaginario all'obiettivo desiderato (Funke e Fritz, 1995). Pianificare significa (Hacker, 1986; Strohschneider, 1999):

- identificare le opzioni disponibili;
- valutare queste opzioni (rischi e benefici, possibilità di attuazione, quadri attuativi);
- programmare e collegare insieme le varie fasi (chi, quando, dove).

Durante la pianificazione, si considera quello che *si potrebbe* fare. Si possono seguire mentalmente gli effetti di una sequenza di azioni e vedere se portano più vicino all'obiettivo desiderato. Una volta selezionato l'obiettivo, si agisce idealmente e secondo il risultato, si perfeziona la scelta. Quando si formulano obiettivi e si stabilisce un piano d'azione, si considerano le *circostanze*, le possibili *conseguenze* di un'azione, l'eventualità di una migliore *alternativa* e si valutano i *rischi* delle azioni previste. La pianificazione ha un grande vantaggio: è assolutamente sicura, perché non è reale. È come inviare nello spazio un "pallone di prova" mentale: anche se scoppia, nessuno si farà male. Però, la pianificazione presenta anche due svantaggi, anzitutto perché non è reale; e perché richiede un tempo del quale forse non disponiamo. Inoltre, è possibile sapere solo a posteriori se un piano ha funzionato o meno!

Un piano si può riferire a un'azione isolata o una sequenza di azioni. In ogni caso, una pianificazione comprende tre elementi: la *condizione* per un compito X, l'*azione* X, il *risultato* dell'azione X. Per esempio, "se è possibile inserire un altro accesso venoso a questo paziente obeso, può ricevere immediatamente 250 cc di soluzione salina ipertonica-colloide per effettuare una *small volume resuscitation* e la sua pressione arteriosa aumenterà". Se una certa azione può avere diversi risultati, il piano si dirama in direzioni differenti. Per esempio, "se è possibile inserire un altro accesso venoso a questo paziente obeso, si può iniziare il riempimento. Se la vena non si trova, si può provare l'altro braccio o passare all'accesso venoso centrale". Un piano può seguire diverse strade secondo le circostanze (Fig. 7.2). Di solito in medicina critica, la sequenza precisa delle azioni non può essere determinata in anticipo, per cui una pianificazione costante, lungo tutte le possibili diramazioni, creerebbe presto una struttura ad albero ingestibile. Perciò, è saggio non definire in anticipo troppi passi, ma proiettarsi verso un obiettivo importante o parziale, e aggiustarsi poi in base a come evolve realmente la situazione ("cavarsela in qualche modo"; Lindblom, 1959).

Nella pianificazione anticipata, si inizia dal principio e si pensa in quel preciso momento. Si considera lo stato attuale del paziente e si decide come procedere, da qui in poi. In qualche modo, è una forma molto "naturale" di pianificazione. Nella sua versione migliore si pianifica, poi si agisce e poi si aggiusta.

Pianificare "in ordine inverso" significa iniziare dall'obiettivo, come punto di partenza. La pianificazione inversa richiede un obiettivo chiaro in mente, dal quale si sviluppano adeguati obiettivi intermedi. Se l'obiettivo finale non è chiaro o è irraggiungibile, mancherà un quadro attuativo solido per le azioni previste. Durante

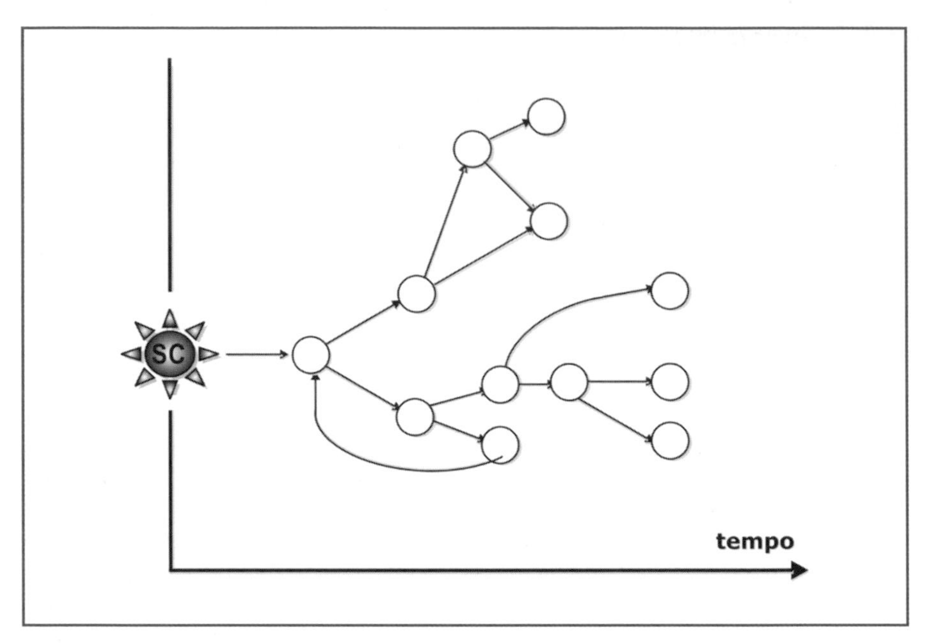


**Fig. 7.2** Struttura ramificata di un processo di pianificazione (da Dörner 1999). Il punto di partenza del piano è una situazione critica (*SC*). Le frecce rappresentano le azioni. I cerchi indicano gli obiettivi che il soggetto spera di raggiungere con quelle azioni

una situazione di crisi, di solito non è noto l'obiettivo finale e probabilmente per questo motivo c'è, di solito, uno scarso interesse spontaneo per questo tipo di pianificazione. Molti problemi clinici richiedono entrambi tipi di pianificazione, spostandosi in avanti e indietro, tra pianificazione anticipata e inversa.

Un'altra variabile nel processo di pianificazione emerge per il trattamento dei pazienti critici, che si svolge sempre in un ambiente multidisciplinare. È frequente che gli operatori provenienti da discipline o specialità diverse abbiano punti di vista differenti sul miglior piano terapeutico. La pianificazione più efficace include considerazioni ed eventuali incorporazioni provenienti da varie opinioni. Le implicazioni riguardanti gli obiettivi conflittuali e la loro risoluzione nel contesto del gruppo sono trattate in dettaglio nel capitolo 11.

### 7.2.1 Pianificazione adeguata in situazioni complesse

Le situazioni complesse in medicina critica sono caratterizzate dall'ambiguità e da un'elevata dinamicità interna (capitolo 2): proprio come lo specializzando del caso clinico, spesso non si hanno sufficienti informazioni sul paziente per pianificare adeguatamente. Aggiungendo le difficoltà già esposte della pianificazione, la situazione può svilupparsi velocemente mentre si sta ancora riflettendo sul problema. Infine, poiché la situazione è ambigua e dinamica, le conseguenze delle proprie azioni non sono facilmente identificabili; ad esempio, per lungo tempo lo specializzando è rimasto convinto di aver inserito adeguatamente il tubo toracico. Tutte queste caratteristiche conducono all'impossibilità di sviluppare un piano onnicomprensivo di tutte le possibili eventualità. Pianificare durante una situazione di crisi non significa definire l'intero percorso delle azioni in dettaglio, dall'inizio fino all'obiettivo ultimo. Sarà sempre necessario aggiustare il piano, secondo le condizioni del paziente o gli sviluppi della situazione. La flessibilità è un requisito centrale nella pianificazione in situazioni ad alta complessità, ma è comunque possibile enunciare alcune regole di base per un'adeguata pianificazione. Una corretta pianificazione in medicina critica è assolutamente necessaria.

#### 7.2.1.1 Includere controlli e ramificazioni

L'idea di sviluppare ed eseguire un percorso unico, corretto dal punto iniziale sino all'obiettivo finale, è poco realistica. Un buon piano deve includere diramazioni. Un modo per sapere se può essere utile un approccio alternativo (punto di diramazione) è quello di includere un controllo o un test per vedere se un'azione ha avuto successo. In caso positivo o negativo, si procede con le opportune correzioni del piano. Se inseriti con discernimento ed eseguiti con diligenza, i test e i punti di diramazione diventano ovvi e sono di grande aiuto. Quando esistono obiettivi intermedi, si possono utilizzare come diramazioni. Se un particolare obiettivo intermedio non è stato, o non può essere raggiunto, il piano dovrebbe essere rivisto. Nel caso clinico, un obiettivo intermedio avrebbe potuto essere la normalizzazione dei parametri ventilatori dopo il drenaggio toracico. Il fatto che siano rimasti invariati avrebbe dovuto far ripensare il medico.

#### 7.2.1.2 Considerare gli effetti collaterali e le conseguenze a lungo termine

Un piano corretto non finisce quando l'obiettivo è stato raggiunto o quando il paziente sembra di nuovo stabile. Ogni trattamento comprende un rischio di effetti collaterali indesiderati e di conseguenze a lungo termine. Una delle principali condizioni per l'adeguata pianificazione è, quindi, non soltanto la valutazione del percorso terapeutico, ma anche la riflessione sulle conseguenze indesiderate delle proprie azioni, che possono talvolta emergere con notevole ritardo. Nel nostro caso clinico, com'è ovvio, gli effetti collaterali e le conseguenze a lungo termine delle azioni non sono stati considerati nel pianificare il drenaggio toracico.

#### 7.2.1.3 Includere una "riserva" sufficiente di risorse

Le situazioni critiche cambiano di continuo, per cui è necessario pianificare anche risorse che potrebbero servire per affrontare imprevisti. Un esempio potrebbe essere una chiamata all'équipe di emergenza dedicata, se le condizioni respiratorie di un paziente dovessero peggiorare improvvisamente. È piuttosto probabile che le situazioni evolvano diversamente da quanto pianificato. Le risorse "di riserva" in medicina critica sono in primo luogo uomini e apparecchiature. In tempi di risorse economiche limitate per il sistema sanitario, le riserve disponibili per gestire un'imprevista svolta negativa nelle condizioni cliniche del paziente rischiano di essere più difficili da ottenere in tempi rapidi. Pianificare senza riserve aumenta i rischi per il paziente. Un buon piano include le risorse immediatamente necessarie ma anche la richiesta tempestiva di supporti aggiuntivi, nel caso accada un imprevisto.

Le caratteristiche di una buona pianificazione sono:

- includere controlli e ramificazioni;
- considerare effetti collaterali e conseguenze a lungo termine;
- includere una sufficiente riserva di risorse.

## 7.2.2 Errori e problemi di pianificazione

La complessità e la dinamicità rendono la pianificazione difficile e imprecisa. Anche con queste inerenti limitazioni, è uno sforzo che merita di essere fatto. Discuteremo di seguito alcuni comuni errori di pianificazione (Dörner, 1996; Dörner e Schaub, 1994; Schaub, 1997; Strohschneider, 1999; Strohschneider e Weth, 2001).

### 7.2.2.1 Assenza di pianificazione: metodismo

Quando una regola clinica è stata utilizzata con successo in precedenza, c'è per i medici una tendenza quasi irresistibile ad applicarla ripetutamente. Così, le esperienze passate possono portare a rigidità mentale ed eccessiva fiducia nella risoluzione dei problemi basata sulle regole, cioè al *metodismo* (Dörner, 1996; Reason, 1990, utilizza il termine "conservatorismo cognitivo").

Utilizzando quest'approccio di pensiero, il medico ragiona nel modo seguente: "conosco questo tipo di situazione, l'ho già sperimentata e so esattamente cosa fare!" Nell'agire soltanto sulla base di quanto rivelatosi valido in passato, tutto il processo di pianificazione è saltato e si attivano schemi procedurali già stabiliti. Può succedere che tali schemi, pur perfettamente adeguati in altre circostanze, si rivelino sbagliati, se la situazione presenta alcune variazioni anche lievi rispetto a quelle precedenti. Queste differenze sono talvolta impercettibili o difficili da notare, per cui si rischia di non afferrare o non considerare dettagli importanti. Il comportamento che ne consegue prende una forma "forte ma sbagliata" (*strong but wrong*; Reason, 1990). Il comportamento erroneo sta nell'attenersi a una pratica precedente, più di quanto richiesto dalla situazione attuale.

### 7.2.2.2 Pianificazione senza alternative, con un unico punto di svolta

In questa situazione, chi prende le decisioni considera una sola azione, senza valutare diramazioni o alternative nel flusso decisionale. Nel nostro caso clinico, il decorso sfavorevole delle azioni dopo il drenaggio toracico, considerato riuscito, dimostra tipicamente come si debba ricominciare completamente dall'inizio un processo di pianificazione, quando un'idea non ha avuto successo e il piano non offriva possibili alternative. E questo, talvolta, dev'essere fatto in condizioni di grave mancanza di tempo.

### 7.2.2.3 Pianificazione senza considerare gli effetti collaterali e le conseguenze a lungo termine

È importante comprendere i collegamenti tra i vari criteri di ciascun obiettivo. "Non puoi fare una cosa sola", può sembrare lapalissiano ma racchiude una profonda verità per la gestione di situazioni complesse. Ogni azione ha effetti immediati e a lungo termine, che dovrebbero essere presi in considerazione prima di agire. Durante una crisi è in gioco il benessere immediato e futuro del paziente, per cui una pianificazione adeguata deve prendere in considerazione lo scarto tra i guadagni clinici a breve termine e i "costi" a lungo termine. I costi di un trattamento (in termini di benessere per il paziente) non dovrebbero essere superiori a quelli della malattia; questo precetto è spesso ignorato, perché crea dubbi sia sull'appropriatezza che sulle conseguenze delle proprie scelte terapeutiche e, come altre forme di riflessione, richiede tempo e sforzi mentali. Tuttavia, se si agisce senza considerare tali aspetti nella pianificazione e accadono effetti indesiderati, qualsiasi piano è destinato a fallire.

#### 7.2.2.4 Pianificazione insufficiente

La suddivisione di un piano generico in diversi obiettivi parziali richiede grandi capacità mentali. Essendo tale risorsa preziosa e limitata nelle situazioni complesse, si può tendere a formulare soltanto piani vaghi, senza ramificazioni, senza pensare alle risorse necessarie, ecc. Entro certi limiti, questo è un approccio valido; se un paziente smette di respirare dopo essersi lamentato di un dolore toracico, è giusto iniziare immediatamente le compressioni toraciche senza formulare un piano. Tuttavia, la "sotto-pianificazione" provoca tipicamente uno scarso lavoro di gruppo, poca chiarezza dei ruoli e spesso errori di fissazione per l'assenza di controlli e di ramificazioni nel flusso decisionale.

#### 7.2.2.5 Eccesso di fiducia nella pianificazione

Quando inizia a prevalere l'illusione di ciò che si desidera e non si fanno più considerazioni sulle azioni necessarie in caso di fallimento, il comportamento è improntato da un eccessivo ottimismo, ad esempio "il drenaggio toracico andrà bene, perché deve andare bene". Si rischia di ignorare la percezione dei segnali di ritorno provenienti dal sistema (ad es. sanguinamento, nessun miglioramento della ventilazione). Si sceglie di vedere soltanto quanto atteso, perché si presume che il piano avrà successo. La variante più inquietante di una simile ingiustificata fiducia nella propria pianificazione è la totale noncuranza delle complicanze (ad es. perforazione epatica) o di altre evoluzioni sfavorevoli. In tal caso, se la complicanza avviene, la sorpresa è totale e si devono fare due cose contemporaneamente: costruire un nuovo piano in tempi ristretti e affrontare il proprio senso di fallimento.

Errori comuni di pianificazione sono:

- assenza di pianificazione: metodismo;
- pianificazione senza alternative;
- pianificazione senza considerare gli effetti collaterali o conseguenze a lungo termine;
- insufficiente pianificazione;
- pianificazione con eccessiva fiducia.

## 7.3 Consigli pratici

### 7.3.1 Obiettivi

- Stabilire obiettivi realistici. Le decisioni sono buone soltanto se sono valide, e se c'è anche il tempo sufficiente per metterle in pratica.
- Concentrarsi sulla chiarezza degli obiettivi e sulla precisione dei criteri con i quali si vuole decidere se l'obiettivo è stato raggiunto.
- Mettere gli obiettivi in ordine di priorità e cercare di conseguenza la collaborazione di altri medici.
- Rimanere autocritici riguardo all'influenza sulle proprie azioni di motivazioni e obiettivi non medici.
- Quando possibile, rivedere un obiettivo negativo a favore di uno positivo. Essere chiari sulle condizioni che si vogliono ottenere; è più importante e più istruttivo per gli altri membri di un gruppo sapere ciò che si cerca di ottenere, rispetto a quanto si vuole evitare.
- Ricordarsi sempre che non si può mai fare una sola cosa e non è possibile concentrarsi su un unico obiettivo. Prepararsi sempre a gestire obiettivi multipli e spesso discordanti.
- Utilizzare la comunicazione degli obiettivi terapeutici come un'opportunità per migliorare il lavoro di gruppo. Verbalizzare gli obiettivi è l'unico modo per garantire un'azione coordinata.

### 7.3.2 Pianificazione

- Sperare il meglio, ma prepararsi al peggio! Preparando uno scenario per "la peggiore delle ipotesi" durante la pianificazione, si diminuisce il rischio di essere colti alla sprovvista.
- Inserire controlli per verificare se tutto procede secondo i piani. Considerare svolte alternative in caso di fallimento.
- Ricordarsi sempre: può succedere a tutti, anche a te! Il fatto che anche gli operatori con grande esperienza siano esposti a problemi di pianificazione insufficiente, ha più a che fare con la natura stessa delle situazioni complesse che con problemi di incompetenza personale.
- Pianificare sempre percorsi alternativi e un certo margine di sicurezza (in termini di tempo, risorse tecniche, risorse umane).
- Considerare gli effetti collaterali e quelli a lungo termine. Chiedersi: "Se scelgo questa azione, cosa può succedere più avanti?"
- Non dimenticare che la pianificazione è un'*attività* mentale: richiede forza e può stancare. Il riposo e l'energia sono fondamentali per una corretta pianificazione, specialmente in situazioni critiche. Quando è possibile, gli operatori con la maggiore esperienza dovrebbero delegare tutti compiti manuali ad altri membri del gruppo, per tenere la mente libera e dedicare le proprie energie alla pianificazione e alla gestione della situazione.

## 7.4 "Obiettivi e piani": in poche parole

- Avere un obiettivo significa sapere come soddisfare alcune necessità. I buoni obiettivi consentono di soddisfare più necessità allo stesso tempo, senza creare nuovi problemi.
- Gli obiettivi indicano la strada da seguire; servono da "faro" per le nostre azioni.
- Gli obiettivi validi sono stabiliti come generici, intermedi o parziali, sono messi in ordine di priorità e controllati alla ricerca di eventuali conflitti. Inoltre, sono formulati in modo positivo, chiariti con il gruppo di lavoro come necessari e presentano criteri precisi, con i quali è possibile decidere se l'obiettivo è stato raggiunto o meno.
- Gli obiettivi validi prendono in considerazione la necessità di flessibilità nelle situazioni dinamiche.
- I problemi più comuni nella formulazione degli obiettivi sono l'"azionismo", la mancanza di chiarezza sugli obiettivi discordanti, la mancanza di struttura e di specificità, la definizione eccessivamente rigida dell'obiettivo finale e la fissazione su obiettivi negativi.
- Gli obiettivi personali non medici possono avere una grande influenza sulle nostre azioni. La difesa del proprio senso di competenza è uno dei fattori più noti per orientare il comportamento nelle situazioni critiche.
- La pianificazione è una forma di ripetizione mentale nell'affrontare un obiettivo. Pianificare significa cercare e valutare le varie opzioni, prima di stabilire una serie di passi concreti.
- Data la complessità delle situazioni urgenti in medicina, non è possibile una pianificazione accurata e completa sul lungo periodo. Una pianificazione corretta in situazione d'emergenza dovrebbe essere moderatamente ramificata, includere sufficienti riserve di risorse aggiuntive e comportare una serie di controlli sugli effetti collaterali e le conseguenze a lungo termine.
- Alcuni problemi comuni nella pianificazione sono il metodismo, la pianificazione senza alternative, la pianificazione senza valutazione degli effetti collaterali e delle conseguenze a lungo termine, la sotto-pianificazione e la pianificazione con eccessiva fiducia.

## Bibliografia


Dörner D (1996) The logic of failure. Recognizing and avoiding error in complex situations. Metropolitan Books, New York

Dörner D (1999) Bauplan für eine Seele [Blueprint for a soul]. Rowohlt, Reinbek bei Hamburg

Dörner D, Pfeifer E (1993) Strategic thinking and stress. Ergonomics 36:1345–1360

Dörner D, Schaub H (1994) Errors in planning and decision-making and the nature of human information processing. Appl Psychol Int Rev 43:433–453

Doran GT (1981) There's a S.M.A.R.T. way to write management goals and objectives. Management Review (AMA Forum), pp 35–36

Freud S (1911/1961) Formulierungen über die zwei Prinzipien des psychischen Geschehens [two principles of psychological regulation]. Gesammelte Werke, Band VIII. Fischer, Frankfurt am Main

Frensch PA, Funke J (eds) (1995) Complex problem-solving: the European perspective. Erlbaum, Hillsdale, NJ

Funke J, Fritz A (1995) Über Planen, Problemlösen und Handeln [On planning, problem-solving, and action]. In: Funke J, Fritz A (eds) Neue Konzepte und Instrumente zur Planungsdiagnostik. Deutscher Psychologen Verlag, Bonn, pp 1–45

Hacker W (1986) Arbeitspsychologie [Work psychology]. Deutscher Verlag der Wissenschaften, Berlin

Lindblom CE (1959) The science of muddling through. Public Admin Rev 19:79–88

Nilson H, Ruter A (2008) Management of resources at major incidents and disasters in relation to patient outcome: a pilot study of an educational model. Eur J Emerg Med 15:162–165

Reason J (1990) Human error. Cambridge University Press, Cambridge UK

Schaub H (1997) Decision-making in complex situations: cognitive and motivational limitations. In: Flin R, Salas E, Strub ME, Martin L (eds) Decision-making under stress. Emerging Themes and Applications. Ashgate, Aldershot, pp 291–300

Strohschneider S (1999) Human behavior and complex systems: some aspects of the regulation of emotions and cognitive information processing related to planning. In: Stuhler EA, deTombe DJ (eds) Complex problem-solving: cognitive psychological issues and environment policy applications. Hampp, Munich, pp 61–73

Strohschneider, S, Weth R von der (eds) (2001) Ja, mach nur einen Plan: Pannen und Fehlschläge – Ursachen, Beispiele, Lösungen [Problems in planning – examples, causes, soluitions]. Huber, Bern

Weth R von der (1990) Zielbildung bei der Organisation des Handelns [elaboration of goals in action regulation] Peter Lang, Frankfurt a.M.

# L'attenzione: al centro della coscienza

# 8

**Caso clinico**

Un medico specializzando termina il suo ultimo turno dopo una settimana guardie notturne. Sono le 05 del mattino e le ultime ore sono state particolarmente difficili a causa di alcuni pazienti instabili. Il medico è molto stanco, ma decide di fare ancora un giro dei suoi pazienti, prima di andare a riposare. Mentre valuta un paziente per il recente peggioramento delle condizioni emodinamiche, è chiamato d'urgenza al letto di un altro paziente per un'estubazione accidentale. Quando arriva, la saturazione è 85% e un infermiere sta ventilando in maschera. Il medico prende in mano la ventilazione e chiede all'infermiere di prepararsi per una reintubazione. Il paziente è agitato e si oppone alla ventilazione in maschera, per cui lo specializzando decide di iniettare un bolo di midazolam e fentanyl, tramite le pompe infusionali. Immediatamente dopo l'iniezione, il paziente presenta una severa tachicardia con ipertensione. La frequenza cardiaca è 180 bpm e la pressione arteriosa 260/150 mmHg. Con uno sguardo rapido alle etichette delle siringhe, si accorge di aver erroneamente iniettato un bolo di adrenalina invece del fentanyl. Dopo l'identificazione dell'errore, la risposta emodinamica del paziente è rapidamente controllata con boli di nitroglicerina. Le funzioni vitali tornano rapidamente normali e il paziente è reintubato senza ulteriori problemi.

Dopo una settimana di guardie notturne in rianimazione, un medico affaticato deve affrontare un'emergenza. La richiesta di aiuto arriva mentre la sua attenzione è focalizzata su un altro problema. Stanco e ancora pensieroso, deve gestire una situazione d'emergenza concentrandosi sulla ventilazione in maschera e preparandosi allo stesso tempo per la reintubazione. Quando decide di dare un bolo di farmaci analgesici e sedativi, sceglie accidentalmente la pompa-siringa sbagliata e somministra un bolo di catecolamine. Grazie all'intervento immediato con farmaci vasodilatatori, si riescono a evitare altri problemi legati all'eccessiva frequenza cardiaca e l'elevata pressione arteriosa.

M. St.Pierre, G. Hofinger, C. Buerschaper, R. Simon, I. Daroui,
*Gestione delle crisi in medicina d'urgenza e terapia intensiva*,
DOI: 10.1007/978-88-470-2799-2_8, © Springer-Verlag Italia 2013

## 8.1 Controllo dell'azione: attenzione, vigilanza e concentrazione

Il pensiero umano, la percezione o l'azione si possono controllare e influenzare in modo cosciente. Questo controllo cosciente è vitale per la risoluzione dei problemi e per tutte le azioni che richiedono precisione e stabilità. La risorsa centrale più importante, il processo attraverso il quale si focalizza la coscienza consapevole, è chiamata *attenzione*. Essa permette di essere totalmente coinvolti in una certa attività. Tuttavia, l'attenzione è una risorsa vulnerabile e limitata. Se diminuisce o, come nel caso clinico, è insufficiente a causa della stanchezza, si rischia la perdita del controllo sul proprio comportamento e gli errori accadono più facilmente. Inoltre, l'attenzione è un bene prezioso perché esiste un limite quantitativo alle capacità di attenzione.

Dalla ricerca svolta sul fattore umano, sono state definite: a) come *caratteristiche dell'attenzione* l'attivazione fasica o tonica, l'attenzione permanente e la vigilanza: e b) come *disturbi dell'attenzione* la stanchezza, l'affaticamento e la monotonia.

### 8.1.1 Attenzione

Il medico rianimatore ha iniettato un bolo di farmaco sbagliato, a causa di un attimo di disattenzione. Ha notato l'errore soltanto quando il monitor ha segnalato con un allarme i livelli pericolosi di pressione arteriosa e frequenza cardiaca. Una parte delle proprie azioni, cioè l'iniezione del farmaco, è sfuggita al controllo cosciente, nonostante egli concentrasse la sua attenzione sulla situazione di emergenza. Come possiamo concettualizzare l'"attenzione"? Già nel 1890, lo psicologo James affermava "Chiunque sa cos'è l'attenzione: è quando la mente afferra, in forma vivida e chiara, un unico elemento fra diversi oggetti mentali o serie di pensieri apparentemente simultanei. La focalizzazione e la concentrazione della coscienza ne costituiscono la sostanza fondamentale. L'attenzione implica la rinuncia ad alcune cose, per affrontarne efficacemente delle altre" (James, 1890). Nonostante questa prima comprensibile spiegazione, non esiste ancora a tutt'oggi un accordo chiaro sulla definizione (Eysenck e Keane, 2000; Styles, 2006). Invece, si utilizzano alcune metafore per descrivere vari aspetti dell'attenzione (Zimbardo e Gerrig, 2007). Le tre metafore più caratteristiche sono quelle del riflettore, del filtro o del collo di bottiglia.

#### 8.1.1.1 Metafore dell'attenzione

La metafora del riflettore concettualizza la caratteristica seguente: *gli aspetti esistenti di una situazione non sono tutti percepiti consciamente dagli esseri umani.* È possibile guardare, ascoltare o riflettere solo su ciò che sta nel fuoco dell'attenzione. Il "riflettore dell'attenzione" è intimamente connesso con la coscienza; tuttavia, le informazioni che non rientrano nel fuoco dell'attenzione non sono perse; possono comunque essere percepite, elaborate e dar luogo a emozioni. Questo accade in modo criptico, perché le emozioni sono come un lampo, un riassunto globale di una valutazione situazionale e non trovano giustificazioni (capitolo 4).

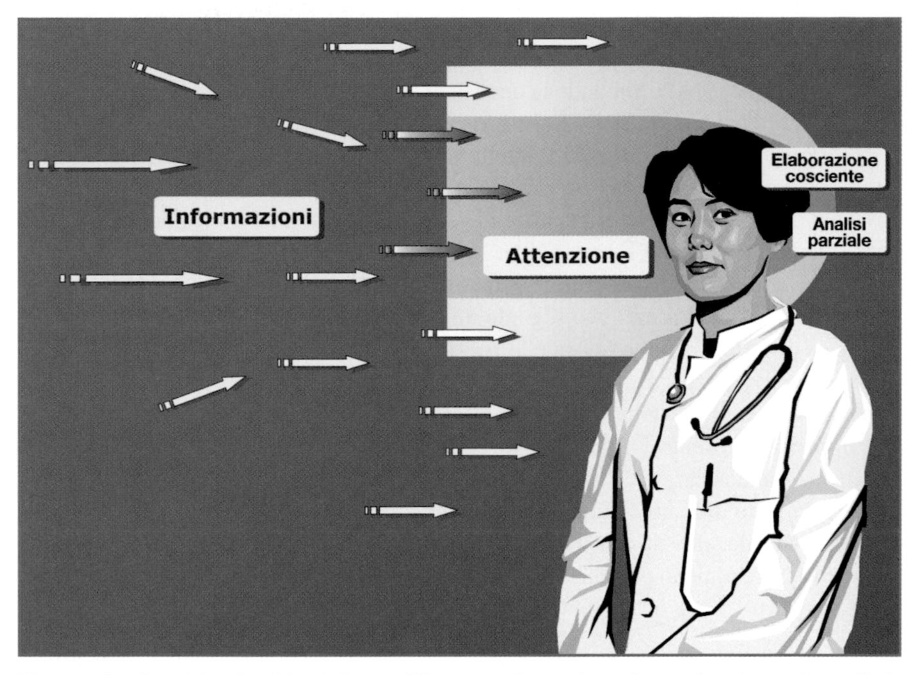


**Fig. 8.1** Metafora del collo di bottiglia, modificata per l'attenzione: l'attenzione è una risorsa limitata ("il collo della bottiglia"), per cui ogni frammento di informazione deve essere elaborato a livello cosciente oppure sarà perso; alcune informazioni, però, anche se non percepite consciamente saranno analizzate parzialmente

La metafora del filtro sottolinea il fatto che *non tutte le percezioni umane raggiungono il livello cosciente* (capitolo 5). La metafora del collo di bottiglia è una concettualizzazione molto diffusa di questa teoria (Broadbent, 1958): l'attenzione è una risorsa limitata per cui ogni informazione non elaborata a livello cosciente, cioè quella che non passa dal collo della bottiglia, sarà persa. Una versione modificata di questa teoria è supportata empiricamente da studi neurofisiologici: nonostante l'elaborazione cosciente dell'informazione dipenda dall'attenzione, altri segnali sensoriali, anche se non sono consciamente percepiti, possono essere parzialmente analizzati (Fig. 8.1). Questa analisi parziale si svolge attraverso reti neuronali diverse dalla corteccia cerebrale. Esiste una rete di connessioni neuronali, in grado di percepire inconsciamente alcuni dati e inserirli in schemi già esistenti secondo la loro importanza (Ramachandran e Blakeslee, 1999). Se la percezione è valutata come "rilevante", avviene un orientamento involontario verso la fonte dello stimolo sensoriale in questione (*risposta orientativa*; Sokolov, 1963). L'allarme del monitor, provocato dal superamento dei limiti di pressione arteriosa, è una fonte di stimolazione sensoriale simile, e provoca un riorientamento dell'attenzione del medico. Per lui, il suono dell'allarme è una percezione rilevante, che rientra in uno schema esistente e lo induce a rivolgersi verso informazioni che si trovano in quel momento al di fuori del centro della sua attenzione.

#### 8.1.1.2 Fisiologia dell'attenzione

Il corrispettivo fisiologico dell'attenzione è rappresentato dall'attivazione del sistema nervoso centrale (SNC). Secondo la qualità di tale attivazione, si possono distinguere due tipi di attenzione: un'attivazione *tonica* e un'attivazione *fasica.*

L'*attivazione tonica* descrive il livello di vigilanza di una persona. Questa attivazione non è raggiungibile da un controllo cosciente. È regolata dal ritmo sonno/veglia circadiano e depressa dalla mancanza di sonno. L'attivazione tonica del medico era bassa quando è accaduta l'emergenza.

L'*attivazione fasica* descrive l'aumento di attività del SNC, in seguito a uno stimolo (ad es. un allarme) che segnala un pericolo imminente. La conseguenza fisiologica di un'attivazione fasica è la reazione simpatica adrenergica, con aumento della frequenza cardiaca e della pressione arteriosa, dilatazione pupillare e aumento della resistenza elettrica cutanea. Quando lo specializzando percepisce un pericolo per il paziente tramite l'allarme di pressione arteriosa, la sua attenzione subisce un'attivazione fasica.

Al contrario dell'attivazione inconsapevole dell'attenzione da parte del sistema nervoso centrale, altri suoi aspetti, tra cui la vigilanza, la selezione e la condivisione possono essere almeno parzialmente controllati dalla coscienza.

### 8.1.2 Vigilanza

La vigilanza è la capacità di rimanere all'erta o attenti per lunghi periodi, pur reagendo adeguatamente a stimoli occasionali. Il primo a condurre ricerche sugli aspetti neurofisiologici della vigilanza è stato il celebre neurologo Sir Henry Head. All'inizio del secolo scorso, ha proposto di definire la vigilanza come "il livello al quale le attività di una particolare zona del sistema nervoso centrale mostrano, in ogni momento, segni di adattamento integrativo e finalizzato" (Head, 1923). Durante la seconda guerra mondiale, la RAF reclutò lo psicologo Norman Mackworth per studiare l'efficienza dei radaristi. Stimolato dall'esperienza acquisita sul campo, secondo la quale i radaristi degli aerei e gli operatori sonar delle pattuglie anti-sommergibili non si accorgevano dei segnali deboli, specialmente verso la fine del turno, Mackworth cercò di determinare con uno studio sistematico, perché e come avveniva questo fenomeno. Scoprì che l'accuratezza nella rilevazione dei segnali diminuiva del 15% dopo soltanto 30 minuti e subiva in seguito un declino più progressivo, durante il resto del periodo di guardia. La scoperta essenziale sulle prestazioni degli operatori radaristi, descritta come un declino della vigilanza nel tempo, è nota come *diminuzione di vigilanza* (Mackworth, 1948). La sua spiegazione, accettata dalla maggior parte degli psicologi cognitivi, era che la diminuzione di vigilanza fosse provocata dalla natura poco impegnativa e poco stimolante dei compiti assegnati ai radaristi. Secondo questo punto di vista tradizionale, i compiti di vigilanza erano incarichi semplici, che non richiedevano molto dagli osservatori. Tuttavia, studi recenti hanno dimostrato che questo pensiero convenzionale è sbagliato. I dati più moderni forniscono evidenze nettamente convergenti a favore di un'altra tesi secondo la quale questi compiti di vigilanza impongono invece notevoli esigenze agli osservatori, in termini di risorse per l'elaborazione delle informazioni, e sono pertanto associati a un livello di carico lavorativo e di stress ragguardevole (Warm et al., 2008). Tale scoperta rafforza l'idea secondo cui l'attenzione è una risorsa limitata e conferma che il carico di lavoro imposto da questi compiti tende a esaurire le risorse disponibili per l'elaborazione dei dati. Perciò, invece di essere "una gran noia", i compiti di vigilanza prolungati impongono in realtà un grande carico cognitivo.

L'interesse per la vigilanza è cresciuto nelle attività ad alto rischio, con la larga diffusione dei sistemi automatizzati. I progressi tecnologici hanno spostato il ruolo dei lavoratori da controllori attivi a supervisori dei sistemi con compiti di sicurezza, dove una reazione è richiesta soltanto in caso di problemi. A tale proposito, la definizione del compito di "supervisore dei sistemi" è applicabile anche a molti settori della medicina critica. Per fare un esempio, mentre l'anestesiologia era caratterizzata agli inizi da una forte interazione clinica tra il paziente e il medico, è cambiata molto negli ultimi decenni. L'osservazione dei parametri vitali sul monitor ha sostituito "la mano sul polso" e il numero di schermate, allarmi e forme d'onda sugli apparecchi di ultima generazione è passato da circa 4 negli anni '70 a 23 nel 2000 (Beatty, 2000).

Molte alterazioni fisiopatologiche si sviluppano nell'arco di un periodo piuttosto prolungato, con pazienti che tendono a scompensarsi progressivamente. È perciò di fondamentale importanza il riconoscimento precoce degli eventuali cambiamenti. L'osservazione assidua del paziente con il monitor è un compito basilare degli operatori in rianimazione e medicina d'urgenza. Alla luce di queste considerazioni, e con un tocco di umorismo, alcune società di anestesia attraverso il mondo si sono adeguate integrando la "vigilanza" nel proprio motto (*vigila et ventila*).

La diminuzione delle prestazioni durante i compiti di sorveglianza prolungati si manifesta con un peggioramento dei tempi di reazione e una minor probabilità di rilevazione degli allarmi visivi o uditivi (Krueger, 1994). Nel corso degli interventi chirurgici prolungati, la diminuzione della vigilanza può diventare un problema per gli specializzandi che devono svolgere compiti monotoni o per il personale di anestesia, che deve continuamente sorvegliare i parametri vitali del paziente, valutare le implicazioni legate alle loro variazioni e somministrare farmaci. La vigilanza è un elemento chiave per la prevenzione delle situazioni critiche (Howard e Gaba, 1997). I fattori che influenzano il livello di attivazione, aumentandolo (ad es. stress) o riducendolo (ad es. stanchezza), avranno un effetto sulla vigilanza.

### 8.1.3 Concentrazione

La concentrazione è la focalizzazione prolungata dell'attenzione su un segmento specifico e deliberatamente selezionato di realtà (Zimbardo e Gerrig, 2007). La concentrazione dipende dalla capacità di attribuire agli eventi un'*attenzione selettiva*, con la quale avviene una selezione cosciente di quanto considerato importante, mentre gli stimoli non rilevanti sono bloccati. Per concentrarsi totalmente su un aspetto della realtà, le motivazioni effettive che permettono di concentrarsi e focalizzare l'attenzione per lunghi periodi, devono essere protette da altre motivazioni concorrenti che cercano di essere soddisfate (capitolo 4). Inoltre, la concentrazione esige un aumento della soglia percettiva per gli stimoli considerati irrilevanti che potrebbero distrarre. La concentrazione richiede l'inibizione sia degli stimoli irrilevanti, sia delle motivazioni indesiderate, per mantenere il centro dell'attenzione sul punto prescelto.

### 8.1.4 Attenzione suddivisa

Il termine "attenzione suddivisa" è utilizzato per descrivere la necessità di eseguire due o più compiti contemporaneamente (Eysenck e Keane, 2000). La maggior parte della gente non è in grado di elaborare consciamente informazioni in parallelo. Normalmente, la possibilità di esecuzione dei compiti multipli si limita all'elaborazione nel pensiero cosciente di una sola funzione, mentre le altre sono automaticamente elaborate (Schneider e Shiffrin, 1997). Il medico rianimatore nel caso clinico non fa eccezione a questa regola. La sua attenzione è focalizzata sulla ventilazione in maschera e sui preparativi per la reintubazione. La somministrazione del bolo di un farmaco teoricamente sedativo, avviene automaticamente, senza guardare da vicino le pompe infusionali. Poiché esegue questo compito di somministrazione in maniera automatica, l'attenzione cosciente è rivolta soltanto ad alcuni "punti di controllo" dell'automatismo, per verificarne la corretta esecuzione. Per il resto del tempo, il medico dedica tutta l'attenzione alla ventilazione e la pianificazione dell'intubazione. Questi compiti esigono un'attivazione del pensiero cosciente e, giacché il medico è stanco, necessitano una maggiore attenzione rispetto al solito. Di conseguenza, tende a saltare i suoi "punti di controllo" per la somministrazione del farmaco e si affida alla manipolazione totalmente automatica delle pompe, senza un sufficiente controllo cosciente.

È più facile gestire alcuni compiti simultaneamente, senza perdere efficienza, quando si utilizzano diverse modalità sensoriali. Un medico può facilmente impartire ordini e ascoltare contemporaneamente il segnale di un saturimetro. Il pensiero analitico, invece, richiede tutta la propria concentrazione e una difesa dell'attenzione rispetto a tutte le altre funzioni.

La necessità di suddividere l'attenzione tra diversi compiti concomitanti non è solo una caratteristica inerente a poche emergenze mediche, ma un tratto tipico delle condizioni lavorative in medicina d'urgenza. Il compito di suddividere l'attenzione è reso ancora più difficile dalle frequenti interruzioni nell'attività e dalla gestione di altre "ingerenze" lavorative (Chisholm et al., 2000).

### 8.1.5 Capacità di attenzione: "teoria del secchio"

La necessità di suddividere l'attenzione tra diversi compiti è sempre presente in medicina. È possibile, quindi, espandere la propria capacità di attenzione con qualche forma di allenamento? Le ricerche fatte sui piloti (Wickens, 1984) per la concezione delle cabine di pilotaggio dimostrano che gli esseri umani hanno solo una certa quantità di attenzione, da distribuire fra i diversi compiti. Questa visione propone una "teoria del secchio per l'attenzione", poiché ogni persona dispone solo di una certa quantità di tale risorsa. Non può essere aumentata a volontà, ma è possibile gestirla diversamente.

Esistono diversi approcci teorici alle capacità di attenzione, nel campo della psicologia; la maggior parte degli autori definisce l'attenzione come una banca centrale di risorse, disponibili per tutte le attività che necessitano sforzi mentali. Un modello concorrente considera invece risorse specializzate multiple, specifiche per ogni senso (ad es. vista, udito). Entrambi i modelli, però, concordano sul fatto che la capacità di attenzione globale è limitata.

Queste considerazioni sono rilevanti per le prestazioni nel lavoro di gruppo e spiegano perché è così importante che il principale responsabile nella gestione di una situazione d'emergenza (*code leader*) non metta mano sul paziente, non abbia nulla da "fare", ma debba soltanto "pensare". In questo modo, la preziosa risorsa "capacità di attenzione" è utilizzata per un compito fondamentale. I medici sono spesso così allenati nell'eseguire alcune manovre, che ritengono di non dovervi dedicare molte attenzioni. È una convinzione sbagliata. Per esempio, possiamo osservare un anestesista impegnato a comprimere un pallone di Ambu, mentre gestisce un'emergenza. Anche se il medico non è consapevole del fatto che spremere quel pallone occupa parte della sua attenzione, una certa quota delle sue capacità di attenzione è utilizzata per questa manovra. Un'alternativa migliore sarebbe fare un passo indietro, pensare, e dedicare il 100% delle proprie capacità a dirigere la situazione.

## 8.2 Seguire le novità: controllo ambientale e orizzonte delle aspettative

Un presupposto indispensabile per molte attività in medicina critica è la capacità di focalizzarsi completamente sulle reali intenzioni. Alcuni compiti richiedono grande precisione e abilità, per cui l'attività in corso può assorbire tutta l'attenzione. Tuttavia, la concentrazione su un unico compito non dovrebbe mai essere assoluta, altrimenti può diventare impossibile rilevare le opportunità per altre decisioni utili, oppure complicanze e pericoli imminenti. Il controllo dell'ambiente è un meccanismo attraverso il quale il sistema cognitivo tenta di evitare quest'insidia (Dörner, 1999). Il termine "controllo ambientale" descrive un fenomeno per il quale si tende a esplorare periodicamente il proprio ambiente, alla ricerca di indizi importanti o nuovi. Questo avviene permettendo all'attenzione di essere utilizzata per l'analisi dell'ambiente, prima di rivolgerla nuovamente al compito primario.

Il controllo ambientale avviene senza pianificazione cosciente. Se un compito è molto importante o il livello di stress aumenta, il controllo può diminuire oppure essere completamente abolito. Il controllo ambientale è anche influenzato dal senso di competenza. Se un operatore si sente incompetente può cominciare a controllare meno l'ambiente, per evitare di scoprire eventi minacciosi (racchiudersi) oppure può analizzarlo troppo spesso, dando luogo a comportamenti incostanti, incoerenti e imprecisi.

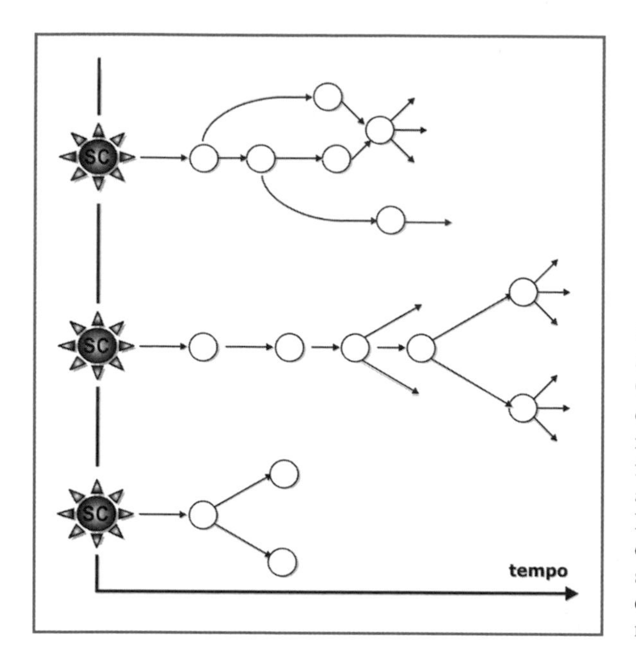


**Fig. 8.2** Orizzonte delle aspettative (da Dörner, 1999). Ogni situazione critica (*SC*) è estrapolata nel futuro. I cerchi rappresentano gli eventi, le frecce rappresentano le azioni alternative o gli sviluppi. Più un evento è lontano dal presente, più numerose sono le opzioni immaginabili e le aspettative diventano maggiormente imprecise

Il grado di attenzione prestata all'ambiente dipende dalla sicurezza delle circostanze, dalla difficoltà del compito svolto e dalle aspettative sull'evoluzione degli eventi (orizzonte delle aspettative; Fig. 8.2). L'orizzonte delle aspettative è una prognosi su quanto atteso; si tratta di presagire il futuro, estrapolandolo dalle circostanze attuali. Nel caso clinico, l'orizzonte delle aspettative era, per il medico, soltanto la prosecuzione senza problemi di una reintubazione. Nel momento in cui le sue previsioni sono crollate (con l'improvviso allarme di frequenza cardiaca e pressione arteriosa elevata) è rimasto sorpreso, forse perfino spaventato. L'attenzione si è immediatamente rivolta verso le pompe infusionali (orientazione della risposta) e ha riflettuto sulla situazione: che cosa è successo? Perché non è andato tutto come previsto?

L'orizzonte delle aspettative è una componente necessaria per la regolazione dell'attenzione. Gli eventi attesi richiedono meno attenzione: un controllo occasionale è sufficiente per aggiornare e verificare il quadro della situazione. Tuttavia, gli eventi non prevedibili con certezza devono essere seguiti con maggior attenzione. Più l'incertezza riguardo al futuro è grande (orizzonte delle aspettative incerto), più spesso si deve controllare l'ambiente.

## 8.3 Consapevolezza situazionale

Le ricerche sul fattore umano hanno dimostrato il ruolo centrale della consapevolezza situazionale per la riduzione degli errori nei sistemi tecnologici complessi. Una conclusione di queste ricerche stabilisce la necessità per gli operatori di considerare la totalità dell'ambiente per poterlo controllare adeguatamente (Endsley, 1995 e 2000; Carskadon-Banbury e Tremblay, 2004).

Un presupposto indispensabile per la consapevolezza situazionale è la metacognizione, cioè la capacità degli individui di riflettere sui propri processi cognitivi, mettersi in disparte e "pensare sui propri pensieri". La metacognizione crea la consapevolezza situazionale, attraverso una riflessione dell'operatore e la risposta alle domande seguenti:

- com'è il quadro generale della situazione? Che cosa sta succedendo e quali sono gli elementi decisivi della situazione attuale?
- che cosa denotano realmente gli eventi attuali?
- in quali direzioni potrebbe evolversi la situazione?

Per sviluppare e mantenere la consapevolezza situazionale, si deve prima costruire un'immagine del quadro effettivo, identificando oggetti, parametri ed eventi potenzialmente importanti per valutare la situazione. Per aggiornarsi e conservare un elevato livello di consapevolezza situazionale, è necessaria l'attuazione di due processi:

- l'aggiornamento regolare dell'immagine situazionale. Questo avviene con il meccanismo già descritto del controllo ambientale. Per un corretto sviluppo della consapevolezza situazionale, questo controllo necessita accortezza e richiede un attento aggiornamento;
- la valutazione degli elementi percepiti sulla base della loro importanza. In una particolare situazione, valutare bene richiede chiarezza sugli obiettivi, perché l'importanza dei vari elementi si può determinare soltanto con riferimento agli obiettivi.

Anche in ambiente clinico è possibile migliorare l'accesso alla consapevolezza situazionale, attraverso la progettazione della postazione di lavoro e il modo in cui sono presentate le informazioni. Le caratteristiche di progettazione possono supportare e aumentare la consapevolezza situazionale, quando si considerano sia il sistema cognitivo dell'utilizzatore, sia i processi comportamentali, sviluppando allarmi intelligenti e integrazione grafica nei monitor (Drews e Westenskow, 2006; Edworth e Hellier, 2006; Michels et al., 1997).

I membri di un gruppo di lavoro rappresentano un'altra risorsa utile per ottenere e mantenere una sufficiente consapevolezza situazionale. Uno dei compiti più importanti per la formazione e il funzionamento di un gruppo di lavoro è la creazione di una consapevolezza condivisa, di un modello mentale comune della situazione. Davanti a un problema, lo sviluppo di modelli mentali comuni crea un contesto decisionale nel quale diventano utilizzabili le risorse cognitive di un'intera squadra (Stout et al., 1997). Una simile conoscenza condivisa permette a ogni membro di svolgere il proprio ruolo in modo tempestivo e coordinato, aiutando l'intero gruppo a funzionare come un unico elemento, senza molte discussioni su cosa fare e quando agire (capitolo 11).

## 8.4 Disturbi dell'attenzione

Molti fattori possono alterare il controllo cosciente delle azioni. Alcuni disordini, sia somatici che psichiatrici (ad es. depressione, schizofrenia) cambiano la regolazione dell'attenzione. Inoltre, alcuni soggetti mostrano abitualmente un'insufficiente regolazione dell'attenzione (fallimento cognitivo; Broadbent et al., 1982). Simili disturbi sembrano essere una caratteristica relativamente stabile della personalità. In questo capitolo, si considerano le alterazioni acute dell'attenzione dovute a stanchezza, usura, monotonia e il "racchiudersi". Tali alterazioni hanno in comune la diminuzione globale delle prestazioni e la potenziale induzione di errori.

### 8.4.1 Rien ne va plus: affaticamento

Il termine "affaticamento" descrive la diminuita capacità di compiere attività, sia cognitive sia fisiche, che richiedono un lavoro mentale o muscolare. L'affaticamento è una funzione fisiologica protettiva che segnala il raggiungimento del limite massimo per una prestazione efficace. Si manifesta con una diminuzione reversibile del rendimento fisico e mentale, accompagnata da una sensazione di esaurimento fisico (affaticamento muscolare) e da un senso soggettivo di stanchezza (affaticamento mentale). Al contrario della monotonia, gli effetti dell'affaticamento si possono bilanciare soltanto con il riposo, non con il cambio di attività. L'affaticamento ha vari effetti sulle funzioni fisiologiche e sulle prestazioni mentali o comportamentali (Zimbardo e Gerrig, 2007; Dinges, 1995; Rosekind, 1995), tra cui:

- la prontezza, l'attenzione e la vigilanza sono diminuite. La capacità di mantenere la concentrazione su un'attività diventa più breve del solito;
- le prestazioni motorie sono ridotte (motricità fine, coordinamento occhio-mano) e le funzioni motorie sono meno efficienti (minore velocità e precisione);
- tempi di reazione e processi decisionali rallentati. Per diminuire gli sforzi, si tende a favorire il processo decisionale basato sulle regole, rispetto a quello basato sulle cognizioni (principio di economia; capitolo 6);
- alterato funzionamento della memoria, con minore capacità di apprendimento e di richiamo delle informazioni;
- alterazione su base motivazionale dei processi cognitivi: tendenza all'indifferenza nella formulazione dei giudizi, all'eccessiva tolleranza per i propri errori e a decisioni affrettate;
- modificazione del comportamento sociale con: disturbo della comunicazione, reazioni emotive incontrollate e minore disponibilità nel condividere le informazioni con i colleghi;
- alterazione delle percezioni visuali, dal semplice cambio della soglia sensitiva fino alle anomalie percettive (ad es. illusioni, allucinazioni), nel caso di privazione prolungata del sonno. Inoltre, il grado di risoluzione percettiva può diminuire, con il rischio di non afferrare dettagli molto importanti;
- possono insorgere sintomi di tipo somatico, come aumento della frequenza cardiaca, respiro superficiale, riduzione del tono muscolare e aumento del consumo di ossigeno. Questi sintomi si manifestano, anche senza aumento dello sforzo fisico.

L'affaticamento e il successivo intervallo di recupero seguono curve inversamente esponenziali: la diminuzione delle prestazioni psicomotorie comincia lentamente, e diventa tanto più evidente quanto è lungo lo sforzo mentale o fisico. Al contrario,

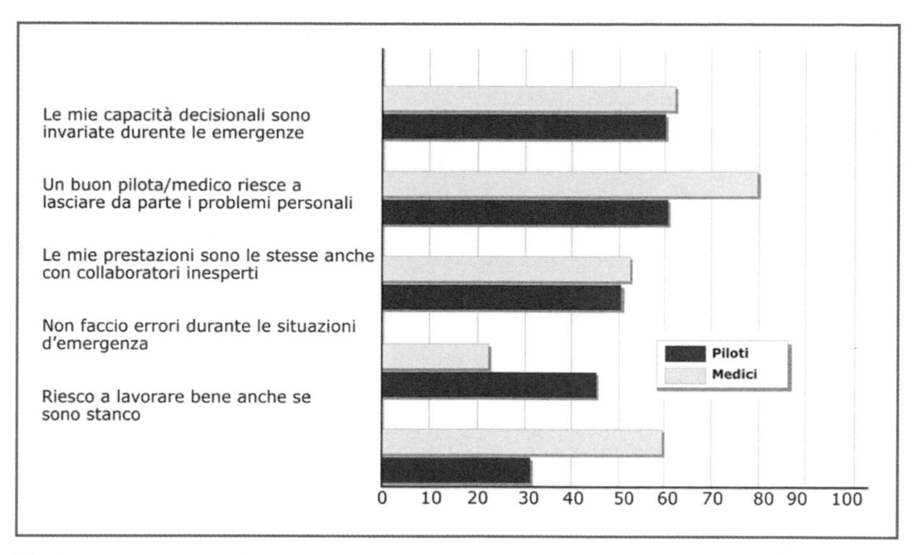


**Fig. 8.3** Percentuali di affermazioni irrealistiche sul limite delle proprie prestazioni tra i medici e i piloti. Due medici su tre negano un qualunque effetto dell'affaticamento sulle proprie prestazioni (da Helmreich e Merritt, 1998)

l'effetto riposante di una breve pausa o di un sonnellino è più importante all'inizio, mentre richiede tempi lunghi per il completo recupero. Perciò, diverse piccole pause sono più efficaci di un'unica lunga.

Esiste una discrepanza significativa tra i livelli di stanchezza o di prontezza riportati dagli operatori e le misurazioni obiettive dello stato fisiologico (Howard et al., 2002). Solitamente, il senso di stanchezza è percepito molto più tardi rispetto al punto di declino reale delle prestazioni fisiche o mentali. I medici sembrano particolarmente inclini a fare quest'errore di giudizio. Al contrario di altri gruppi professionali (ad es. piloti, infermieri), i medici credono spesso di essere in grado di fornire prestazioni impeccabili anche in condizioni di stanchezza (Fig. 8.3; Flin et al., 2003; Helmreich e Merritt, 1998).

Il senso di stanchezza è un indicatore inaffidabile per il reale stato di affaticamento, per cui si tende a reagirvi solo quando le prestazioni sono già ampiamente diminuite. Questo è uno dei motivi per cui le pause si prendono sempre troppo tardi. In tal caso, il recupero sarà anche più lungo, rispetto a quando le pause vengono prese per tempo. Per quanto riguarda la sicurezza dei pazienti, è importante ottenere pause sufficienti e tempestive.

### 8.4.2 "Starei meglio a letto": sonnolenza e sonno

L'affaticamento esige riposo, sia quando è provocato da lavoro fisico, che mentale o da situazioni di stress prolungato. La sonnolenza si manifesta con il bisogno di dormire e ci spinge ad andare a letto per recuperare. Tuttavia, nella medicina del sonno i due termini, affaticamento e sonnolenza, sono spesso utilizzati indistintamente. Si definisce l'affaticamento come una "sonnolenza sul lavoro" oppure "sonnolenza diurna" (Caldwell et al., 2008; Monk, 1991).

La sonnolenza, in senso stretto, fa parte di un normale ciclo sonno/veglia sincronizzato sul ritmo circadiano delle 24 ore. L'orologio per il ritmo circadiano è localizzato nel cervello umano a livello del nucleo sovra-chiasmatico (NSC). Il ritmo è bifasico, con uno stato di aumentata tendenza al sonno durante la notte e nel primo pomeriggio (momenti di calma quotidiani) e periodi di massima vigilanza alla fine della mattinata e in tarda serata. Inoltre, diverse variabili fisiologiche e livelli ormonali mostrano variazioni nell'arco delle 24 ore.

La deprivazione di sonno avviene quando un individuo non ottiene la quantità di sonno necessaria per riportare il sistema nervoso centrale allo stato di riposo completo. La deprivazione di sonno può verificarsi sul lungo termine o per una notte sola.

L'insufficienza cronica di sonno (ad es. meno di 5 ore al giorno) crea un "debito di sonno cumulato", che altera le prestazioni fisiologiche e cognitive entro una settimana (Dinges et al., 1997). Il concetto del debito di sonno è stato cruciale per contrastare la nozione secondo la quale gli operatori in campo sanitario possono adattarsi alla costante mancanza di sonno, a condizione di presentare sufficiente motivazione e professionalità (ad es. esigendo dai tirocinanti 36 ore di lavoro a giorni alterni, con solo una notte di riposo in mezzo). La ricerca ha confermato che non è possibile adattarsi all'insufficienza di sonno (Caldwell et al., 2008).

Il debito di sonno si manifesta già molto prima di un'intera settimana di sonno insufficiente. Una sola notte senza sonno basta per alterare le prestazioni, in modo paragonabile all'ingestione di etanolo; provoca effetti amnesici e un peggioramento delle capacità simili a quelli prodotti dall'alcol, con un effetto sedativo ancora più potente. Due ore di sonno in meno sono equivalenti all'effetto sedativo dell'ingestione di tre lattine di birra da 360 ml. Una perdita di otto ore di sonno corrisponde al consumo di dieci lattine di birra (Roehrs et al., 2003). In uno studio, dopo 17 ore di veglia, le prestazioni nei test psicomotori erano paragonabili a quelle con una concentrazione di alcol nel sangue dello 0,5‰. Dopo 24 ore di veglia, le capacità psicomotorie diminuiscono ulteriormente al livello di un soggetto con una concentrazione di alcol nel sangue dell'1‰ (Dawson e Reid, 1997; vedi anche Arnedt et al., 2005).

Nonostante gli effetti generali della privazione di sonno sulle prestazioni, alcuni individui sono più resistenti all'affaticamento rispetto ad altri. Sembra che vi sia un collegamento con il cronotipo (o "tipologia circadiana", "preferenza diurna"). Le persone più attive nelle prime ore del giorno ("mattinieri") sono spesso più colpite dalla deprivazione di sonno, rispetto a quelle più vigili in tarda serata ("nottambuli"). Perciò, sembra che le caratteristiche personali (l'essere "mattinieri" o "nottambuli") influenzino le prestazioni psicomotorie sul lavoro (Caldwell et al., 2008).

La sonnolenza sul lavoro è una minaccia costante per la sicurezza delle prestazioni in medicina, poiché molti professionisti lavorano con orari atipici e subiscono una sistematica insufficienza di sonno. In uno studio recente, il 70% degli specializzandi in rianimazione ha mostrato una sonnolenza severa, nonostante la riduzione dell'orario di lavoro (Reddy et al., 2009). Gli operatori presentano un rischio aumentato di sonnolenza sul lavoro se:

- devono fare turni di molte ore;
- devono lavorare con turni lunghi, per diversi giorni di seguito;
- hanno orari irregolari o imprevedibili;
- non hanno potuto dormire a sufficienza immediatamente prima del turno di lavoro;
- soffrono di un debito cumulativo di sonno.

Diversi studi hanno dimostrato che il lavoro notturno aumenta la probabilità di incidenti, con un'ulteriore crescita dopo ogni notte consecutiva (Knauth, 1995, Spencer et al., 2006). Il servizio notturno e i turni di guardia rendono i medici più soggetti agli errori (Landrigan et al., 2004; vedi Howard et al., 2002; Samkoff e Jacques, 1991 per una rivista generale). Le ricerche sulle prestazioni dei chirurghi (Taffinder et al., 1998; Grantcharov et al., 2001), degli anestesisti (Howard et al., 2002) e degli specializzandi (Barger et al., 2006) dopo deprivazione di sonno hanno confermato che l'incidenza degli errori aumenta in funzione della sonnolenza.

Anche se non esiste una chiara correlazione tra la sonnolenza e i danni diretti ai pazienti, diversi studi sostengono questa ipotesi. Per esempio, in uno studio condotto con anestesisti, più della metà degli intervistati poteva ricordare almeno un episodio in cui un errore medico era stato causato direttamente dall'estrema sonnolenza (Gaba et al., 1994; Gravenstein et al., 1990). Si sono ottenuto risultati simili anche in altre specialità mediche (Baldwin e Daugherty, 2004).

Negli ultimi anni si sono fatti tentativi per limitare gli effetti negativi del lavoro a turni sul ritmo circadiano, con lo sviluppo sistemi e turni più adatti (visione d'insieme in: Flin et al., 2008; Nelson, 2007). Gli elementi caratteristici di questi turni più adatti per i lavoratori sono:

- rotazione in avanti dell'orario del turno: programmare i turni successivi su diversi giorni consecutivi, in modo che progrediscano nelle 24 ore (ad es, 1° turno di mattina, 2° turno di pomeriggio, 3° turno di notte);
- modifica dei turni: garantire la copertura delle 24 ore con turni di 10, 8 e 6 ore è meno dannoso per il sonno rispetto ai turni programmati in tre volte 8 ore;
- programmazione di una notte di guardia ogni 5 giorni al massimo;
- brevi periodi di sonno: le sieste durante la notte possono minimizzare gli effetti sul ritmo circadiano (Smith-Coggins et al., 2006). Vista la difficoltà per la maggior parte dei medici di programmare una siesta durante una guardia notturna (ad es. pronto soccorso), questa possibilità è vincolata alla copertura del servizio con due medici.

Un problema nel caso della privazione di sonno, è che un soggetto può essere significativamente sonnolento, anche a livelli quasi patologici, senza essere consapevole della propria alterata vigilanza e dei crescenti deficit cognitivi. In uno studio sperimentale, un individuo su due con misurazione EEG che dimostrava periodi effettivi di sonno, pensava di essere rimasto sveglio durante l'intero periodo dell'esame (Howard et al., 1995). A parte le pesanti conseguenze sulle prestazioni lavorative, la sonnolenza interferisce anche nella vita privata durante il periodo formativo (ad es. specializzandi), costringendo al differimento di molte attività di svago, personali e sociali (Papp et al., 2004).

Un'altra causa di errori durante il lavoro notturno è l'*inerzia del sonno*. Questo termine descrive l'effetto provocato da un brusco risveglio in caso di sonno profondo (ad es. perché suona il cicalino), con un'alterazione delle prestazioni motorie e un senso di stordimento. Le prestazioni e i tempi di risposta sono direttamente correlati allo stadio del sonno al momento del risveglio; ad esempio, le persone risvegliate dagli stadi di sonno più profondi hanno tempi di risposta più lenti. Inoltre, l'inerzia del sonno ha un forte impatto motivazionale, poiché induce a ritornare al più presto a letto. Nonostante gli effetti dell'adrenalina endogena liberata durante un'emergenza possano parzialmente contrastare l'inerzia del sonno, il recupero completo dell'orientamento può richiedere anche 20 minuti. Fino a quel momento, durante una situazione critica, gli operatori riescono solo a erogare un livello di trattamento sub-ottimale. Gli studi effettuati sull'inerzia del sonno dimostrano che non esistono soluzioni semplici al problema del risveglio "alterato". Sia il lavoro durante le ore notturne, sia il fatto di essere svegliati durante la guardia possono provocare errori.

La perturbazione del ritmo circadiano è il costo che gli operatori devono pagare con il lavoro a turni e le notti di guardia. Per questo motivo, molti professionisti tentano di affrontare i loro problemi di sincronizzazione con sostanze che aumentano la vigilanza o che facilitano il sonno. La caffeina è la sostanza stimolante più utilizzata, in quanto aumenta la vigilanza e migliora le prestazioni in soggetti privati di sonno, specialmente se non assumono abitualmente alte dosi. Non ha effetti secondari pericolosi ma può interferire con il successivo sonno riparatore diurno, se assunta alla fine del turno di notte. Il modafinil è un farmaco che ha dimostrato di controllare significativamente la diminuzione delle prestazioni correlata all'affaticamento, durante periodi di veglia prolungati fino a 40 ore. Presenta uno scarso potenziale d'utilizzo illecito, ma la sua lunga durata d'azione rende difficile sincronizzarne l'effetto con il ritmo circadiano delle 24 ore. Le amfetamine (ad es. dextroamfetamina) presentano il rischio più elevato d'utilizzo illecito e non dovrebbero essere assunte per trattare l'affaticamento provocato dalla mancanza di sonno. In uno studio recente, il 6% degli specializzandi in anestesia ammetteva di "prendere qualcos'altro della caffeina" per stare sveglio durante la guardia (Hanlon et al., 2009).

Si potrebbe pensare che la mancanza di riposo provocata dal lavoro notturno faciliti il sonno diurno. A causa della perturbazione del ritmo circadiano, molte persone fanno invece fatica a dormire quando il loro ritmo naturale li induce a rimanere svegli. Perciò, i medici utilizzano spesso farmaci per riuscire a ottenere le ore di sonno di cui hanno bisogno. Tra le sostanze più comunemente utilizzate per favorire il sonno troviamo la melatonina, un ormone endogeno con variabilità nelle 24 ore, che segnala la "notte biologica" e il zolpidem, un ipnotico non-benzodiazepinico. Si dovrebbero evitare gli altri farmaci induttori del sonno più vecchi (ad es. benzodiazepine) poiché provocano un elevato rischio di dipendenza. L'utilizzo di adiuvanti farmacologici per il sonno è molto diffuso tra i medici. Per esempio, il 20–30% dei medici d'urgenza riferisce l'uso regolare di varie sostanze per facilitare il sonno (ad es. alcol, anti-istaminici, benzodiazepine) e dormire dopo una notte di guardia (Bailey e Alexandrov, 2005; Handel et al., 2006).

I professionisti della sanità, specialmente quelli costretti a prendere decisioni importanti in tempi rapidi, devono rivendicare il proprio diritto a condurre una vita sana. Nel tempo, gli effetti cumulativi della deprivazione di sonno accelerano l'insorgenza dell'esaurimento professionale e limitano gli anni a disposizione di soggetti lungamente addestrati per praticare il proprio mestiere (Nelson, 2009).

### 8.4.3 Nulla da fare: monotonia

La monotonia è uno stato di attività mentale e fisica ridotta (Ulich, 2001). Questa situazione avviene quando l'operatore si trova in un ambiente di lavoro che presenta pochi stimoli e nel quale deve frequentemente ripetere attività costanti che richiedano attenzione. Tali compiti non possono essere automatizzati, ma non richiedono neanche grandi sforzi cognitivi. Al contrario dell'affaticamento (che esige il recupero), la monotonia scompare non appena cambia l'attività: "secondi di terrore" scacciano improvvisamente "ore di noia". Il miglior modo di affrontare la monotonia è di far variare il lavoro. Ascoltare musica o fare attività fisica può attenuare la monotonia. In medicina d'urgenza, la monotonia è raramente un grosso problema. I compiti di monitoraggio e sorveglianza possono essere noiosi, ma non provocano monotonia; richiedono invece una grande vigilanza.

### 8.4.4 Rigidamente focalizzato: troppa concentrazione fa perdere il controllo ambientale

Fino ad ora abbiamo descritto come l'insufficiente stimolazione può diminuire l'attenzione. Anche il contrario può essere vero: una concentrazione eccessiva sul lavoro può interferire con un'adeguata distribuzione dell'attenzione. Quando tutti i pensieri sono interamente assorbiti da un compito, diminuisce significativamente l'esplorazione occasionale dell'ambiente alla ricerca di informazioni importanti (controllo ambientale). Si diventa quindi meno disponibili a rilevare altri indizi importanti e si rischia di mancare nuovi problemi emergenti. È un po' come procedere con i paraocchi (capitolo 9, sull'influenza dello stress).

## 8.5 Consigli pratici

- Considerare seriamente gli effetti dell'affaticamento. L'impressione di vigilanza può essere ingannevole. Non aspettare di provare la stanchezza prima di cercare riposo. Programmare le pause.
- Quando non si è più in grado di lavorare in sicurezza, è doveroso riposare o tornare a casa.
- Nel lavoro di gruppo, è possibile evitare l'affaticamento dandosi periodicamente il cambio.
- Prima di attribuire un compito a qualcuno, assicurarsi che presti sufficiente attenzione.
- Assicurarsi che i compiti importanti possano essere eseguiti senza interruzioni.

## 8.6 "L'attenzione": in poche parole

- L'attenzione è la focalizzazione cosciente della percezione e del pensiero su un oggetto.
- Mentre l'attenzione è concentrata, le informazioni possono raggiungere il livello cosciente attraverso una seconda via indiretta: l'elaborazione precosciente e una valutazione della rilevanza che dà luogo a un'emozione.
- Gli stimoli rilevanti provocano un riorientamento automatico dell'attenzione.
- La vigilanza è la capacità di mantenere l'attenzione per periodi prolungati di tempo, pur reagendo a stimoli occasionali.
- La concentrazione è la focalizzazione prolungata dell'attenzione su un segmento specifico e deliberatamente selezionato della realtà. La concentrazione include l'attenzione selettiva, la difesa da motivazioni concorrenti e l'aumento della soglia percettiva.
- L'"orizzonte delle aspettative" è una previsione (subconscia) a proposito di quanto è atteso; si tratta di una estrapolazione del presente verso il futuro.
- L'orizzonte delle aspettative è necessario per la regolazione dell'attenzione. Gli eventi attesi con certezza non sono controllati consciamente. Un controllo occasionale è sufficiente per aggiornare il quadro della situazione.
- La consapevolezza situazionale è la capacità di percepire e valutare la situazione per quello che è realmente, e anticipare gli sviluppi futuri.
- L'affaticamento è una riduzione irreversibile delle prestazioni. Si può porre rimedio ai suoi effetti soltanto con il riposo, non con un cambio dell'attività.
- L'affaticamento è una risposta fisiologica protettiva che non può essere superata dalla motivazione, l'allenamento o la forza di volontà.
- La stanchezza è provocata dal normale bisogno di dormire in funzione del ritmo circadiano.
- Il senso di stanchezza non è esattamente correlato con l'effettiva alterazione delle funzioni fisiologiche provocata dall'affaticamento. Si prova spesso stanchezza solo quando le prestazioni sono già molto diminuite.
- La deprivazione del sonno avviene quando un soggetto non ottiene la quantità di sonno necessaria per ripristinare il sistema nervoso centrale allo stato di riposo completo.
- Dopo ventiquattr'ore di veglia continua, le capacità psicomotorie diminuiscono a un livello simile a quello di una persona con una concentrazione ematica di alcol dell'1‰.
- Non si può valutare in modo attendibile la diminuzione delle proprie capacità legata all'affaticamento.
- I medici sono particolarmente inclini agli errori di giudizio sulle proprie capacità. Si credono spesso capaci di lavorare normalmente, anche se molto stanchi.
- La monotonia è uno stato di attività mentale e fisica ridotta.
- Esiste una grande variabilità individuale per quanto riguarda la suscettibilità all'affaticamento.

- Non esiste una "cura miracolosa" (a parte una quantità di sonno adeguata) per contrastare gli effetti della stanchezza in ogni tipo di situazione e per ogni tipo di persona.
- Esistono strategie organizzative contro l'affaticamento, in grado di migliorare la sicurezza e la produttività, se applicate correttamente.

## Bibliografia


Arnedt TJ, Owens J, Crouch M, Stahl J (2005) Neurobehavioral performance of residents after heavy night call vs after alcohol ingestion. J Am Med Assoc 294:1025–1033

Baldwin DC, Daugherty SR (2004) Sleep deprivation and fatigue in residency training: results of a national survey of first- and second-year residents. Sleep 27:217–223

Bailey B, Alexandrov L (2005) A survey to describe sleep-facilitating substances used by Canadian emergency physicians. CJEM 7(2):93–102

Barger LK, Ayas NT, Cade BE et al (2006) Impact of extended-duration shifts on medical errors, adverse events, and attentional failures. PLoS Med 3:e487

Beatty P (2000) Advances in patient monitoring. In: Weissberg P (ed) Horizons in medicine. London: Royal College of Physicians of London, pp 395–407

Broadbent DE (1958) Perception and communication. Pergamon Press, London

Broadbent DE, Cooper PF, Fitzgerald P, Parkes KR (1982) The Cognitive Failures Questionnaire (CFQ) and its correlates. Br J Clin Psychol 21:1–16

Caldwell JA, Caldwell JL, Schmidt RM (2008) Alertness management strategies for operational context. Sleep Medicine Review 12:257–273

Carskadon-Banbury S, Tremblay S (2004) A cognitive approach to situation awareness: theory and application. Ashgate, Aldershot

Chisholm CD, Collison EK, Nelson DR, Cordell WH (2000) Emergency department workplace interruptions: are emergency physicians "interrupt-driven" and "multitasking"? Acad Emerg Med 7:1239–1243

Dawson D, Reid K (1997) Fatigue, alcohol and performance impairment. Nature 388:235

Dinges DF, Pack F, Williams K et al (1997) Cumulative sleepiness, mood disturbance, and psychomotor vigilance performance decrements during a week of sleep restricted to 4-5 hours per night. Sleep 20(4):267–277

Dinges DF (1995) The performance effects of fatigue. In: Proc Fatigue Symposium. National Transportation Safety Board/NASA Ames Research Center, 1–2 November

Dörner D (1999) Bauplan für eine Seele [Blueprint for a soul]. Rowohlt, Reinbek

Drews FA, Westenskow DR (2006) The right picture is worth a thousand numbers: data displays in anesthesia. Hum Factors 48:59–71

Edworthy J, Hellier E (2006) Alarms and human behaviour: implications for medical alarms. Br J Anaesth 97:12–17

Endsley MR (1995) Toward a theory of situation awareness in dynamic systems. Hum Factors 37:32–64

Endsley MR (2000) Situation awareness and measurement. Erlbaum, Mahwah, New Jersey

Eysenck MW, Keane MT (2000) Cognitive psychology, 4th edn. Psychology Press, Hove

Flin R, Fletcher G, McGeorge P et al (2003) Anaesthetists' attitudes to teamwork and safety. Anaesthesia 58:233–242

Gaba DM, Howard SK, Jump B (1994) Production pressure in the work environment: California anesthesiologists' attitudes and experiences. Anesthesiology 81:488

Grantcharov TP, Bardram L, Funch-Jensen P, Rosenberg J (2001) Laparoscopic performance after one night call in a surgical department: prospective study. Br Med J 323:1222–1223

Gravenstein JS, Cooper JB, Orkin FK (1990) Work and rest cycles in anesthesia practice. Anesthesiology 72:737
Handel DA, Raja A, Lindsell CJ (2006) The use of sleep aids among emergency medicine residents: a web based survey. BMC Health Serv Res 19:136
Hanlon JG, Hayter MA, Bould MD et al (2009) Perceived sleepiness in Canadian anesthesia residents: a national survey. Can J Anaesth 56(1):27–34
Head H (1923) The conception of nervous and mental energy. II. Vigilance: A psychological state of the nervous system. Br J Psychol 14:126–147
Helmreich RL, Merritt AC (1998) Culture at work in aviation and medicine. National, organizational and professional influences. Ashgate, Aldershot
Howard SK, Gaba DM (1997) Human performance and patient safety. In: Morell R, Eichhorn J (eds) Patient safety in anesthetic practice. Churchill Livingstone, London, pp 431–466
Howard SK, Gaba DM, Rosekind MR (1995) Evaluation of daytime sleepiness in resident anesthesiologists. Anesthesiology 83:A1007
Howard SK, Rosekind MR, Katz JD, Berry AJ (2002) Fatigue in anesthesia: implications and strategies for patient and provider safety. Anesthesiology 97:1281–1294
Iber C, Ancoli-Israel S, Chesson A, Quan SF (2007) The AASM manual for the scoring of sleep and associated events: rules, terminology and technical specifications. American Academy of Sleep Medicine, Westchester
James W (1890) The principles of psychology. Henry Holt, New York
Knauth P (1995) Speed and direction of shift rotation. J Sleep Res 4:41–46
Krueger GP (1994) Fatigue, performance and medical error. In: Bogner M (ed) Human error in medicine. Erlbaum, Hillsdale, NJ, pp 311–326
Landrigan CP, Rothschild JM, Cronin JW et al (2004) Effect of reducing interns' work hours on serious medical errors in intensive care units. N Engl J Med 351(18):1838–1848
Mackworth NH (1948) The breakdown of vigilance during prolonged visual search. Q J Exp Psychol 1:6–21
Mackworth JF (1970) Vigilance and attention. Penguin Books, Hammondsworth
Michels P, Gravenstein D, Westenskow DR (1997) An integrated graphic data display improves detection and identification of critical events during anesthesia. J Clin Monit 13:249–259
Monk TH (1991) Sleep, sleepiness and performance. Wiley, Chichester, UK
Nelson D (2007) Prevention and treatment of sleep deprivation among emergency physicians. Ped Emerg Care 23(7):498–503
Papp KK, Stoler EP, Sage P et al (2004) The effects of sleep loss and fatigue on resident-physicians: a multi-institutional, mixed-method study. Acad Med 79:394–406
Ramachandran V, Blakeslee S (1999) Phantoms in the brain: human nature and the architecture of the mind. Fourth Estate, London
Reddy R, Guntupalli K, Alapat P et al (2009) Sleepiness in medical ICU residents. Chest 135(1):81–85
Roehrs T, Burduvali E, Bonahoom A et al (2003) Ethanol and sleep loss: a "dose" comparison of impairing effects. Sleep 26(8):981–985
Rosekind MR (1995) Physiological considerations of fatigue. In: Proc Fatigue Symp. National Transportation Safety board/NASA Ames Research Center, 1–2November
Samkoff JS, Jacques CH (1991) A review of studies concerning effects of sleep deprivation and fatigue on residents' performance. Acad Med 66:687–693
Schneider W, Shiffrin RM (1977) Controlled and automatic human information processing: I. Detection, search, and attention. Psychol Rev 84:1–66
Smith-Coggins R, Howard SK, Mac DT et al (2006) Improving alertness and performance in emergency department physicians and nurses: the use of planned naps. Ann Emerg Med 48(5):596–604
Sokolov E (1963) Perception and conditioned reflex. Pergamon, Oxford
Spencer MB, Robertson KA, Folkard S (2006) The development of a fatigue/risk index for shift workers. HSE Books, London
Stout RJ, Salas E, Fowlkes JE (1997) Enhancing teamwork in complex environments through team training. Group Dyn 1:169–182

Styles E (2006) The psychology of attention. Psychology Press, Hove
Taffinder NJ, McManus IC, Gul Y et al (1998) Effect of sleep deprivation on surgeons' dexterity on laparoscopy simulator. Lancet 352:1191
Ulich E (2001) Arbeitspsychologie [Work psychology]. 5. Vdf, Zürich/Schäffer-Pöschel, Stuttgart
Van Dongen HP, Maislin G, Mullington JM Dinges DF (2003) The cumulative cost of additional wakefulness: dose-response effects on neurobehavioral functions and sleep physiology from chronic sleep restriction and total sleep deprivation. Sleep 26(2):117–126
Ware JC, Risser MR, Manser T, Karlson KH (2006) Medical resident driving simulator performance following a night on call. Behav Sleep Med 4:1–12
Warm JS, Parasuraman R, Matthews G (2008) Vigilance requires hard mental work and is stressful. Human Factors 50(3):433–441
Wickens CD (1984) Processing resources in attention. In: Parasuraman R, Davies DR (eds) Varieties of attention. Academic Press, New York, pp 63–102
Zimbardo P, Gerrig R (2007) Psychology and life, 18th edn. Allyn and Bacon, Boston

# Stress

# 9

*con il contributo speciale di Walter Eppich, MD, MEd*

**Caso clinico**

La centrale operativa avvisa il pronto soccorso dell'arrivo imminente di un bambino traumatizzato, caduto dal terzo piano. Circa 15 minuti dopo, il personale dell'ambulanza entra nella sala traumi con un bambino di 15 mesi, di sesso maschile, immobilizzato sull'asse spinale, con ossigenoterapia in maschera. La squadra d'emergenza (*trauma team*) che prende in carico il paziente è composta da tre medici specializzandi (medicina d'urgenza, chirurgia, neurochirurgia), un tecnico di radiologia e due infermieri. A causa di un'emergenza in reparto, l'anestesista non può raggiungere il gruppo. Come previsto dal protocollo ospedaliero per i politraumatizzati, il medico d'urgenza assume il ruolo di *team leader*. Purtroppo, sia lo specializzando in medicina d'urgenza, sia quello di chirurgia hanno poca esperienza con i pazienti pediatrici. Il primo esame rivela un paziente incosciente con grave trauma cranico e facciale. Il bambino è tachipnoico, con polsi centrali deboli e pupille scarsamente reagenti. I paramedici riferiscono che il piccolo è caduto da una finestra del terzo piano, dopo essere rimasto brevemente senza sorveglianza. Mentre lo specializzando in chirurgia assiste la ventilazione in maschera, un infermiere tenta di reperire un accesso venoso, senza successo. Nel frattempo, il monitoraggio ECG evidenzia due episodi di bradicardia. Lo specializzando in medicina d'urgenza considera un cambio di strategia soltanto dopo che il secondo infermiere suggerisce di ricorrere all'accesso intra-osseo. Nonostante non abbia esperienza con la tecnica, riesce a inserire un accesso intra-osseo al primo tentativo. Per mantenere il respiro spontaneo, si sceglie l'anestesia generale con somministrazione di atropina, midazolam e ketamina. L'intubazione è più difficile del previsto per il sangue e le secrezioni presenti nell'orofaringe. Il bambino è intubato solo dopo diversi tentativi ma la saturazione comincia immediatamente a diminuire. La marcata distensione addominale fa sospettare un'intubazione esofagea, per cui si rimuove il tubo tracheale. La saturazione migliora con la ventilazione in maschera e il buon esito della successiva reintubazione è confermato con la capnometria. L'auscultazione del torace rivela un murmure vescicolare bilaterale con rantoli, probabilmente dovuti all'inalazione di sangue e muco. La ventilazione manuale è comunque difficoltosa, con pressioni elevate e saturazione periferica dell'ossigeno ancora intorno a 89%. Dopo l'inserimento di un tubo orogastrico per aspirare l'aria, l'addome si dis-

M. St.Pierre, G. Hofinger, C. Buerschaper, R. Simon, I. Daroui,
*Gestione delle crisi in medicina d'urgenza e terapia intensiva*,
DOI: 10.1007/978-88-470-2799-2_9, © Springer-Verlag Italia 2013

tende, le pressioni delle vie aeree si normalizzano e la saturazione sale a 100%. Finalmente, circa quaranta minuti dopo l'ingresso in ospedale, il paziente è condotto in TAC per ulteriori accertamenti diagnostici.

Un gruppo di medici forma un *trauma team* per trattare un bambino gravemente traumatizzato. Il *team leader* è uno specializzando di medicina d'urgenza con scarsa esperienza nella gestione di pazienti pediatrici. La situazione d'emergenza è già molto impegnativa per lui e la giovane età del paziente aggiunge altra tensione emotiva. Entrambi i fattori messi insieme sottopongono il medico a uno stress enorme, che aumenta ancora di più quando si presentano le difficoltà di accesso venoso e d'intubazione. Per il tempo richiesto dalle manovre di stabilizzazione, il paziente è trasportato in TAC per altri accertamenti solo un'ora dopo l'arrivo in ospedale.

## 9.1 Che cos'è lo stress?

Per un medico in formazione con poca esperienza, occuparsi di un bambino politraumatizzato è molto stressante. Si trova confrontato con una situazione che lo porta improvvisamente al limite delle proprie competenze cliniche e della capacità di resilienza emotiva. In questo caso, il motivo dello stress acuto è ovvio. Si tratta della chiara consapevolezza di una discrepanza tra lo stato percepito delle cose e quello desiderato, cioè, della differenza tra le proprie capacità e le risorse disponibili da una parte, e le necessità imposte dalla gestione di un bambino politraumatizzato dall'altra. Altri fattori evidenti concorrono ad appesantire la situazione, tra cui la visione del bambino gravemente ferito, la serie d'insuccessi iniziale, la scarsità del tempo a disposizione e il senso di responsabilità per la vita o la morte del paziente. Alcuni altri fattori occulti potrebbero peggiorare ulteriormente la capacità di affrontare adeguatamente la situazione (ad es. problemi a casa, malattia recente, lunghi turni di lavoro, molte notti di guardia con riposo insufficiente, una lista infinita di documenti da seguire, una competizione agguerrita tra colleghi, un insufficiente supporto da parte dei supervisori). L'insieme di queste tensioni permanenti si accumula nel formare uno stress cronico, capace di alterare le prestazioni degli operatori nel lungo periodo.

Di solito, lo stress è descritto come uno stato di attivazione fisica e fisiologica, in reazione a esigenze esterne. Queste esigenze richiedono al soggetto una modifica o un adattamento immediato del suo comportamento. Lo stato di attivazione che ne consegue prepara l'organismo all'azione, orientata verso uno specifico obiettivo. Il termine "stress" non era in origine inteso con una connotazione negativa (Selye, 1936; Semmer et al., 2005); descriveva semplicemente un'attivazione del corpo e della mente. Per il giovane medico, però, la situazione di stress si accompagna di forti e spiacevoli emozioni. Prova dentro di sé la necessità di modificare il comportamento come una minaccia, perché percepisce uno squilibrio tra le richieste della situazione emergente e le risorse disponibili.

## 9.1.1 Quando inizia lo stress? È una questione di valutazione!

### 9.1.1.1 Valutazione delle esigenze situazionali

Una caratteristica della medicina d'urgenza e della rianimazione è rappresentata dal fatto che gli operatori possono trovarsi in situazioni completamente nuove, da un momento all'altro. Per il medico del caso clinico, la gestione di un paziente pediatrico politraumatizzato è una situazione non ancora affrontata nel corso della formazione pratica. Ogni volta che ci si trova in una situazione nuova, si esegue una valutazione subconscia, rapida e globale. La teoria della valutazione cognitiva (Lazarus e Folkman, 1984) ipotizza che le situazioni siano valutate sulla base del loro significato per il benessere personale. Si possono identificare di solito due quesiti principali nella valutazione di una nuova situazione. La prima domanda è: "Qual è la posta in gioco? Questa situazione rappresenta una minaccia per i miei obiettivi oppure è neutra, o meglio, favorevole per me?".

Il fatto che una situazione sia considerata "minacciosa" dipende molto dalle capacità, dalle conoscenze e dalle risorse disponibili; dal proprio sistema di valori etici e dalla propria visione del mondo; dallo stato fisico ed emotivo personale. Il medico del nostro caso clinico non ha nessuna esperienza di emergenza pediatrica e, per questo, si sente minacciato. È interessante notare che non è soltanto la visione del paziente a provocare l'ansia. Non appena sa dell'imminente arrivo di un bambino, tende ad anticipare i prossimi eventi in sala traumi, alla luce della propria insufficiente esperienza clinica. Perciò, l'*anticipazione* di una situazione eccessivamente difficile basta a creare stress (Ulich, 2001; Semmer, 1997). Un medico esperto, invece, potrebbe sentirsi calmo, sicuro di sé e con la situazione sotto controllo. In quel caso, la sua anticipazione del politrauma in arrivo potrebbe addirittura aumentare la motivazione e le sue prestazioni. Per comprendere l'origine psicobiologica dello stress acuto, è fondamentale capire che lo stress è generato dalla percezione soggettiva di un particolare evento. "Se un soggetto valuta il proprio rapporto con l'ambiente in un certo modo, ne conseguirà uno stato emotivo specifico, intimamente legato al tipo di valutazione" (Lazarus, 1991).

In seguito, quando una situazione è considerata personalmente rilevante, si attua una valutazione secondaria altrettanto globale e subconscia, a proposito delle esigenze di adattamento create dalla circostanza in questione. Questa valutazione prende in considerazione le capacità di fronteggiare la situazione e le possibilità di limitare eventuali danni: "Che cosa posso fare? Sarò capace di gestire l'emergenza oppure supera le mie risorse?" Dopo questa valutazione, saranno applicate diverse strategie per affrontare l'evento stressante (Fig. 9.1). Lo stress di questa situazione personalmente rilevante può crescere fino al punto che le necessità di adattamento superano le risorse disponibili per la gestione attiva del caso.

Il medico sarà in grado di gestire il caso con mezzi propri (cioè, esperienza, abilità, attrezzature, colleghi disponibili) soltanto se le risorse superano le esigenze imposte dall'evento clinico. Nella situazione critica, un altro fattore soggettivo determinante per sapere se le risorse disponibili saranno sufficienti, è rappresentato dall'obiettivo stabilito per la gestione del caso (capitolo 7). Il medico d'urgenza avrebbe avuto meno difficoltà, se il suo obiettivo primario fosse stato solo di

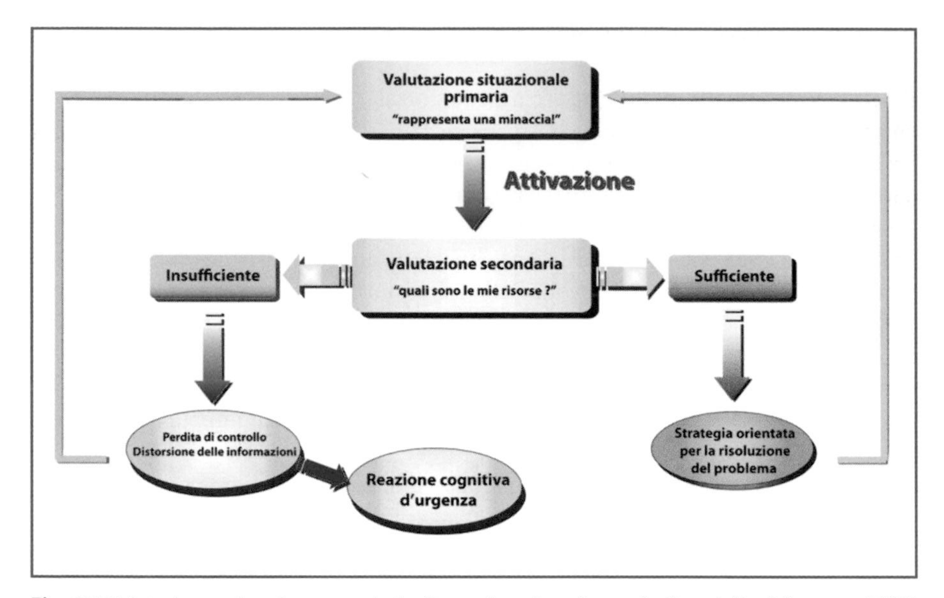


**Fig. 9.1** Valutazione primaria e secondaria di una situazione (secondo il modello di Lazarus, 1991)

spostare il più velocemente possibile il bambino politraumatizzato dalla sala traumi verso la TAC, invece di seguire scrupolosamente le regole del *Pediatric Advanced Life Support*.

Infatti, rendere gli obiettivi espliciti e suddividerli in obiettivi intermedi aumenta la probabilità di non raggiungerne almeno uno o più. Se il medico avesse pianificato di ottenere l'accesso venoso in meno di due minuti, l'intubazione al primo tentativo e il passaggio in TAC entro 10 minuti, avrebbe certamente fallito in tutti i suoi propositi. Purtroppo, la minaccia posta sugli obiettivi provoca altro stress. Questi obiettivi possono riguardare la propria *identità* ("voglio essere un bravissimo medico in ogni possibile situazione"), essere più *globali* ("voglio che questo bambino sopravviva") oppure *espliciti* ("voglio intubare questo bambino"). Se la posta in gioco è alta, come nel caso della vita di un paziente, gli obiettivi diventano particolarmente importanti per l'operatore e la loro eventuale minaccia causa ancora più stress.

#### 9.1.1.2 Fattori di stress

Il fatto che un elemento diventi una fonte di stress è in primo luogo un problema di valutazione. Ciononostante, alcuni fattori favoriscono lo sviluppo dello stress (Lazarus e Folkman, 1984; Semmer, 1997). Questi elementi causali dell'ambiente di lavoro sono definiti *fattori di stress*. Generalmente, si tratta di eventi considerati nella maggior parte dei casi come minacce all'integrità fisica oppure contro obiettivi importanti. I fattori di stress sembrano situazione-dipendenti; quelli acuti sorgono solo in situazioni critiche, mentre quelli cronici sono caratteristici dell'ambiente di lavoro (Tabella 9.1).

**Tabella 9.1** Fattori di stress acuto e cronico in ambiente sanitario

| Fattori di stress acuti | Fattori di stress cronico |
|---|---|
| Allarmi acustici, rapido calo di frequenza nel segnale acustico di saturimetria periferica | Eccesso di ore lavorative |
| Limitazioni temporali, pressione produttiva ("l'intervento chirurgico deve iniziare subito") | Deprivazione cronica di sonno |
| Complessità dell'ambiente di lavoro (capitolo 2) | Persistente pressione economica e produttiva (ad es. rapidità del cambio paziente in sala operatoria) |
| Ambiente ad alto rischio; responsabilità diretta per la vita dei pazienti | Eccessiva burocrazia |
| Insufficienti capacità professionali | Mancanza di supporto da parte dei supervisori |
| Errori commessi in prima persona | Dipendenza dalla buona volontà dei supervisori (procedure necessarie per la formazione specialistica) |
| Stanchezza | Competizione tra colleghi |
| Interruzioni ripetute nelle procedure quotidiane | Identità professionale: errori culturali e dogmi irrealistici (ad es. "nessun paziente deve morire sul tavolo operatorio") |
| Lavoro in un pessimo clima di gruppo | Confronto costante con la morte e la sofferenza |
| Insufficiente chiarezza nell'attribuzione delle competenze | |
| Paura delle conseguenze medico-legali | |

I fattori di stress acuti e cronici hanno effetti additivi (Fig. 9.2). Una conseguenza di questo è che i lavoratori esposti costantemente allo stress cronico hanno una minor capacità di tollerare periodi di elevato carico lavorativo, emergenze o problemi particolari, rispetto a chi non conosce simili problemi. Perciò, un modo per aiutare gli operatori ad affrontare meglio lo stress acuto è di ridurre o eliminare la maggior quantità di fattori di stress cronici.

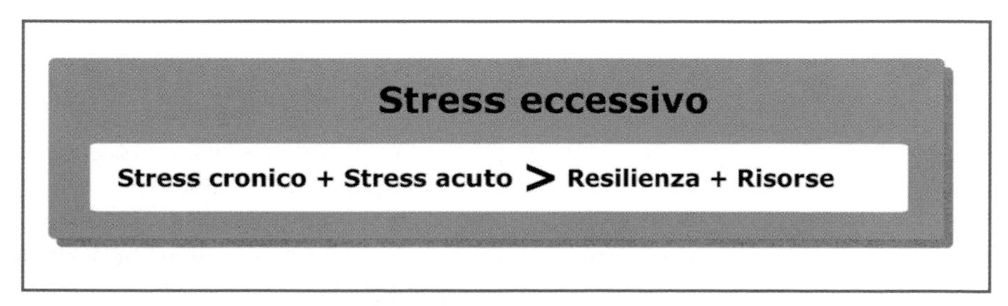


**Fig. 9.2** Fattori di stress eccessivo in situazioni d'emergenza. Il fatto stesso che un soggetto sia eccessivamente stressato da una situazione e l'entità di questo stress, dipendono dall'interrelazione di tutti quattro i fattori

## 9.1.2 La reazione allo stress: "lotta o fuga"

La reazione allo stress (Cannon, 1928; Selye, 1936) è una risposta fisiologica, stereotipica dell'organismo umano, di fronte a varie tipologie di sfide e minacce esterne. L'obiettivo è di mantenere l'integrità fisica e garantire la sopravvivenza. Quando l'equilibrio esterno è messo in dubbio, l'organismo modifica quello interno di conseguenza. Ogni volta che un organismo è confrontato con una minaccia, l'attivazione fisiologica che accompagna la reazione allo stress permette di mobilitare rapidamente le risorse utili per reagire, con la lotta (se il pericolo percepito sembra inferiore alle proprie forze), con la fuga (se l'attacco non sembra vantaggioso) oppure con la semplice assenza di qualsiasi iniziativa, quando la scelta tra le prime due opzioni non è possibile ("reazione di lotta, fuga o blocco"). La minaccia in questione non deve essere necessariamente un altro essere vivente; qualsiasi stimolo sensoriale, percepito come pericoloso per l'integrità fisica o per gli obiettivi personali, è in grado di attivare la reazione allo stress.

Tuttavia, in una rianimazione o in medicina d'urgenza questa risposta di tipo "lotta, fuga o blocco" non è più utile: se confrontati con un bambino politraumatizzato, non ha alcun senso "lottare" fisicamente con un avversario. Inoltre, gli operatori in campo sanitario hanno l'obbligo di trattare i loro pazienti in ogni caso, per cui neanche la fuga o il blocco rappresentano una via percorribile. Pertanto, le situazioni critiche in medicina non richiedono le risorse che la reazione allo stress mette a disposizione. Al contrario, questa risposta finisce per creare più difficoltà, invece di aiutare l'operatore.

### 9.1.2.1 Fisiologia della reazione allo stress

Quando una persona si sente in una situazione pericolosa, senza essere in grado di affrontarla, la consapevolezza del fatto provoca a livello cerebrale l'attivazione del sistema limbico e dell'ipotalamo con la stimolazione di due diverse vie nervose. La prima via, partendo dall'ipotalamo anteriore, conduce all'attivazione della branca simpatica nel sistema nervoso autonomo (SNA) e alla liberazione di adrenalina dalla parte interna, o midollare, dei surreni verso il torrente ematico. La seconda via nasce nell'ipofisi, vicino all'ipotalamo, e provoca la liberazione di ormone adrenocorticotropo (ACTH) nel sangue. L'ACTH stimola la parte esterna delle ghiandole surrenali, o corteccia surrenale. Di conseguenza, i livelli di cortisolo e di aldosterone nel sangue aumentano, stimolando la gluconeogenesi e inibendo i processi rigenerativi. La perfusione ematica nelle regioni cerebrali deputate alle funzioni motorie tende ad aumentare, così come il trasporto di ossigeno ai muscoli scheletrici e al cuore. La reazione allo stress prende origine dalla priorità evolutiva di fornire all'organismo più energia possibile, per affrontare al meglio le varie minacce (Semmer, 1997). Infatti, Cannon (1928) ha descritto la risposta allo stress come una "fisiologica reazione d'emergenza": provoca diversi sintomi fisiologici sgradevoli, peraltro vitali per la sopravvivenza (vedi "somatico" nella Tabella 9.2).

Quando il pericolo è passato, i sintomi cessano in circa 15 minuti; tuttavia, la reazione allo stress tende a favorire le capacità motorie grossolane, mentre quelle fini restano alterate dal tremore. Questo tremore rischia di aumentare ulteriormente

**Tabella 9.2** Indicatori comportamentali, emotivi, somatici e cognitivi di stress acuto (acronimo BEST, da Flin et al., 2008)

| Indicatori di stress acuto | | |
|---|---|---|
| **B**ehavioral (comportamentali) | *Lotta o fuga*<br>- Esteriorizzazione del comportamento<br>- Aggressività | *Blocco*<br>- Apatia |
| **E**motivi | - Ansia<br>- Irritabilità<br>- Scatti emotivi | - Paura di perdere il controllo/di fallire<br>- Panico |
| **S**omatici | *Risposta allo stress (Cannon, 1928)*<br>- Aumento della frequenza cardiaca<br>- Aumento di pressione arteriosa<br>- Aumento della frequenza respiratoria<br>- Sudorazione algida<br>- Bocca secca | - Tremore<br>- Aumento della rigidità muscolare<br>- Necessità di urinare e scaricare<br>- Disturbi gastrointestinali (crampi allo stomaco) |
| **T**hinking (cognitivi) | - Alterazione della memoria<br>- Alterazione del giudizio<br>- Alterazione del processo decisionale<br>- Visione tubulare<br>- Riduzione della complessità | - Sovraccarico d'informazioni<br>- Perdita della consapevolezza situazionale<br>- Limitazione ad automatismi e regole<br>- Sensazione di "testa vuota" |

i problemi in situazioni stressanti, specialmente quando sono necessarie le capacità motorie di precisione (ad es. accesso venoso, procedura chirurgica d'urgenza).

#### 9.1.2.2 Alterazioni del pensiero, delle emozioni e del comportamento

Se fossero evidenti soltanto gli effetti fisici della reazione allo stress come il tremore, la bocca secca e l'aumento del battito cardiaco, si potrebbe gestire comunque ogni tipo d'emergenza, senza problemi. Una maggiore concentrazione sul lavoro in corso potrebbe compensare gli effetti fisiologici negativi. Tuttavia, la reazione allo stress provoca anche cambiamenti caratteristici nel modo di pensare, percepire le cose e comportarsi. È possibile classificare gli indicatori di stress acuto durante la reazione allo stress in quattro categorie, che si possono ricordare facilmente con l'acronimo inglese BEST: *behavioral* (effetti comportamentali), *emotional* (effetti emotivi), *somatic* (effetti somatici) e *thinking* (effetti sul pensiero) (Tabella 9.2; da Flin et al., 2008).

In pratica, la reazione di "lotta o fuga" modifica anche i processi cognitivi, altera la capacità di richiamare dati dalla memoria, di analizzare e ragionare, giudicare e prendere decisioni. Questo succede perché la reazione di lotta o di fuga richiede anzitutto: a) focalizzazione dell'attenzione su un solo problema; e b) riduzione dei dettagli nell'elaborazione delle informazioni.

Se l'attenzione è focalizzata su un solo compito, si tende a vedere esclusivamente gli aspetti utili per completarlo. Aumenta così la soglia di selezione nei confronti di altri compiti e sono limitate le distrazioni, aiutandoci a portare a termine l'obiettivo corrente (capitolo 4; Dörner, 1999). Tuttavia, un simile adattamento cognitivo presenta anche alcuni svantaggi. Se vengono escluse altre informazioni potenzialmente rilevanti, diventa sempre più difficile mantenere la consapevolezza della situazione. La reale validità della consapevolezza situazionale dipende dall'aggiornamento periodico di un'immagine del quadro globale. In altre parole, la focalizzazione si oppone al controllo ambientale (capitolo 8); si rischia di non vedere o sentire l'insieme delle informazioni disponibili proprio davanti a sé. Con il senno di poi, si descrive talvolta questa esperienza come l'aver passato un "tunnel percettivo". Oltre alle restrizioni percettive, la focalizzazione implica anche la limitazione del pensiero stesso. Poiché l'interesse è limitato al problema in corso, il comportamento risultante è guidato solo da obiettivi a breve termine. Si rischia così di non considerare nella pianificazione complicanze, problemi e potenziali sviluppi inaspettati che possono sorgere nel corso dell'evoluzione (Schaub, 1997; Semmer, 1997; Dörner e Schaub, 1994; Dörner e Pfeiffer, 1993). Lo stress tende a rendere più difficile la scelta di azioni alternative. Sotto stress, l'elaborazione delle informazioni diventa grossolana e superficiale, per cui si preferiscono spiegazioni semplici, con soluzioni veloci e facili dei problemi da risolvere. Come aggravante, i comportamenti risultanti non sono solo poco lungimiranti ma anche fortemente condizionati dalle emozioni. Si gestisce il caso senza una riflessione approfondita né un'analisi della situazione e si prendono decisioni senza considerare tutte le opzioni e le conseguenze possibili. Sotto stress, si pianifica meno e si tende ad agire per automatismi e regole prestabilite (capitolo 2.2). Di conseguenza, si attivano solo i programmi comportamentali spesso messi in pratica, solo perché permettono di agire velocemente. Sotto stress, si tende a fare più quello che si *sa* fare, rispetto a quello che *sarebbe indicato* fare.

Le alterazioni del pensiero e delle emozioni dovute allo stress aumentano la probabilità di errore in diversi modi. Per di più, quando accade un errore, il livello di stress può aumentare ancora di più e facilitare l'insorgenza di altri errori. Si innesca allora una "reazione a catena" di errori di giudizio (capitolo 10).

#### 9.1.2.3 Trasferimento dello stress in altre situazioni

Quando ci si rende conto che la minaccia è passata, il sistema nervoso parasimpatico aiuta a ristabilire uno stato di equilibrio. Di solito, questo meccanismo richiede solo alcuni minuti e non lascia effetti residui nel soggetto. Invece, l'eliminazione degli ormoni dello stress necessita più tempo e conduce a un'attivazione residua. Spesso, lo stato d'animo di un'emergenza permane oltre l'effettiva situazione critica e provoca di conseguenza un prolungato livello di stress elevato. Lo stress può quindi protrarsi da una situazione all'altra, o dal lavoro alla vita privata e viceversa. In questo modo, lo stress può anche accumularsi (Semmer, 1997).

### 9.1.3 Stress cronico

Se lo stimolo scatenante la reazione da stress rimane attivo, la risposta acuta (reazione d'allarme) si trasforma progressivamente in sindrome generale da adattamento (Selye,

1956). Questa "reazione di resistenza" consente all'organismo di adattarsi a condizioni prolungate di stress. Uno stato di *apparente* resistenza agli agenti stressanti è messo in atto, con aumento dei livelli di cortisolo che può provocare ipertensione, aumento della frequenza cardiaca, elevati livelli ematici di glucosio e depressione del sistema immunitario. Sono anche inibiti i processi di rigenerazione. Se lo stimolo persiste per settimane o mesi, l'adattamento non è più possibile e sopraggiunge l'esaurimento, con pericolo per la salute fisica e mentale.

#### 9.1.3.1 Conseguenze dello stress cronico

Anche le manifestazioni dello stress cronico si possono descrivere con l'acronimo BEST (Tabella 9.3). È importante notare che si possono osservare nell'uomo una grande varietà di sintomi, con molteplici combinazioni. Pertanto, non esiste *una* classica malattia da stress: infatti, ogni organismo cede nel suo punto più debole. Oltre agli effetti negativi diretti, lo stress promuove anche comportamenti poco salutari come fumo, alcol, uso di droghe o disturbi alimentari.

Gli effetti dello stress cronico si aggiungono a episodi di stress acuto, aggravando le conseguenze negative per la sicurezza dei pazienti (Fig. 9.2). Gli operatori in campo sanitario dovrebbero essere tutti consapevoli degli effetti dello stress sulle proprie prestazioni, ma il senso di invulnerabilità personale sembra essere una caratteristica professionale diffusa, in particolare tra i medici. Se paragonati con altri gruppi professionali, una maggiore percentuale di medici esprime opinioni poco realistiche sulle proprie capacità, in vari tipi di situazioni stressanti. La metà dei medici sosteneva che la propria capacità decisionale era identica, sia in situazioni di routine che nelle emergenze (Fig. 8.3) (Sexton et al., 2000; Flin et al., 2003).

**Tabella 9.3** Indicatori comportamentali, emotivi, somatici e cognitivi di stress cronico (da Flin et al., 2008)

| Indicatori di stress cronico | | |
|---|---|---|
| **B**ehavioral (comportamentali) | - Assenteismo<br>- Apatia<br>- Negligenza<br>- Rischio di dipendenza (alcolismo, fumo) | - Distrazione<br>- Comportamenti ostili<br>- Tic nervosi (digrignare i denti, rosicchiarsi le dita) |
| **E**motivi | - Ansia<br>- Preoccupazione<br>- Cinismo<br>- Malumore | - Depressione<br>- Confusione<br>- Instabilità emotiva<br>- Irritabilità |
| **S**omatic | - Stanchezza cronica<br>- Problemi cronici di salute (infezioni croniche) | - Trascuratezza del proprio aspetto fisico |
| **T**hinking (cognitivi) | - Scarsa capacità di concentrazione<br>- Insufficiente attenzione | - Dimenticanze<br>- Scarsa gestione del proprio tempo |

### 9.1.3.2 Dallo stress cronico al *burnout*

In medicina, quando lo stress lavorativo cronico si mantiene a livelli elevati per lunghi periodi (ad es. lunghi turni di lavoro, molti servizi di guardia, sonno insufficiente, eccessiva burocrazia, superiori non comprensivi), può svilupparsi un tipo di risposta disadattata. Una risposta simile ha conseguenze pesanti sulla salute emotiva dell'operatore sanitario e il suo atteggiamento verso la vita in generale. Secondo lo psicologo di New York Herbert J. Freudenberger, che è stato il primo a proporlo, il temine *burnout* descrive il processo di deterioramento mentale e fisico dei professionisti in ambito sanitario, sociale o legale (Freudenberger, 1974). In seguito, la sindrome da *burnout* è stata definita come una risposta sostenuta allo stress lavorativo cronico, composta da tre elementi (Maslach e Jackson, 1981):

- *esaurimento emotivo*: un sentimento di progressivo impoverimento emotivo. Con la riduzione delle risorse emotive, il lavoratore sente di non essere più in grado di occuparsi degli altri. L'esaurimento emotivo è la caratteristica principale del *burnout*;
- *depersonalizzazione*: sentimenti negativi e comportamenti cinici verso i pazienti. Un atteggiamento insensibile o addirittura disumanizzante può condurre il personale a considerare che i pazienti abbiano in qualche modo meritato la loro condizione;
- *scarsa realizzazione personale*: tendenza a valutarsi in modo negativo, in particolare per quel che riguarda il proprio lavoro a favore dei pazienti. I sentimenti prevalenti sono quelli della scarsa realizzazione e del fallimento professionale.

La sindrome da *burnout* classica evolve in maniera sequenziale come risposta allo stress lavorativo. I caratteristici stadi evolutivi sono (Maslach, 1982):

- *eccessiva dedizione*: mancanza di una "sana distanza" dal lavoro; si tende a "dare tutto";
- *inizio dell'esaurimento*: lenta insorgenza. I sintomi iniziali includono un'impressione di esaurimento emotivo e fisico. Emerge un senso di alienazione, cinismo, impazienza, negativismo ed eccessivo distacco, al punto che si sviluppa un risentimento nei confronti della propria attività e delle persone coinvolte nel lavoro. Si manifesta una tensione continua e la frequenza degli errori aumenta;
- *aumento dell'esaurimento*: i lavoratori cominciano a sviluppare sentimenti francamente ostili o comportamenti negativi nei confronti della professione e dei loro pazienti. L'impegno lavorativo personale diminuisce, aumenta "l'assenteismo correlato al *burnout*" ed emergono reazioni emotive come sensi di colpa, autocommiserazione e sentimento d'incapacità;
- *sentimento di* burnout *conclamato*: se il livello di stress rimane alto, si installa uno stato di mancanza d'energia e distacco completo dal lavoro. I sintomi prevalenti sono stordimento post-lavorativo, sbalzi improvvisi d'umore, senso d'impotenza e disperazione. I lavoratori in precedenza molto attenti ai problemi del prossimo, iniziano a isolarsi, fino all'indifferenza totale. Aumentano i disturbi psicosomatici e, nei casi peggiori, insorge un esaurimento nervoso o una depressione.

I tassi di morbilità per motivi psicologici sono solitamente più elevati per i lavoratori in campo sanitario, rispetto alla popolazione generale (Tennant, 2001).

Tra le varie specialità mediche, però, gli intensiviti sembrano particolarmente vulnerabili al *burnout*, poiché hanno spesso in cura i pazienti per lunghi periodi, al contrario di chi lavora in medicina d'urgenza e consegna rapidamente i pazienti ad altri operatori. Secondo alcuni dati, circa un intensivista su due è a rischio di *burnout* severo (Embriaco et al., 2007). Lo stesso studio ha evidenziato una maggior incidenza di *burnout*, con alcuni fattori organizzativi come il carico lavorativo (numero di guardie notturne mensili, lunghi periodi lavorativi senza giorni di recupero, guardia il giorno precedente l'indagine) o con alterate relazioni interpersonali (conflitti con colleghi e/o infermieri). La gravità dei pazienti trattati, invece, non era correlata con la morbilità psicologica.

### 9.1.4 Un moderato stress migliora le prestazioni

Lo stress non presenta solo aspetti negativi. Al contrario, per garantire buone prestazioni è necessario un certo livello di stress. L'attivazione cerebro-corticale, che implica la risposta da stress, permette di mettersi in moto e migliora la concentrazione. Fino a un certo punto lo stress tende a migliorare le prestazioni, ammesso che l'operatore abbia le risorse sufficienti per gestire la situazione o il compito assegnatogli. Se il livello di stress supera le risorse disponibili, le prestazioni diminuiscono.

Un compito troppo facile – con totale mancanza di stress – determina prestazioni mediocri. Per di più, l'assenza di compiti impegnativi e la noia possono rappresentare loro stessi uno stress. Si rischia di provare tensione o rabbia, con conseguente aumento degli errori.

Il livello giusto di stress, per ottenere prestazioni ideali, dipende molto dal compito in questione. Ogni lavoro necessita un livello specifico di attivazione per essere gestito al meglio. Livelli troppo elevati o troppo bassi di stress producono prestazioni subottimali (Fig. 9.3).

Il miglioramento delle prestazioni rappresenta un aspetto positivo dello stress. Un'altra funzione, altrettanto importante, dello stress è la facilitazione dell'apprendimento. Ogni situazione stressante comporta un messaggio implicito per l'operatore: "Dovrai cambiare la situazione (cioè, trovare una soluzione) oppure cambiare il tuo modo di pensare e il tuo comportamento". Questo tipo di pressione positiva facilita l'apprendimento. È difficile cambiare o riconsiderare i propri modelli cognitivi, in assenza di impulsi esterni al cambiamento. In effetti, si preferisce di solito percorrere vie conosciute o familiari, piuttosto che esaminare attentamente ciò che sembra ovvio per cercare nuove soluzioni.

## 9.2 Lo stress oltre i limiti normali

Abbiamo fatto in precedenza una breve rassegna degli effetti fisiologici e mentali degli agenti stressanti, acuti e cronici. In medicina d'urgenza, però, il livello di stress può oltrepassare rapidamente i limiti degli operatori, provocando un caratteristico impoverimento cognitivo-comportamentale. Il termine "reazione cognitiva d'urgenza"

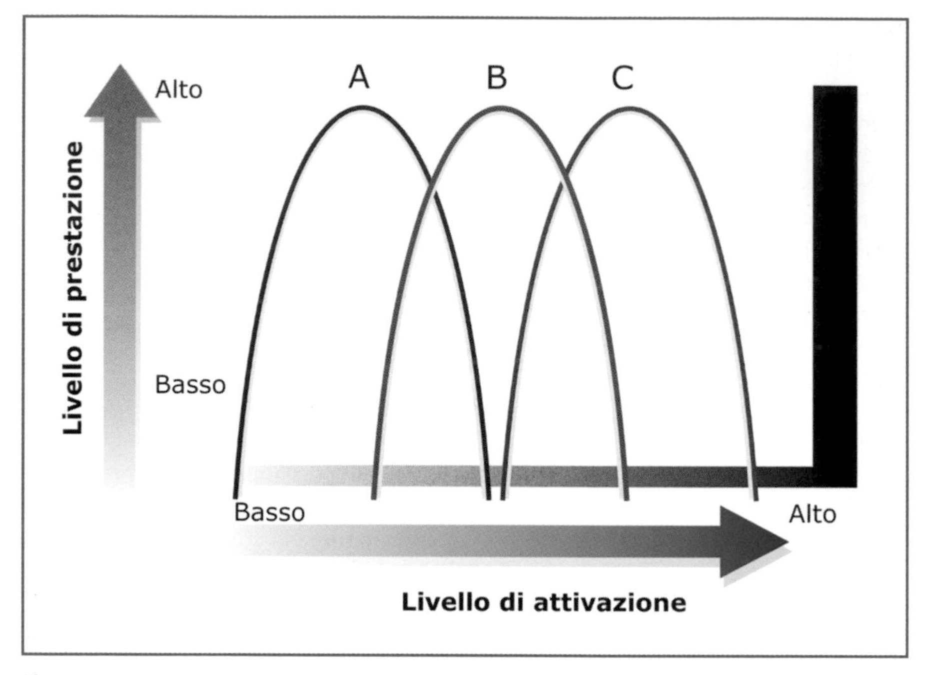


**Fig. 9.3** Relazione tra attivazione e prestazioni. Una prestazione ottimale per ogni tipo di compito dipende dal livello di attivazione e dalla natura del compito stesso. *A*, *B* e *C* rappresentano compiti di difficoltà crescenti (da Yerkes e Dodson, 1908)

descrive le alterazioni psicologiche secondarie alle reazioni fisiologiche che avvengono in situazioni stressanti (Dörner et al., 1983; Dörner, 1996; reazione intellettuale d'urgenza, in Reason, 1990).

### 9.2.1 "Sopraffatto": reazione cognitiva d'urgenza

Quando nulla va per il verso giusto e i problemi diventano incontrollabili o impossibili da risolvere, il senso di competenza (capitolo 4) è gravemente minacciato. Per mantenere la propensione all'azione, gli esseri umani hanno bisogno almeno di una minima impressione di competenza, che tendono a difendere a ogni costo. Per questo, il sistema cognitivo tende a "spegnersi". Diventa più importante mantenere una parvenza di controllo della situazione – o di qualche suo aspetto rilevante – rispetto alla soluzione stessa del problema, per quanto questa possa essere vitale. Di conseguenza, si tende a evitare qualsiasi fattore che metta in crisi il proprio senso di competenza (ad es. dubbi sul modello mentale o sull'adeguatezza di un piano). Si finisce per vedere soltanto ciò che si vuole (distorsione dell'informazione; capitolo 6.3) e si ricorre sempre meno (principio di economia; capitolo 6) alla risorsa del "pensiero cosciente" (ad es. riflessione, pianificazione). La reazione cognitiva d'urgenza presenta le caratteristiche elencate di seguito.

#### 9.2.1.1 Esteriorizzazione del comportamento

- Minore focalizzazione sui processi cognitivi interni (ad es. pensare, pianificare) rispetto all'attenzione per il comportamento esternato (capitolo 4).
- Più diminuisce il pensiero cosciente e la pianificazione, più il comportamento sarà influenzato dagli stimoli esterni, invece che da obiettivi pertinenti. Ne risulterà una serie di azioni erratiche.

#### 9.2.1.2 Scelta di soluzioni rapide

- Tendenza a regredire verso schemi di pensiero e d'azione familiari (metodismo).
- Sono privilegiate soluzioni rapide e semplici.

#### 9.2.1.3 Riduzione inappropriata della complessità

- Formazione di modelli mentali semplicistici e riduttivi.
- Tendenza a difendere il proprio modello (riduttivo) della situazione, contro ogni altro punto di vista. Ne deriva un comportamento dogmatico, autoritario, con il rifiuto di critiche, dubbi e delle frasi che contengono un "ma...".
- Le nuove informazioni non sono più analizzate, né prese in considerazione; i dati contraddittori sono selettivamente eliminati. Si può anche arrivare a difendere un modello mentale contro ogni evidenza.
- Si tende ad attribuire i problemi incontrati all'ignoranza o alle motivazioni sbagliate di altri, invece che alla complessità della situazione e dell'ambiente (personalizzazione).

#### 9.2.1.4 Esonero dall'attività d'introspezione

- Si riduce molto l'attività d'introspezione. Non si fanno pause per valutare i progressi ottenuti con le azioni precedenti. L'esecuzione del lavoro si riduce a una serie di azioni sconnesse.

Gli operatori sanitari sono generalmente inconsapevoli dell'influenza della reazione cognitiva d'urgenza sui loro processi decisionali in situazioni critiche.

### 9.2.2 "Devastato": *Post-Traumatic Stress Disorder* (PTSD)

A causa della sua scarsa esperienza in pediatria d'urgenza, il primo contatto dello specializzando con il piccolo paziente è subito dominato dalla paura del fallimento. La gestione del caso si protrae. Diversi tentativi sono necessari per ottenere l'accesso intra-osseo e controllare le vie aeree. Il paziente è trasportato in TAC per altri accertamenti con un ritardo rilevante. Nell'insieme, non si tratta della migliore gestione possibile, ma almeno è riuscito a mantenere il bambino in vita. Tuttavia, cosa sarebbe successo se l'intubazione esofagea fosse passata inosservata con successivo arresto cardiaco? In quel caso, il senso di smarrimento, la vergogna e la consapevolezza di essere stato responsabile della morte di un lattante avrebbe aumentato lo stress a un livello quasi insostenibile.

I traumi maggiori – e quelli mortali – dei pazienti pediatrici sono tra gli eventi più sconvolgenti e stressanti da affrontare per i lavoratori in campo sanitario. Molte ricerche indicano che il lavoro con i bambini gravemente malati o feriti può abbattere le difese naturali e il normale distacco emotivo, provocando spesso un forte senso d'identificazione con le vittime (Alexander e Klein, 2001; Clohessy e Ehlers, 1999; Dyregov e Mitchell, 1992; Laposa e Alden, 2003; Mahony, 2001; Sterud et al., 2008).

Il fatto di assistere o essere attivamente coinvolto in un evento che produce sentimenti intensi di paura, smarrimento, vergogna e orrore può traumatizzare gli individui e provocare il cosiddetto disturbo da stress post-traumatico (*Post-Traumatic Stress Disorder*, PTSD). Il PTSD è un disturbo ansioso, che emerge dopo l'esposizione a un evento terrificante oppure una situazione fuori delle normali esperienze umane (APA, 1994). In medicina d'urgenza, queste esperienze includono eventi catastrofici maggiori, casi di politrauma severo con smembramento, ustionati gravi, attentati terroristici suicidi, decessi dopo rianimazione prolungata, trattamento dei propri parenti o conoscenti morenti (Gallagher e McGilloway, 2007; Laposa e Alden, 2003). Circa il 25-30% degli individui sottoposti a un evento traumatico rischia di sviluppare un PTSD. Recentemente, le ricerche sullo sviluppo del PTSD si sono estese dai soggetti vittime di eventi traumatici (ad es. sopravvissuti a gravi incidenti, vittime di stupro) ai soggetti regolarmente confrontati con eventi terribili nel proprio lavoro. Questi lavoratori includono operatori in scenari catastrofici, soccorritori in ambito preospedaliero e personale del pronto soccorso. Anche se gli operatori in scenari catastrofici sembrano particolarmente esposti al PTSD, per la magnitudine degli eventi traumatizzanti ai quali sono confrontati, le ricerche indicano che eventi critici "minori" incontrati frequentemente come parte del proprio lavoro possono essere altrettanto stressanti. Per il personale medico nel settore dell'emergenza, l'incidenza dei lavoratori con sintomi che soddisfano i criteri del PTSD è stimata intorno al 10-22% in vari paesi e diversi sistemi sanitari (Andersson et al., 1991; Clohessy e Ehlers, 1999; Grevin, 1996; vedi rassegna in Donelly e Siebert, 2009). In pronto soccorso, il 12% del personale mostra sintomi caratteristici della diagnosi di PTSD, a conferma dell'aumentato rischio in questo settore (Laposa e Alden, 2003).

I sintomi più caratteristici del PTSD sono tipicamente invadenti (APA, 1994). I soggetti tendono a rivivere l'evento traumatico, mostrando in tal modo una serie di segni tra i quali:

- *reazioni dissociative* (ad es. flashback) nelle quali il soggetto si comporta allo stesso modo oppure prova le stesse emozioni provate al momento dell'evento scatenante;
- *reminiscenze invadenti* che sollevano quesiti e creano rimorsi, sui quali i soggetti tendono a soffermarsi (ruminazione), ma che non aiutano ad accettare i fatti (ad es. "perché è successo proprio a me? Che cosa avrei potuto fare diversamente? Vorrei poter cambiare le cose!");
- *pensieri spaventosi* sul rischio di diventare, se stesso o con la propria famiglia, vittime di un fatto simile;
- *incubi* nei quali il contenuto e le emozioni del sogno sono correlati all'evento;
- *reazioni fisiologiche esagerate* a situazioni che ricordano l'evento traumatico (ad es. tachicardia, sudorazioni, tremori).

Il fatto di voler evitare i ricordi del trauma in modo persistente è un altro segno fondamentale del PTSD. Questo include reprimere pensieri, sentimenti o sensazioni fisiche che possano rievocare l'evento traumatico ed evitare attività, eventi, oggetti e luoghi somiglianti o associati con esso.

Il PTSD è caratterizzato da alterazioni negative del pensiero e dell'umore, con segni di eccessiva stimolazione. Questo rende il PTSD rilevante anche per la sicurezza dei pazienti. Se l'operatore si sente distaccato nei confronti del lavoro, dei pazienti e dei colleghi, le conseguenze sulle cure prestate e il lavoro nel gruppo sono certe.

Tuttavia, in campo sanitario l'identificazione stessa del PTSD costituisce una sfida. Molti professionisti preferiscono evitare di parlare dei loro problemi, anche se emergono lamentele. Nell'ambiente di lavoro, i tempi sempre ristretti e la predominanza di una cultura che spinge a prendere le distanze dall'emotività rendono improbabile la possibilità di trovare un supporto adeguato in caso di difficoltà. Il rischio che una persona soffra di PTSD dipende da fattori che aumentano (fattori di rischio) o diminuiscono (fattori di resilienza) la probabilità di sviluppare la patologia.

Gli eventi traumatici e le patologie terminali sono parte integrante dell'attività di cura, per cui non è una sorpresa se 10-20% degli operatori risponde con strategie disadatte che conducono da ultimo al PTSD. Sono stati proposti alcuni accorgimenti pratici per identificare e aiutare gli operatori a rischio di PTSD (NICE, 2006), tra cui distanziarsi, confrontarsi e parlare dell'evento dopo la fase dell'emergenza.

## 9.3 Gruppi di lavoro sotto pressione

I gruppi rispondono allo stress sostanzialmente come l'individuo. Tendono a difendere il senso collettivo di competenza e vogliono evitare la sopraffazione da emozioni distruttive. Oltre alle reazioni già descritte sopra, i membri del gruppo presentano schemi comportamentali che possono compromettere ulteriormente la sicurezza del paziente (capitolo 11.2), nel modo seguente (Badke-Schaub, 2000):

- abbandono precoce della raccolta di informazioni;
- assenza di riflessione sui problemi;
- assenza di discussione sugli obiettivi;
- nessuna ricerca di strategie alternative;
- pressioni del gruppo per eliminare i disaccordi;
- mutamento del rischio percepito;
- dispersione delle responsabilità;
- mancanza di coordinamento;
- richiesta di un comando forte.

Quando i capigruppo sono stressati, le dinamiche del gruppo e l'efficacia del suo lavoro sono alterate in due modi. Da una parte, il capo si sentirà obbligato a "fare qualcosa" per mantenere un senso di controllo e un'impressione di competenza. Come conseguenza, tenderà a delegare sempre meno e ad eseguire lui stesso molte attività. D'altra parte, i pensieri e il comportamento di chi comanda si orientano più sulle proprie azioni che su quelle del gruppo nel suo insieme. Diminuirà così la comunicazione per gli obiettivi e la pianificazione; il "capo parte in solitario" (capitolo 13).

## 9.4 Meccanismi di sopravvivenza

L'idea dei meccanismi di sopravvivenza è stata concettualizzata per la prima volta da Lazarus e Folkman (Lazarus e Folkman, 1984; Lazarus, 1991) che hanno definito il fatto di "reagire a", "far fronte a" o "cavarsela" (N.d.T.: in inglese, *coping*) come "lo sforzo di adattamento cognitivo e comportamentale messo in atto per affrontare richieste esterne e/o interne specifiche, giudicate esagerate ed eccedenti le risorse proprie dell'individuo". Le diverse strategie per "cavarsela" sono abitualmente classificate secondo il modo specifico con il quale un problema è affrontato (attivo/assertivo oppure passivo/elusivo), riflettendo così la risposta di tipo "lotta o fuga" a livello cognitivo:

- attivo-cognitivo: giudizio e rivalutazione orientata sulla propria interpretazione della situazione stressante;
- attivo-comportamentale: comportamenti visibili, orientati al controllo e alla gestione della situazione stressante;
- elusivo: rifiuto di affrontare la situazione problematica o stressante e agire di conseguenza.

Altre classificazioni pongono l'accento sulla distinzione tra una reazione focalizzata sul problema e una reazione focalizzata sulle emozioni (Lazarus e Folkman, 1984; Edwards, 1988). La reazione focalizzata sul problema è orientata alla definizione del problema stesso, la ricerca di soluzioni, la scelta tra queste e infine l'azione; la reazione focalizzata sulle emozioni tende a moderare le risposte emotive dopo l'evento stressante.

Diversi studi in campo sanitario hanno messo in relazione le diverse strategie di sopravvivenza con il *burnout* o con le altre conseguenze dello stress occupazionale. In generale, le strategie attive focalizzate sui problemi, sono più salutari per l'individuo nel lungo termine e offrono maggiori possibilità di affrontare le situazioni difficili. Invece, le strategie orientate all'elusione del problema sono associate con tutte e tre le componenti del *burnout*. Alla fine, il tipo di strategia selezionata dipende molto dalla situazione stessa e dal meccanismo di reazione solitamente preferito dal soggetto, che è a sua volta prevalentemente determinato dalla personalità del soggetto e dalle sue esperienze precedenti (Weber, 2004). Inoltre, la strategia per "cavarsela" riflette anche la concezione culturale che il soggetto ha dell'ambiente circostante. Per esempio, una manifestazione evidente di forti emozioni (ad es. gioia, rabbia) è naturale nei paesi sud-europei. In questi ambienti culturali, le emozioni forti sono elementi evidenti della normale comunicazione interpersonale e non indicano in alcun modo un particolare coinvolgimento da parte della persona che li esprime. Invece, in molte regioni dell'Asia, un'espressione incontrollata dei propri sentimenti provocherebbe una risposta molto diversa. In tali contesti culturali, l'espressione evidente di forti emozioni fuori dall'ambiente familiare può essere considerata inappropriata o addirittura segno di maleducazione.

### 9.4.1 Reazione focalizzata sulle emozioni: inveire contro gli altri?

Lo stress acuto scatena forti emozioni. Per diminuire l'impatto di queste forti emozioni sulle capacità di decisione e di azione, può diventare necessario affrontare anzitutto le proprie emozioni (ad es. calmandosi), prima di gestire il problema reale. Un modo incurante consiste nello sfogarsi inveendo contro altri collaboratori, ottenendo un breve sollievo dall'eccessiva pressione emotiva, ma con il rischio di compromettere l'efficacia del lavoro nel gruppo. Se non si affrontano adeguatamente le emozioni, la loro espressione non filtrata può danneggiare il consenso nel gruppo e distruggere le relazioni sociali funzionali (Billings e Moos, 1984). Nessuno di noi sostiene o collabora volentieri con chi ci ha appena sminuito in pubblico.

Con un approccio opposto, la situazione ad alta carica emotiva rischia invece di essere mantenuta nel tempo: una strategia di reazione di tipo attivo-cognitiva, che presta troppa attenzione allo stato emotivo attuale, può anche amplificare le emozioni negative. Un soggetto che sente intensamente la propria attivazione (ad es. "sono veramente arrabbiato con questa persona") tende a integrare queste percezioni negative in future valutazioni situazionali (Baumeister et al., 1994). La valutazione della situazione seguita da un'emozione intensa, quindi dallo stimolo negativo e poi da un'altra valutazione situazionale può condurre così a un circolo vizioso. Un modo adeguato per affrontare qualsiasi emozione intensa sarebbe di "filtrarla" in anticipo, per presentarla nella situazione in maniera cooperativa e non distruttiva (ad es. informando gli altri collaboratori della propria rabbia, spiegandone il motivo ma senza attaccare nessuno personalmente). Però esiste un inconveniente maggiore in una simile pre-elaborazione delle emozioni: funziona soltanto con un livello minimo di auto-controllo e se quest'auto-controllo non è alterato da un livello eccessivo di stress. In quel caso, purtroppo, si ritorna esattamente al punto di partenza.

### 9.4.2 Reazione cognitiva: provare a vedere le cose in modo diverso

Se le esigenze lavorative eccedono le risorse disponibili e il livello di stress aumenta, può sembrare legittimo considerare una riduzione della difficoltà del compito. Una situazione può diventare più gestibile per l'operatore attraverso una reinterpretazione dei fatti. In tal caso, è possibile intravedere una possibilità realistica di successo, se le risorse disponibili appaiono dopo appena sufficienti per gestire la situazione critica. Se il primo obiettivo si dimostra completamente irrealistico, è più che giusto sforzarsi di essere più realista. Quest'approccio è particolarmente utile in caso di eventi stressanti cronici e con alcuni tratti di personalità (ad es. perfezionismo). Nel caso degli operatori sanitari, però, una simile strategia non è di grande aiuto, di fronte a una situazione critica. In effetti, durante un'emergenza medica, se il paziente ha una ragionevole probabilità di sopravvivenza, non è proprio possibile rinunciare a certi obiettivi. Anche se il medico nel caso clinico è fortemente tentato da una "reazione di fuga", non è possibile per lui pensare di poter fermarsi nel bel mezzo della rianimazione, dicendo: "Bene, l'avevo detto che questo caso era troppo difficile per me; è meglio che mi fermi adesso".

Nella strategia di reazione di tipo cognitivo, lo sforzo di reinterpretazione della situazione può addirittura fare più danni che bene, poiché rischia di diminuire la fiducia in se stessi e, quindi, nella possibilità di un successo. Predomina così il pessimismo e non si aspettano miglioramenti della situazione. Invece di provare a mantenere il controllo, si accetta il fallimento come inevitabile e si rinuncia a qualunque azione costruttiva. Se un operatore sanitario subisce ripetutamente simili situazioni, rischia di sviluppare un pericoloso atteggiamento di rassegnazione (capitolo 4).

Le strategie di sopravvivenza non presentano soltanto vantaggi o svantaggi nel breve termine; esiste spesso anche un prezzo da pagare sul lungo termine, secondo il meccanismo di reazione messo in atto. Questo è particolarmente vero per le strategie inadeguate, che migliorano solo temporaneamente la reazione allo stress. Inveire contro i collaboratori riduce la pressione emotiva ma è devastante per il funzionamento e la buona qualità dei rapporti interpersonali. Analogamente, diventare meno ambizioso e rivedere i propri obiettivi al ribasso riduce molto lo stress cronico per l'operatore, ma può compromettere la sua preparazione e qualsiasi ulteriore sviluppo professionale. Sforzarsi sempre di più, in condizioni lavorative insoddisfacenti, può invece condurre al *burnout* e cominciare a fumare aiuta a calmarsi, ma provoca spesso gravi problemi di salute (Semmer, 2003).

### 9.4.3 Resilienza: una quadruplice strategia

Il fatto che alcune persone riescano a tollerare naturalmente livelli di stress molto più elevati può essere spiegato con la resilienza. In psicologia cognitiva, la resilienza (a differenza del concetto applicato alla teoria dell'alta affidabilità; vedi capitolo 14) indica la capacità positiva e dinamica di una persona di affrontare le avversità e superarle, senza sviluppare evidenti disfunzioni psicologiche, patologie mentali o alterazioni persistenti dell'umore. Il termine è anche utilizzato per indicare un sistema adattativo che consente a un soggetto di sfruttare l'esposizione allo stress per sviluppare una resistenza contro futuri eventi negativi. La maggior parte della letteratura disponibile in psicologia sulla resilienza non utilizza costantemente i termini "resilienza" o resilienza psicologica. Si ritrovano spesso sinonimi o termini correlati, come resistenza, pieno di risorse, reazione adattativa, robustezza, senso della coerenza e solidità mentale.

Alcune caratteristiche permettono di inquadrare le persone resilienti:

- reagiscono bene anche in caso di continui cambiamenti improvvisi;
- mantengono un grande impegno con i propri obiettivi e nelle proprie attività, perché considerano la situazione importante, invece che casuale e priva di significato;
- vedono i problemi come possibili opportunità e sfide positive;
- sono convinte di poter influenzare la situazione (sito di controllo interno) e pensano che il successo non sia determinato da fattori esterni (sito di controllo esterno);
- hanno la capacità di scorgere le più piccole opportunità e sfruttarle al massimo;
- hanno un modo di pensare del tipo "volere è potere";
- riescono a "tenere duro" quando le difficoltà aumentano;

- "rimbalzano" contro gli ostacoli e "si riprendono da qualunque situazione";
- accettano errori e fallimenti come eventi normali della vita e non come prove della propria incompetenza;
- sono sufficientemente flessibili per adattarsi a schemi di lavoro nuovi, quando quelli vecchi non sono più applicabili o in vigore;
- esprimono generalmente un'attitudine positiva nei riguardi della vita, senza però essere ingenui;
- hanno una valida rete di supporto sociale.

Le caratteristiche essenziali della resilienza sono anche riassunte nelle "3 C di resilienza": controllo, compito e coinvolgimento.

I soggetti meno resilienti risentono negativamente degli eventi stressanti della vita, ritrovandosi alla fine logorati, e sono spesso invidiosi di chi sembra avere una maggiore forza interiore per reagire alle avversità. Però la resilienza non è soltanto un caso fortunato; emerge di solito nei soggetti che hanno sviluppato nel tempo gli atteggiamenti e le capacità cognitive ed emotive descritte in precedenza. Le strategie che mirano ad accrescere la resilienza nelle popolazioni a rischio, come gli operatori in campo sanitario, sono da considerarsi positive, utili, preventive e potenziali fonti di risparmio, in quanto riducono le disfunzioni psicologiche (ad es. PTSD). In pratica, si possono raggruppare tutte le strategie di sopravvivenza in tre categorie (Weber, 2002; Lehrer e Woolfolk, 1993):

- *focalizzate sui problemi* (ad es. strategie di risoluzione dei problemi, allocazione delle risorse);
- *cognitive* (ad es. cambio di atteggiamento, "vigilanza interiore", auto-apprendimento);
- *rigenerative* (ad es. tecniche di rilassamento, sport e altre attività fisiche).

Le ricerche disponibili in letteratura suggeriscono che non esiste un singolo metodo capace di garantire da solo il successo. È più efficace ricorrere a un repertorio flessibile di vari metodi. Per aumentare la resilienza si possono considerare i quattro fattori descritti nella Figura 9.4.

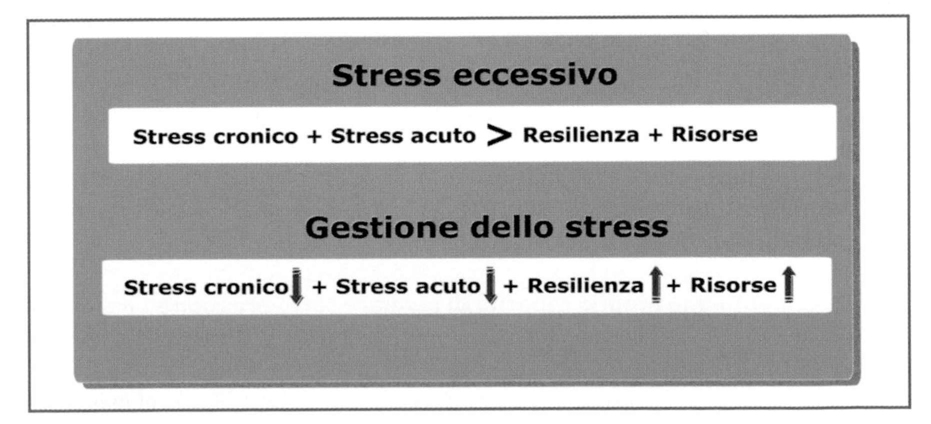


**Fig. 9.4** Fattori di stress eccessivo in situazioni critiche; aspetti pratici per il miglioramento della resistenza allo stress

#### 9.4.3.1 Riduzione dello stress cronico

È più facile gestire lo stress in medicina critica quando si riesce a ponderarne gli aspetti cronici. Alcune strategie utili a questo scopo includono i punti seguenti.

- Adottare un comportamento tranquillo e tollerante nella vita quotidiana, per minimizzare lo stress fuori dall'ambiente di lavoro.
- Identificare i fattori di stress personali. Conoscere il proprio modo di reagire a questi eventi.
- Raggiungere un equilibrio tra vita e lavoro: alternare i momenti di stress con quelli di svago.
- Mantenere uno stile di vita sano: alimentazione equilibrata, sonno sufficiente e sport moderato permettono di costituire le risorse che saranno necessarie nei momenti di stress.
- Cercare aiuto: formazione, assistenza o terapia psicologica possono ridurre lo stress cronico.

#### 9.4.3.2 Riduzione dello stress acuto

Alcuni consigli utili per ridurre lo stress durante un'emergenza sono elencati di seguito.

- Abituarsi a pianificare con lungimiranza. Provare a restare in anticipo sui tempi. Sfruttare i momenti di tranquillità per prepararsi agli eventi successivi o potenziali procedure (ad es. preparare una possibile intubazione, ecc.).
- Sforzarsi di mantenere il controllo del proprio comportamento. Solitamente, si tratta di uno dei primi aspetti alterati appena lo stress aumenta.
- Provare ad applicare strategie d'azione valide (capitolo 10) quando è possibile.
- Tentare di minimizzare l'effetto limitante provocato dalla reazione da stress sul proprio pensiero: fare un passo indietro per avere una prospettiva diversa; esplorare l'ambiente circostante e chiedersi "cos'altro potrebbe essere importante?".
- Accertarsi di inseguire obiettivi realistici. Un obiettivo realistico è tale se l'operatore e suoi collaboratori possono raggiungerlo nel contesto specifico della situazione critica.
- Tentare di non essere sopraffatto dal problema. Ovviamente, è più facile da dire che da farsi: "Niente panico!".
- Se è stato commesso un errore attivo, provare a considerarlo come un evento isolato e non come una conferma della propria incompetenza o di una mancanza di capacità.
- È talvolta utile ricorrere a strategie rivolte al proprio corpo: fare un passo indietro, stare in piedi con la sensazione di essere "stabilmente ancorato" sul posto, iniziare a respirare in modo controllato e cosciente.

#### 9.4.3.3 Aumentare la propria capacità di lavorare sotto pressione

- Adottare un comportamento cautamente ottimistico nei confronti della vita. Lo sport e le altre attività fisiche, così come una dieta equilibrata, sono utili non solo per la salute in generale ma anche per costituire risorse fisiche di cui si può aver bisogno in situazioni stressanti.

#### 9.4.3.4 Aumentare le proprie risorse

- Il modo migliore per esercitarsi nella gestione delle situazioni critiche e nel lavoro di gruppo è farlo in un ambiente sicuro ma realistico. Sono disponibili programmi di formazione basati sulla simulazione in molte specialità mediche (capitolo 15).
- Le conoscenze e la capacità aiutano a ridurre lo stress. Si dovrebbero praticare regolarmente le manovre più importanti e rinfrescare o consolidare le conoscenze essenziali, ma anche allenarsi alle varie strategie di risoluzione dei problemi. Mantenere conoscenze mediche aggiornate aumenta ulteriormente le capacità di gestione nelle situazioni critiche.
- È necessaria una conoscenza approfondita del proprio ambiente di lavoro. È meglio non dipendere dagli altri per recuperare risorse essenziali (ad es. materiale per intubazione difficile, defibrillatore).
- Se ci si ritrova in una situazione critica, è meglio chiedere presto aiuto e risorse sufficienti.

### 9.4.4 Condurre il gruppo di lavoro fuori dallo stress

Il proprio gruppo di lavoro rappresenta la risorsa più importante in una situazione critica. Che si tratti di aumentare le conoscenze, elaborare modelli situazionali, formulare obiettivi oppure eseguire i vari compiti, i collaboratori di un gruppo si possono sostenere a vicenda per completare un lavoro. Un livello di comunicazione adeguato è un prerequisito indispensabile e facilita un buon clima nel gruppo. Un responsabile efficiente riesce ad attribuire con accortezza le risorse disponibili nel gruppo per ogni compito, mantenendo una visione d'insieme della situazione. Inoltre, i veri leader aiutano il gruppo a raggiungere un modello mentale condiviso della situazione, definendo chiaramente i problemi e rendendo esplicito a tutti il corso delle azioni. I collaboratori sotto stress hanno bisogno di ordini chiari e di una comunicazione in toni rispettosi (capitoli 12 e 13).

## 9.5 Il ruolo dell'organizzazione nella riduzione dello stress

Per la psicologia del lavoro, il ruolo dell'organizzazione nella genesi o nella prevenzione dello stress è importante tanto quanto il comportamento degli individui e le loro strategie per affrontare i fattori stressanti. Cambiare le condizioni di lavoro stressanti può avere sui dipendenti un impatto nel lungo termine superiore rispetto alle strategie lavorative orientate verso i comportamenti individuali. Nell'ambiente dell'emergenza e della terapia intensiva, molti fattori stressanti acuti sono parte integrante del lavoro e non sono modificabili: la vista di pazienti gravemente feriti o malati, l'esperienza della morte o della sofferenza altrui e ricorrenti sentimenti d'impotenza. Anche alcuni fattori cronici di stress, come turni notturni e di reperibilità, sono inevitabili nell'organizzazione del sistema ospedaliero. Altri fattori, invece, possono e dovrebbero essere affrontati. Le organizzazioni sanitarie possono diminuire lo stress lavorativo e favorirne una gestione efficace attraverso gli interventi seguenti (Sauter et al., 1990).

- Adattare il carico e la postazione di lavoro alle capacità e alle risorse dei dipendenti.
- Adeguare l'orario anche a necessità esterne al lavoro (ad es. flessibilità dell'orario, lavoro condiviso).
- Creare un clima di appoggio costante: ogni area dell'organizzazione sanitaria dovrebbe fornire l'assistenza e il supporto emozionale richiesto dal personale nell'esecuzione dei compiti assegnati. Dovrebbe essere possibile sollevare dubbi e chiedere aiuto in ogni momento. Le modalità per trovare l'aiuto necessario dovrebbero essere già stabilite.
- Favorire il recupero psicofisico dei dipendenti: attraverso pause, accesso a cibo e bibite, rispetto dei turni di lavoro e luoghi di riposo appropriati per il personale di guardia. Si dovrebbero consentire momenti di scarico dopo periodi di lavoro intenso.
- Offrire un clima costruttivo per la gestione dei momenti critici, con sedute di revisione per i casi considerati difficili (*debriefing*).
- Promuovere l'aggiornamento professionale continuo attraverso eventi formativi, seminari tematici e riunioni per lo studio della morbi-mortalità.

## 9.6 "Stress": in poche parole

- Lo stress provoca una reazione stereotipica nell'organismo umano, orientata al mantenimento dell'integrità fisica e alla sopravvivenza. Prepara l'organismo per una reazione rapida, con un unico obiettivo.
- Lo stress non è un evento esterno che accade improvvisamente, dal nulla. La risposta allo stress è invece il risultato della percezione attiva di un soggetto, confrontato a una situazione nuova, con le relative valutazioni subconscie e globali che ne derivano.
- La probabilità che una determinata situazione possa provocare o meno una riposta da stress, dipende largamente dalla valutazione (subconscia) della situazione ("Questa situazione minaccia i miei obiettivi?" "Posso considerarla neutra o favorevole?") e dalla stima delle risorse disponibili ("Sarò in grado di gestire questo problema?").
- La risposta da stress ci prepara mentalmente e fisicamente a lottare contro una minaccia, tramite un'azione rapida e orientata verso un solo obiettivo (se il pericolo è percepito come inferiore alle proprie forze) oppure fuggire dal pericolo (se un attacco appare futile). Se la scelta tra le due possibilità sembra impossibile, si può anche andare incontro al blocco completo, non facendo semplicemente nulla (reazione di lotta, fuga o blocco). Questo può succedere nell'ambiente della medicina d'urgenza, dove né la fuga, né l'attacco sono scelte praticabili.
- Gli indicatori della risposta allo stress si possono raggruppare in quattro categorie, facilmente memorizzabili con l'acronimo inglese BEST: *behavioral* (effetti comportamentali), *emotional* (effetti emotivi), *somatic* (effetti somatici) e *thinking* (effetti sul pensiero).

- Lo stress non altera soltanto i parametri fisiologici, ma anche gli schemi di risposta psicologica (ad es. pensieri e sentimenti). Pertanto, si tratta di uno dei più importanti fattori d'influenza sulle funzioni cognitive e le capacità decisionali umane. L'attenzione è interamente rivolta al problema principale (effetto cognitivo di "visione tubulare") e l'elaborazione delle informazioni diventa meno efficace.
- Lo stress impedisce una scelta oculata tra varie possibilità, facilitando la semplificazione e la ricerca di soluzioni rapide, anche per i problemi complessi.
- Le reazioni fisiche dello stress (ad es. tremore) possono aumentare a loro volta la tensione in una situazione già difficile, alterando le capacità motorie fini, critiche in quei momenti.
- Un moderato livello di stress tende a migliorare le prestazioni; troppo stress provoca l'effetto opposto.
- Anche in ambiente sanitario, lo stress cronico può progressivamente condurre a una risposta disadattata, con severe ripercussioni sulla salute mentale del lavoratore e un quadro patologico noto come sindrome da *burnout*.
- La sindrome da *burnout* è caratterizzata da tre elementi: esaurimento emotivo, depersonalizzazione e senso di fallimento professionale.
- I meccanismi di reazione allo stress si possono classificare, secondo le varie modalità, in attivo-cognitive, attivo-comportamentali o elusive, oppure secondo l'orientamento della risposta verso il problema stesso o verso le emozioni che genera.
- Se un operatore sanitario è sopraffatto da una situazione critica, ne consegue un caratteristico "restringimento" del pensiero e dei comportamenti.
- Il disturbo da stress post-traumatico (PTSD) è una sindrome ansiosa che emerge dopo l'esposizione a un evento terrificante o situazioni fuori delle normali esperienze umane.
- Gli studi indicano che 10-20% dei paramedici e del personale in pronto soccorso rispondono alle esperienze traumatizzanti con strategie disadattate, che portano talvolta al PTSD.
- Le "3 C" della resilienza sono il controllo, il compito (con significato di sfida) e il coinvolgimento. I soggetti con una personalità più "robusta" vedono le situazioni critiche come sfide sotto il proprio controllo, piuttosto che come minacce. Si sentono coinvolte nella ricerca di una soluzione, perché vedono situazioni rilevanti, invece che minacce casuali e senza significato.
- L'impulso a mantenere un senso di competenza può addirittura superare gli obiettivi di cura del paziente.
- I gruppi di lavoro rispondono allo stress come individui isolati, sforzandosi anche loro di mantenere il senso di competenza. Inoltre, i membri del gruppo presentano altri schemi comportamentali che possono ulteriormente compromettere la sicurezza dei pazienti.
- Il ruolo delle organizzazioni sanitarie nella genesi o nella prevenzione dello stress è importante tanto quanto il comportamento degli individui e le loro relative strategie per affrontare i fattori stressanti.

## Bibliografia

Alexander DA, Klein S (2001) Ambulance personnel and critical incidents: impact of accident and emergency work on mental health and emotional well-being. Br J Psychiatry 178(1):76–81
Anderson HS, Christensen AK, Petersen GO (1991) Post-traumatic stress reactions amongst rescue workers after a major rail accident. Anxiety Research 4:245–251
APA, American Psychiatric Association (1994) Diagnostic and statistical manual of mental disorders, 4th edn. (DSM-IV) Washington DC, American Psychiatric Association
Badke-Schaub P (2000) Wenn der Gruppe Flügel fehlen: Ungeeignete Informations- und Entscheidungsprozesse in Gruppen. [Dysfunctional processes of information management and decision-making in groups] In: Mey H, Lehmann H, Pollheimer D (eds) Absturz im freien Fall oder Anlauf zu neuen Höhenflügen. vdf, Zürich, pp 113–130
Baumeister RF, Heatherton TF, Tice DM (1994) Losing control: how and why people fail at self-regulation. Academic Press, San Diego
Billings AG, Moos RH (1984) Coping, stress, and social resources among adults with unipolar depression. J Person Soc Psychol 46:877–891
Cannon WB (1928) Bodily changes in pain, hunger, fear, and rage. Appleton-Century-Crofts, New York
Clohessy S, Ehlers A (1999) PTSD symptoms, response to intrusive memories and coping in ambulance service workers. Br J Clin Psychol 38 (3):251–265
Dörner D (1996) The logic of failure. Recognizing and avoiding error in complex situations. Metropolitan Books, New York
Dörner D (1999) Bauplan für eine Seele [Blueprint for a soul]. Rowohlt, Reinbek
Dörner D, Kreuzig HW, Reither F, Stäudel T (1983) Lohhausen: Vom Umgang mit Unbestimmtheit und Komplexität. [On dealing with uncertainty and complexity]. Huber, Bern
Dörner D, Pfeiffer E (1993) Strategic thinking and stress. Ergonomics 36:1345–1360
Dörner D, Schaub H (1994) Errors in planning and decision-making and the nature of human information processing. Appl Psychol Int Rev 43:433–453
Donelly E, Siebert D (2009) Occupational risk factors in the emergency medical services. Prehosp Disaster Med 24(5):422–429
Dyregov A, Mitchell JT (1992) Work with traumatized children – psychological effects and coping strategies. J Traum Stess 5:5–17
Edwards JR (1988) The determinants and consequences of coping with stress. In: Cooper CL, Payne R (eds) Causes, coping, and consequences of stress at work. Wiley, New York, pp 22–48
Embriaco NE, Azoulay E, Barrau K et al (2007) High level of burnout in intensivists: prevalence and associated factors. Am J Respir Crit Care Med 175(7):686–692
Flin R, Fletcher G, McGeorge P et al (2003) Anaesthetists' attitudes to teamwork and safety. Anaesthesia 58:233–243
Flin RH, O'Connor P, Crichton M (2008) Safety at the sharp end. A guide to non-technical skills. Ashgate Publishing, Burlington
Freudenberger HJ (1974) Staff burnout. J Soc Issues 30:159–165
Gallagher S, McGilloway S (2007) Living in critical times: the impact of critical incidents on frontline ambulance personnel – a qualitative perspective. Int J Emerg Ment Health 9(3):215–223
Grevin F (1996) Posttraumatic stress disorder, ego defense mechanism and empathy among urban paramedics. Psychological Reports 79:483–495
Jackson SH (1999) The role of stress in anaesthetists' health and well-being. Acta Anaesthesiol Scand 43:583–602
Laposa JM, Alden LE (2003) Posttraumatic stress disorder in the emergency room: exploration of a cognitive model. Behav Res Ther 41(1):49–65
Lazarus RS (1991) Emotion and adaption. Oxford University Press, Oxford
Lazarus RS, Folkman S (1984) Stress, appraisal, and coping. Springer, Berlin Heidelberg New York
Lehrer PM, Woolfolk RL (eds) (1993) Principles and practice of stress management. The Guilford Press, New York

McCammon S, Durham TW, Allison Jr EJ, Williamson JE (1988) Emergency workers' cognitive appraisal and coping with traumatic events. J Traum Stress 1:353–372
Mahony KL (2001) Management and the creation of occupational stressors in an Australian and a UK ambulance service. Aust Health Rev 24:135–145
Maslach C (1982) Burnout. The cost of caring. Prentice-Hall, Englewood Cliffs, New Jersey
Maslach C, Jackson SE (1981) The measurement of experienced burnout. J Occup Behav 2:99–113
Mitchell JT (1983) When disaster strikes... The critical incident stress debriefing. J Emerg Med Serv 8:36–39
NICE, National Institute of Clinical Excellence (2005) Post-traumatic stress disorder (PTSD): the management of PTSD in adults and children in primary and secondary care. Clinical Guideline 26. Accessed at http://www.nccmh.org.uk/guidelines_ptsd.html
Reason J (1990) Human error. Cambridge University Press, Cambridge UK
Sauter SL, Murphy LR, Hurrell JJ (1990) Prevention of work-related psychological disorders. Am Psychologist 45:1146–1158
Schaub H (1997) Decision-making in complex situations: cognitive and motivational limitations. In: Flin R, Salas E, Strub ME, Martin L (eds) Decision-making under stress. Emerging themes and applications. Ashgate, Aldershot, pp 291–300
Selye H (1936) A syndrome produced by diverse nocuous agents. Nature 138:32
Selye H (1956) The stress of life. McGraw-Hill, New York
Semmer N (1997) Stress. In: Luczak H, Volper W (eds) Handbuch Arbeitswissenschaft [Handbook Work Science]. Schäffer-Pöschel, Stuttgart, pp 332–340
Semmer N (2003) Individual differences, stress, and health. In: Schabracq MJ, Winnubst JA, Cooper CL (eds) Handbook of work and health psychology, 2nd edn. Wiley, Chichester, pp 83–120
Semmer NK, McGrath JE, Beehr TA (2005) Conceptual issues in research on stress and health. In: Cooper CL (ed) Stress medicine and health. CRC Press, Boca Raton, Florida, pp 1–44
Sexton JB, Thomas EJ, Helmreich RL (2000) Error, stress, and teamwork in medicine and aviation: cross sectional surveys. Br Med J 320:745–749
Sterud T, Hem E, Ekeberg O, Lau B (2008) Occupational stressors and its organizational and individual correlates: a nationwide study of Norwegian ambulance personnel. BMC Emergency Medicine 8(16):1–11
Tennant C (2001) Work-related stress and depressive disorders. J Psychosom Res 51(5):697–704
Ulich E (2001) Arbeitspsychologie. 5.Auflage [Work psychology, 5th edn]. Vdf, Zürich; Schäffer-Pöschel, Stuttgart
Van der Ploeg E, Kleber RJ (2003) Acute and chronic job stressors among ambulance personnel: predictors of health symptoms. Occ Envir Med 60:i40–i46
Weber H (2002) Stress management programs. In: Smelser NJ, Baltes PB (eds) International encyclopedia of the social and behavioral science, vol 22. Elsevier, Amsterdam, pp 15184–15190
Weber H (2004) Explorations in the social construction of anger. Motiv Emotion 28:197–219
Yerkes RM, Dodson JD (1908) The relation of strength of stimulus to rapidity of habit-formation. J Compar Neurol Psychol 18:459–482

# Strategie per l'azione: come arrivare a decisioni valide

# 10

*con il contributo speciale di Walter Eppich, MD, MEd*

**Caso clinico**
Lo specializzando di guardia è chiamato nel reparto di pediatria cardiologica per valutare un paziente di sei anni, che lamenta vertigini e nausea. Il bambino è in quinta giornata postoperatoria di chirurgia cardiaca. I sintomi sono iniziati circa due ore prima e sono progressivamente peggiorati. Quando il medico arriva al letto, le condizioni cliniche sono ulteriormente peggiorate e il bambino presenta un'alterazione dello stato di coscienza. Si applica il monitoraggio e si misurano i parametri vitali. La pressione arteriosa è 60/40 mmHg e l'ECG mostra una tachicardia sinusale con frequenza di 130 bpm. La saturazione è variabile, tra 88 e 92%. Sapendo che il drenaggio toracico è stato rimosso il giorno prima, il medico ausculta i polmoni e ritrova una diminuzione del murmure vescicolare a sinistra, con toni cardiaci smorzati. Nota inoltre un'importante distensione delle vene cervicali. A questo punto considera, come diagnosi più probabili, uno pneumotorace ipertensivo successivo alla rimozione del drenaggio oppure un tamponamento pericardico. Procede con la somministrazione di ossigeno in maschera facciale e un bolo endovenoso di 250 ml di soluzione cristalloide, senza miglioramento della stabilità. Il medico considera allora l'intubazione tracheale, ma è preoccupato per gli effetti negativi della ventilazione in pressione positiva sul circolo. Decide quindi di ottimizzare prima i parametri emodinamici. Inizia un'infusione di adrenalina con miglioramento della pressione arteriosa. Il paziente diventa sufficientemente stabile per il trasferimento in terapia intensiva pediatrica. In seguito, un'ecocardiografia transtoracica ritrova un voluminoso versamento pericardico circonferenziale, con collasso diastolico del ventricolo destro. Con la diagnosi di tamponamento pericardico, il paziente è immediatamente condotto in sala operatoria per una toracotomia esplorativa.

Un pediatra è confrontato con un'emergenza nella quale il sintomo principale può derivare da varie cause. Non è possibile ottenere altri indizi sull'eziologia del peggioramento soltanto dall'esame clinico. Una situazione simile è particolarmente impegnativa, perché alcune azioni terapeutiche (ad es. intubazione, drenaggio toracico) potrebbero

M. St.Pierre, G. Hofinger, C. Buerschaper, R. Simon, I. Daroui,
*Gestione delle crisi in medicina d'urgenza e terapia intensiva*,
DOI: 10.1007/978-88-470-2799-2_10, © Springer-Verlag Italia 2013

addirittura peggiorare le condizioni del paziente. Se la diagnosi iniziale si dovesse rivelare sbagliata, il medico potrebbe provocare notevoli danni al suo piccolo paziente.

## 10.1 Strategie per azioni valide

### 10.1.1 Prendere naturalmente le decisioni: teoria del "processo duale"

Considerate l'urgenza e l'incertezza della situazione, lo specializzando ha dimostrato una notevole accortezza e un comportamento prudente, che gli hanno permesso di evitare ulteriori problemi con il paziente. In altre circostanze, il processo decisionale avrebbe potuto condurre a risultati diversi. Si possono immaginare alcuni scenari alternativi:

- un percorso alternativo poteva essere quello delle *decisioni spontanee*, istintive. Un pediatra con minore esperienza avrebbe potuto scegliere di intubare immediatamente il paziente, basandosi sull'alterazione dello stato di coscienza e l'ossigenazione fluttuante. Una tale reazione del tipo "forte ma sbagliata" avrebbe certamente creato altri problemi. Invece, la decisione spontanea e istintiva di un cardiologo pediatra molto più esperto avrebbe potuto dare risultati positivi e completamente diversi. In quel caso, la valutazione globale della situazione e il rapido sospetto di tamponamento cardiaco avrebbero sicuramente permesso di evitare la ventilazione invasiva per il maggior tempo possibile. Perciò, contrariamente a quanto si possa pensare, i processi decisionali spontanei o istintivi non sono scorretti o ingannevoli. In entrambi i casi, i medici seguono il loro istinto. La differenza sta nella valutazione spontanea iniziale, la cui accuratezza dipende molto dall'esperienza (Dreyfus e Dreyfus, 2000). Per un medico esperto, che si occupa di casi comunemente incontrati, le "decisioni spontanee" forniscono spesso risultati soddisfacenti e utili;
- al contrario, un pediatra principiante sarebbe incapace di interpretare spontaneamente i vari indizi forniti dalla situazione. La mancanza di schemi, già immagazzinati, di valutazione situazionale e di azione lo costringerebbe ad applicare una forma di pensiero intenzionale per risolvere il problema. In questo caso, il processo decisionale includerebbe varie fasi di *risoluzione analitica* del problema. Inizierebbe da un'analisi della situazione per tentare di trovare e applicare regole adeguate. Se poi intraprendesse un'azione, la sua decisione sarebbe probabilmente legata a pochi indizi salienti (ad es. diminuzione della $SpO_2$). Un tale approccio può, in casi estremi, provocare una "paralisi da eccessiva analisi" e bloccare qualsiasi processo decisionale;
- da qualche parte, nella vasta gamma tra decisioni istintive e analisi laboriose, si trova l'*approccio euristico*. Il pediatra potrebbe utilizzare "scorciatoie" mentali per ottenere una decisione rapidamente attuabile e, senza agire con questo primo impulso, applicare un ragionamento analitico per verificarne l'appropriatezza. Questa "capacità di superamento" della deliberazione cosciente è un importante fattore nel processo decisionale.

Questi diversi scenari illustrano il modo in cui gli esseri umani risolvono i problemi, cioè attraverso due tipologie interconnesse di processi decisionali. Il primo tipo di processo decisionale è inconscio, rapido e di natura automatica. Garantisce un'elevata capacità di elaborazione e può svolgersi in parallelo con altri processi. Il suo prodotto finale è soltanto "spedito" al livello cosciente. L'altro tipo di processo decisionale è conscio, lento e di natura sequenziale, ma permette il ragionamento astratto e il pensiero ipotetico; ha una capacità limitata dalla memoria di lavoro. Anche se l'idea dei due tipi di ragionamento esiste da quando gli psicologi hanno iniziato a scrivere sul pensiero umano, è soltanto da pochi anni che gli studiosi hanno proposto l'ipotesi di due sistemi cognitivi, descritti come "due menti nello stesso cervello" (Evans, 2003), dotati di un insieme di proprietà co-variabili (Tabella 10.1). Secondo tale ipotesi, gli esseri umani utilizzano l'euristica non soltanto seguendo il principio di economia cognitiva, per il quale si tende a razionare le risorse mentali e preferire "regole empiriche" al ragionamento analitico, ma soprattutto per l'esistenza di due sistemi cognitivi ontogeneticamente diversi. Questo modello di "elaborazione duale" durante il processo decisionale è ormai largamente accettato nel campo delle scienze cognitive (De Neys, 2006; Evans, 2008; Kahnemann, 2003; Nisbett et al., 2001; Reyna, 2004; Slomann, 2002; Wason e Evans, 1975) e permette di considerare il processo di ragionamento come indipendente dalle capacità della memoria di lavoro.

Le ricerche sui comportamenti decisionali di tipo naturalistico, come il "riconoscimento sollecitato dal contesto" (Klein, 1998), dimostrano che gli esperti giungono alle loro decisioni utilizzando i due sistemi. In condizioni di routine o nelle emergenze comunemente incontrate, inquadrano rapidamente la situazione e riconoscono subito le azioni più adeguate (Sistema 1). Perciò, affidandosi a una valutazione olistica della

**Tabella 10.1** Distinzione tra i processi cognitivi attribuita a due sistemi differenti nella teoria del processo duale. La divisione bipartita dei processi cognitivi è stata confermata da diversi gruppi di ricerca

| Sistema 1 | Sistema 2 |
|---|---|
| Inconscio | Conscio |
| Intuitivo | Analitico |
| Automatico | Controllato |
| Implicito, tacito | Esplicito |
| Sentimento istintivo | Razionale |
| Rapido | Lento |
| Elevata capacità | Capacità limitata |
| Pochi sforzi | Molti sforzi |
| In parallelo | Sequenziale |
| Olistico | Basato sulle regole |
| Contestualizzato | Astratto |
| Specificità di campo | Generico |
| Non-verbale | Collegato al linguaggio |
| Indipendente dalla memoria di lavoro | Limitato dalla memoria di lavoro |
| Evolutivamente antico, conservato tra le specie | Evolutivamente recente, specifico dell'essere umano |

situazione e delle opzioni disponibili, gli esperti non pensano realmente quando decidono: fanno soltanto "le cose giuste". Tuttavia, ogni volta che sorgono elementi meno familiari e più complessi, il Sistema 2 esercita una supervisione sulle decisioni automatiche del primo sistema, permettendo anche i ragionamenti astratti. Se necessario, la selezione tra le varie possibilità può essere "pre-visionata", attraverso una simulazione mentale delle future evoluzioni. Anche gli esperti specializzati in particolari settori non possono affidarsi soltanto a dei processi efficienti ma inconsci; capita anche a loro di dover ricorrere al pensiero cosciente, per giungere a una decisione valida.

### 10.1.2 Decisioni valide nelle situazioni ad alto rischio della medicina critica

Nel nostro caso clinico, anche lo specializzando di pediatria vorrebbe prendere le giuste decisioni per il bambino post-operato e scompensato della cardiochirurgia. Tuttavia, deve affrontare la sfida delle decisioni valide in una situazione in cui complessità, ambiguità e cambiamenti dinamici alterano le sue capacità decisionali. Con tali limitazioni, quali sono le caratteristiche di una decisione valida in medicina critica?

In situazioni d'emergenza, una buona decisione risponde ai seguenti criteri:

- favorisce una sequenza d'azioni sicure, effettive ed efficaci;
- considera la situazione attuale e tutte le sue sfumature, inclusa la limitazione del tempo e delle risorse;
- prende in considerazione gli elementi del fattore umano, come la limitata capacità di elaborazione e l'influenza della motivazione o delle emozioni sul comportamento; le decisioni valide non sollecitano troppo gli operatori, poiché riconoscono i loro limiti mentali, fisici e la loro resistenza variabile allo stress;
- orienta verso una linea di condotta tempestiva e attuabile;
- anticipa le potenziali complicanze delle procedure diagnostiche e delle terapie;
- integra le decisioni istintive con l'approccio analitico. I dati suggeriscono che anche i principianti dovrebbero tener conto delle "brutte sensazioni" riguardo a decisioni o strategie gestionali.

Tuttavia, è anche importante notare che le seguenti caratteristiche non qualificano le decisioni come valide o meno:

- *buoni risultati*: il processo decisionale riguarda principalmente il modo in cui si arriva a certe conclusioni. Non è raro che "scorciatoie" o violazioni delle raccomandazioni diano esiti positivi, rinforzando in tal modo gli stessi comportamenti azzardati che li hanno prodotti. D'altra parte, un certo livello di rischio per la sicurezza dei pazienti e una possibilità di esiti potenzialmente negativi rimarranno sempre, anche con le migliori decisioni. Per esempio, durante la rivalutazione di una rianimazione cardiopolmonare, seppur andata male, i membri del gruppo possono comunque concludere che tutte le decisioni e le azioni intraprese siano state corrette. Oppure, dopo un evento critico, gli operatori possono anche dire con il senno di poi: "È stata solo fortuna se è andata bene questa volta!";
- *buone intenzioni*: le buone intenzioni non garantiscono buoni risultati. I rischi inerenti e la probabilità di successo di ogni azione pianificata dovrebbero essere

attentamente valutate. L'intubazione d'urgenza del bambino post-operato poteva essere eseguita con le migliori intenzioni, ma avrebbe causato più danni che altro. Inoltre, le intenzioni dovrebbero corrispondere alla realtà. Se si cerca di ottenere un particolare risultato, è doveroso prima di tutto chiedersi se ci sono le capacità e le risorse necessarie per attuarlo. "Produrre buone intenzioni è un'attività mentale veramente mediocre" (Dörner, 1996);

- *migliore decisione possibile*: dopo che si è placato lo stress della situazione critica e che i colleghi si scambiano pareri sui principali problemi riscontrati, possono emergere nuove opzioni non considerate prima. Purtroppo con i tempi ristretti, alcuni elementi chiave, idee oppure opinioni diverse, non erano disponibili in precedenza e, pertanto, la "migliore decisione possibile" non era in pratica per nulla possibile. Tenere a mente queste limitazioni permette di evitare di tormentarsi con pensieri come "Avrei potuto/dovuto/voluto fare diversamente o meglio".

In condizioni critiche, le esigenze del momento possono superare le disponibilità. Possono rivelarsi fondamentali alcune capacità specifiche, è necessario applicare le regole giuste nel modo appropriato oppure può capitare di dover trovare una soluzione completamente nuova (capitolo 2). Nelle situazioni ad alto rischio della medicina critica, il fatto che una decisione sia "buona" o no, dipende da quanto permetta di rispondere alle necessità emergenti.

### 10.1.3 Efficacia e divergenza massima

Nel momento in cui avviene il primo contatto con il paziente, lo specializzando della pediatria è in grado di valutare solo le sue condizioni cliniche. Non è possibile prevedere gli sviluppi dinamici o l'influenza degli interventi terapeutici. Nonostante le condizioni del bambino siano serie, non richiedono immediate procedure invasive (ad es. intubazione, drenaggio toracico). Invece di praticare interventi potenzialmente dannosi, il medico decide di sostenere lo stato emodinamico lasciandosi il maggior numero di opzioni disponibili, per più tempo possibile. Decide di non intubare, considerando i possibili effetti negativi della ventilazione in pressione positiva sul precarico nei pazienti con riempimento ventricolare alterato. Inizia pertanto con un'infusione continua di noradrenalina per stabilizzare la pressione arteriosa. In seguito i parametri vitali migliorano, facendo guadagnare tempo prezioso per valutare il meccanismo fisiopatologico della situazione critica. Poi, nel momento in cui il motivo del peggioramento clinico diventa evidente, il medico può prendere gli opportuni provvedimenti terapeutici. Un elemento fondamentale nella gestione dei pazienti in situazioni ad alto rischio dovrebbe essere di evitare un impegno prematuro verso un singolo percorso terapeutico, specialmente quando è potenzialmente dannoso o irreversibile. Gli operatori sanitari dovrebbero tuttavia deliberatamente sforzarsi di ottenere condizioni cliniche di "massima efficacia e divergenza" (Fig. 10.1; Oesterreich, 1981). Una situazione caratterizzata da una maggiore divergenza efficace offre molte possibilità differenti (da cui il termine "divergenza") per le quali ogni azione ha una buona probabilità di successo (da cui il termine "efficacia"); perciò, gli obiettivi intermedi in accordo con tale criterio puntano verso condizioni cliniche

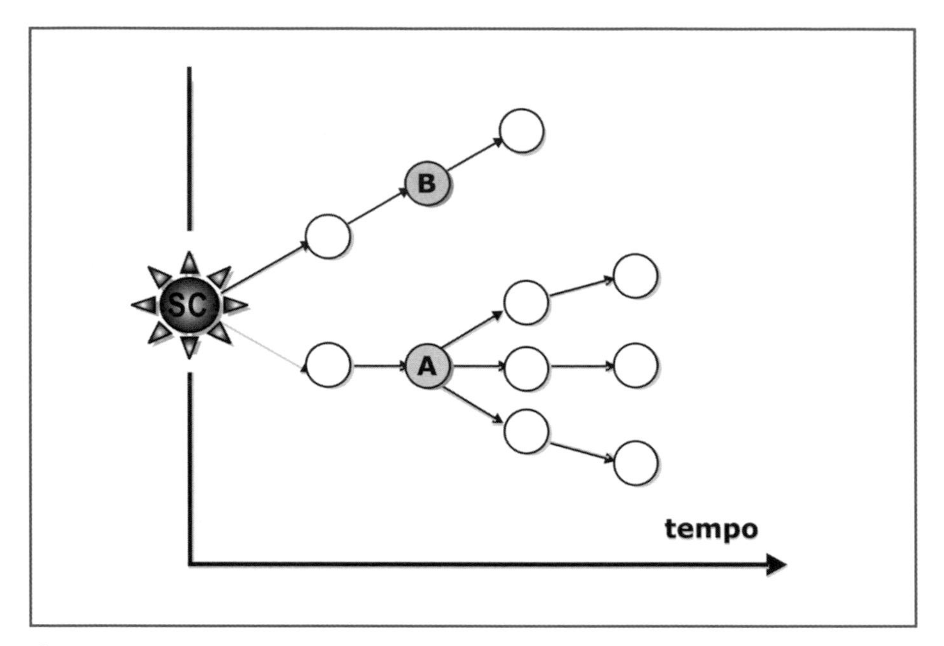


**Fig. 10.1** "Massima efficacia e divergenza" come valida strategia d'azione (Oesterreich, 1981). La gestione del paziente è vista come una sequenza di situazioni cliniche differenti (*cerchi*). Durante una situazione critica (*SC*), esistono solitamente diverse opzioni tra cui scegliere per agire. Tuttavia, alcuni obiettivi (*B*), presentano un unico grado di libertà e lo sviluppo avverrà quindi in una sola direzione. Quando si sceglie di puntare verso una condizione di massima efficacia e divergenza (*A*) rimangono aperte varie possibilità di eseguire azioni diverse

che offrono una maggiore libertà di scelta. In tali condizioni è più facile per il clinico muoversi efficacemente verso un largo ventaglio di possibili direzioni.

### 10.1.4 Cinque elementi per una strategia valida

Un paziente scompensato, post-operato di chirurgia cardiaca, rappresenta per lo specializzando di pediatria una situazione nuova, alla quale non può semplicemente rispondere con l'applicazione delle regole abituali. È confrontato con alcune domande sconcertanti: "qual è il problema *reale*?" e "cosa *dovrei* fare per risolverlo?" Invece di attivare semplicemente una serie di programmi comportamentali, applica deliberatamente una strategia per la risoluzione del problema. Tuttavia, il pensiero cosciente – "strumento" essenziale necessario agli esseri umani per affrontare le situazioni ignote – ha una capacità limitata ed è piuttosto lento, per la sua modalità di elaborazione sequenziale delle informazioni. Nelle situazioni in cui il tempo è un elemento critico, le decisioni improvvisate diventano un espediente invitante per alleviare gli sforzi imposti dal pensiero cosciente. I principianti rischiano così di applicare troppo presto regole che sembrano adatte per una certa situazione, mentre gli esperti tendono anche loro a favorire le regole, ma per escludere le strategie analitiche. Per questi ultimi, infatti, la valutazione olistica della situazione e del decorso potenziale delle azioni si basa facilmente su precedenti esperienze di successo. Tuttavia, rischiano così di tralasciare elementi indiziari critici per la situazione e altri segni di deviazioni dallo schema previsto. In tal modo, i medici più competenti diventano vittime del "metodismo degli esperti". Entrambi i gruppi hanno bisogno di decisioni efficaci, per cui sia i principianti che gli esperti possono trarre beneficio da una chiara comprensione dei processi decisionali. Esistono in letteratura alcuni suggerimenti per aiutare a prendere le decisioni in situazioni critiche (Runciman, 1988; Gaba, 1992; Risser et al., 1999; Small, 1999; Murray e Foster, 2000). Ognuno di questi include in qualche modo i seguenti cinque elementi per garantire una strategia valida:

1. essere preparati;
2. valutare la situazione:
   - definire il problema;
   - raccogliere le informazioni;
   - costruire modelli mentali;
3. pianificare le azioni:
   - formulare obiettivi;
   - valutare i rischi;
   - pianificare;
   - prendere decisioni;
4. eseguire le azioni;
5. rivedere gli effetti:
   - rivedere le azioni;
   - rivedere la strategia;
   - introspezione.

### 10.1.5 Aiuti decisionali

L'esperienza acquisita in altri ambienti di lavoro ad alta complessità dimostra che gli aiuti decisionali possono realmente aiutare gli operatori a ordinare e organizzare i loro processi decisionali, riducendo così la tendenza a prendere decisioni affrettate (Benner, 1975; Orasanu e Connolly, 1992; Jensen, 1995). È stato dimostrato che i processi decisionali ben strutturati migliorano la sicurezza negli ambienti ad alto rischio. Gli aiuti decisionali sono spesso espedienti mnemonici formulati come acronimi, per facilitarne l'apprendimento e la memorizzazione (ad es. parole facilmente pronunciabili, formate da una sequenza di lettere iniziali di una serie di parole particolarmente rilevanti). Quando una situazione incerta o ambigua richiede la formulazione di un giudizio e l'elaborazione di una decisione, gli aiuti decisionali permettono di organizzare i propri pensieri, evitare atti impulsivi o l'utilizzo di scorciatoie e di non tralasciare elementi rilevanti. Prima di agire, si raccomanda una breve pausa intenzionale per rivedere e far combaciare la decisione finale con le conoscenze implicite derivate da precedenti esperienze: il piano deciso dà anche l'*impressione* di essere valido?

#### 10.1.5.1 Aiuti decisionali per problemi criticamente tempo-dipendenti

Due modelli di processi decisionali, costituiti da sei elementi e derivati dall'industria non-medica ad alto rischio, si sono dimostrati utili dopo il loro adattamento alla medicina critica:

- DECIDE, derivato dalla lotta anti-incendio (Tabella 10.2; Benner, 1975): l'obiettivo principale del modello è garantire la sicurezza durante una situazione critica;
- FOR-DEC, derivato dall'aviazione civile (Tabella 10.3; Hoermann, 1995): questo modello pone l'accento sul processo decisionale con rischi equilibrati, evitando le improvvisazioni.

Entrambi gli aiuti decisionali costituiscono un processo a "circuito chiuso": non appena è stata eseguita un'azione, il pensiero ritorna all'inizio e la situazione è rivalutata. In entrambi i casi, se la situazione è cambiata o se l'azione non ha prodotto il risultato previsto, si ricomincia il processo decisionale. Questi acronimi descrivono solo gli aiuti decisionali, che presumono obiettivi sempre chiari; perciò, i modelli non includono la fase di formulazione degli obiettivi.

È importante notare che gli aiuti decisionali permettono a tutti i collaboratori di un gruppo di condividere lo stesso approccio al processo decisionale e all'azione. Quando i processi decisionali del FOR-DEC o del DECIDE costituiscono la struttura implicita per la risoluzione dei problemi di ogni membro del gruppo, la raccolta dei

**Tabella 10.2** Modello decisionale DECIDE (da Benner, 1975)

| | Domanda/Affermazione | Significato |
|---|---|---|
| **D**etect (rilevare) | "Qualcosa è cambiato!" | Chi decide ha rilevato un cambiamento della situazione che richiede attenzione |
| **E**stimate (valutare) | "Questo cambiamento ha qualche significato per me?" | Il cambiamento percepito è valutato per la sua rilevanza rispetto al paziente e il futuro decorso degli eventi |
| **C**hoose (scegliere) | "Scelgo un azione sicura!" | L'operatore decide esplicitamente di scegliere l'opzione la più sicura possibile |
| **I**dentify (identificare) | "Quali sono le possibilità terapeutiche ragionevoli?" | Si sceglie l'opzione con minori rischi e maggiore probabilità di successo |
| | | In aggiunta, si programma un "piano B", nel caso di un fallimento della prima scelta |
| **D**o (fare) | "Agisco con l'opzione migliore!" | Si pianifica e si esegue l'azione |
| **E**valuate (valutare) | "Quali effetti ha prodotto l'azione?" | Si valuta l'effetto dell'azione |
| | | Si confronta il decorso effettivo con quello previsto |
| | | Chiedersi: è cambiata la situazione nel frattempo? Il piano è ancora valido? |
| | | Se necessario, ritornare a "Rilevare" e "Identificare" |

**Tabella 10.3** Modello decisionale FOR-DEC (da Hoermann, 1995)

| | Domanda/Affermazione | Significato |
|---|---|---|
| **F**acts (fatti) | "Qual è il problema?" | Si rileva la necessità di una decisione |
| | | Si analizza la situazione e si raccolgono i fatti |
| | | Si valuta il grado d'urgenza: quanto è il tempo disponibile prima di dover decidere? |
| **O**ptions (opzioni) | "Quali sono le opzioni possibili?" | Tutti i membri del gruppo contribuiscono con il proprio punto di vista nella definizione delle opzioni disponibili |
| **R**isks/benefits (rischi/benefici) | "Quali sono i pro e i contro per ogni opzione?" | Si valutano i benefici, le probabilità di successo e i rischi di ciascuna opzione proposta |
| | | Si stima il grado d'incertezza |
| **D**ecision (decisione) | "Faremo questo!" | Si prende una decisione, scegliendo l'opzione migliore, cioè quella con i rischi minori e la maggiore probabilità di successo |
| | | Nello stesso tempo, si formula un "piano B", nel caso di un fallimento della prima scelta |
| | | Prima di eseguire il piano si rivaluta la situazione: l'analisi iniziale è ancora valida? |
| **E**xecution (esecuzione) | "Chi fa cosa e quando lo fa?" | Si esegue la decisione stabilita |
| **C**heck (valutazione) | "La decisione è corretta?" | Si rivaluta l'efficacia dell'azione |
| | | Si confronta criticamente il decorso con gli effetti previsti |
| | | Se necessario, il processo decisionale ritorna a "fatti" |

dati, la formulazione delle scelte operative e la valutazione dei rischi diventa un compito di tutta la squadra nel suo insieme, piuttosto che di singoli individui. Questo è il vero lavoro di gruppo nella sua forma migliore.

#### 10.1.5.2 Aiuti decisionali per problemi complessi con moderata tempo-dipendenza

Gli operatori sanitari sono talvolta confrontati con problemi veramente complessi, per fortuna in situazioni di scarsità di tempo solo moderata. Potrebbero rientrare in questa categoria molti pazienti di terapia intensiva con progressivo deterioramento delle condizioni cliniche nell'arco di diverse ore. In questi casi, la formulazione di obiettivi chiari è d'importanza primaria. Il modello descritto nella Figura 10.2 è stato messo in atto con successo per strutturare il comportamento in altri ambienti ad alto rischio (Dörner, 1996; Dörner e Schaub, 1994). Le frecce indicano che le varie fasi non devono necessariamente susseguirsi in ordine sequenziale. Secondo il tipo di problema, può essere necessario dedicare molti sforzi per la raccolta d'infor-

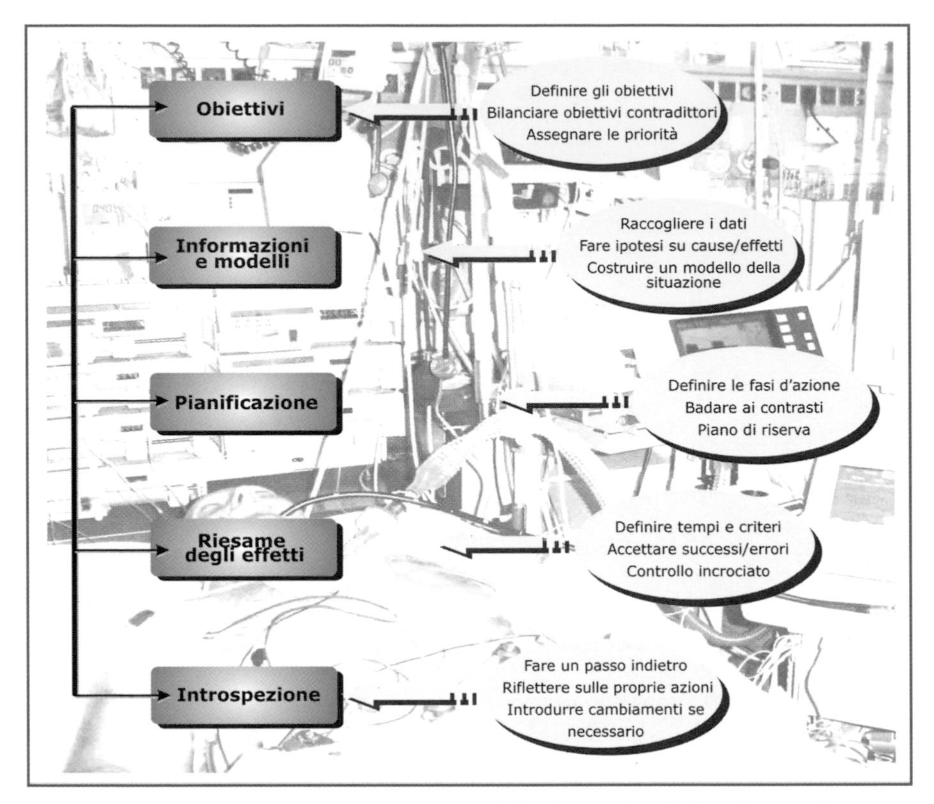


**Fig. 10.2** Organizzazione dell'azione: modello decisionale per situazioni molto complesse, con moderata tempo-dipendenza (modificato da Dörner, 1996)

mazioni, prima di essere in grado di formulare obiettivi intermedi; o può diventare necessario rivedere gli obiettivi durante la fase di pianificazione, a causa di eventuali variazioni intercorse. Il modello di organizzazione delle azioni funziona come una checklist e ricorda agli operatori di dedicare un tempo sufficiente all'organizzazione delle azioni complesse.

Gli obiettivi, i piani, i modelli e la gestione delle informazioni sono trattati nei capitoli 6 e 7.

Il riesame degli effetti consiste nel valutare i risultati di un'azione e rappresenta un elemento centrale per ogni forma di aiuto decisionale. Gli effetti dilazionati, e talvolta concomitanti di molte azioni, possono rendere difficile attribuire un risultato clinico all'effetto di una singola azione. Inoltre, il riesame degli effetti rappresenta una forma di acquisizione d'informazioni e, pertanto, vi si applicano tutte le limitazioni nella gestione dei dati descritte nel capitolo 6. Infine, eseguire un controllo soltanto superficiale degli effetti o evitarlo del tutto, può contribuire alla difesa del senso di competenza, in particolare se un fallimento sembra probabile.

L'introspezione è un'analisi cosciente del proprio comportamento (da solo o come membro di un gruppo) e permette di dedurre le cause del successo o del fallimento, identificando possibili aggiustamenti per le azioni future. Tuttavia, l'attività d'introspezione è spesso spiacevole e trovare il tempo di metterla in atto durante una situazione di crisi è solo parzialmente possibile, ammesso che lo sia proprio. Dopo una situazione critica, possono emergere altri problemi e le persone coinvolte rievocano spesso con riluttanza gli eventi passati. Ciononostante, l'introspezione è un'attività essenziale per i lavoratori degli ambienti a elevata complessità; permette un apprendimento consapevole e aggiustamenti del proprio comportamento.

## 10.2 Strategie per reagire agli errori

### 10.2.1 Individuare precocemente gli errori

Gli errori non derivano da meccanismi cognitivi patologici, ma da processi psicologici validi associati con capacità cognitive limitate. Questo spiega perché, per gli esseri umani, è impossibile *non commettere* errori, ma per attenuare gli effetti di questi inevitabili errori sulla sicurezza dei pazienti è necessario individuarli e correggerli prima possibile. Si tratta di un compito difficile, per l'operatore che ha commesso l'errore in prima persona, perché tende a non osservare i fatti da vicino. C'è, infatti, una propensione ad accettare facilmente il proprio punto di vista, anche se i dati disponibili corrispondono solo superficialmente al proprio modello mentale. Questa generale tendenza a vedere i fatti per come si vorrebbe fossero porta facilmente a trascurare i propri errori. Fortunatamente, esistono strategie specifiche che permettono di migliorare la rilevazione degli errori in situazioni critiche.

Questi suggerimenti si applicano agli individui; la gestione degli errori organizzativi sarà trattata nel capitolo 14.

#### 10.2.1.1 Anticipare gli errori: "Può succedere anche a me!"

Si possono commettere errori in ogni momento, per cui è necessario anticiparli nel proprio comportamento. Un atteggiamento autocritico e la consapevolezza dell'onnipresente possibilità di sbagliare aiutano a sospettare un errore come fattore causale, di fronte a un decorso della situazione diverso da quello previsto.

#### 10.2.1.2 Migliorare la propria percezione: ricercare contraddizioni nel modello mentale

Qualsiasi azione, seguita da una risposta concreta immediata, può aiutare a individuare un errore (ad es. puntura accidentale dell'arteria carotide durante l'inserimento di un catetere venoso centrale). È molto più difficile rilevare un errore nelle situazioni in cui manca il ritorno d'informazioni immediato riguardo al successo o al fallimento. Inoltre, la tendenza all'errore di conferma è più marcata quando si subisce un fallimento. Infatti, la conferma del proprio modello riduce l'insicurezza e, nonostante le prove contrarie, promuove il senso di controllo della situazione critica. Dopo una decisione si dovrebbero ricercare attivamente le informazioni che potrebbero confutare il proprio modello della situazione o indicare che i piani non si svolgono come previsto. Per essere capace di contestare le proprie ipotesi in una situazione d'emergenza (dove è confortante sapere chiaramente cosa fare), dovrebbe diventare un'abitudine ricercare informazioni che contraddicono o smentiscono le proprie ipotesi anche in situazioni ordinarie e non critiche.

#### 10.2.1.3 Chiedere riscontri ai collaboratori

Gli altri membri di un'équipe rappresentano la risorsa più utile per individuare i piani inadeguati o le azioni sbagliate. In pratica, il controllo incrociato è un sistema efficace per migliorare la sicurezza dei pazienti (Risser et al., 1999). Tuttavia, gli operatori sanitari sono ancora restii ad accettare che due teste pensano meglio di una sola. Per i clinici, l'interazione tra complessità, economia cognitiva e avversione per l'ambiguità rende ardua l'identificazione dei cambiamenti nel proprio ambiente. La Figura 10.3 illustra questo fatto: non appena un'azione di routine (AR) è interrotta da una situazione critica (SC), ci si chiede: "qual è esattamente il problema?" e si inizia la ricerca d'informazioni. Inoltre, si valuta l'urgenza della situazione: "c'è ancora abbastanza tempo per raccogliere i dati, oppure devo agire adesso?". Una volta formulata la diagnosi, inizia l'azione (A) con un modello mentale basato sui dati disponibili in quel momento. In seguito, l'economia cognitiva ostacola qualsiasi tentativo di cambiare questo modello. Un membro del gruppo che si affaccia alla situazione più tardi nel decorso degli eventi (B) non sarà legato a supposizioni o idee preconcette. La sua valutazione non distorta può facilitare una migliore comprensione e un approccio nuovo alla situazione. "Chi giunge 'nuovo' in un momento successivo della situazione critica, non è altrettanto legato alle teorie, almeno inizialmente. I

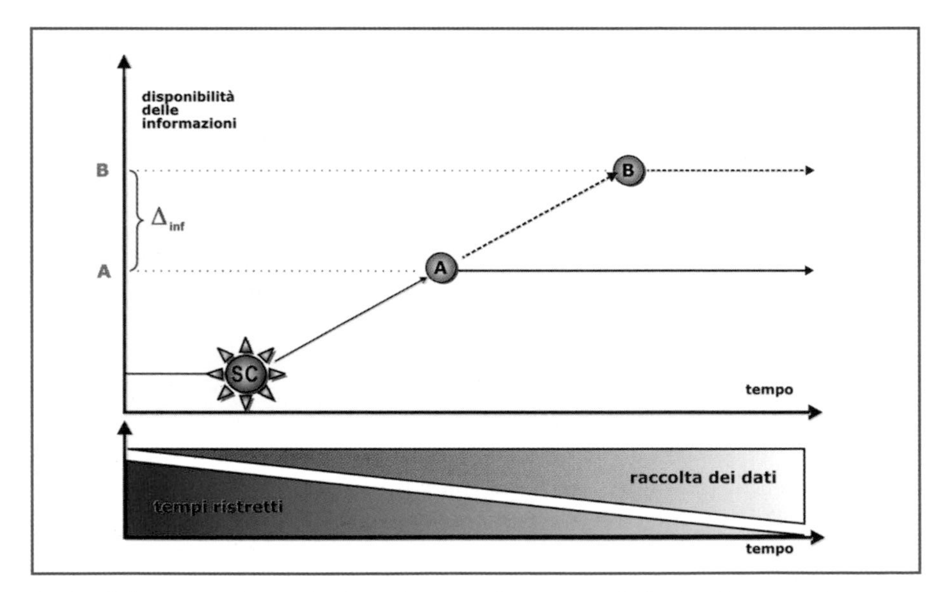


**Fig. 10.3** Tempi ristretti, raccolta dei dati e vantaggio procurato dall'arrivo di un secondo soggetto durante una situazione critica. Il nuovo modello mentale prodotto permetterà una migliore comprensione della situazione. La limitazione del tempo (triangolo rosso) e la raccolta dei dati (triangolo blu) sono inversamente correlati: una raccolta dati completa non è possibile in condizioni di limitazioni temporali.

primi a vedere la nudità dell'imperatore sono coloro i quali non sono arrivati al punto di credere che egli fosse vestito" (Reason, 1990).

### 10.2.2 Attenuare gli effetti degli errori

#### 10.2.2.1 Rompere la "catena degli errori"

In una situazione critica, non è di solito un singolo errore a provocare esiti letali. È solo la sequenza di decisioni errate, associata all'incapacità di riconoscere e correggere rapidamente gli errori, che porta all'incidente e procura danni al paziente.

Le decisioni sbagliate possono: a) ridurre il margine di sicurezza per una gestione efficace del caso; b) compromettere il senso di competenza; e c) provocare sentimenti di vergogna e di colpa, aumentando i livelli di stress.

Per queste ragioni, un singolo errore aumenta la probabilità che ne accadano altri, dando così luogo a una catena di errori (Jensen, 1995). Quando gli errori si accumulano e la situazione diventa ingestibile, si rischia di agire in modo "insensato". Tuttavia, questo meccanismo non è un fatto inesorabile; è possibile imparare a valutare criticamente l'impatto degli errori sul proprio giudizio e sul processo decisionale.

#### 10.2.2.2 Sfruttare il proprio gruppo di lavoro

Le conseguenze di un errore possono mettere a dura prova qualsiasi operatore sanitario, oltre i suoi limiti mentali e fisici. In questo caso, può diventare impossibile correggerne le conseguenze da solo. Ogni volta che accade un grave errore, gli altri membri del gruppo di lavoro dovrebbero sentirsi coinvolti e offrire il loro supporto.

#### 10.2.2.3 Reagire agli errori

Riassumendo, per identificare precocemente gli errori è importante:

- anticipare gli errori: "può succedere anche a me!";
- migliorare la percezione e la consapevolezza: cercare le contraddizioni nel proprio modello;
- chiedere riscontri agli altri collaboratori del gruppo di lavoro.

Per attenuare gli effetti degli errori sono importanti due punti:

- rompere la "catena degli errori";
- sfruttare il proprio gruppo di lavoro come una risorsa.

## 10.3 Consigli pratici

- Utilizzare gli aiuti decisionali (ad es. DECIDE, FOR-DEC) quando si lavora in gruppo.
- Prestare attenzione ai sentimenti istintivi nelle situazioni critiche; mai trascurare un "brutto presentimento".
- Abituarsi a utilizzare gli aiuti decisionali in anticipo per essere capaci di applicarli in situazioni critiche; sotto stress si tende a ricorrere a schemi di pensiero e di comportamento familiari.

- Anche "non fare nulla" rappresenta una decisione; altre volte bisogna decidere di agire e assumersi le conseguenze dei propri errori. Questo non dev'essere però un motivo di sconsideratezza.
- Correggere rapidamente qualsiasi errore; la rettificazione degli errori deve precedere la loro giustificazione!
- Chiedere precocemente aiuto. Chiamare i colleghi disponibili, per ottenere la loro collaborazione in situazioni critiche. Di nuovo: chiedere, l'unico ostacolo è l'orgoglio.
- Creare canali aperti di comunicazione! Sollecitare riscontri da tutti i collaboratori, indipendentemente dal grado o dal titolo. Abituarsi a ringraziare i colleghi per qualsiasi riscontro riguardante le proprie prestazioni o possibili errori. Ringraziarli per il loro contributo. Il beneficio a lungo termine di un simile atteggiamento sarà di essere considerato una persona attenta alla sicurezza, alla quale è possibile rivolgersi per considerazioni e contributi anche senza una richiesta esplicita. Questi commenti potranno rivelarsi un giorno di grande aiuto per identificare precocemente gli errori.
- Un atteggiamento efficace nel comunicare e condividere un'osservazione, consiste nell'abbinarla al proprio punto di vista della situazione, senza giudicare la persona alla quale si propone questo riscontro.

## 10.4 "Strategie per l'azione": in poche parole

- Nelle situazioni ad alto rischio della medicina critica, una decisione è considerata valida quando risponde alle necessità imposte dall'emergenza in corso.
- Un elemento fondamentale per una valida strategia consiste nell'evitare l'impegno prematuro verso un singolo percorso terapeutico. È meglio sforzarsi di ottenere condizioni cliniche che presentano il maggior grado di libertà. In tal caso, sarà poi possibile muoversi efficacemente in molte direzioni differenti.
- Una condizione che offre diverse possibilità, per ognuna delle quali esistono buone probabilità di successo è chiamata di "massima efficacia e divergenza".
- Una strategia valida si articola in cinque fasi: essere preparati; analizzare la situazione; formulare gli obiettivi e pianificare le azioni; eseguire le azioni; riesaminarne effetti.
- L'applicazione sistematica degli aiuti decisionali (DECIDE, FOR-DEC) permette a chi deve decidere di organizzare i propri pensieri ed evitare azioni impulsive.
- Le conoscenze basate sull'esperienza raggiungono il livello cosciente sotto forma di sentimenti o intuizioni. Si dovrebbero considerare tanto quanto gli approcci analitici.
- Gli aiuti decisionali consentono a tutti membri del gruppo la condivisione dello stesso approccio al processo decisionale e all'azione. Applicare DECIDE o FOR-DEC in una situazione critica è una responsabilità del gruppo di lavoro, e non un compito individuale.
- Per gli operatori sanitari, è impossibile *non commettere* errori; tuttavia, quando accade un errore, è anche importante evitare un meccanismo "a catena".

# Bibliografia

Benner L (1975) D.E.C.I.D.E. in hazardous materials emergencies. Fire J 69:13–18
De Neys W (2006) Dual processing in reasoning-two systems but one reasoner. Psychol Sci 17(5):423–433
Dörner D (1996) The logic of failure. Recognizing and avoiding error in complex situations. Metropolitan Books, New York
Dörner D, Schaub H (1994) Errors in planning and decision-making and the nature of human information processing. Appl Psychol Int Rev 43:433–453
Dreyfus HL, Dreyfus SE (2000) Mind over machine: The power of human intuition and expertise in the era of the computer, 5th edn. Blackwell, Oxford
Evans JS (2003) In two minds: dual-process accounts of reasoning. Trends in cognitive sciences 7(10):454–459
Evans JS (2008) Dual-processing accounts of reasoning, judgment and social cognition. Annu Rev Psychol 59:255–278
Gaba D (1992) Dynamic decision-making in anesthesiology: cognitive models and training approaches. In: Evans DA, Patel VL (eds) Advanced models of cognition for medical training and practice. Springer, Berlin Heidelberg New York, pp 123–148
Hoermann HJ (1995) FOR-DEC. A prescriptive model for aeronautical decision-making. In: Fuller R, Johnston N, McDonald N (eds) Human factors in aviation operations. Proc of the 21st Conference of the European Association for Aviation psychology (EAAP), vol 3, Avebury Aviation, Aldershot Hampshire, pp 17–23
Jensen RS (1995) Pilot judgment and crew resource management. Ashgate Publishing, Burlington, Vermont
Kahnemann D (2003) Maps of bounded rationality: a perspective on intuitive judgment and choice. In: Frangsmyr T (ed) Les Prix Nobel: the Nobel Prizes 2002. Nobel Foundation, Stockholm pp 449–489
Klein G (1998) Sources of power: how people make decisions. The MIT Press, Cambridge, MA
Murray WB, Foster PA (2000) Crisis resource management among strangers: principles of organizing a multidisciplinary group for crisis resource management. J Clin Anesth 12:633–638
Nisbett R, Peng K, Choi I, Norenzayan A (2001) Culture and systems of thought: holistic vs. analytic cognition. Psychol Rev 108:291–310
Oesterreich R (1981) Handlungsregulation und Kontrolle [Action regulation and control]. Urban and Schwarzenberg, Munich
Orasanu J, Connolly T (1992) The reinvention of decision-making. In: Klein G, Orasanu J, Calderwood R, Zsamboka E (eds) Decision-making in action: models and methods. Ablex, Norwood, New Jersey, pp 3–20
Reason J (1990) Human error. Cambridge University Press, Cambridge UK
Reyna VF (2004) How people make decisions that involve risk: a dual-process approach. Curr Dir Psychol Sci 13(2):60–66
Risser DT, Rice MM, Salisbury ML et al (1999) The potential for improved teamwork to reduce medical errors in the emergency department. The MedTeams Research Consortium. Ann Emerg Med 34:373–383
Runciman WB (1988) Crisis management. Anaesth Intensive Care 16:86–88
Small SD, Wuerz RC, Simon R et al (1999) Demonstration of high-fidelity simulation team training for emergency medicine. Acad Emerg Med 6:312–323
Sloman SA (2002) Two systems of reasoning. In: Gilovich T, Griffin D, Kahneman D (eds.) Heuristics and biases: the psychology of intuitive judgment. Cambridge University Press, Cambridge UK, pp 379–398
Wason PC, Evans JS (1975) Dual processing in reasoning? Cognition 3:141–154

# Parte III
# Il gruppo



La parte II ha trattato gli aspetti "psico-logici" di cognizioni, emozioni, intenzioni e dei diversi fattori che influenzano il comportamento degli operatori sanitari nelle situazioni critiche. Tuttavia, la gestione dei pazienti è raramente un lavoro individuale: riguarda sempre persone provenienti da gruppi professionali e specialità differenti. I gruppi di lavoro sono più di una semplice somma di individui. Si presentano con dei propri punti di forza o di debolezza, e sviluppano dinamiche specifiche. La parte III considera il lavoro di gruppo negli ambienti ad alto rischio, scegliendo il punto di vista del fattore umano.

Le domande principali sono:

- quali sono i requisiti per un gruppo di lavoro in medicina critica? Quali sono i tipici errori legati al lavoro di gruppo?
- la comunicazione è una risorsa essenziale nel lavoro di gruppo. Quali sono le caratteristiche di una buona comunicazione in una situazione critica? Quali sono i tipici problemi di comunicazione?
- qual è il ruolo della leadership nella corretta gestione delle situazioni d'emergenza? Quali sono le caratteristiche di un buon capo e quali problemi possono emergere dalle capacità di comando?

Il lavoro di gruppo non dipende soltanto dalle persone direttamente coinvolte nella gestione diretta del paziente, ma anche dall'organizzazione nella quale il gruppo opera. L'istituzione stabilisce il contesto organizzativo per il gruppo di lavoro e assegna le risorse ai vari settori. Le istituzioni che stimolano un valido lavoro di gruppo attraverso approcci culturali e organizzativi, come riunioni periodiche dei gruppi di lavoro, addestramenti e sessioni pratiche con simulazioni, ottengono prestazioni sanitarie ai pazienti più sicure ed efficienti. L'inserimento dei gruppi nel concetto più ampio di un'"organizzazione" è l'argomento della parte IV.

# La chiave del successo: lavoro di gruppo 11

**Caso clinico**

Un addetto alla stamperia tenta di rimuovere un oggetto incastrato nei cilindri di una stampante. A causa di un breve momento di disattenzione, le maniche della sua camicia si impigliano nei cilindri ruotanti ed entrambe le braccia sono trattenute all'interno del macchinario. Nonostante lo spegnimento quasi immediato della stampante da parte di un collega, le braccia sono entrambe intrappolate fino al gomito. Considerate le insolite circostanze, la centrale operativa decide di inviare sul posto un medico con l'ambulanza. Quando il medico d'urgenza (uno specializzando dell'ultimo anno di corso) arriva accompagnato da due paramedici, trova un paziente con diminuito livello di coscienza, in piedi di fronte ai cilindri di una grande stampante. I colleghi della vittima lo sostengono e lo tengono fermo in questa posizione. Con l'aiuto dei paramedici, il medico trova un accesso venoso di grosso calibro su una vena dorsale del piede e inizia il riempimento volemico. Con piccoli boli ripetuti di ketamina e midazolam, il paziente riceve un adeguato livello di analgosedazione mentre i due paramedici, con l'aiuto di altri due operai, costruiscono una piccola piattaforma provvisoria davanti ai cilindri. Una valutazione della situazione fatta da un tecnico del macchinario conferma che lo smontaggio sarà lungo e difficile. Essendo la stamperia vicina all'ospedale di riferimento, il medico d'urgenza chiama la sala operatoria e chiede l'aiuto sul posto di un chirurgo e un anestesista. Per la giovane età del paziente e i gravi rischi di un'amputazione sul posto, il medico d'urgenza e il chirurgo decidono di non amputare le estremità incastrate. Nel frattempo arrivano i vigili del fuoco e, dopo che l'anestesista ha approfondito l'analgesia e la sedazione, aiutano il tecnico del macchinario nel difficile compito di smontare la pressa. Due ore dopo, si liberano entrambe le braccia dalla stampante. Il paziente è intubato sul posto e trasferito direttamente in sala operatoria. Grazie ai soccorsi rapidi e ben coordinati, con il successivo intervento chirurgico, entrambi gli arti sono salvati con un soddisfacente livello di funzionalità.

Nel caso di questo incidente sul lavoro, sia il meccanismo del trauma sia il tipo di lesione creano problemi complessi nella gestione medica del paziente intrappolato. Per riuscire a trattare correttamente il paziente, la squadra di soccorso costituita dai

M. St.Pierre, G. Hofinger, C. Buerschaper, R. Simon, I. Daroui,
*Gestione delle crisi in medicina d'urgenza e terapia intensiva,*
DOI: 10.1007/978-88-470-2799-2_11, © Springer-Verlag Italia 2013

paramedici e dal medico d'urgenza ha potuto contare sul supporto di altri gruppi professionali i quali, a loro volta, non possono semplicemente procedere con il soccorso tecnico senza avere sul posto un'équipe medico-chirurgica capace di controllare e stabilizzare i parametri vitali. Questo esempio illustra non solo la natura dinamica e complessa dell'attività medica preospedaliera, ma anche il fatto che il lavoro di squadra rappresenta un prerequisito fondamentale per il successo del trattamento in un ambiente medico ad alto rischio. Una squadra provvisoria, costituita da medici con specialità diverse, paramedici, vigili del fuoco e operai della stamperia, è riuscita ad affrontare la sfida perché tutti i compiti necessari sono stati gestiti attraverso la condivisione e con il contributo delle capacità e delle esperienze di tutti i membri del gruppo. Tuttavia, il successo del lavoro di gruppo, esemplificato da questo caso clinico, è spesso dato per scontato. Di solito, sapere come un gruppo eterogeneo di persone possano lavorare efficacemente insieme e quali siano i fattori importanti per il successo, non desta molto interesse, almeno finché la cooperazione funziona bene.

## 11.1 Il gruppo

### 11.1.1 Perché è recente l'attenzione per il lavoro di squadra?

Il lavoro di squadra è lo sforzo cooperativo attuato dai membri di un gruppo o di una squadra per raggiungere un obiettivo comune. Dovunque ci siano persone malate o ferite, i sanitari si prendono cura dei loro pazienti in gruppi di due o più operatori. Perciò, il lavoro di gruppo è una caratteristica insita del trattamento sanitario; non è virtualmente possibile un sistema sanitario senza lavoro di gruppo. Nonostante questa caratteristica fondamentale, la comunità medica ha tradizionalmente trascurato il problema per molti decenni.

Le ragioni sono molteplici. In primo luogo, la tendenza diffusa nella comunità medica a non pensare dal punto di vista del gruppo potrebbe riflettere un *problema culturale profondo*: nelle società occidentali, molti membri di questi gruppi di lavoro sono figli di una cultura che predilige un individualismo senza precedenti. La ricerca della felicità individuale e la realizzazione dei progetti personali sono diventati obiettivi incontestati nella nostra cultura e questo influenza profondamente il modo di percepire le relazioni umane.

Inoltre, le fondamenta di una preferenza per le capacità individuali rispetto alle competenze sociali sono poste molto precocemente. Dal momento della nascita fino all'università, si coltivano e si esaltano i risultati individuali dei propri figli, contemplando con ammirazione le facoltà cognitive e le nuove capacità acquisite, trasmettendo in tal modo il messaggio che conta solo quanto un individuo riesce a compiere da solo. Perciò, la cultura occidentale contemporanea si è sempre mostrata incapace di provvedimenti correttivi riguardo alla cooperazione e al lavoro di gruppo in una comunità medica, dove la qualità e la sicurezza delle prestazioni sono state storicamente considerate più dipendenti dalle capacità individuali di professionisti esperti. Il presupposto elementare, secondo il quale le capacità tecniche individuali possono garantire un risultato favorevole, ha trovato un'altra espressione nella cultura educativa della medicina e delle scienze infermieristiche. Gli operatori sanitari sono stati a lungo formati per l'esecuzione di compiti tecnici isolati o di algoritmi clinici, senza poter familiarizzare con i concetti basilari della comunicazione e delle prestazioni di gruppo. Infatti, è stata data per scontata l'efficacia della comunicazione e del lavoro di gruppo, ma la formazione pratica e la valutazione delle capacità a lavorare in un gruppo sono state largamente ignorate (Leonard et al., 2004). Con una certa riluttanza, gran parte della comunità medica è finalmente giunta ad accettare il fatto che, anche in campo sanitario, un gruppo di esperti non costituisce una squadra esperta.

In aggiunta ai presupposti culturali riguardanti il valore della competenza individuale, si è identificata un'altra spiegazione rilevante per l'insufficienza del lavoro di squadra e della comunicazione in campo sanitario: la *relazione di potere*. La coesistenza di diversi gruppi collocati in posizioni sociali tradizionalmente differenti, all'interno di organizzazioni dominate da una forte struttura gerarchica, ha creato un concetto del comando che somiglia più a un modello autoritario e militaresco che all'interazione matura tra operatori sanitari adulti (Firth-Cozens, 2004). Vista la diffusione di questa mentalità, non sorprende che per decenni il concetto del lavoro di squadra sia stato messo in pratica solo sotto forma di una semplice adunanza di operatori che danno o ricevono ordini. Tuttavia, anche quando si sceglie di accettare il concetto del gruppo, i medici e gli infermieri hanno atteggiamenti diversi rispetto all'esperienza di lavoro nel gruppo, in particolare problemi riguardanti la risoluzione dei conflitti e le capacità di comunicazione interpersonali (Makary et al., 2006; Thomas et al., 2003; Undre et al., 2006).

Infine, sono stati identificati sempre più spesso problemi di cooperazione tra le cause di errori in campo sanitario. Questo è in parte dovuto alla maggiore consapevolezza riguardo all'importanza dei fattori umani negli ultimi anni. Un'altra ragione per l'aumentata attenzione rivolta al lavoro di gruppo viene dall'analisi degli errori in campo medico, dove è stato dimostrato che il 50-70% degli errori è dovuto a problemi di comunicazione e di cooperazione tra gli operatori. Quando si analizzano gli errori, è ormai chiaro che gli errori clinici, terapeutici e quelli legati alle apparecchiature sono sempre meno frequenti; i fattori umani e quelli legati alla comunicazione sono invece sempre più spesso presenti come cause primarie o fattori contribuenti negli incidenti in campo sanitario. Questo fenomeno si è verificato in modo similare nel campo dell'aviazione: mentre le tecnologie si sono significativamente evolute negli ultimi decenni, attualmente il 70% degli incidenti in campo aeronautico accade per errori di comunicazione o nel lavoro di gruppo.

### 11.1.2 Perché è necessario il lavoro di squadra?

Fortunatamente, si assiste da alcuni anni a una crescente preoccupazione nelle specialità della medicina critica per le problematiche fondamentali del lavoro di gruppo. Stimolati dall'abbondante letteratura sul tema prodotta in altri ambienti ad alto rischio (ad es. aviazione civile e militare, operazioni tattiche, impianti nucleari, piattaforme petrolifere), gli operatori sanitari hanno cominciato a studiare la situazione del lavoro di gruppo nei propri ambiti di competenza, tentando di adottare e applicare misure di addestramento specifiche per il lavoro di gruppo.

Dal punto di vista lavorativo, questo approccio al gruppo è un cambiamento atteso da parecchio tempo. Molte mansioni esigono sforzi mentali e fisici ben troppo difficili da compiere in solitudine, anche per l'individuo più esperto. Inoltre, i compiti richiesti in ambienti altamente tecnologici e specializzati richiedono la cooperazione di diversi gruppi professionali per una risoluzione efficace dei problemi. Il caso clinico all'inizio di questo capitolo rappresenta un simile esempio di collaborazione interprofessionale.

Tuttavia, il più grande supporto a favore di un cambiamento culturale e per una maggiore attenzione alle problematiche del lavoro di gruppo in ambiente sanitario proviene dalla notevole quantità di studi svolti per identificare i fattori che contribuiscono agli eventi clinici indesiderati. Diversi gruppi di lavoro provenienti da ambiti differenti hanno inequivocabilmente identificato, negli ambienti ad alto rischio, una stretta relazione tra la qualità del lavoro di gruppo e le prestazioni complessive (Weaver et al., 2010; Raeder et al., 2009; Jain et al., 2006; Risser et al., 1999, 2000; Wheelan et al., 2003). È stato ripetutamente dimostrato che, anche in ambiente sanitario, l'efficacia della comunicazione e del lavoro di gruppo sono essenziali per l'erogazione di un trattamento sicuro e di alta qualità ai pazienti. Al contrario, una scarsa collaborazione e una comunicazione insufficiente tra i membri del gruppo sono emerse come fattori critici per l'erogazione di cure subottimali e per l'evenienza di errori medici (Barrett et al., 2001; Morey et al., 2002). Una delle ragioni costantemente ritrovate nelle situazioni di collaborazione insufficiente è la mancanza di una comprensione condivisa riguardo alla necessità e le modalità del lavoro di squadra. Di conseguenza, i conflitti emergenti tra i membri del gruppo e l'interruzione delle comunicazioni alterano la collaborazione, provocando un sottoutilizzo e un'errata ripartizione delle risorse disponibili. Inoltre, i membri del gruppo spesso non mettono in dubbio le azioni dei loro collaboratori, anche in caso di serie preoccupazioni riguardo all'adeguatezza di una diagnosi o di una terapia (Fig. 11.1; Risser et al., 2000).

Nonostante l'introduzione tardiva dei concetti sul lavoro di squadra in campo sanitario, c'è una crescente consapevolezza, sia riguardo all'importanza della comunicazione e del coordinamento del *team* per una gestione efficace dei compiti durante una situazione critica, che della necessità di un cambio culturale. Le inchieste, condotte tramite interviste, in tutte le specialità della medicina critica hanno dato risultati simili: i sanitari in sala operatoria (Flin et al., 2003; Helmreich e Schaefer, 1994; Schaefer et al., 1995; Sexton et al., 2006b), pronto soccorso (Barrett et al., 2001; Cole e Crichton, 2006; Morey et al., 2002; Risser et al., 1999), terapia intensiva per adulti (Ohlinger et al., 2003; Reader et al., 2006; Sherwood et al., 2002; Thomas et al., 2004), terapia intensiva pediatrica (Brown et al., 2003), maternità e sala parto (Sexton et al., 2006a), emergenza preospedaliera (Matera, 2003) riconoscono tutti l'importanza del fattore umano e vorrebbero seguire programmi formativi per migliorare le loro capacità di lavoro nel gruppo.

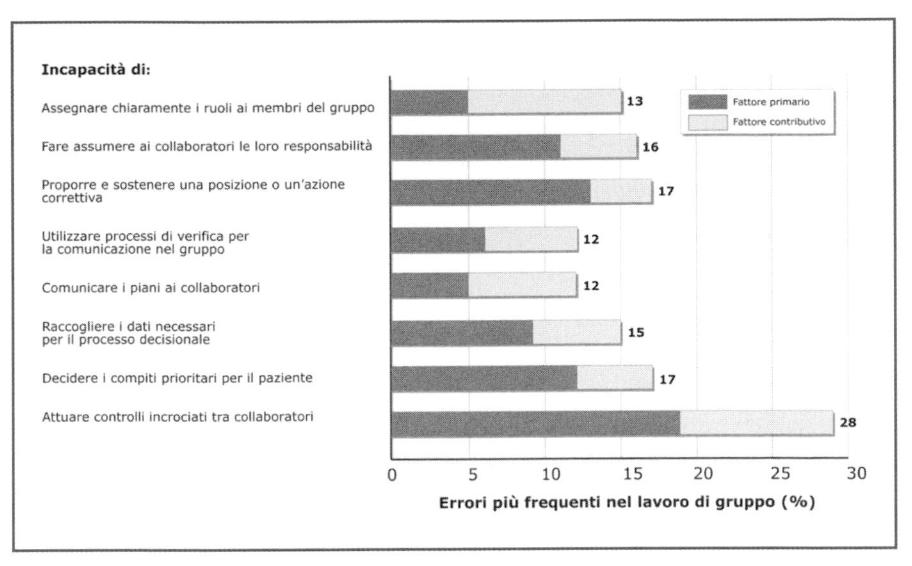


**Fig. 11.1** Errori frequenti nel lavoro di gruppo. Dati provenienti da 54 casi di denunce in pronto soccorso, analizzati retrospettivamente e nei quali l'insufficienza delle dinamiche di gruppo è stata considerata un fattore rilevante nella genesi dell'errore clinico (da Risserà et al., 2000)

## 11.1.3 Che cos'è un gruppo?

Le ricerche nella psicologia del gruppo hanno fornito diverse teorie e schemi concettuali riguardo alla natura stessa dei gruppi e delle loro prestazioni. Per restare in una serie continua si possono concepire vari tipi di gruppi con, a un estremo, quelli altamente strutturati e interdipendenti, e all'altro estremo, quelli in cui la collaborazione tra i vari membri è minima e la maggior parte dei compiti è svolta individualmente, seppur nel contesto di un gruppo. Ciononostante esistono definizioni condivise per la parola *team*, che la distinguono da altre organizzazioni o gruppi di lavoro (Kriz, 2000; Katzenbach e Smith, 1993; Risser et al., 2000; Salas et al., 1998).

Un gruppo di lavoro (team, équipe) in medicina critica può essere definito secondo tre dimensioni:

1. missione e obiettivi:
   - i gruppi di lavoro sono volti alla realizzazione di un obiettivo ben definito, tempo-dipendente;
   - è possibile definire una prestazione di riferimento, o standard;
2. prestazione:
   - i gruppi svolgono un lavoro programmato nel tempo. Esiste un tempo preciso per l'inizio e la fine dell'attività del gruppo e della sua missione;
   - esiste una comunicazione in tempo reale all'interno del gruppo;
   - i membri del gruppo operano in parallelo e le loro azioni devono essere coordinate;
   - alcune attività del gruppo sono routinarie, possono svolgersi come in una co-

reografia o uno sceneggiato. Altri aspetti del lavoro di gruppo sono decisi al momento, ma si possono dirigere attraverso regole e principi prestabiliti;
- si svolgono processi decisionali (pianificati o al momento) che hanno conseguenze sulle azioni e le prestazioni del gruppo;
- il gruppo gestisce le sue risorse grazie alla consapevolezza collettiva del carico lavorativo imposto ai propri membri;
- è possibile pianificare ma anche criticare le prestazioni;
- il gruppo può migliorare le sue prestazioni con la pratica;

3. appartenenza:
   - gli individui si possono identificare come membri del gruppo di lavoro;
   - l'appartenenza al gruppo è strutturata. I membri del gruppo comprendono i ruoli di chi comanda e di chi deve seguire. Esiste la possibilità di emergere nel ruolo di comando o di passare al seguito, secondo le esigenze della situazione e le capacità dei vari membri;
   - l'appartenenza al gruppo è inizialmente definita dalle capacità di ogni membro. Esiste una sovrapposizione parziale delle capacità, almeno tra alcuni membri del gruppo, in modo da poter distribuire il carico lavorativo;
   - è possibile suddividere le responsabilità, basandosi sulla struttura del gruppo e sui criteri di appartenenza legati alle competenze;
   - durante il periodo di esistenza del gruppo, la sua missione prevale sugli obiettivi individuali.

### 11.1.4 Il potere del gruppo

Quando si lavora insieme come in una squadra, durante una situazione critica con tempi ristretti, si può contare su una prestazione di gruppo superiore alla somma di eventuali azioni individuali. Alcuni motivi spiegano la forza conferita dal lavoro di gruppo:

- le differenti abilità e attitudini dei vari membri del gruppo si possono utilizzare strategicamente, come punti di forza e non come fattori di competizione;
- la capacità d'attenzione e le risorse cognitive globali a disposizione sono enormi, grazie ai molti occhi, orecchie e cervelli coinvolti. Si possono raccogliere ed elaborare molte più informazioni. Con tutto questo è possibile formulare decisioni ben convalidate, se la comunicazione è adeguata;
- è possibile ottenere più punti di vista sullo stesso problema. In tal modo, è possibile che emerga un quadro più completo della situazione, aiutando così il leader del gruppo nel processo decisionale;
- il controllo reciproco permette di identificare più facilmente gli errori individuali;
- la condivisione del carico lavorativo evita di sovraccaricare un solo individuo e permette di eseguire tutte le attività pianificate o necessarie, nei tempi richiesti dalla situazione;
- il supporto reciproco stimola i membri del gruppo e permette loro di affrontare e gestire insieme anche situazioni particolarmente difficili.

## 11.2 Prestazioni del gruppo di lavoro: fattori in entrata

Le ricerche svolte sulle prestazioni dei gruppi hanno stabilito i principali fattori decisivi per la loro capacità di affrontare un particolare compito. Integrando questi dati in uno schema concettuale, sono stati proposti alcuni modelli teorici (per una rassegna generale, vedi Salas et al., 1998). Nonostante la diversità dei modelli, condividono tutti un'interpretazione che definisce la prestazione del gruppo come il risultato del modo (processo, elaborazione) in cui un gruppo sfrutta le sue risorse umane e tecniche, in un particolare contesto situazionale, e per l'esecuzione di un particolare compito (fattori in entrata). I risultati ottenuti con la prestazione del gruppo (fattori in uscita) in campo sanitario sono prima di tutto la sicurezza del paziente, ma anche l'incidenza di errori, il clima lavorativo e la soddisfazione dei collaboratori (Salas et al., 1998; Mickan e Rodger, 2000; Paris et al., 2000). La conoscenza di questi fattori è necessaria per lo sviluppo dei programmi di addestramento al lavoro di gruppo in campo sanitario, ma le capacità di cooperazione e le conoscenze sull'argomento non sostituiscono le capacità cliniche, le regole e le conoscenze mediche. Invece, conoscere il lavoro di gruppo aiuta a sensibilizzare gli operatori sanitari e gli educatori ai meccanismi della cooperazione, per sviluppare nuove strategie di formazione (capitolo 15). La Figura 11.2 illustra un modello concettuale integrato per migliorare le prestazioni del gruppo di lavoro nell'ambiente sanitario ad alto rischio.

I fattori in entrata per le prestazioni del gruppo di lavoro si possono suddividere in:
- caratteristiche individuali;
- caratteristiche del gruppo;
- caratteristiche dell'attività ("emergenza");
- caratteristiche dell'ambiente di lavoro.

### 11.2.1 Caratteristiche individuali

Ciascun membro porta con sé una serie di caratteristiche (attitudine, motivazione, personalità) e di capacità individuali (capacità ed esperienze in clinica, di comunicazione, di fattori umani) nel gruppo. In aggiunta alle capacità individuali, ogni membro del gruppo ha bisogno di capacità specifiche per cooperare al meglio con gli altri. Queste capacità di lavoro in gruppo sono una serie di abilità che i collaboratori devono sviluppare per funzionare veramente come una squadra: comunicazione efficace, capacità di adattamento alle esigenze situazionali variabili, comportamento compensativo, controllo reciproco delle prestazioni, fornire e ricevere riscontri (Burke et al., 2004). La capacità di lavorare in gruppo garantisce la complementarietà delle varie abilità disponibili, combinando queste risorse attraverso rapporti che migliorano la prestazione dell'insieme dei collaboratori. Infatti, nel prossimo futuro (ancora più vicino, nel campo della medicina critica), gli operatori sanitari dovranno mettere in atto una fusione delle competenze cliniche con le capacità di lavorare in gruppo per erogare prestazioni efficienti.

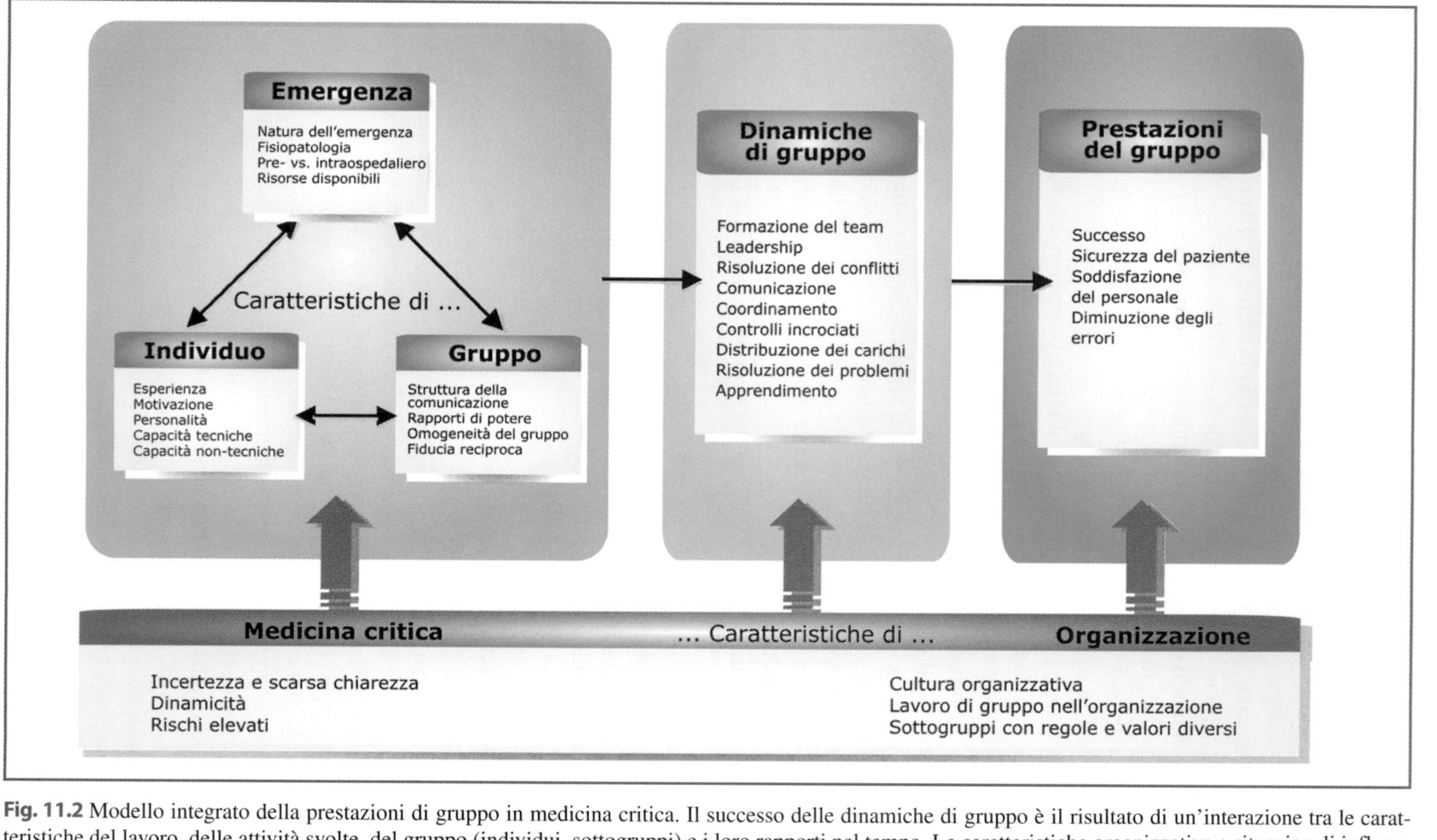


**Fig. 11.2** Modello integrato della prestazioni di gruppo in medicina critica. Il successo delle dinamiche di gruppo è il risultato di un'interazione tra le caratteristiche del lavoro, delle attività svolte, del gruppo (individui, sottogruppi) e i loro rapporti nel tempo. Le caratteristiche organizzative e situazionali influenzano i dati entranti e le procedure. Questo modello è basato sullo schema concettuale di Salas et al. (1998)

Integrando i vari fattori, si può esprimere la prestazione individuale nel gruppo come il prodotto di tre elementi: caratteristiche individuali, capacità individuali e capacità di lavorare in gruppo.

Un altro modo per definirla è: prestazione individuale nel gruppo = caratteristiche individuali × capacità individuali × capacità di lavorare in gruppo. La descrizione della prestazione sotto forma di un prodotto mostra come ogni fattore sia necessario: i conflitti personali o livelli di competenza troppo disuguali possono alterare la prestazione dell'insieme del gruppo. Al contrario, sono state identificate alcune caratteristiche che permettono di prevedere l'efficacia di un soggetto nell'ambito del gruppo.

Un collaboratore efficace nel gruppo è in grado di:

- ascoltare ma anche partecipare attivamente;
- porre le giuste domande;
- avere un'opinione in merito a qualcosa e poter cambiare il proprio punto di vista;
- valutare e apprezzare le qualità degli altri membri del gruppo;
- valutare ciò che è in grado di fare meglio e capire quando altri hanno più esperienza;
- mantenere un impegno e identificarsi nel compito assegnato;
- essere autocritico;
- risolvere i conflitti in modo costruttivo.

### 11.2.2 Caratteristiche del gruppo

Alcune caratteristiche generiche definiscono il gruppo come un'entità: dimensione, coesione, cooperazione all'interno e tra i gruppi, rapporti di potere all'interno del gruppo, schemi di comunicazione interna, omogeneità oppure eterogeneità dei vari elementi.

Considerando questi fattori, sono stati descritti i criteri più opportuni per i gruppi operanti in ambienti ad alto rischio di tipo industriale o militare. Le ricerche disponibili sono basate principalmente su gruppi già costituiti con un'identità stabilita e una durata di esistenza di varie settimane o mesi. Tuttavia, la cooperazione degli specialisti in medicina critica somiglia più a quella degli equipaggi aeronautici, perché gli operatori sanitari lavorano solitamente in gruppi "provvisori", riuniti in maniera casuale (gruppo *ad hoc*). Per esempio, la probabilità che lo stesso, identico gruppo di paramedici, medici e vigili del fuoco, sia nuovamente inviato per un'altra emergenza medica è molto bassa. I membri di un simile gruppo improvvisato hanno bisogno di abilità "trasferibili" (Flin e Maran, 2004) e non devono dipendere dalla presenza o dalla combinazione di particolari soggetti, ma essere in grado di applicare le loro capacità di lavorare in gruppo costantemente e in qualsiasi conformazione. L'organizzazione rapida di un gruppo secondo le contingenze diventa una priorità critica quando è in gioco la sicurezza del paziente. Perciò, i gruppi efficaci in medicina critica presentano le caratteristiche seguenti:

- sono gruppi di lavoro che devono spesso organizzarsi da soli, "al volo". La medicina critica richiede l'organizzazione di squadre improvvisate di professionisti provenienti da specialità e discipline differenti che possono anche non conoscersi tra loro, non conoscere i relativi ruoli o le particolari abilità e addirittura non essere certi degli obiettivi di ciascuno (Murray e Foster, 2000). In quel momento, si devono soddisfare in parallelo, il più rapidamente possibile, le esigenze contingenti (trattare il paziente) e quelle sociali (fare conoscenza con tutti). Nel nostro esempio, la squadra si incontra per la prima volta nella stamperia dove, tra l'altro, il paziente gravemente ferito sta già aspettando;

- la definizione del gruppo è funzionale. La distribuzione dei compiti, durante lo svolgimento in parallelo del trattamento medico e delle operazioni tecniche di soccorso, è stabilita dalla professione o dalla posizione e non ha bisogno di essere discussa. Ciononostante, si possono fare cambiamenti di ruolo in corso di trattamento. Per esempio, il medico d'urgenza delega l'induzione e il mantenimento dell'anestesia al medico anestesista-rianimatore e lascia il chirurgo occuparsi della gestione degli arti. Il fatto che non si debbano ridiscutere ogni volta i ruoli di ciascuno è un elemento importante per la stabilità delle squadre improvvisate;
- la struttura del gruppo in medicina critica è gerarchica. Il rapporto reciproco di comando e subordinazione è necessario perché, nella maggior parte delle emergenze mediche, può esserci soltanto un soggetto responsabile che prende le decisioni. Il rapporto gerarchico permette la gestione della situazione critica attraverso percorsi chiari per il flusso d'informazioni e per i processi decisionali. Tuttavia, i rapporti gerarchici possono anche *ostacolare* una corretta risoluzione dei problemi. Per esempio, invece di partecipare attivamente all'acquisizione dei dati e contribuire alla ricerca delle migliori opzioni terapeutiche, i membri del gruppo possono anche essere tentati di lasciare ogni valutazione e decisione a chi comanda;
- il gruppo è spesso costituito da professionisti provenienti da specialità o discipline differenti, dotati di regole specifiche e modi diversi di gestire una situazione. La multidisciplinarietà del lavoro di gruppo è una caratteristica peculiare della medicina critica. Ogni specialità medica (medicina d'urgenza, anestesiologia, chirurgia) e ogni gruppo professionale (paramedici, vigili del fuoco, tecnici) ha un approccio specifico alle situazioni d'emergenza, con particolari regole comportamentali che possono anche essere sconosciute per gli altri. Questi punti di vista differenti possono creare conflitti, se i collaboratori non comunicano adeguatamente (ad es. conflitto tra rapidità del soccorso tecnico e necessità di stabilizzare i parametri vitali). Il presupposto indispensabile per il successo della collaborazione in un gruppo interdisciplinare o interprofessionale è di comunicare adeguatamente, per sviluppare una comprensione condivisa delle situazioni e di ciò che va fatto;
- le prestazioni sono intimamente legate alla qualità del processo decisionale. I compiti dei gruppi sono diversi, secondo la centralità del processo decisionale nelle loro attività (Orasanu e Salas, 1993). Mentre il processo decisionale può rappresentare il compito più importante per alcune squadre (ad es. controllo industriale, comando tattico), i gruppi di collaboratori in medicina critica devono decidere ed eseguire fisicamente il lavoro nello stesso tempo. Se l'attenzione si concentra troppo sull'esecuzione del compito, esiste il rischio di alterare il processo decisionale e aumentare il carico di lavoro. Perciò, è meglio assegnare esplicitamente i compiti esecutivi e quelli decisionali all'interno del gruppo.

### 11.2.3 Caratteristiche dell'attività

I vari compiti derivano da una serie esterna di stimoli ai quali un gruppo deve rispondere in modo coordinato e tempestivo. La risposta del gruppo dipende molto dalle caratteristiche del compito assegnato: le attività sono variabili in base alla loro complessità (Xiao et al., 1996), organizzazione (cioè, il grado d'interdipendenza tra varie attività subordinate) e struttura (cioè, il modo in cui le varie attività subordinate sono assegnate e suddivise tra i vari membri o gruppi professionali della squadra). Queste caratteristiche hanno un forte impatto sulla comunicazione del gruppo. Se le attività subordinate sono poco interdipendenti (cioè, il livello di organizzazione dei compiti è basso), i membri del gruppo rischiano di focalizzarsi quasi esclusivamente sulla prestazione nell'attività loro assegnata. Un esempio potrebbe essere il caso di un incendio, nel quale i vigili del fuoco cercano di avanzare in corridori riempiti di fumo per soccorrere le persone intrappolate nell'edificio in fiamme, mentre i paramedici trattano pazienti vittime d'inalazioni di fumo, in sicurezza nella loro ambulanza. Tuttavia, se le attività subordinate sono fortemente collegate (come nel caso dell'incidente nella stamperia), la comunicazione nel gruppo deve essere particolarmente precisa per sincronizzare il lavoro dei vari operatori. In tal caso, i membri della squadra devono comunicare chiaramente e frequentemente per coordinare i flussi del lavoro individuale.

Un altro aspetto rilevante per l'attività è rappresentato dalle risorse disponibili. Le risorse esterne possono limitare o espandere le possibilità per una prestazione di gruppo efficace. La disponibilità di attrezzature, personale o terapie speciali hanno un forte impatto sulle possibilità di esecuzione di una particolare decisione.

### 11.2.4 Caratteristiche dell'ambiente di lavoro

Queste caratteristiche sono particolarmente importanti nell'ambiente di lavoro sanitario ad alto rischio della medicina critica. Il nostro caso clinico richiama l'attenzione su alcune caratteristiche degli ambienti, nei quali gli operatori sanitari possono spesso trovarsi a lavorare:

- l'ambiente di lavoro è caratterizzato da complessità dinamica, incertezza, accoppiamento stretto tra gli eventi, cioè, è un ambiente nel quale le decisioni prese con tempi ristretti comportano un rischio sostanziale. Esistono alcune caratteristiche peculiari del processo decisionale e dell'azione nell'ambiente ad alto rischio della medicina critica. Sono trattate in dettaglio nel capitolo 2;
- le circostanze esterne incidono sul lavoro di gruppo. Il tempo e lo spazio sono importanti in medicina. Si devono prendere decisioni in tempi ristretti: il paziente intrappolato nella pressa non lascia molto tempo alla squadra per organizzarsi. Il termine "spazio" in medicina critica significa invece spesso "mancanza di spazio"; il trattamento del paziente sul posto o in un'ambulanza richiede la capacità di lavorare in stretta vicinanza con i propri collaboratori e di coordinare i gesti con precisione. In situazioni di traumatologia preospedaliera, gli operatori possono addirittura avere difficoltà ad accedere alla vittima. Nel nostro caso clinico, non

è possibile il trattamento del paziente nell'ambiente abituale di un'ambulanza. Infatti, la vittima con le braccia intrappolate richiede un approccio originale, in un luogo particolare. Il problema dell'inaccessibilità si presenta anche, in misura minore, nei pazienti di terapia intensiva per i quali l'accesso può essere reso difficile dietro respiratori, tubi vari, linee d'infusione, cavi di monitoraggio e altre apparecchiature;

- il tipo di attività può notevolmente variare. In medicina critica, gli operatori del gruppo devono padroneggiare una vasta gamma di capacità cliniche, di regole e di conoscenze. In ogni specialità medica, gli operatori possono essere confrontati con una grande varietà di emergenze mediche e traumatologiche. Inoltre, in alcune specialità (ad es. anestesiologia, medicina d'urgenza) si possono incontrare pazienti con caratteristiche molto diverse, dal neonato ai pazienti geriatrici con patologie multiple, che richiedono capacità cliniche molto diverse.

## 11.3 I processi di gruppo

I processi di gruppo sono intimamente legati al modo di comunicare tra loro degli operatori e al coordinamento delle attività. Questi processi hanno sempre rappresentato un importante argomento di ricerca, perché da loro dipende se il lavoro del gruppo sarà efficace o meno. Le caratteristiche individuali che rendono valido un collaboratore per il gruppo sono già state elencate. Tuttavia, il successo del gruppo richiede un'interazione adeguata tra tutti i membri coinvolti. Alcuni modelli (Fleishmann e Zaccaro, 1992) hanno identificato nei processi di gruppo i fattori che rendono possibili, mantengono o migliorano le prestazioni di una squadra (Tabella 11.1). I processi di gruppo rappresentano uno strumento per facilitare e accelerare l'erogazione di un trattamento d'alta qualità ai pazienti. Permettono ai sanitari di mantenere il controllo anche in situazioni di continuo cambiamento, formando una rete protettiva per i pazienti e gli operatori, contro le conseguenze degli inevitabili errori (Sexton, 2004). Nelle situazioni critiche, la cooperazione nella squadra funziona soltanto se i processi di gruppo sono messi in pratica e perfezionati attraverso l'uso quotidiano, cioè è necessario esercitarsi a lavorare in gruppo quotidianamente per essere efficaci nel caso di un'emergenza.

### 11.3.1 Formazione del gruppo e clima di lavoro positivo

Un lavoro di gruppo valido costituisce le fondamenta per lo svolgimento di obiettivi operativi quotidiani, ma non "accade" semplicemente: il lavoro di gruppo cresce in un clima di fiducia e di collaborazione che deve essere coltivato, per esempio, attraverso una comunicazione rispettosa. La formazione del gruppo è un compito della dirigenza *e* di ogni singolo operatore. La coesione del gruppo e le relazioni interpersonali rispettose giocano un ruolo fondamentale nella buona gestione di una situazione critica.

**Tabella 11.1** Caratteristiche delle dinamiche di gruppo efficaci nell'ambiente medico ad alto rischio (dal progetto MedTeams; Risser et al., 2002)

| Dinamiche di gruppo - Fattori | Azioni |
|---|---|
| Formazione del gruppo e clima di squadra positivo | Sviluppare un senso del "noi"<br>Mostrare un mutuo rispetto in tutte le comunicazioni |
| Stabilire il comando del gruppo – leadership | Incoraggiare i comportamenti che fanno emergere un capogruppo nelle situazioni non-routinarie<br>Stabilire una direzione per il gruppo di collaboratori<br>Attribuire i ruoli e le responsabilità nel gruppo |
| Risolvere i conflitti in modo costruttivo | Provare a considerare gli aspetti positivi nei conflitti<br>Evitare le lotte di potere tra collaboratori<br>Conta "che cosa è giusto", non "chi ha ragione" |
| Comunicare e condividere tra tutti i propri modelli mentali | Creare un ambiente "tranquillo" per i collaboratori, in modo da facilitare la presa di parola<br>Offrire e richiedere informazioni nel gruppo<br>Sviluppare e mantenere un modello mentale condiviso |
| Coordinare l'esecuzione delle attività | Approfittare del coordinamento implicito esistente, ma sforzarsi di lavorare con un coordinamento esplicito<br>Coordinamento delle azioni pianificate |
| Controllo incrociato tra collaboratori | Controllo delle prestazioni tra i collaboratori del gruppo<br>Affrontare insieme problemi e divergenze importanti<br>Anticipare le possibili evoluzioni |
| Distribuire il carico lavorativo ed essere onesti nel rispettare i propri limiti | Controllare il carico lavorativo dei collaboratori<br>Mostrarsi disponibili a sostenere i collaboratori<br>Comunicare chiaramente con gli altri collaboratori qualora si raggiungano i propri limiti di prestazione |
| Applicare strategie per la risoluzione dei problemi | Utilizzare le strategie per risolvere problemi quando necessario |
| Migliorare le capacità di lavorare in gruppo | Dedicarsi ad attività di addestramento formale e informale (riscontri personali, revisione di casi in gruppo) |

## 11.3.2 Stabilire una direzione per il gruppo: leadership

Il ruolo di comando nell'emergenza intraospedaliera è solitamente attribuito a un medico, mentre nella gestione extraospedalieria lo stesso ruolo può variare tra i diversi soggetti presenti (medico d'urgenza, paramedico, comandante dei vigili del fuoco), secondo l'attività da svolgere in un dato momento (ad es. stabilizzazione dei parametri vitali, soccorso tecnico). In alcune situazioni (ad es. arresto cardiaco in un reparto di degenza) l'ambiente di lavoro può essere rumoroso e caotico, con molti soggetti coinvolti. Quando accadono emergenze in luoghi o circostanze particolari, è frequente che ci sia confusione sul ruolo di comando. In tal caso, la persona più adatta per gestire le crisi dovrebbe attivamente prendere il ruolo di *team leader*. Questo è particolarmente importante per le situazioni d'emergenza nelle quali si riunisce un gruppo improvvisato, con operatori provenienti da discipline e professioni diverse (Murray e Foster, 2000). Pertanto, data la contingenza, in casi simili si dovrebbe incoraggiare il comportamento di leadership emergente. Nei casi di routine, invece, quando i ruoli e le funzioni sono già stabiliti, l'attribuzione dei ruoli dovrebbe essere da subito chiarissima.

I buoni leader sono capaci di spostare frequentemente il loro centro di attenzione tra verifica della corretta esecuzione dei vari compiti da una parte e mantenimento del coordinamento del gruppo dall'altra. Per una corretta gestione dell'evento, dovrebbero anche cercare di evitare il sovraccarico degli individui attraverso una distribuzione equilibrata e responsabile del carico di lavoro all'interno del gruppo, supportata da una valida comunicazione bidirezionale.

### 11.3.3 Risolvere i conflitti in modo costruttivo

I conflitti sono una parte integrante dell'attività di gruppo. Quando diverse persone valutano la stessa situazione, è inevitabile che emergano diversi punti di vista perché ognuno ha le proprie motivazioni, conoscenze e informazioni in merito. In questo senso, i conflitti sono anche necessari, utili e costruttivi. Il contributo delle diverse opinioni può aiutare il gruppo a costruire un'immagine più completa della situazione. Però, se i conflitti si trasformano in lotte di potere, possono diventare distruttivi: una discussione orientata a sapere "chi ha ragione" invece di "cos'è giusto" costituisce un tipo di conflitto capace di alterare gravemente le prestazioni del gruppo. Come regola, non si dovrebbero affrontare conflitti relazionali durante la situazione d'emergenza, ma in una discussione successiva, quando lo stress è diminuito e le emozioni si sono placate. Al contrario, i conflitti riguardanti il compito in corso (ad es. scelta della terapia più corretta) dovrebbero sempre essere risolti subito, anche se può sembrare scomodo. È buona norma considerare che, di solito, se un collaboratore propone il suo punto di vista lo fa per promuovere una soluzione migliore. Tutti i membri del gruppo dovrebbero imparare tecniche di risoluzione dei conflitti, che aiutano a superare disaccordi sull'interpretazione dei dati o sulle proposte operative. Nella gestione dei conflitti, le tecniche aperte, dirette e basate sul rispetto, sono sempre le più efficaci.

### 11.3.4 Comunicare e condividere il proprio modello mentale

I collaboratori prendono la parola per esprimere le proprie preoccupazioni soltanto se percepiscono l'ambiente del gruppo come "sicuro". Pertanto, le informazioni a disposizione dei collaboratori possono contribuire alla situazione globale e al processo decisionale solo se vengono comunicate agli altri membri del gruppo (Leonard et al., 2004). Nelle situazioni critiche, una comunicazione efficace dovrebbe mirare alla formazione di un modello mentale condiviso riguardo ai problemi operativi e clinici, mettendo in tal modo "tutti sulla stessa lunghezza d'onda".

L'espressione "modello mentale condiviso" si riferisce alle conoscenze e alle convinzioni dei vari membri del gruppo, riguardo all'attività in corso, l'ambiente circostante, il ruolo e la funzione di ogni collaboratore e l'attrezzatura disponibile (Cannon-Bowers et al., 1993). Quando tutti i membri della squadra raggiungono un'interpretazione comune di questi fattori, possono coordinare le loro azioni e, attraverso continue comunicazioni e aggiornamenti, adattarsi alle richieste della situazione e del gruppo stesso.

Di fronte a un problema, lo sviluppo di modelli mentali condivisi crea un contesto, nel quale si possono prendere le decisioni e sfruttare le risorse cognitive dell'intero gruppo (Stout et al., 1999). Questa conoscenza comune permette a ogni persona di svolgere il proprio ruolo in modo tempestivo e coordinato, aiutando il gruppo a funzionare come una singola entità, senza necessità di conferma o esitazioni su cosa fare e quando farlo. Maggiore è il grado di precisione e di sovrapposizione dei modelli mentali tra i membri del gruppo, maggiore è la probabilità che possano predire, adattare e coordinare le loro azioni, anche in condizioni di stress o di rapidi cambiamenti. L'aggiornamento regolare di questi modelli mentali condivisi è fondamentale per mantenere l'accuratezza e la comunanza del quadro della situazione fra i membri del gruppo.

Se il gruppo deve raggiungere un modello mentale condiviso, ha bisogno di tempo per comunicare verbalmente, idealmente prima di iniziare l'attività in comune (ad es. pausa del gruppo prima di un intervento chirurgico). Le domande seguenti aiutano a costruire un modello mentale condiviso:

- qual è il problema del paziente? Che cosa vogliamo fare esattamente per aiutarlo?
- chi è nel gruppo, quali sono i nostri nomi, quali sono i nostri ruoli?
- quali sono le aspettative di chi prende la parola e condivide le informazioni?
- quali risorse abbiamo? Di quali risorse potremmo aver bisogno e come faremmo ad averle se servono?
- che problemi ci possiamo aspettare durante la procedura e, se accadono, che piani abbiamo per gestirli e migliorare la situazione?
- all'interno del gruppo chi è responsabile? Di quale attività subordinata è responsabile?

Per mantenere una comprensione comune, è necessaria una consapevolezza situazionale del gruppo (capitolo 8). I collaboratori dovrebbero esplorare regolarmente l'ambiente alla ricerca di schemi o indizi rilevanti, e comunicare informazioni con il gruppo. L'aiuto reciproco tra i membri del gruppo, per integrare le nuove informazioni con le conoscenze e i piani esistenti, è una responsabilità di ogni collaboratore. Una regola degna di nota stabilisce che non è garantito che gli altri membri del gruppo possano vedere le cose allo stesso modo finché queste non sono verbalizzate. Detto in un altro modo, le supposizioni sono il substrato per gli errori nei gruppi operanti in situazioni ad alto rischio.

### 11.3.5 Coordinare l'esecuzione delle azioni

Tra i collaboratori di un gruppo, il coordinamento delle azioni è necessario a causa dei tempi ristretti, della diversità nei ruoli o nelle conoscenze tecniche e per l'esecuzione in parallelo delle attività. I modelli mentali condivisi permettono al gruppo di anticipare, senza troppe parole, i bisogni e le azioni di ognuno (coordinamento implicito), in particolare quando aumenta il carico di lavoro e il livello di comunicazione, naturalmente, diminuisce. Tuttavia, se il gruppo si affida troppo al coordinamento implicito rischia di ritrovasi improvvisamente sopraffatto da un particolare problema, proprio perché non sono soddisfatte le aspettative non espresse di un solo individuo o di tutto il gruppo. Una valida dinamica di gruppo è invece caratterizzata da collaboratori molto espliciti nel definire i problemi, dare informazioni spontaneamente, sviluppare piani e strategie, discutere le varie evenienze, spiegare la base razionale di una decisione agli altri, assegnare e coordinare le responsabilità nel gruppo (coordinamento esplicito).

### 11.3.6 Controllo incrociato dei collaboratori

La complessità, l'accoppiamento tra gli eventi e l'opacità aumentano la probabilità di errori. Per attenuare l'effetto degli inevitabili errori sulla sicurezza dei pazienti, gli operatori sanitari dovrebbero essere incoraggiati a controllare i propri collaboratori. Dovrebbero porre domande critiche e prendere la parola ogni volta che pensano di osservare una situazione potenzialmente dannosa per il paziente ("principio dei quattro occhi", controllo incrociato) o una decisione inadeguata. Se nell'ambiente di lavoro ospedaliero tutti scelgono attivamente l'idea del controllo reciproco senza distinzione di "grado", si possono ridurre notevolmente gli errori clinici. L'errore di un operatore sanitario può spesso essere prevenuto o corretto da un altro collega. Il controllo reciproco e la presa di parola implicano un clima di apertura nell'ambiente lavorativo e la volontà di accettare l'aiuto degli altri, indipendentemente dalla posizione, cioè, un clima dove "cos'è giusto" predomina su "chi ha ragione". Negli ambienti di lavoro in cui manca questo approccio, gli errori, le sviste e i piani sbagliati possono passare inosservati o non essere per nulla contestati. Nelle situazioni di lavoro ad alto rischio in cui l'errore umano è sempre presente, il controllo incrociato comincia a essere visto come una rete di sicurezza, capace di proteggere sia il paziente che l'operatore sanitario.

### 11.3.7 Distribuire il carico lavorativo – consapevolezza dei propri limiti

Il controllo reciproco non è limitato alla rilevazione degli errori, ma include anche il monitoraggio del carico lavorativo e dei limiti di prestazione per ogni membro del gruppo. Infatti, è stato largamente dimostrato che gli eccessivi carichi di lavoro peggiorano, sia le prestazioni degli individui sia quelle del gruppo. Inoltre, un eccessivo carico complessivo sulla squadra aumenta la necessità di coordinamento del gruppo, oltre i livelli di attenzione richiesti per l'esecuzione dei compiti individuali (Urban et al., 1995). Le situazioni critiche possono portare gli operatori al punto di essere sopraffatti dal carico degli impegni e dallo stress. D'altra parte, quando i membri di un gruppo sentono di aver raggiunto il proprio limite, dovrebbero comunicarlo tempestivamente all'insieme dei collaboratori (ad es. "le cose stanno andando troppo veloce per me, chiedo di rallentare, per favore" o "non sono ancora pronto, vi prego di aspettare, dirò quando sono pronto"). Non esitare a chiedere aiuto!

### 11.3.8 Applicare strategie per la risoluzione dei problemi

La gestione di un paziente con entrambe le braccia intrappolate non è un problema di tutti giorni. Di conseguenza, l'approccio pratico a una tale situazione non può essere dedotto da una regola, ma necessita una strategia di risoluzione dei problemi, idealmente basata sulla squadra. Le situazioni critiche con moderata tempo-dipendenza sono risolte al meglio attraverso una strategia per la riduzione dei problemi. Il capitolo 10 tratta in dettaglio l'argomento.

### 11.3.9 Migliorare le capacità di lavorare in gruppo

Il lavoro di squadra non è una conseguenza automatica del raggruppamento casuale di alcuni operatori sanitari nello stesso turno o nella stessa stanza. Dipende molto da una serie di capacità sociali e interpersonali descritte in precedenza, che si dovrebbero insegnare nei programmi di formazione, in maniera sistematica ed efficace. Per raggiungere questo obiettivo, gli sforzi formativi dovrebbero basarsi su un quadro strutturale delle capacità appositamente sviluppato. Idealmente, questa struttura dovrebbe essere:

- convalidata attraverso dati empirici;
- sviluppata secondo una classificazione delle capacità, per facilitarne l'insegnamento;
- combinata con una scala di valutazione, per giudicare l'acquisizione delle capacità.

Basandosi sul sistema di marcatori comportamentali definito *non-technical skills*, NOTECHS; Flin et al., 1998), prodotto dall'aviazione civile europea, sono stati sviluppati alcuni marcatori specifici per l'applicazione in ambiente sanitario. Questi adattamenti del NOTECHS includono il sistema ANTS per gli anestesisti, NOTSS per i chirurghi (Yule et al., 2006), OTAS per l'équipe di sala operatoria (Healey et al., 2004) e UTNR per la rianimazione neonatale (Thomas et al., 2004). Esistono anche i sistemi TeamSTEPPS (AHRQ, 2008), MedTeams (Morey et al., 2004) e altri ancora.

Per affrontare il problema della sicurezza dei pazienti in campo sanitario, si sono sviluppati e attuati numerosi programmi di addestramento rivolti al lavoro di gruppo. Alcuni di questi programmi sono specifici di una branca medica (anestesia, ostetricia, pediatria, medicina d'urgenza), mentre altri sono multidisciplinari. Si sono largamente diffuse due categorie complementari di formazione: quelle basate principalmente sull'utilizzo dei simulatori all'avanguardia e quelle basate su esercitazioni in classe con didattica di gruppo (rassegna in Hunt et al., 2007; Sundar et al., 2007). Con i

**Tabella 11.2** Riassunto dei principi chiave e delle capacità di lavorare in gruppo insegnate nei diversi programmi

| ACRM | ANTS | DOM™ | ETCC™ | MTM™ | TeamSTEPPS™ |
|---|---|---|---|---|---|
| | Lavoro di gruppo | Gestione del gruppo | Mantenere la struttura e il buon clima nel gruppo | | Struttura del gruppo |
| Chiedere aiuto precocemente | | | Migliorare le capacità di lavoro in gruppo | | Supporto reciproco |
| Comunicazione e condivisione dei modelli mentali | | Comunicazioni | Comunicazione con il gruppo (compresa la consapevolezza situazionale) | Comunicazione | Comunicazione |
| | Consapevolezza situazionale | Riconoscere gli eventi avversi | | Consapevolezza situazionale | Controllo della situazione |
| | Processo decisionale | Processo decisionale | Strategie per la risoluzione dei problemi | Strategie operative | |
| Distribuzione del carico lavorativo | Gestione delle attività | Distribuzione del carico lavorativo | Esecuzione dei piani e gestione del carico lavorativo | Prestazioni legate al carico lavorativo | |
| Capacità di comando e di aggregazione | | | | Autorevolezza del comando | Capacità di comando |
| | | Rapporto dopo le operazioni | | Risorse | |
| | | | | Linea programmatica/ Regolazione | |

*TeamSTEPPS*, strategies and tools to enhance performance and patient safety (sviluppato dall'Agency for Healthcare Research and Quality, AHRQ); *DOM*, dynamic outcome measurement (sviluppato da Crew Training International, CTI, rinominato LifewingsTM); *ACRM*, anesthesia crisis resource management; *ETCC*, emergency team coordination course (sviluppato da MedTeams); *ANTS*, anesthesia non technical skills1; *MTM*, medical team management (sviluppato dall'US Air Force) recenti progressi nel campo delle tecnologie virtuali, sta emergendo una terza opportunità di formazione per i gruppi, che permette a diversi partecipanti collegati in rete di praticare simulazioni virtuali in scenari intraospedalieri standard (Youngblood et al., 2008; Theodoropoulos et al., 2007), situazioni preospedaliere con traumi della strada o situazioni catastrofiche in edifici pubblici (Dev et al., 2007).

Mentre la maggior parte dei programmi formativi basati sulle simulazioni di gruppo sono adattamenti del *crew resource management* (CRM) utilizzato nel campo dell'aeronautica civile e militare (ad es. ACRM; Howard et al., 1992), i programmi di esercitazioni in classe offrono una formazione interattiva che comprende discussione facilitata, sessioni di *role-playing*, modelli comportamentali e controllo delle conoscenze. Gran parte dei principi e dei comportamenti insegnati nei programmi sono comuni a tutte queste formazioni. Le formazioni più efficaci offrono una combinazione di sessioni in classe e addestramento con il simulatore. La Tabella 11.2 elenca i principi chiave e le varie categorie di abilità per il lavoro di gruppo insegnate in questi programmi formativi. Nonostante la ricerca sostenga in modo inequivocabile che le capacità per il lavoro di gruppo si possono imparare, e che i sistemi complessi dovrebbero essere concepiti ottimizzando le prestazioni del gruppo (ad es. Morey et al., 2002), l'acquisizione di nuovi modelli comportamentali sul posto di lavoro richiede un supporto organizzativo istituzionale, tempi sufficienti e la possibilità di aggiornare o rinforzare la formazione iniziale. Sfortunatamente, la cultura vigente prevale sulla formazione. Non è quindi una sorpresa se alcuni aspetti centrali nella formazione a favore del lavoro di gruppo, spesso contrari alla cultura professionale prevalente (ad es. comunicazione aperta, contestazione delle decisioni sbagliate, anche quando provengono da figure autorevoli) non sono accolti favorevolmente e finiscono per essere presto dimenticati. Perciò, una sfida per gli sforzi formativi è anche rappresentata dalla necessità di convincere la dirigenza del valore clinico del lavoro di gruppo e di ottenere un supporto a lungo termine delle nuove acquisizioni sul posto di lavoro.

## 11.4 Perché il lavoro di gruppo può fallire

Poiché i gruppi dispongono di risorse cognitive superiori rispetto agli individui, si potrebbe dare per scontato che un gruppo garantisca prestazioni superiori a quelle dell'individuo: dopotutto, sono costituiti da più occhi, orecchie e cervelli che possono contribuire alla gestione di molte informazioni, modelli situazionali e piani d'azione. Inoltre, il carico lavorativo può essere distribuito su tutti i membri del gruppo. Eppure, la presenza di altri soggetti può in realtà peggiorare la prestazione di alcuni individui nel gruppo. Se i principi basilari sulla qualità dei processi di gruppo sono trascurati, o se il gruppo lavora con uno stress eccessivo, le dinamiche interne del gruppo possono portare l'insieme dei collaboratori a un livello di prestazioni inferiore, rispetto a quello della somma teorica di tutte le sue parti (Badke-Schaub, 2000; Schulz e Frey, 1998; Orasanu e Salas, 1993). Che cosa sappiamo a proposito dei meccanismi responsabili di questo fenomeno?

### 11.4.1 Insufficienze individuali

Alcuni gruppi falliscono perché singoli membri presentano capacità di collaborazione o competenze cliniche insufficienti. Se un membro del gruppo non è adeguato a livello clinico, gli altri collaboratori devono essere, o diventare, consapevoli di tale insufficienza per compensarla rapidamente. Due problemi emergono in una simile situazione. In primo luogo, i membri del gruppo devono rendersi conto dell'insufficiente capacità di un loro collaboratore. Non è sempre cosi evidente, perché l'individuo clinicamente "debole", in genere, non si considera lui stesso inadeguato e/o può essere restio e non volere ammettere la sua insufficienza oppure la mancanza di fiducia in se stesso. Il secondo luogo, quando gli altri membri del gruppo si accorgono del problema, devono dedicare una parte della loro attenzione e delle proprie risorse, sia cognitive che fisiche, per compensare il punto di debolezza.

Avere capacità cliniche sufficienti è un aspetto importante per la forza del gruppo, ma ci sono altri fattori da considerare. Per prima cosa, il gruppo dev'essere adeguatamente strutturato per consentire agli individui di identificare il proprio ruolo nel gruppo, cioè, deve esserci chiarezza dei ruoli. Inoltre, i vari collaboratori devono essere fermamente decisi a svolgere il miglior lavoro di squadra possibile. Esistono persone che semplicemente non vogliono, o non possono, lavorare bene in un gruppo per i seguenti motivi:

- caratteristiche individuali come struttura della personalità e tratti comportamentali (ad es. egocentrismo, eccessivo perfezionismo);
- assenza di alcune capacità necessarie per le dinamiche di gruppo (ad es. capacità di comunicazione). Per esempio, se il capo di un gruppo, il *team leader*, non ha le necessarie capacità di comunicazione e di comando, un buon lavoro di squadra diventa virtualmente impossibile.

A parte l'incapacità di essere un valido collaboratore nella squadra, esiste anche la possibilità che un soggetto non voglia lavorare con alcuni altri membri del gruppo. Questo può accadere se gli operatori:

- sono costretti a lavorare in gruppo, anche se preferiscono lavorare da soli;
- devono collaborare con persone non gradite;
- vogliono risolvere un conflitto interpersonale con altri componenti del gruppo (spesso provenienti da altre specialità o gruppi professionali) attraverso la gestione del paziente;
- cercano di sfruttare il gruppo per il proprio interesse;
- utilizzano la propria posizione nel gruppo per risolvere questioni di potere;
- non contribuiscono con una piena motivazione, ma lasciano gli altri collaboratori fare il lavoro, per approfittare successivamente dei loro sforzi (*social loafing*, pigrizia o inerzia sociale).

### 11.4.2 Insufficienze del gruppo

#### 11.4.2.1 Deficit comunicativo

Lo scambio dinamico di informazioni e il coordinamento, sia delle azioni che delle risorse disponibili, sono elementi cruciali per la corretta gestione di una situazione critica. Senza comunicare, è impossibile sviluppare una comprensione condivisa della situazione e agire di comune intesa nell'affrontare i problemi. Se le informazioni critiche non sono condivise, si devono prendere decisioni basate su dati incompleti. La mancata condivisione dei modelli mentali fa nascere malintesi. Un difetto di comunicazione porta a non annunciare esplicitamente le attività previste e a non discutere apertamente le proprie supposizioni sull'adeguatezza delle azioni intraprese dagli altri collaboratori (Stout et al., 1999). Considerata l'importanza vitale della comunicazione per qualsiasi attività di gruppo, si tratterà l'argomento in dettaglio nel capitolo 12.

#### 11.4.2.2 Attribuzione non chiara delle responsabilità

Se il ruolo di comando non è chiaramente stabilito in una situazione critica non strutturata, e se il gruppo non è in grado di accordarsi sull'attribuzione dei ruoli, si osserva una diffusione delle responsabilità (Darley e Latane, 1968): alcuni compiti (di solito quelli più facili) sono presi in mano da diversi collaboratori, anche se una sola persona potrebbe bastare; altri compiti restano incompiuti perché tutti si aspettano che qualcun altro se ne occupi. I limiti di tempo per alcune attività critiche sono superati, perché i membri del gruppo non sono certi delle proprie responsabilità e non sono stimolati a eseguire tempestivamente un compito assegnato. Se diversi operatori sanitari gestiscono un'emergenza senza un *team leader* designato, la tendenza alla presa di rischio aumenta perché non c'è una figura precisa alla quale rendere conto (fenomeno del *risk shift*; Kogan e Wallach, 1969).

#### 11.4.2.3 Idee condivise sbagliate

I gruppi possono sviluppare una tendenza a seguire la regola maggioritaria nei processi decisionali, invece di affidarsi ad argomenti razionali. In particolare, i gruppi più efficienti, quelli che hanno già operato insieme con successo, tendono a cedere più facilmente a un'illusione di unanimità e invulnerabilità. Il ragionamento interno segue questa linea: "se tutti i collaboratori sono d'accordo con una soluzione, non può essere sbagliata". Il tranello sta proprio nell'intesa tra i membri del gruppo, che impedisce loro di vedere la necessità di discutere altre possibilità. Perciò, la ricerca di soluzioni alternative è abbandonata troppo precocemente. Per esempio, non si richiede l'opinione di un esperto esterno al gruppo, e l'insieme della squadra sospende il suo giudizio razionale. L'esperienza condivisa può anche condurre i membri del gruppo a dare per scontato il significato di alcune espressioni, in particolare di parole come "rischio", "minaccia" oppure "probabile" quando, in realtà, ognuno attribuisce a queste parole un significato diverso.

#### 11.4.2.4 Pressioni esercitate tra i collaboratori

Se la coesione del gruppo è considerata molto importante dai suoi membri, è facile che i dissensi e le discussioni siano vissuti come una minaccia. Quando la maggioranza degli operatori nel gruppo si è fatta un'opinione, tenderà a mantenerla anche di fronte a informazioni contraddittorie, che la indicano come sbagliata o irrealistica. Le critiche discordanti sono soppresse; il disaccordo è visto come un disturbo. Si tende semplicemente a bocciare le proposte dei collaboratori invece di provare a convincerli razionalmente. D'altro canto, le proposte provenienti dal

**Tabella 11.3** Otto sintomi caratteristici del pensiero di gruppo (adattamento da Janis, 1972)

| | |
|---|---|
| Illusione d'invulnerabilità | Induce un esagerato ottimismo e favorisce l'assunzione di rischi eccessivi |
| Illusione di unanimità | Deriva da un'auto-censura applicata alle divergenze nel gruppo, peggiorata dall'errato convincimento del fatto che "chi tace acconsente", e fa credere a tutti di avere un punto di vista comune |
| Razionalizzazione collettiva | Scarta gli avvertimenti che potrebbero indurre a rivedere le proprie supposizioni prima di riaffidarsi alle decisioni già fatte in passato |
| Moralità indiscussa | Spinge i collaboratori a ignorare le conseguenze etiche o morali di una decisione, per il convincimento indiscusso nella moralità inerente del gruppo |
| Visione stereotipica | Attribuisce all'opposizione un carattere di malvagità, al punto da non permettere una vera discussione, oppure di debolezza e stupidità tale da non poter comunque contrastare le decisioni del gruppo |
| Pressione diretta | Scoraggia il dissenso da parte di qualsiasi collaboratore, nel caso proponga argomenti forti contro stereotipi, illusioni o impegni del gruppo |
| Auto-censura | Limita le deviazioni rispetto al consenso apparente del gruppo, riflettendo in tal modo la tendenza di ogni membro a minimizzare i propri dubbi o argomenti contrari |
| Difensori auto-nominati del pensiero comune | Soggetti dediti alla protezione del gruppo da informazioni contrarie, che potrebbero distruggere il senso di autocompiacimento sull'efficacia o la moralità delle decisioni |

capo tendono a unire il gruppo nell'azione e, pertanto, non vengono discusse. Il pericolo delle pressioni esercitate dai collaboratori sta nel fatto che porta a trascurare alcune possibilità, perché si utilizzano nel processo decisionale soltanto le informazioni a conferma di una particolare scelta operativa. Dopo che un percorso terapeutico è stato scelto, gli effetti di questa pressione rendono il gruppo relativamente inflessibile ai cambiamenti perché nessuno esprime più dubbi, né pone domande critiche.

#### 11.4.2.5 Gruppo di appartenenza (*in-group*) e gruppo esterno (*out-group*)

Il senso di appartenenza può stimolare un gruppo fino a raggiungere livelli di prestazioni eccezionali; tuttavia, se questo spirito di solidarietà è vissuto troppo intensamente, i gruppi tendono a erigere barriere tra di loro. Chi non fa parte del gruppo non otterrà molta comprensione o cooperazione. Questo accade anche tra sottogruppi all'interno di una squadra: "noi" abbiamo ragione; "loro" si sbagliano, "noi" sappiamo meglio come fare; "loro" non sanno queste cose. In tali condizioni, il lavoro di gruppo non comprende più tutte le parti coinvolte; l'interesse dei vari sottogruppi rischia inconsciamente di prevalere sull'interesse per la salute del paziente.

#### 11.4.2.6 Pensiero di gruppo

Il termine si applica nelle situazioni in cui un gruppo molto coeso, sottoposto a una notevole pressione esterna, tenta di minimizzare i conflitti interni e raggiunge un consenso senza valutare, analizzare o provare tutte le possibilità presenti (Janis, 1972; Tabella 11.3). Anche se la coesione tra i collaboratori si è rivelata il presupposto principale per avere un pensiero di gruppo, questi meccanismi si esprimono pienamente soltanto con l'aggiunta delle due seguenti condizioni:

- difetti strutturali nell'organizzazione: isolamento del gruppo, mancanza di un comando imparziale, mancanza di procedure operative standard, omogeneità sociale e ideologica dei membri del gruppo;
- contesto situazionale scatenante: stress importante in situazioni d'emergenza assoluta, fallimenti recenti, difficoltà decisionali eccessive, dilemmi etici.

In medicina critica, i fattori situazionali scatenanti possono predominare. L'effetto dello stress acuto e del senso d'incompetenza può gravemente alterare la capacità a lavorare in gruppo e diffondere il pensiero di gruppo. Il capitolo 9 tratta i problemi legati al lavoro di gruppo in situazioni emozionalmente difficili.

#### 11.4.2.7 Il contesto organizzativo

Com'è stato indicato in precedenza nella definizione del pensiero di gruppo, il contesto organizzativo e l'ambiente di lavoro del gruppo giocano un ruolo molto importante. Per esempio, il medico d'urgenza, i paramedici e i vigili del fuoco sono stati allertati da postazioni diverse e provengono da culture organizzative differenti, ma sono comunque integrate in un'organizzazione superiore (ad es. ospedale, servizio d'emergenza, corpo dei vigili del fuoco). L'organizzazione può influenzare i gruppi operanti nella sua sfera d'influenza attraverso:

- struttura del comando;
- clima di lavoro, identità collettiva;
- cultura della sicurezza;
- distribuzione delle risorse.

Se la cultura dell'ospedale tollera interazioni improntate alla mancanza di rispetto tra le varie discipline o specialità in pronto soccorso, sala operatoria o terapia intensiva, la collaborazione ne risentirà sicuramente. Gli operatori sanitari rischiano di non sostenersi a vicenda nelle situazioni difficili e un vero spirito di squadra non può emergere. Al contrario, se gli operatori più esperti e autorevoli (ad es. medico responsabile, coordinatore infermieristico) chiedono ai loro stessi collaboratori un controllo delle proprie azioni e un riscontro sui possibili errori, si svilupperà un modello "dall'alto in basso" di rinforzo dei comportamenti, a favore della sicurezza.

Le insufficienze organizzative non producono sempre immediatamente insufficienti dinamiche di gruppo. Gruppi molto motivati possono compensare i problemi per tempi assai lunghi, ad esempio durante situazioni non usuali, temporanee, come la mancanza di personale per un turno di terapia intensiva; l'impegno del personale nella gestione dei pazienti può anche aumentare. Nel lungo termine, però, questa strategia non porta frutti: gli operatori diventano troppo stressati, la motivazione e la soddisfazione per il lavoro diminuiscono. In tal caso, è probabile che aumentino i casi di *burnout* (capitolo 9).

D'altra parte, il livello organizzativo può anche sostenere e rinforzare un lavoro di gruppo efficace, attraverso un clima di supporto per la cultura della sicurezza e offrendo la disponibilità di risorse formative, di personale e di attrezzature. Un tale approccio ha un effetto positivo sullo stress del gruppo e sulla qualità delle sue prestazioni. Un sistema d'informazione globale, un sistema educativo funzionante e un sistema premiante per le prestazioni sicure e consapevoli possono diffondere ulteriormente il lavoro efficace nel gruppo. Il capitolo 15 tratta quest'argomento in dettaglio.

## 11.5 Consigli pratici

- Per ottenere dinamiche di gruppo efficienti in situazioni critiche, è necessario ripetere regolarmente e frequentemente le capacità del gruppo. In situazioni d'emergenza, saranno disponibili solo le abitudini e le capacità ben consolidate (cioè, comportamenti messi in pratica molte volte).
- Utilizzare solo interazioni rispettose nella pratica quotidiana.
- Quando esistono differenti opinioni, concentrarsi su "cos'è giusto", non su "chi ha ragione".
- Durante un'emergenza, chiarire sempre i ruoli e le funzioni di tutti. Non si può gestire bene la situazione, senza chiarezza dei ruoli.
- I collaboratori non possono leggere nella mente degli altri. Esprimere le proprie percezioni e opinioni, chiaramente!
- Non ci sarà successo senza parlare! La comunicazione orale è, per i membri del gruppo, l'unico modo di mantenere un modello mentale condiviso della situazione.
- Utilizzare un concetto semplice per gestire efficacemente il carico di lavoro: controllare se i collaboratori hanno bisogno di aiuto o d'informazioni e chiedere per sé informazioni e aiuto.
- Il lavoro di gruppo e la capacità di comando sono intimamente legati. Molti problemi di gruppo sono in realtà problemi d'insufficiente leadership.
- Chiunque sia coinvolto nel trattamento immediato di un paziente fa parte di un gruppo.

## 11.6 "Lavoro di gruppo": in poche parole

- Il lavoro di squadra è lo sforzo cooperativo, attuato dai membri di un gruppo o di una squadra, per raggiungere un obiettivo comune.
- Il lavoro di gruppo è una caratteristica insita del trattamento sanitario; la sicurezza e la garanzia della qualità del trattamento erogato al paziente dipendono da un eccellente lavoro di gruppo.
- La maggior parte degli errori in ambiente sanitario ha origine da difetti di comunicazione e scarso lavoro di gruppo.
- L'interdipendenza tra i collaboratori e la necessità di coordinamento sono caratteristiche chiave per il gruppo.

- Le capacità cliniche individuali, anche se eccellenti, non garantiscono la capacità di lavorare in gruppo. Di conseguenza, un gruppo di esperti non costituisce sempre una squadra esperta.
- La comunicazione è alla base delle prestazioni della squadra. Se c'è, i gruppi si costituiscono rapidamente e lavorano efficacemente; se non c'è, esiste il rischio di non avere neanche un gruppo.
- Le prestazioni del gruppo (fattore in uscita) sono il risultato di come (processo) un gruppo utilizza le risorse in un particolare contesto situazionale (fattori d'ingresso). I risultati di una valida prestazione di gruppo sono: trattamenti sicuri per i pazienti, bassa incidenza di errori, buon clima lavorativo e soddisfazione dei collaboratori del gruppo.
- Esistono dinamiche di gruppo identificabili che permettono, mantengono e migliorano le prestazioni del gruppo. Questi processi si possono identificare, imparare e insegnare.
- Se gli operatori riescono a lavorare assieme come un gruppo efficiente, la prestazione del gruppo, in situazioni complesse e con tempi ristretti, risulta molto superiore a quella dei singoli membri.
- I gruppi in medicina critica presentano caratteristiche particolari e problemi specifici.
- Il lavoro di gruppo può fallire perché i membri della squadra non hanno sufficienti capacità cliniche.
- Le capacità cliniche individuali e le conoscenze non sono sufficienti per ottenere una valida prestazione del gruppo di lavoro; le risorse collettive del gruppo devono essere adeguatemene utilizzate attraverso un processo d'interazione.
- La comunicazione serve a costruire un modello mentale condiviso della situazione, che si rivela particolarmente importante quando le condizioni richiedono risposte non usuali. Una volta creati, questi modelli forniscono un contesto interpretativo per informazioni, processi decisionali, esecuzione d'azioni e adeguamento dei piani. Un alto livello di consapevolezza situazionale permette anche di prevedere le necessità degli altri collaboratori.
- Nel vero lavoro di squadra, non esiste la parola "io".
- La presenza degli altri può alterare le prestazioni di un particolare individuo del gruppo. Le relazioni interpersonali disfunzionali hanno un impatto negativo sulle prestazioni di tutto il gruppo.
- I comportamenti e le capacità di lavorare in gruppo si possono insegnare.
- I gruppi esperti sono addestrati, sia per il compito operativo che per le dinamiche di gruppo.
- Le organizzazioni sanitarie possono sostenere positivamente le dinamiche di gruppo, creando una cultura di mutuo rispetto tra gli operatori, di valorizzazione della sicurezza del paziente e garantendo risorse sufficienti in termini di personale, formazione e materiale tecnico.

## Bibliografia

AHRQ (2008) TeamSTEPPS. Strategies and tools to enhance performance and patient safety. AHRQ Pub.No 06-0020-2

Badke-Schaub P (2000) Wenn der Gruppe Flügel fehlen: Ungeeignete Informations- und Entscheidungsprozesse in Gruppen [Inadequate decision-making and infomation processing in groups]. In: Mey H, Lehmann Pollheimer D (eds) Absturz im freien Fall oder Anlauf zu neuen Höhenflügen. Vdf, Zurich, pp 113–130

Barrett J, Gifford C, Morey J et al (2001) Enhancing patient safety through teamwork training. J Healthc Risk Manag 21:57–65

Brown MS, Ohlinger J, Rusk C et al (2003) Implementing potentially better practices for multidisciplinary team building: creating a neonatal intensive care unit culture of collaboration. Pediatrics 111:482–488

Burke CS, Salas E, Wilson-Donnelly K, Priest H (2004) How to turn a team of experts into an expert medical team: guidance from the aviation and military communities. Qual Saf Health Care 13(Suppl 1):i96–i194

Cannon-Bowers JA, Salas E, Coverse S (1993). Team mental models in expert team decision making. In: Castellan N (ed) Individual and group decision making. Lawrence Erlbaum, Hillsdale, pp 221–246

Cole E, Crichton N (2006) The culture of a trauma team in relation to human factors. J Clin Nurs 15:1257–1266

Darley JM, Latane B (1968) Bystander intervention in emergencies: diffusion of responsibility. J Person Soc Psychol 8:377–383

Firth-Cozens J (2004) Why communication fails in the operating room. Qual Saf Health Care 13:327

Fleishmann E, Zaccaro S (1992) Toward a taxonomy of team performance functions. In: Swezey R, Salas E (eds) Teams: their training and performance. Ablex, Norwood, NJ, pp 31–56

Flin R, O'Connor P, Crichton M (2008) Safety at the sharp end: a guide to non-technical skills. Ashgate, Aldershot

Flin R, Fletcher G, McGeorge P et al (2003) Anaesthetists' attitudes to teamwork and safety. Anaesthesia 58:233–242

Flin R, Maran N (2004) Identifying and training non-technical skills for teams in acute medicine. Qual Saf Health Care 13(Suppl 1):i80–i84

Helmreich R, Schaefer H (1994) Team performance in the operating room. In: Bogner M (ed) Human error in medicine. Erlbaum, Hillsdale, NJ, pp 225–253

Jain M, Miller L, Belt D et al (2006) Decline in ICU adverse events, nosocomial infections and cost through a quality improvement initiative focusing on teamwork and culture change. Qual Saf Health Care 15:235–239

Janis I (1972) Groupthink. Psychological studies of policy decisions and fiascos. Houghton-Mifflin, Boston

Katzenbach JR, Smith DK (1993) Teams. Der Schlüssel zu Hochleistungsorganisationen [Teams. The key to high-performance organizations]. Redline Wirtschaft, Vienna

Kogan N, Wallach MA (1969) Risk taking. Holt, New York

Kriz WC (2000) Teamkompetenz. Konzepte, Trainingsmethoden, Praxis [Team competence. Concepts, training methods, practice]. Vandenhoeck and Ruprecht, Göttingen

Leonard M, Graham S, Bonacum D (2004) The human factor: the critical importance of effective teamwork and communication in providing safe care. Qual Saf Health Care 13(Suppl 1):i85–i90

Makary MA, Sexton JB, Freischlag JA et al (2006) Operating room teamwork among physicians and nurses: teamwork in the eye of the beholder. J Am Coll Surg 202:746–752

Matera P (2003) The power of teamwork. J Emerg Med Serv 28:26

Mickan S, Rodger S (2000) Characteristics of effective teams: a literature review. Aust Health Rev 23:201–208

Morey JC, Simon R, Jay GD et al (2002) Error reduction and performance improvement in the emergency department through formal teamwork training: evaluation results of the MedTeams project. Health Serv Res 37:1553–1581

Murray WB, Foster PA (2000) Crisis resource management among strangers: principles of organizing a multidisciplinary group for crisis resource management. J Clin Anesth 12:633–638
Ohlinger J, Brown MS, Laudert S et al (2003) Development of potentially better practices for the neonatal intensive care unit as a culture of collaboration: communication, accountability, respect, and empowerment. Pediatrics 111:471–481
Orasanu J, Salas E (1993) Team decision-making in complex environments. In: Klein G, Orasanu J (eds) Decision-making in action: models and methods. Ashgate, New York, pp 327–345
Paris CR, Salas E, Cannon-Bowers JA (2000) Teamwork in multi-person systems: a review and analysis. Ergonomics 43:1052–1075
Reader T, Flin R, Lauche K, Cuthbertson BH (2006) Non-technical skills in the intensive care unit. Br J Anaesth 96:551–559
Reader T, Flin R, Mearns K, Cuthbertson BH (2009) Developing a team performance framework for the intensive care unit. Crit Care Med 37(5):1787–1793
Risser DT, Rice MM, Salisbury ML et al (1999) The potential for improved teamwork to reduce medical errors in the emergency department. The MedTeams Research Consortium. Ann Emerg Med 34:373–383
Risser DT, Simon R, Rice MM, Salisbury ML (2000) A structured teamwork system to reduce clinical errors. In: Spath PL (ed) Error reduction in health care. A system approach to improving patient safety. AHA Press, Chicago, pp 235–278
Salas E, Dickinson TL, Converse SA, Tannenbaum SI (1998) Toward an understanding of team performance and training. In: Swezey RW, Salas E (eds) Teams: their training and performance. Ablex, Norwood, New Jersey, pp 3–30
Schaefer HG, Helmreich RL, Scheidegger D (1995) Safety in the operating theatre, part 1: Interpersonal relationships and team performance. Curr Anaesth Crit Care 6:48–53
Schulz S, Frey D (1998) Wie der Hals in die Schlinge kommt: Fehlentscheidungen in Gruppen [Erroneous decision-making in groups]. In: Ardelt-Gattinger E, Lechner H, Schlögl W (eds) Gruppendynamik. Anspruch und Wirklichkeit der Arbeit in Gruppen [group dynamics – ideal and reality of work oin groups]. Verlag für Angewandte Psychologie, Göttingen, pp 139–158
Sexton JB (2004) The better the team, the safer the world: golden rules of group interaction in high risk environments: evidence based suggestions for improving performance. Published by Swiss Re Centre for Global Dialogue Rüschlikon, Switzerland, and the Gottlieb Daimler and Karl Benz Foundation, Ladenburg, Germany
Sexton JB, Holzmueller CG, Pronovost PJ et al (2006a) Variation in caregiver perceptions of teamwork climate in labor and delivery units. J Perinatol 26:463–470
Sexton JB, Makary MA, Tersigni AR et al (2006b) Teamwork in the operating room: frontline perspectives among hospitals and operating room personnel. Anesthesiology 105:877–884
Sherwood G, Thomas E, Bennett DS, Lewis P (2002) A teamwork model to promote patient safety in critical care. Crit Care Nurs Clin North Am 14:333–340
Stout RJ, Cannon-Bowers JA, Salas E, Milanovich DM (1999) Planning, shared mental models, and coordinated performance: an empirical link is established. Hum Factors 41:61–71
Thomas EJ, Sexton JB, Helmreich RL (2003a) Discrepant attitudes about teamwork among critical care nurses and physicians. Crit Care Med 31:956–959
Thomas EJ, Sherwood GD, Mulhollem JL et al (2004) Working together in the neonatal intensive care unit: provider perspectives. J Perinatol 24:552–559
Undre SN, Sevdalis AN, Healey S et al (2006) Teamwork in the operating theatre: cohesion or confusion? J Eval Clin Pract 12:182–189
Urban J, Bowers C, Monday S, Morgan B (1995) Workload, team structure and communication in team performance. Milit Psychol 7:123–139
Weaver SJ, Rosen MA, DiazGranados D et al (2010) Does teamwork improve performance in the operating room? A multilevel evaluation. Jt Comm J Qual Patient Saf 36(3):133–142
Wheelan SA, Burchill CN, Tilin F (2003) The link between teamwork and patients' outcomes in intensive care units. Am J Crit Care 12:527–534
Xiao Y, Hunter WA, Mackenzie CF et al (1996) Task complexity in emergency medical care and its implications for team coordination. Hum Factors 38:636–645

# La parola è oro: comunicazione

# 12

*con il contributo speciale di Walter Eppich, MD, MEd*

**Caso clinico**

Nel tardo pomeriggio, gli operatori del *team* per l'emergenza intra-ospedaliera rispondono a una chiamata per arresto cardiocircolatorio nel reparto di chirurgia generale. Al loro arrivo, il paziente è incosciente e due infermieri stanno praticando le manovre di rianimazione cardiopolmonare di base (RCP), mentre alcuni presenti osservano la scena con occhi increduli. Il medico della terapia intensiva ha l'impressione che le manovre attuate siano caotiche e disorganizzate. Annuncia ad alta voce la sua presa in carico della situazione e si assicura che le manovre di RCP siano eseguite in maniera efficace e ben coordinate. Poi, delega compiti specifici agli altri membri del suo gruppo. Pochi minuti dopo arriva un chirurgo e l'intensivista lo aggiorna sulla situazione. I due medici considerano inizialmente la diagnosi di embolia polmonare massiva come possibile causa dell'attività elettrica senza polso, ma vengono presto a sapere che il paziente è appena stato sottoposto a una splenectomia, senza particolari complicanze. Nell'ipotesi di uno shock emorragico, il medico ria-nimatore ordina un riempimento volemico rapido. Mentre proseguono le manovre di RCP, s'inserisce un accesso venoso centrale e, dopo somministrazione di 2000 ml di cristalloidi e boli ripetuti di adrenalina, il paziente recupera una circolazione spontanea e una pressione arteriosa accettabile. Il chirurgo avvisa la sala operatoria (SO) per organizzare una laparotomia esplorativa d'emergenza, invia una richiesta urgente di emoderivati al centro trasfusionale e fa preparare l'apparecchio per emorecupero in SO. Il paziente è condotto stabile in SO, dove il rianimatore trasmette le consegne e risponde alle domande dei colleghi che lo prendono in carico. L'emoglobina all'ingresso in sala è 3,8 g/dL. Durante l'intervento, i chirurghi identificano il distacco di una legatura sui vasi splenici e riescono a controllare il sanguinamento. Il paziente riceve nel periodo intraoperatorio 9 unità di globuli rossi concentrati, 12 unità di plasma fresco congelato e 2 unità di concentrati piastrinici. Il decorso postoperatorio è complicato da un'insufficienza renale acuta, che si risolve in qualche settimana. Il paziente recupera completamente ed è dimesso a domicilio senza esiti neurologici.

M. St.Pierre, G. Hofinger, C. Buerschaper, R. Simon, I. Daroui,
*Gestione delle crisi in medicina d'urgenza e terapia intensiva*,
DOI: 10.1007/978-88-470-2799-2_12, © Springer-Verlag Italia 2013

Un *team* di rianimazione risponde a una situazione di arresto cardiocircolatorio e un gruppo di medici, infermieri e personale di reparto con esperienza variabile deve gestire la situazione. Nel suo ruolo di *team leader*, il medico rianimatore deve affrontare diverse attività in parallelo: attribuire i vari compiti ai membri del gruppo, coordinare le manovre di rianimazione, raccogliere tutte le informazioni disponibili per determinare la causa dell'arresto cardiaco e valutare le risposte ai suoi interventi. Inoltre, deve iniziare i preparativi per un intervento chirurgico urgente, mentre contemporaneamente coordina gli sforzi di rianimazione. Consegna il paziente ai colleghi della sala operatoria e condivide con loro tutte le informazioni importanti. La sopravvivenza del paziente, senza esiti neurologici, all'episodio di arresto cardiaco può essere in gran parte attribuita all'efficienza del lavoro svolto dal gruppo e alla buona comunicazione durante le varie fasi dell'emergenza.

## 12.1 Organizzare il caos: funzioni della comunicazione

La funzione fondamentale della comunicazione è di trasmettere un messaggio da un individuo a un altro. Tuttavia, il nostro caso clinico evidenzia alcune caratteristiche chiave di una buona comunicazione in situazioni d'emergenza. Durante una crisi, la comunicazione deve rispondere a diverse funzioni importanti, che vanno oltre il semplice scambio di parole. Infatti, gli schemi comunicativi necessari sono diversi rispetto a quelli impiegati nella conversazione quotidiana, che sarebbero inadeguati per far fronte alle esigenze di una simile situazione. La comunicazione in medicina critica risponde ad alcune funzioni essenziali che discutiamo in questo capitolo.

### 12.1.1 Sviluppare e mantenere la struttura del gruppo

Nel caso clinico, il rianimatore organizza il gruppo per il ruolo di comando conferitogli a priori dalla sua specialità. Attribuisce i ruoli e le loro funzioni ai membri del gruppo, affidando ad alcuni attività complesse come la RCP e ad altri compiti o commissioni più semplici. Le manovre d'emergenza e di rianimazione sono solitamente eseguite da diversi operatori, con professione e specialità differenti (gruppo *ad hoc*; capitolo 11). I collaboratori di un tale gruppo possono anche non conoscersi tra loro, non sapere i relativi ruoli, le particolari capacità, gli obiettivi individuali, le esigenze tecniche (eseguire l'ACLS) e sociali (fare conoscenza con tutti) che si devono soddisfare in parallelo (Murray e Foster, 2000). Il processo di formazione del gruppo chiarisce chi si assume un determinato ruolo e chi segue le istruzioni. La sua struttura è determinata a priori dal ruolo professionale di ciascuno e, in parte, da un'assegnazione esplicita, con il coordinamento delle responsabilità all'interno del gruppo. La natura esplicita della comunicazione è particolarmente importante quando sono presenti più membri "dello stesso grado" (ad es. infermieri, medici). Un gruppo valido si accorda esplicitamente sul ruolo di comando e attribuisce le responsabilità senza presupposti. Quando arriva un nucleo già formato (come nel caso del *team* di rianimazione intraospedaliera che raggiunge il personale del reparto), la comunicazione consente al resto del personale di capire il proprio ruolo e contribuisce contemporaneamente a stabilizzare la struttura del gruppo.

### 12.1.2 Coordinare i processi di gruppo e l'esecuzione dei compiti

Da un punto di vista operativo, la comunicazione permette il raggiungimento degli obiettivi fissati per ciascun compito e il coordinamento degli sforzi del gruppo. Nel caso clinico, il *team leader* coordina il flusso di lavoro, assegnando i vari compiti secondo le capacità dei collaboratori. Concentrando tutte le risorse disponibili per la gestione della crisi ed evitando azioni non essenziali, il coordinatore sviluppa un senso di fiducia nel gruppo. Un leader poco pratico con le situazioni di emergenza o con quel particolare gruppo deve spendere più tempo per coordinare le varie attività. Tuttavia, il coordinamento del gruppo non è limitato a un processo dall'alto in basso; implica anche la consapevolezza di ciascun membro riguardo alle azioni dei suoi collaboratori e al completamento dei vari compiti.

### 12.1.3 Permettere lo scambio d'informazioni

Lo scambio d'informazioni rappresenta una terza funzione della comunicazione, necessaria per una valida prestazione del gruppo durante un'emergenza in reparto o in sala operatoria. Uno scambio d'informazioni efficace è fondamentale per raggiungere un'adeguata consapevolezza della situazione e per sviluppare valide strategie di azione.

### 12.1.4 Facilitare le relazioni

Un principio fondamentale della comunicazione umana consiste nel fatto che avviene in un contesto sociale. Perciò, la comunicazione svolge una quarta funzione, sempre presente durante un'emergenza, di sviluppo e facilitazione delle relazioni tra i membri del gruppo. Sono tre i principali fattori che influenzano il modo in cui si formano queste relazioni:

- le figure professionali e le qualifiche che i collaboratori devono concretizzare;
- il comportamento da loro manifestato;
- le aspettative di ciascuno riguardo agli altri e il loro livello di comunicazione.

Le prime tre funzioni della comunicazione, descritte prima (sviluppo del gruppo, coordinamento, scambio d'informazioni), sono impensabili senza il "mettersi in relazione". È impossibile scambiare informazioni, attraverso un'attitudine semplicemente limitata ai fatti, senza stabilire contemporaneamente una relazione tra i partecipanti a questi scambi. Questo fatto ha ripercussioni dirette sulla sicurezza del trattamento erogato al paziente: se un leader dimostra un comportamento calmo e deciso durante la situazione critica, crea un clima nel gruppo caratterizzato da sicurezza, affidabilità, fiducia e volontà di assumersi le proprie responsabilità. Comportandosi sempre nello stesso modo, il coordinatore coltiva una reputazione di clinico sicuro e competente, con il quale gli altri hanno piacere di lavorare. Pertanto, i membri del gruppo sviluppano aspettative positive nei confronti del leader il quale, a sua volta, esprime (e quindi facilita) ulteriori interazioni positive. Al contrario, se il leader è visto come una persona arrogante e prepotente, i collaboratori si aspetteranno lo stesso atteggiamento in futuro. Quando un medico così "arrogante" distribuisce ordini bruschi durante un'emergenza, i membri del gruppo vedono confermate le loro aspettative negative; ne consegue un circolo vizioso di aspettative, percezione, interpretazione e reazione. Invece, se il capo "calmo e deciso" mostra lo stesso comportamento brusco, il gruppo tenderà a interpretarlo in maniera diversa. Poiché apprezzano la personalità solitamente positiva del capo, i collaboratori tendono in quel caso a scusare questi brevi sfoghi semplicemente come un errore. Perciò, i problemi relazionali e quelli di comunicazione sono inestricabilmente legati.

Le funzioni basilari della comunicazione in medicina critica comprendono:
- lo sviluppo e mantenimento della struttura del gruppo;
- il coordinamento dei processi di gruppo e l'esecuzione dei compiti;
- lo scambio d'informazioni;
- l'agevolazione delle relazioni.

## 12.2 Capire la comunicazione

Nonostante esistano molti approcci alla comunicazione, provenienti da diverse branche scientifiche, tutte le teorie condividono la nozione secondo la quale la comunicazione riguarda *informazioni* e *interazioni*. Nella prossima sezione, saranno descritti i concetti psicologici di base e spiegate due delle principali teorie sulla comunicazione.

### 12.2.1 Presupposti di base sulla comunicazione

Esistono diversi impianti teorici e definizioni su cosa costituisca realmente una comunicazione (Griffin, 1999; Miller, 2005) e ancora più numerosi sono i consigli pratici o i suggerimenti su come comunicare bene nella vita quotidiana (Knapp e Daly, 2002; Hargie, 2006). In questo testo, le ipotesi seguenti formano la base della nostra interpretazione per il termine "comunicazione":
- la comunicazione è *sempre intenzionale*. Una persona interagisce deliberatamente con un'altra. Questa interazione può essere verbale o non verbale (ad es. cenno del capo, sorriso, corrugamento della fronte);
- la comunicazione riguarda sempre *almeno due persone*; implica che il pensiero e il comportamento di un soggetto siano messi in relazione con un altro soggetto;
- la comunicazione, come elemento fondamentale del comportamento umano, *dipende dal contesto della situazione*. Ogni volta che una persona parla o si comporta in un certo modo, il suo comportamento può essere interpretato da qualsiasi altra persona. Oltre a percepirlo l'osservatore può collegare questo

comportamento alla sua persona, indipendentemente dalle intenzioni del mittente. Nel nostro caso clinico, alcuni infermieri che stanno fermi ad aspettare istruzioni e ai quali il medico rianimatore non si rivolge esplicitamente, potrebbero interpretare il comportamento come un segnale che "il medico ci sta ignorando". Questo esempio illustra uno dei presupposti basilari della teoria della comunicazione, cioè, che la comunicazione dev'essere vista in un quadro molto più vasto rispetto al semplice scambio di parole: "non si può *non* comunicare" (Watzlawick et al., 1996);

- non avendo accesso diretto alla mente degli altri, la comunicazione non può mai limitarsi a un semplice trasferimento d'informazioni da una persona all'altra (Maturana e Varela, 1992). Nonostante il mittente abbia molte possibilità per dichiarare, nel modo più chiaro possibile, le proprie intenzioni in una data situazione, non è in grado di influenzare il modo in cui gli altri comprendono o rispondono alle sue informazioni. Nel caso clinico, durante le manovre di rianimazione, il medico chiede a uno degli infermieri meno esperti del reparto un catetere venoso centrale dal carrello delle emergenze. Non sapendo esattamente di cosa stia parlando, la domanda "per favore può passarmi un catetere centrale?" presenta un valore informativo insufficiente per attivare nell'infermiere il comportamento inteso dal medico. Perciò, il rianimatore non raggiunge l'obiettivo desiderato, perché non ha trasferito le informazioni necessarie per quell'infermiere;
- non possiamo determinare il modo in cui la controparte interpreta le nostre parole o i nostri comportamenti, perché *il "significato" non è una variabile sulla quale c'è sempre accordo*, e che si trasmette semplicemente insieme con le parole. Ogni messaggio è soggetto all'interpretazione personale del ricevente e il risultato della trasmissione può spesso variare notevolmente rispetto alle intenzioni iniziali del mittente;
- la cooperazione produce spesso *schemi di comunicazione di gruppo*, stabili e relativamente riproducibili tra i collaboratori (Watzlawick et al., 1996). Tuttavia, questi schemi di comunicazione possono essere più o meno adatti alle esigenze della situazione. Per esempio, se un gruppo è abituato a discutere tutti i pro e i contro prima d'intraprendere un'azione terapeutica, è più facile garantire un trattamento sicuro per il paziente. Al contrario, se un'équipe d'emergenza applicasse lo stesso schema comunicativo prima d'iniziare le manovre di rianimazione cardiopolmonare, il trattamento subirebbe un intollerabile ritardo;
- uno *schema comunicativo disfunzionale* si osserva quando i soggetti coinvolti hanno buone intenzioni, ma le loro interazioni producono comunque un sistema inefficace e distruttivo. Un esempio comune di schema cognitivo e interpretativo disfunzionale è la tendenza diffusa a biasimare gli altri in caso di problemi di comunicazione, rifiutando nello stesso tempo di condividere una parte di responsabilità. Gli schemi comportamentali di entrambi i partecipanti nella comunicazione formano un sistema a circuito chiuso di causa-effetto. Se due persone collaborano (e comunicano) in modo inefficiente, la ragione non è da ricercare in problemi di personalità (ad es. chirurgo irascibile, infermiera isterica) ma negli schemi di comunicazione inadeguati.

### 12.2.2 Sorgenti e quadrati: teorie della comunicazione

Alcuni modelli teorici tentano di concettualizzare la comunicazione come una trasmissione di segnali e di contenuti. Nell'ambiente a rischio della medicina critica, esistono due modelli particolarmente adatti per spiegare sia gli aspetti normali che quelli problematici della comunicazione umana.

#### 12.2.2.1 Modello di trasmissione secondo Shannon-Weaver

Nel 1949 Claude Shannon e Warren Weaver, due ingegneri – non psicologi – impiegati dalla Bell Telephone Labs negli Stati Uniti, hanno formulato un modello tecnico della comunicazione, per sviluppare una teoria matematica applicata alla trasmissione delle informazioni. Hanno proposto che qualsiasi forma di comunicazione debba includere cinque elementi, perché un messaggio possa essere trasmesso con successo (Fig. 12.1):

- sorgente d'informazione: produce il messaggio;
- trasmettitore: codifica il messaggio sotto forma di segnali;
- canale: i segnali sono modificati per la trasmissione attraverso un canale;
- ricevitore: "decodifica" (ricostruisce) il messaggio a partire dal segnale ricevuto;
- destinatario: punto d'arrivo del messaggio.

Un presupposto fondamentale di questo modello è che sia il trasmettitore sia il ricevitore devono condividere una serie di segni e regole comuni per codificare e ricostruire il messaggio. La qualità della ricezione è determinata dal tipo di canale (che non dev'essere necessariamente quello del linguaggio), dalla sua capacità e dalle perturbazioni (ad es. rumore). Il modello "trasmettitore-canale-ricevitore" è stato ripetutamente applicato all'uomo, anche se include pochi elementi e non riesce a descrivere tutta la complessità del processo di elaborazione delle informazioni nella comunicazione umana. Tuttavia, a parte l'evidente distorsione tecnologica, questo modello permette di evidenziare alcuni problemi interpersonali di comunicazione che nascono da interferenze nei canali comunicativi dovute a fattori di disfunzione come il rumore. Le interferenze con i messaggi trasmessi lungo il canale possono provocare un cambiamento del segnale in corso di trasmissione; il segnale può anche non essere ricevuto. Per esempio, se una situazione di emergenza accade in un ambiente rumoroso e caotico, le istruzioni di un leader o i riscontri dai membri del gruppo rischiano facilmente di essere malintesi, o neanche sentiti. Un secondo

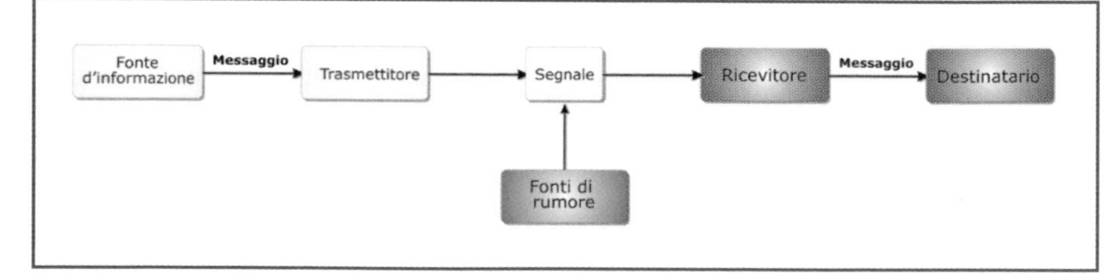


**Fig. 12.1** Trasmettitore-Canale-Ricevitore. Modello di trasmissione secondo Shannon-Weaver (da Shannon e Weaver, 1949)

fattore di disfunzione dei canali comunicativi è il sovraccarico. Il sovraccarico del canale non è dovuto al rumore, ma alla quantità di segnali che eccedono le capacità dei canali. Nell'ambiente della medicina critica, questo può accadere molto facilmente se tutti i collaboratori di un gruppo cominciano a parlare contemporaneamente. I messaggi (non il rumore) sovraccaricano il canale della comunicazione verbale, costringendo il ricevente a filtrare le informazioni rilevanti tra tutti i dati in arrivo (capitolo 8). Nel processo di filtraggio si rischia di perdere informazioni importanti. Un altro aspetto importante, considerato in dettaglio dal secondo modello descritto più avanti, riguarda il messaggio stesso. La pubblicazione originale di Shannon riguardava la teoria dell'informazione e trattava di trasmissione delle informazioni; in realtà, la comunicazione umana è molto più di un semplice trasferimento di dati. Nel caso degli esseri umani è più corretto definirla non come un'elaborazione d'informazioni, ma come un'elaborazione di significati; perciò, se questo modello è applicato alla comunicazione umana, sorge un problema riguardo al trattamento dei significati del messaggio, ammettendo che possano essere codificati, trasferiti e decodificati. Inoltre, il modello di Shannon subisce le conseguenze della sua evidente linearità: considera la comunicazione come un processo unidirezionale, mentre l'interazione umana avviene a livello verbale e non verbale tra almeno due soggetti.

Quando si applica questo modello nell'ambiente ad alto rischio della medicina critica, è utile considerare un'ultima differenza, dovuta al contesto fisico (Kanki e Smith, 1999). Mentre il luogo dell'evento comunicativo può anche non influire sull'informazione contenuta nel messaggio, hanno spesso un effetto sulla qualità della trasmissione l'impatto, l'efficienza e la natura del processo comunicativo. Se il mittente e il destinatario sono insieme nella stessa stanza, la comunicazione faccia a faccia può avvantaggiarsi di un'esperienza condivisa e di segnali non verbali (ad es. espressioni facciali, gesti). In assenza d'informazioni visive condivise (ad es. al telefono), vengono a mancare molte delle fonti che completano la comunicazione. La comunicazione a distanza può utilizzare soltanto segnali verbali e paraverbali (intonazioni, enunciazione). Quando i soggetti comunicanti sono distanti e parlano attraverso un centralino (ad es. medici di reparti diversi) o una radio (paramedici e centrale operativa), è assolutamente necessario colmare il distacco nella comunicazione con particolari accorgimenti (rileggere, ripetere) per garantire la corretta trasmissione dell'informazione.

#### 12.2.2.2 I quattro aspetti di un messaggio

In contrasto con i modelli tecnici, i modelli psicologici della comunicazione descrivono soprattutto le interazioni tra soggetti comunicanti. Questi modelli distinguono:

- il contenuto del messaggio (elemento del contenuto);
- la relazione esistente tra i due soggetti (elemento relazionale);
- il modo in cui il messaggio può essere interpretato (elemento interpretativo).

La comunicazione non è soltanto una questione di trasmissione e ricezione, ma anche cosa è detto, com'è detto e come i soggetti capiscono quanto è stato detto (Bühler, 1934; Searle, 1969).

I modelli psicologici sottolineano come la comunicazione non sia solo basata su informazioni puramente fattuali; invece, "comunicazione = contenuti + relazioni"

(Griffin, 1999). Inoltre, a parte il fatto che esprime i rapporti tra il mittente e il ricevente, ogni messaggio include anche una dichiarazione (nascosta) del mittente (auto-rivelazione; Watzlawick et al., 1996).

Il "modello del quadrato" per la comunicazione, basato sui lavori di Schultz von Thun (1981, in inglese da Campbell e Bagshaw, 2002), può aiutare a spiegare la comunicazione ma anche evitare le incomprensioni. In questo modello, ogni messaggio si presenta con quattro aspetti, come i quattro lati di un quadrato: contenuto, auto-rivelazione, rapporti tra i soggetti comunicanti, interesse (Fig. 12.2, Tabella 12.1).

Questi quattro aspetti del messaggio sono importanti allo stesso modo per la persona che parla e per quella che ascolta. Si potrebbe dire che parliamo con quattro bocche e ascoltiamo con quattro orecchie, e li apriamo più o meno a seconda delle nostre intenzioni, non sempre consapevoli. L'aspetto, tra i quattro, messo maggiormente in evidenza dal mittente (cioè, quale bocca parla più forte) dipende dai suoi pensieri, intenzioni e capacità comunicative. Il ricevente, a sua volta, può reagire a ogni aspetto del messaggio. L'aspetto maggiormente preso in considerazione (cioè, quale orecchio ascolta meglio) dipende dal suo stato d'animo, dalle sue aspettative o ansie e dalle precedenti interazioni con il mittente. Tuttavia, il mittente non può influenzare in alcun modo la mente di chi lo ascolta e può difficilmente prevedere la risposta del ricevente del messaggio.

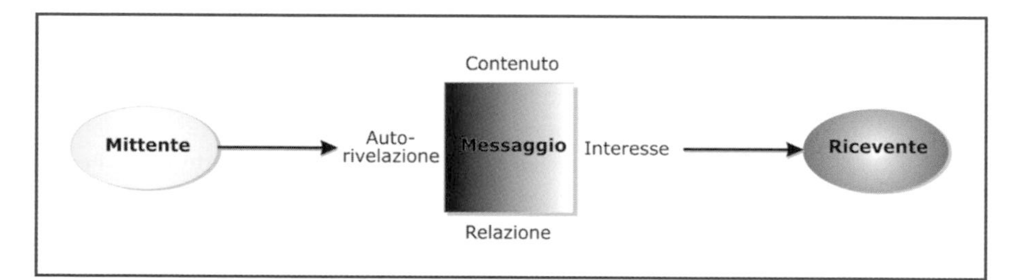


**Fig. 12.2** Quattro aspetti di un messaggio. Modello psicologico "del quadrato", di Schultz von Thun, per la comunicazione interpersonale (da Schults von Thun, 1981)

**Tabella 12.1** Quattro aspetti di un messaggio: "modello quadrato" della comunicazione (da Schulz von Thun, 1981)

| | |
|---|---|
| Contenuto | Informazioni su fatti, oggetti ed eventi |
| Auto-rivelazione | Informazioni sul mittente come persona. Può prendere la forma di un'auto-presentazione volontaria o di una rivelazione involontaria |
| Rapporti | Informazioni sulla relazione tra il mittente e il ricevente. Il mittente rivela come vede il ricevente e la loro relazione è determinata dalle parole scelte, dal tono della voce e dai segnali non verbali |
| Interesse | Informazioni a favore di qualche azione. Ogni messaggio informa il ricevente su cosa deve fare o se deve andarsene. Il mittente incita il ricevente a (non) fare particolari azioni |

Un esempio pratico può aiutare per chiarire il concetto (Fig. 12.3). Al termine di un bypass aortocoronarico, dopo lo svezzamento di un paziente dalla circolazione extracorporea, il cardiochirurgo si gira verso l'anestesista e dice: "La pressione sta scendendo! A quanto va la tua adrenalina?" Dal punto di vista del chirurgo (è il mittente del messaggio), il contenuto del messaggio si riferisce a una variazione osservata della situazione emodinamica e fa una domanda sull'appropriatezza del dosaggio di catecolamine. Nello stesso tempo, però, l'interrogazione richiama l'interesse dell'anestesista. La domanda potrebbe anche essere semplicemente: "Guarda la pompa infusionale e dimmi la velocità d'infusione". Inoltre, la domanda riflette anche lo stato mentale attuale del chirurgo (auto-rivelazione). Una possibilità è che la domanda esprima preoccupazioni sullo stato fisiopatologico attuale del paziente e sulle possibili conseguenze, se la situazione emodinamica non dovesse migliorare rapidamente; in realtà, dal punto di vista relazionale, il chirurgo può anche voler chiarire le responsabilità per le varie attività in corso. Attraverso la modalità di enunciazione, intonazione e segnali non verbali potrebbe rivelare all'anestesista quello che pensa realmente della sua controparte anestesiologica: "Questo è il mio paziente, e in quanto medico responsabile, non mi fido della tua capacità di gestire la situazione. Devo essere io a dirti di aumentare il dosaggio di adrenalina; credo che questo caso sia troppo difficile per te".

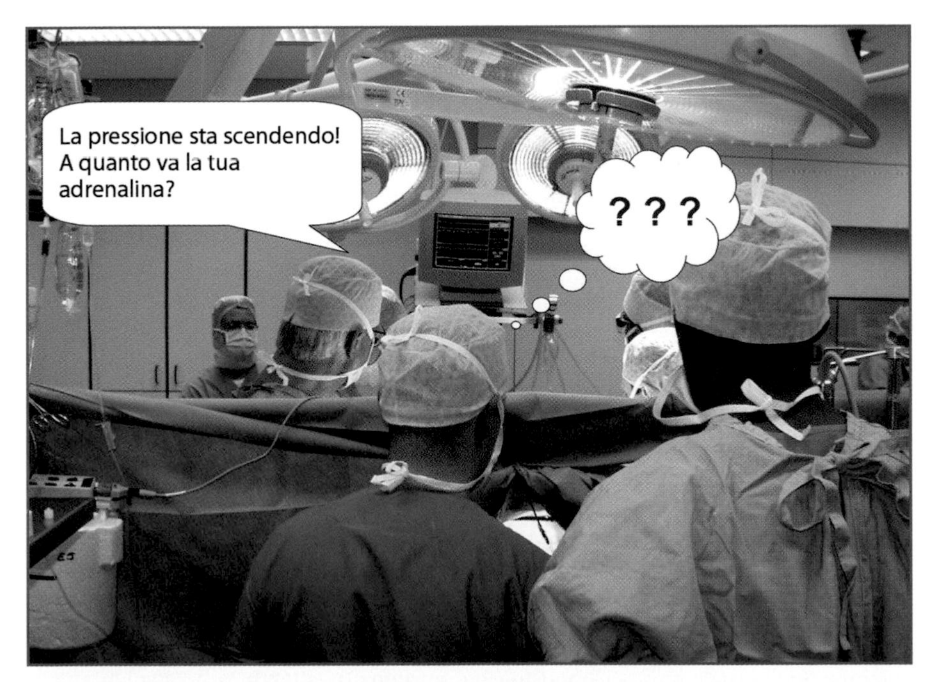


**Fig. 12.3** Comunicazione interpersonale durante una situazione critica di svezzamento dalla circolazione extra-corporea. La risposta dell'anestesista al cardiochirurgo dipende da quale dei quattro aspetti del messaggio (contenuto, auto-rivelazione, rapporti tra i soggetti comunicanti, interesse) è messo in evidenza

D'altra parte, l'anestesista (il ricevente) ascolterà anche lui i vari aspetti del messaggio con i suoi "quattro orecchi", aprendone uno più largamente rispetto agli altri. Se l'aspetto del contenuto è più importante per lui, risponderà alla domanda esponendo i fatti e dicendo al chirurgo la velocità d'infusione dell'adrenalina; se però nella domanda del chirurgo percepisce l'auto-rivelazione della sua preoccupazione per il benessere del paziente, potrebbe rispondere con il tentativo di attenuarla: "Mi sto occupando del problema e ho appena aumentato la velocità d'infusione dell'adrenalina. Sono sicuro che la pressione si stia normalizzando, per cui puoi continuare l'intervento". Oppure, l'anestesista ha un orecchio molto sensibile all'aspetto relazionale del messaggio. In tal caso, potrebbe considerare la domanda come un'ingerenza nel suo campo di competenze e una mancanza di rispetto nei suoi confronti. Perciò, la risposta potrebbe essere: "Occupati del tuo intervento."

Il lettore potrebbe provare a leggere a voce alta la frase in esempio, osservando il tono della propria voce e le emozioni che possono accompagnarla secondo le intenzioni, immaginando la reazione di una controparte.

### 12.2.3 Non conta quello che dici, ma come lo dici: comunicazione non verbale e paraverbale

La comunicazione umana utilizza diversi canali in parallelo per la trasmissione delle informazioni. Oltre alle parole scelte (comunicazione verbale), si trasmette un messaggio anche attraverso il volume, la tonalità e il ritmo della voce (comunicazione paraverbale) e attraverso gesti, posture, espressioni facciali e contatti oculari (comunicazione non verbale). La comunicazione può sfruttare molti schemi comportamentali; anche un silenzio può essere "eloquente". I soggetti riceventi il messaggio traggono da questi tre canali le informazioni che considerano più rilevanti per agire nella situazione attuale. Le informazioni trasmesse attraverso i canali non verbali "parlano" molto più direttamente delle parole e hanno un impatto maggiore. Le informazioni non verbali e paraverbali possono aiutare il ricevente a interpretare il messaggio nel contesto più ampio della situazione. Le informazioni non verbali sono come commenti o manuali d'istruzione per le frasi enunciate. La domanda del chirurgo "A quanto va la tua infusione di adrenalina?" associata a un'espressione del viso preoccupata potrebbe essere interpretata dall'anestesista come l'espressione di dubbi a proposito della sua competenza. Le stesse parole, dette in modo calmo e amichevole, potrebbero significare "Sono fiducioso, te ne stai occupando bene!". Una tale interpretazione avviene in modo subcosciente; i canali non verbali e paraverbali sono molto arricchiti da attitudini o emozioni, e sono meno controllati dalla coscienza rispetto alle informazioni trasmesse nel canale verbale. Tuttavia, quando c'è la sensazione che i canali verbali e non verbali non siano in accordo, perché le parole trasmettono un significato, mentre l'informazione non verbale indica l'opposto (incongruenza), si tende subconsciamente a dare maggiore importanza ai segnali non verbali e paraverbali. Nel dubbio, si crede di più al tono della voce, all'espressione facciale, ai gesti e al linguaggio del corpo piuttosto che alle parole dette dal mittente.

Se esistono più interpretazioni possibili per un messaggio, si tende a scegliere quella più probabile nella situazione, o quella che risponde meglio alle proprie aspettative. Se le incongruenze lasciano molto spazio all'interpretazione del ricevente, il risultato della comunicazione rischia di riflettere più le sue percezioni, le sue ansie o aspettative, che le reali intenzioni del mittente. Specialmente nelle situazioni critiche, è importante ricordare che il messaggio inviato dal linguaggio del corpo dovrebbe essere conforme al messaggio verbale (congruenza).

## 12.3 Disturbi generici della comunicazione

Il nostro caso clinico descrive un'emergenza medica durante la quale una comunicazione efficace consente di strutturare e coordinare le attività del gruppo. L'esito del lavoro svolto è gratificante; il paziente sopravvive al suo arresto cardiaco ed esce dalla terapia intensiva senza nessun danno neurologico. Tuttavia, non è raro che la comunicazione si riveli fallimentare e comprometta la sicurezza del paziente. In tal caso, la causa del problema va ricercata in uno dei seguenti motivi:
- caratteristica del messaggio;
- processo di ricezione e interpretazione dell'informazione;
- rapporti tra i due soggetti comunicanti.

### 12.3.1 Incomprensione

Le persone comunicano per richiamare l'attenzione sulle proprie intenzioni e sull'obiettivo delle loro azioni. Se il mittente invia informazioni o istruzioni e un membro del gruppo reagisce in maniera diversa da quanto intende il mittente, si crea un malinteso. In situazioni quotidiane o familiari le incomprensioni sono rare, perché sia il mittente che il ricevente hanno modelli mentali simili sul tipo di comportamento da adottare in determinate circostanze. Anche se il messaggio è trasmesso parzialmente (ad es. a causa del rumore ambientale) e il ricevente percepisce solo la metà delle parole, il contesto della situazione e le sue aspettative consentono comunque al ricevente di interpretare correttamente il reale significato inteso dal mittente. Tutto però cambia in caso di situazioni nuove o ambigue; in quei casi, né il mittente né il ricevente possono far affidamento a modelli mentali familiari. Devono identificare, studiare e spiegare la situazione, tentando anche di predirne i possibili sviluppi (capitolo 6). Un tale processo dipende molto da emozioni, motivazioni, conoscenze ed esperienza del soggetto, per cui i risultati del mittente e del ricevente rischiano di coincidere solo in parte. Queste differenze tra i modelli mentali aumentano la probabilità di un malinteso.

I piccoli malintesi sono tollerati nella conversazione informale; talvolta, sono addirittura intenzionali (ad es. battute, commenti ironici). Tuttavia, nelle situazioni ad alto rischio, quando la complessità del lavoro, l'ambiguità e i tempi ristretti richiedono una collaborazione efficace, anche piccole incomprensioni e inefficienze comunicative possono avere conseguenze drammatiche.

#### 12.3.1.1 Ambiguità linguistica

Si possono fraintendere i messaggi verbali perché la fonazione, la grammatica, i dialetti e gli accenti marcati, aggiungono ulteriore ambiguità alle frasi. Il significato inteso dal mittente deve essere dedotto dal contesto situazionale. Quando le interferenze come rumori, tempi ristretti e distrazioni complicano il processo di comprensione, l'interpretazione delle frasi ambigue può diventare una fonte di errori.

#### 12.3.1.2 Poco chiaro, non "quadrato"

Una comunicazione efficace è una questione "quadridimensionale", perché ogni messaggio comporta quattro aspetti differenti, sia per il mittente che per il ricevente. Gli esseri umani parlano con "quattro bocche" e ascoltano con "quattro orecchie", dando la preferenza a uno dei quattro aspetti (Fig. 12.4). Se l'ascoltatore del messaggio si concentra su un aspetto diverso rispetto a quello inteso dal mittente, ne derivano incomprensioni. Questa selezione subconscia avviene anche se il messaggio è stato completamente trasmesso senza interferenze lungo il canale comunicativo. Per evitare questo tipo di malinteso, è necessario comunicare in modo congruo. Per esempio, quando qualcuno chiede se serve aiuto non dire "sto bene", anche se si fa con un tono di voce tale da suggerire le proprie difficoltà. Si rischia di non ricevere alcun aiuto.

#### 12.3.1.3 Modelli mentali differenti

I malintesi si producono a un livello più complesso, quando il modello mentale e i piani d'azione di un soggetto sono diversi rispetto a quelli dei suoi collaboratori. Questo succede più facilmente se non esiste una condivisione esplicita dei modelli mentali. Di conseguenza, un gruppo rischia di essere dominato dal presupposto errato che tutti i collaboratori siano sulla stessa lunghezza d'onda. Credono di occuparsi dello stesso paziente, mentre in realtà ognuno di loro sta forse trattando un problema diverso. Quando i modelli mentali non coincidono, la probabilità che i collaboratori del gruppo possano predire, adattare e coordinare i loro sforzi con successo è molto ridotta. Lo stesso vale per la pianificazione e la previsione degli

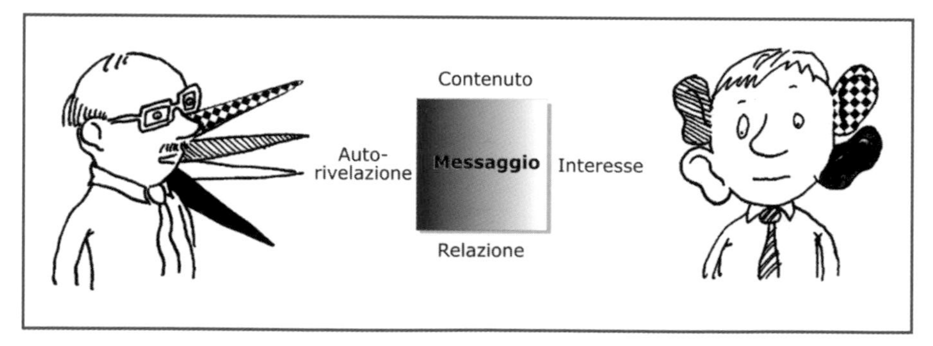


**Fig. 12.4** Il modello a "quattro bocche" e "quattro orecchie" (da Schulz von Thun et al., 2000). Sia il mittente che il ricevente del messaggio possono sottolineare uno dei quattro aspetti del messaggio. Il mittente non può in nessun modo prevedere la comprensione del messaggio da parte del ricevente

sviluppi futuri; quando i piani d'azione tengono poco conto dei riscontri verbali dei collaboratori, il rischio di malintesi aumenta in proporzione. Se le osservazioni, le valutazioni e le aspettative riguardanti gli sviluppi futuri della situazione non vengono condivise, i membri del gruppo non avranno nessun indizio sull'immagine mentale e sulle aspettative dei loro collaboratori. Di conseguenza, le azioni inadeguate di un ricevente possono costituire una normale risposta alle informazioni del mittente; inoltre, i piani d'azione dei membri del gruppo rischiano di svilupparsi in direzioni diverse.

### 12.3.2 Problemi relazionali

La maggior parte dei comportamenti attuati nel processo di comunicazione dipende da alcuni schemi relazionali basilari, individuali e sociali. Si parla di relazione simmetrica, quando i soggetti coinvolti sono in condizione di parità e la comunicazione è "basata su poteri uguali". Invece, il fatto caratteristico delle relazioni complementari è che un soggetto si trova più in alto nella gerarchia, mentre l'altro è più in basso; la comunicazione in quel caso è "basata su differenze di potere" (Griffin, 1999). In campo sanitario, le relazioni valide comportano entrambi i tipi di rapporti di potere (Watzlawick et al., 1974).

La comunicazione è l'unico modo per mettersi in relazione con altri esseri umani, per cui l'esperienza accumulata in una vita di interazioni interpersonali porta un soggetto ad avere presupposti personali, con categorie specifiche di pensieri sul comportamento e sui tratti di personalità altrui. Perciò, quando due persone si incontrano per la prima volta, tendono a paragonare in modo subconscio il comportamento percepito della controparte con alcune categorie prestabilite. Se questo processo avviene troppo rapidamente o troppo rigidamente, i soggetti rischiano di essere classificati dopo solo pochi momenti d'interazione. Quando le stesse persone si incontrano di nuovo, hanno già alcune aspettative sul comportamento della controparte, che sono solitamente restie a mettere in dubbio. Questo spiega perché la "prima impressione" (che sia negativa o positiva) può avere un così grande impatto sul successo della comunicazione. I presupposti di una persona sulla sua controparte, rappresentano un forte elemento distorsivo per gli incontri successivi. Se la prima impressione è positiva e comune, tenderà a promuovere un clima di gruppo costruttivo; se invece la prima impressione è negativa, si può rapidamente instaurare un circolo vizioso, con una sequenza di percezioni, valutazioni, categorizzazioni e aspettative. Le aspettative dominano la percezione del soggetto e il messaggio che riceve durante l'incontro determina la sua risposta. Purtroppo, è raro essere consapevoli dei propri pregiudizi nei confronti degli altri e non si mette solitamente in dubbio l'adeguatezza delle proprie attese. Invece, si tende ad attribuire le difficoltà incontrate con alcuni soggetti esclusivamente alle loro caratteristiche. Non si pensa che i problemi possano nascere dall'interazione difficoltosa (di cui si è una parte), ma che siano soltanto provocati dalla personalità problematica dell'altro. Se le interazioni sono basate sulle aspettative, diventa chiaro il motivo delle numerose disfunzioni comunicative sul posto di lavoro. Le interazioni disfunzionali più frequentemente incontrate sono:

- escalation simmetrica;
- escalation complementare;
- reattanza.

#### 12.3.2.1 "Occhio per occhio": escalation simmetrica

Il termine comunicazione simmetrica descrive uno schema normale d'interazioni basato sull'equivalenza tra i due elementi comunicanti. Due soggetti comunicano in modo simmetrico quando il comportamento dell'uno riflette quello dell'altro; entrambi si sforzano di ridurre le differenze (Griffin, 1999). Se però la relazione tra i due è tesa, oppure se uno dei due ha una personalità competitiva, lo schema comunicativo può diventare disfunzionale. In quel caso, avviene un'escalation della comunicazione simmetrica e i due soggetti competono per avere il controllo. Nell'escalation simmetrica, il motto dei due diventa "se lo fai tu, lo posso fare anch'io!". Per esempio, un cardiochirurgo che ha iniziato la sua formazione in anestesia molti anni prima e poi ha scelto di cambiare specialità, potrebbe voler competere con la controparte anestesiologica in uno schema di comunicazione simmetrica. Un'affermazione del tipo "quando ero in specialità, tenevamo sempre le dita sul polso e riuscivamo a sentire un'ipotensione senza tutti quei gadget tecnologici", potrebbe ricevere come risposta "è proprio questa tecnologia che vi permette oggi di operare pazienti sempre più malati". Se i due continuano con questo schema simmetrico, finiscono per litigare invece di risolvere il problema emodinamico del paziente.

#### 12.3.2.2 "Chi la fa, l'aspetti": comunicazione complementare

Negli schemi di comunicazione complementari, le differenze esistenti tra i soggetti comunicanti si integrano tra loro; l'interazione tende a spianare queste differenze. Inoltre, le azioni di una persona creano le condizioni per le azioni dell'altra, ad esempio "ordinare-eseguire", "chiedere-rispondere". Oltre alle strutture gerarchiche o ai rapporti di potere, anche la percezione del comportamento di un soggetto può provocare il comportamento corrispondente in un altro individuo. Per esempio, un'infermiera nuova può "costringere" la sua responsabile a sorvegliare da vicino le sue azioni e darle istruzioni molto dettagliate, anche se all'infermiera più anziana non piace attuare un tale comportamento di controllo. Più la responsabile si comporta in modo autoritario, più l'infermiera giovane si limita alla semplice esecuzione dei compiti. Perciò, la subordinazione inconscia di una persona è un presupposto per la dominazione di un'altra che, a sua volta, è un presupposto per la subordinazione. Questo schema comunicativo disfunzionale può a sua volta subire un'escalation: dopo alcuni "cicli" di una simile comunicazione complementare, nascono forti aspettative in merito al comportamento futuro dell'altra persona e diventa sempre più difficile cambiare schema comunicativo. Di fatto, è probabile che entrambi i soggetti non siano per nulla soddisfatti da questo comportamento forzato, perché è in contraddizione con i loro valori personali, le preferenze e le loro idee sul proprio ruolo professionale. In campo sanitario si osservano interazioni complementari nella relazione medico-paziente e nella relazione insegnante-studente.

#### 12.3.2.3 "Non dirmi quello che dovrei fare!": reattanza

Gli esseri umani dimostrano una grande variabilità inter-individuale nella loro accettazione delle regole e dei controlli, prima di percepire una minaccia per la propria libertà di comportamento. Questi sentimenti possono manifestarsi sia nelle relazioni complementari (ad esempio, quando un soggetto è sottoposto a forti pressioni per accettare un certo punto di vista o per comportarsi in un certo modo), che nelle relazioni simmetriche (quando il mittente non intende manipolare il suo interlocutore, ma il ricevente ha un particolare "orecchio" perché molto interessato a certi aspetti del messaggio). In entrambi i casi, l'individuo mostra un comportamento reattivo, direttamente in contraddizione con una richiesta, una norma o un regolamento e intende comunicare "non dirmi quello che dovrei fare!" In termini più generici, il comportamento tipico della reattanza è una funzione protettiva acquisita. Provoca un'attivazione fisica e mentale orientata alla resistenza contro gli sforzi manipolativi di altri soggetti e tende al recupero della propria libertà di comportamento e di scelta (Brehm e Brehm, 1981). I comportamenti tipici della reattanza includono:

- provocazione;
- rifiuto;
- fallimento intenzionale;
- aggressione;
- arroganza.

Gli schemi comunicativi dominati dalla reattanza possono avere un ruolo di prim'ordine quando un operatore sanitario riceve istruzioni da un soggetto proveniente da un altro gruppo professionale (ad es. un infermiere da un medico), oppure quando colleghi di altre specialità fanno domande o danno istruzioni. Per esempio, quando un cardiochirurgo chiede a un anestesista "a quanto va la tua infusione di adrenalina?", potrebbe scatenare un comportamento di reattanza in alcuni anestesisti (se ascoltano con l'orecchio "giusto" e capiscono "adesso ti dico io cosa fare"). Il comportamento di reattanza si esprime sotto forma di una risposta emotiva al tentativo percepito di manipolazione, e con una risposta del tipo "guarda che so come devo trattare il mio paziente!".

## 12.4 Problemi di comunicazione in situazioni critiche

Nel lavoro di gruppo, si possono ricondurre molti dei problemi di prestazione alle difficoltà di comunicazione interpersonale menzionate prima, sia in situazioni di routine che in situazioni critiche. Nella medicina critica, le situazioni incontrate pongono esigenze specifiche e presentano anche particolari opportunità di fallimento. Sono stati identificati alcuni degli schemi di comunicazione che possono contribuire al fallimento del gruppo in situazioni di crisi (Cushing, 1994; Ungerer, 2004; Hofinger, 2005).

### 12.4.1 Destinatario imprecisato

Nelle situazioni critiche, qualsiasi messaggio dovrebbe essere indirizzato a una persona specifica. Quando le domande o le istruzioni sono semplicemente avanzate senza un particolare destinatario, il rischio è che nessuno si senta coinvolto o responsabile di dare una risposta. Questo accade più spesso nelle situazioni di intenso carico lavorativo, nelle quali è più facile trascurare le lacune comunicative che si dovrebbero colmare attraverso una verifica della corretta ricezione e comprensione del messaggio da parte del giusto ricevente. I membri di una squadra evitano volentieri di assumersi la responsabilità di altri compiti quando hanno già raggiunto il proprio limite. Quando nessuno nel gruppo è in grado di capire a chi sono indirizzate certe istruzioni, si verifica una diffusione di responsabilità (capitolo 11). Una comunicazione insufficiente con destinatario impreciso si riconosce dall'uso dei termini quali "qualcuno potrebbe...", "c'è qualcuno..." oppure "facciamo...".

### 12.4.2 Problemi nel parlare: pronuncia e terminologie per iniziati

La pronuncia sbagliata e la scarsa articolazione delle parole determinano una comunicazione inefficace. Parlare a bassa voce, troppo velocemente, borbottare, non terminare le frasi, avere un accento molto forte o fare errori di grammatica sono tutti fonti di incomprensioni.

La sostituzione dei termini medici con parole del linguaggio comune o con un gergo non ufficiale crea un "linguaggio per iniziati", che non rappresenta un problema per i membri del gruppo che si conoscono tra di loro. Quando però sono coinvolti operatori di altre specialità, la terminologia ambigua e non tecnica può facilitare i malintesi. Per evitare le incomprensioni, i sanitari dovrebbero chiarire il significato di tutti i termini o espressioni poco familiari. Rispondere a quest'esigenza richiede tempo e restringe ulteriormente i tempi nelle situazioni di crisi.

### 12.4.3 Sovraccarico di informazioni

Un pericolo costante nelle situazioni critiche è rappresentato dal sovraccarico di informazione nei messaggi. Quando accade, il ricevente deve decidere qual è la parte più importante del messaggio. I criteri di tale decisione sono guidati dall'esperienza personale e dalle sue aspettative. Tuttavia, questa decisione riflette raramente le intenzioni iniziali del mittente e provoca incomprensioni. Le caratteristiche seguenti indicano un sovraccarico di informazioni (Ungerer, 2004):

- sequenza rapida di istruzioni per azioni non correlate tra loro;
- pause troppo brevi tra due frasi (<2 s);
- frasi con più di un verbo e un oggetto;
- liste lunghe di numeri o dosaggi;
- tono aggressivo o affrettato;
- istruzioni lunghe e dettagliate;
- diverse domande incluse in un'interrogazione.

### 12.4.4 Utilizzo insufficiente del linguaggio

Nelle situazioni critiche, è essenziale utilizzare un linguaggio preciso e senza ambiguità. Una scarsa comunicazione tra i collaboratori costituisce una minaccia per le dinamiche di gruppo e può anche provocare il loro completo fallimento. Ancora peggio, se il *team leader* è di poche parole l'intero gruppo rischia di perdere la condivisione del modello mentale comune ("il medico parte in solitario"). Alcuni indicatori di un utilizzo insufficiente del linguaggio sono:

- abbandono di qualsiasi spiegazione;
- nessuna risposta alle domande dei collaboratori;
- nessuna comunicazione attiva sulle informazioni di base della situazione;
- domande chiuse;
- risposte monosillabiche;
- lunghi periodi di silenzio.

### 12.4.5 "Risoluzione" del conflitto con passività o aggressività

Considerando i tentativi di risolvere i conflitti, si possono collocare i vari stili di comunicazione lungo una scala di valori, secondo il livello di preoccupazione per il proprio benessere, a possibile scapito di quello altrui o viceversa (Jentsch e Smith-Jentsch, 2001). Ne derivano i seguenti comportamenti, ai due estremi di questa scala:

- *passività*: le risposte passive, espresse talvolta sotto forma di domande, trasmettono spesso una versione annacquata delle reali intenzioni del mittente. Le critiche sono "addolcite" e le affermazioni fatte "con tanti giri di parole", invece di affrontare direttamente i problemi reali. Di conseguenza, alcuni elementi importanti e critiche fondate non ricevono la dovuta attenzione da parte dei collaboratori e del *team leader*;
- *aggressività*: le affermazioni aggressive sono dirette e senza ambiguità, non lasciano dubbi sulle intenzioni del mittente. Purtroppo, queste osservazioni danno generalmente l'impressione di essere commenti accusatori, irriverenti o addirittura offensivi. Dato che trasmettono qualche forma di atteggiamento difensivo o di ostilità, risulta difficile per i collaboratori del gruppo accettarle o anche solo considerarle, per quanto vere esse siano;
- *assertività*: la divina "verità che sta nel mezzo" tra questi due comportamenti estremi, discussa in dettaglio più avanti.

### 12.4.6 Capacità d'ascolto insufficiente

La comunicazione non è un processo a senso unico; anche ascoltare in modo attivo e attento, richiedere informazioni con domande mirate e rispondere in modo appropriato rappresentano capacità importanti per una comunicazione efficace, tanto quanto le attitudini richieste per trasmettere informazioni oppure ordini con la dovuta chiarezza. Una buona capacità d'ascolto è un'attitudine chiave del processo comunicativo, compromessa da diversi fattori. Gli indicatori di scarsa capacità d'ascolto sono elencati di seguito (Jensen, 1995; Transport Canada, 1997):

- *interrompere*: se qualcuno interrompe costantemente una conversazione, significa che presta probabilmente maggiore attenzione alla propria opinione e ai propri fini, rispetto a quanto sta dicendo l'altra persona;
- *deviare*: si tende a deviare il corso della conversazione soffermandosi su questioni irrilevanti. Non avendo capito il problema principale, si presta un'indebita attenzione ai dettagli superficiali, invece di focalizzarsi sulla sostanza del messaggio. Qualsiasi parola chiave può bastare a provocare la deviazione verso altri punti d'interesse;
- *discutere*: esiste una sottile linea tra discutere le affermazioni di qualcuno con lo scopo di ottenere un chiarimento e le discussioni fatte soltanto per il gusto di farle. Si discute spesso perché c'è più interesse a vincere una controversia, piuttosto che ascoltare la posizione dell'altro. Inoltre, qualcuno preferisce sempre fare l'avvocato del diavolo schierandosi dall'altra parte, indipendentemente dall'argomento trattato;
- *litigare*: quando un conflitto si sposta dal semplice contrasto sui contenuti a un livello più relazionale, le differenze personali si manifestano attraverso un litigio con l'altra persona. Una conversazione può rapidamente degenerare in un litigio tra due contendenti più interessati a offendere la controparte, piuttosto che risolvere il problema del paziente;
- *reagire:* si respinge un'opinione soltanto per difendere la propria libertà di comportamento. Quando un soggetto si sente costretto ad accettare il punto di vista di qualcun altro, tende a respingere entrambi, sia la persona che la sua opinione;
- *distrarsi*: quando una persona ritiene che la controparte nella comunicazione non meriti attenzione, perché pensa di conoscere già il contenuto del messaggio oppure è più preoccupata dalla propria posizione, smette semplicemente di ascoltarla.

### 12.4.7 Mescolare gli elementi relazionali e i contenuti

Succede che i collaboratori di un gruppo lascino gli elementi relazionali e i contenuti di un messaggio mescolarsi. Questo accade quando un messaggio relazionale è nascosto in una frase apparentemente innocua, ma è chiaramente trasmesso dal tono o dalla gestualità, oppure quando qualcuno rifiuta una proposta semplicemente perché proviene da una persona che non gli piace. La mescolanza dei messaggi provoca il fallimento della comunicazione poiché i membri del gruppo ascoltano prevalentemente l'elemento relazionale e reagiscono di conseguenza. Le cause possibili per una simile mescolanza includono:

- antipatia tra alcuni collaboratori;
- clima lavorativo caratterizzato dalla mancanza di rispetto;
- imposizione di preferenze e abitudini personali;
- intolleranza per gli errori;
- lotte di potere per la posizione sociale.

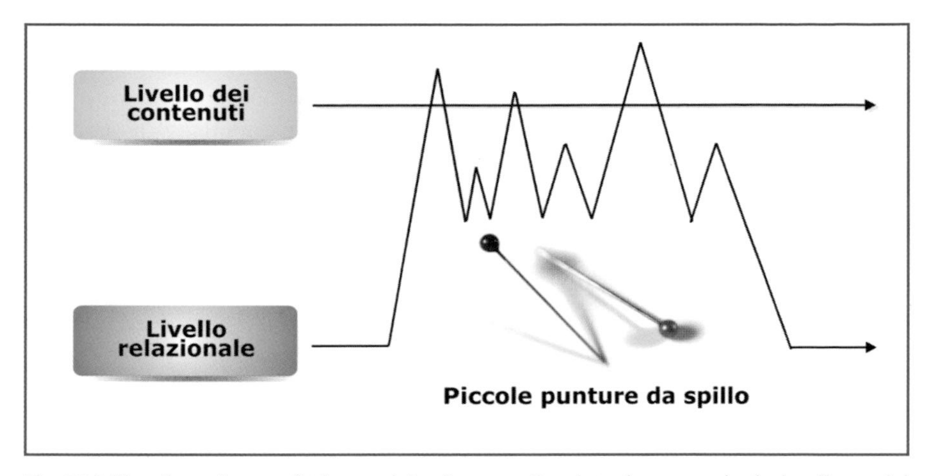


**Fig. 12.5** Una discussione su fatti oggettivi può essere disturbata da messaggi relazionali negativi ("piccole punture di spillo", da Schulz von Thun, 1981)

Da un discorso che riguarda apparentemente fatti e obiettivi, possono emergere messaggi relazionali sottili come "piccole punture di spillo" (Fig. 12.5). Qualsiasi membro del gruppo può lanciare simili messaggi, anche quelli considerati in una posizione sociale inferiore.

Alcuni esempi di come gli elementi relazionali e i contenuti si possono mescolare in un messaggio durante una situazione critica:

- prendere le decisioni da solo: se qualcuno agisce senza consultarsi con i collaboratori nel processo decisionale, il messaggio che invia è "non prendo in considerazione il vostro contributo. Posso decidere senza di voi!";
- imporre le decisioni ad alta voce: se un capo considera che "chi parla più forte ha ragione", trasmette il messaggio "non vi rispetto; l'unica cosa che conta sono io e la mia opinione";
- richieste fatte con sottile critica: l'antipatia per una persona può prendere la forma di un sottile ma pungente messaggio come "Giovanni, potrebbe per favore andare a prendere il broncoscopio, per fare qualcosa di utile?";
- offendere apertamente: se lo stress e l'esperienza del fallimento provocano una perdita dell'autocontrollo, possono seguire affermazioni offensive o addirittura minacce. Le osservazioni di questo tipo indicano una mancanza di stima e di rispetto per gli altri. I costi per ricostruire una relazione distrutta in questo modo possono essere enormi.

### 12.4.8 Chiarire le relazioni nel momento sbagliato

L'invio di messaggi relazionali di contenuto negativo è fuori luogo nelle situazioni critiche; tuttavia, quando ciò accade, la componente relazionale dovrebbe essere risolta dopo la crisi. Un simile approccio non è difensivo o necessario soltanto per sfuggire al conflitto; semplicemente, la situazione critica è un momento assolutamente inadatto per chiarire i problemi relazionali. Anche se lo stile di comunicazione può diventare talvolta sgradevole nelle situazioni di crisi (ad es. ordini bruschi, a voce alta) e le relazioni nel gruppo ne possono soffrire, deve applicarsi la seguente regola: prima affrontare la situazione d'emergenza e poi discutere dei propri sentimenti e dei problemi relazionali, in modo da migliorare la comunicazione la prossima volta.

## 12.5 Comunicazione sicura in situazioni critiche

### 12.5.1 Dare una piccola spinta alla fortuna

Quando si considerano i numerosi potenziali problemi della comunicazione umana e il fatto che parliamo con "quattro bocche" e ascoltiamo con "quattro orecchie" (Fig. 12.4), sembra sorprendente che si riesca effettivamente a far passare un messaggio da una persona a un'altra. Da questo punto di vista, una comunicazione costruttiva sembra essere più una fortunata eccezione che la regola; tuttavia, esistono alcune regole basilari per migliorare le capacità comunicative personali e la comunicazione in situazioni critiche.

### 12.5.2 Comunicare in modo congruo

I messaggi verbali, paraverbali e non verbali dovrebbero accordarsi tra di loro. Se esiste una differenza evidente tra questi elementi, il destinatario non può più essere sicuro del messaggio al quale deve credere. Chi parla dovrebbe sempre inviare un messaggio congruente, collegando tra loro il linguaggio del corpo, i segnali non verbali e le parole.

### 12.5.3 Selezionare gli stessi aspetti del messaggio

I soggetti comunicanti possono tentare di selezionare lo stesso aspetto di un messaggio e farne un obiettivo comune. Per esempio, se l'elemento del contenuto è in primo piano, dovrebbero entrambi utilizzare la loro "bocca per il contenuto" e "l'orecchio per il contenuto". Se invece l'auto-rivelazione è particolarmente importante, può essere d'aiuto per entrambi incontrarsi sulla base di "affermazioni personali".

### 12.5.4 Sollevare il problema del fallimento comunicativo

I soggetti comunicanti dovrebbero poter parlare degli insuccessi nella comunicazione. La comunicazione fallisce spesso a causa di:

- disturbi relazionali trasferiti al livello dei contenuti comunicati;

- l'ignoranza volontaria dei problemi relazionali, fingendo di prestare attenzione soltanto ai fatti e agli obiettivi.

Se dopo un evento critico, i collaboratori discutono del modo in cui hanno interagito e interpretato le parole di ciascuno, possono in futuro evitare le incertezze e facilitare una cooperazione efficace. Parlare della situazione nella quale avviene la comunicazione è definito come *meta-comunicazione*.

Oltre a questi aspetti generici, un valido stile comunicativo nelle situazioni critiche è caratterizzato dai comportamenti seguenti:

- comunicazione congruente;
- selezione degli stessi aspetti del messaggio;
- affrontare i problemi comunicativi al momento opportuno;
- parlare in modo non ambiguo;
- colmare le lacune nella comunicazione;
- ragguagliare i collaboratori del gruppo;
- chiedere informazioni attivamente;
- sostenere la propria posizione;
- esprimere le preoccupazioni;
- ascoltare attivamente.

### 12.5.5 Parlare in modo non ambiguo, evitare l'ambiguità

Il linguaggio non è mai privo d'ambiguità. Per questo motivo, la chiarezza dei contenuti è un segno di comunicazione efficiente; a questo scopo, è molto utile adottare un linguaggio condiviso. Ciascun soggetto comunicante dovrebbe identificare esplicitamente l'interlocutore al quale intende trasmettere l'informazione attraverso un contatto visivo, rivolgendosi alla persona per nome. L'informazione dovrebbe essere formulata in modo conciso, utilizzando frasi semplici e con pochi elementi. Le frasi complesse con diversi verbi e oggetti possono confondere. Inoltre, le difficoltà, le evoluzioni negative dei parametri vitali e i problemi imprevisti dovrebbero essere enunciati chiaramente (ad es. "non riesco a trovare una vena a questo paziente").

### 12.5.6 Chiudere il ciclo della comunicazione

"Ciò che è detto non è necessariamente sentito e ciò che è sentito non è sempre compreso." Esistono alcune tecniche di comunicazione molto importanti, sviluppate per limitare l'insorgenza degli errori dovuti ai problemi nello scambio di parole. Una procedura di sicurezza che garantisce la corretta "ricezione" del messaggio e la sua comprensione richiede di "rileggere/confermare", com'è descritto in questa sequenza (Brown, 2004):

- il "mittente" espone l'informazione al "ricevente" in modo conciso;
- il ricevente rilegge (*readback*) oppure ripete l'informazione che ha appena sentito. Ripetendo le istruzioni, il ricevente chiede implicitamente: "ho ricevuto correttamente l'informazione?" La rilettura permette al mittente di verificare se il ricevente ha capito ciò che è stato detto;

- in seguito, il mittente conferma (*hearback*) a sua volta di aver sentito una ripetizione corretta del proprio messaggio oppure, se necessario, aggiunge una correzione;
- il processo di rilettura/conferma continua finché la comprensione condivisa del messaggio è verificata da entrambi i soggetti comunicanti;
- poi eseguono le istruzioni ricevute, annunciando l'attuazione del compito proposto. Si chiude così il ciclo della comunicazione.

La procedura di rilettura/conferma è un sistema efficace per aiutare il gruppo di lavoro a verificare la comprensione condivisa della situazione ed evitare errori che nascono dalle lacune comunicative o malintesi tra gli operatori sanitari. Questo è particolarmente importante nell'ambiente ad alto rischio della medicina critica, dove la complessità, le incertezze e i tempi ristretti aumentano la probabilità di errori. È meglio identificare i malintesi attraverso una chiusura del ciclo comunicativo, piuttosto che scoprirli dopo, durante la fase esecutiva di un piano d'azione. Anche se questo procedimento sembra inizialmente poco familiare e assai scomodo, può diventare una parte integrante della comunicazione e dei processi decisionali in situazioni critiche, a condizione di metterlo in pratica nelle attività quotidiane.

### 12.5.7 Ragguagliare i collaboratori

Le riunioni informative, o *briefing*, sono una pratica molto diffusa in molte attività considerate a rischio (ad es. aviazione civile, comando tattico), ma sono ancora rare in medicina. Dedicare qualche minuto all'inizio di un turno, per mettere tutti in sintonia, permette di evitare le sorprese e migliora le dinamiche di gruppo (Leonard et al., 2004). I modelli mentali condivisi rappresentano la base per un'azione congiunta efficace (capitolo 11). Per questa ragione, è altamente raccomandato dare al gruppo delle istruzioni anticipate, anche se generiche, sulla linea d'azione pianificata. Il *briefing* è particolarmente importante per tutte le procedure critiche che presentano diverse vie alternative (ad es. gestione delle vie aeree difficili, sostituzione di un tubo endotracheale, coordinamento di un gruppo). Il modello mentale condiviso, ottenuto grazie al *briefing* di gruppo, permette a ogni collaboratore di pianificare le proprie azioni e prendere iniziative. Allo stesso modo, se una situazione critica concede una fase di basso carico lavorativo, il tempo a disposizione può essere utilmente sfruttato per ragguagliare tutti sull'evoluzione e prevedere i possibili sviluppi. Queste riunioni informative permettono di orientare attivamente i piani e le intenzioni individuali intorno al "punto chiave", allineando i modelli mentali di collaboratori e creando spazi per domande, dubbi o suggerimenti.

### 12.5.8 Ricercare attivamente informazioni

Le informazioni valide costituiscono una base per le giuste decisioni, per cui la loro ricerca e raccolta è essenziale per la sicurezza delle cure erogate. All'inizio di una situazione critica, gli operatori sanitari devono spesso basare le loro ipotesi diagnostiche e le decisioni iniziali su informazioni incomplete. Inoltre, tutte le informazioni inizialmente disponibili sono selezionate attraverso un errore sistematico di ricerca, con il quale si filtrano le informazioni che corrispondono e confermano il proprio modello mentale (capitolo 6). Considerando questi gravi limiti, è saggio attuare una ricerca attiva delle informazioni che, invece, contraddicano le supposizioni iniziali. Il modo migliore per farlo è di chiedere e continuare a porre domande finché si ottengono tutte le informazioni necessarie.

Tuttavia, la maggior parte delle persone vuole dimostrare la propria competenza e, per questo motivo, è talvolta restia a porre molte domande. Le domande potrebbero essere viste come un segno di debolezza e una dimostrazione della loro incapacità. I principianti, in particolare, temono di dare l'impressione di essere fastidiosi, incompetenti o eccessivamente cauti continuando a domandare; vogliono evitare il rischio di sminuirsi, nello scambio di messaggi relazionali con la persona alla quale fanno le domande. Di conseguenza, si accontentano spesso di informazioni limitate, mantenendo il silenzio per non disturbare il decorso del rapporto e tentano di arrangiarsi per il meglio da soli. Questa forma di comunicazione inadeguata mette particolarmente a rischio la sicurezza del paziente, perché trattiene molte delle informazioni necessarie e contribuisce allo sviluppo di un clima emotivamente carico. Il prezzo da pagare per non aver chiesto informazioni importanti e per non aver discusso ipotesi sbagliate o azioni errate può rivelarsi molto alto, sia per i curanti che per i pazienti. Quando è in gioco la sicurezza del paziente, gli operatori sanitari dovrebbero insistere per ottenere tutte le informazioni necessarie, anche se provano imbarazzo.

### 12.5.9 Sostenere, affermare: la *two-challenge rule* (regola delle due sfide)

Molte persone non si comportano in modo assertivo per il timore di contrariare gli altri o non essere apprezzati. Vogliono sembrare "bravi" o "persone con cui è facile andare d'accordo" e, perciò, tengono nascoste le proprie opinioni, specialmente se sono in conflitto con quelle dei colleghi più anziani o esperti. Tuttavia, per attuare un lavoro di gruppo efficace è indispensabile che i collaboratori capiscano la posizione o il punto di vista di tutti e che possano, se necessario, mettere in dubbio le intenzioni o le azioni degli altri. Questa necessità include esplicitamente l'opinione degli operatori con maggiore anzianità oppure dei dirigenti. Non dovrebbero esistere tabù riguardo alle critiche espresse nei confronti di qualsiasi membro del gruppo (capitolo 13). Bisogna assolutamente sostenere la propria posizione con forza, attivamente e ripetutamente finché non si riesce a risolvere il problema, oppure dissipare ogni dubbio sull'adeguatezza delle azioni intraprese dai collaboratori. Facendo valere in questo modo le proprie opinioni, l'obiettivo è di indurre gli altri membri del gruppo a riconsiderare attentamente il proprio punto di vista prima di prendere una decisione (Lorr e More, 1980; Jentsch e Smith-Jentsch, 2001). Nel caso di un conflitto d'opinioni sull'appropriatezza di una procedura, la maggior parte delle persone vuole essere convinta da fatti concreti, non dall'autorità di un altro soggetto.

Assertività non significa aggressività; piuttosto, consiste nel comunicare i propri sentimenti, preoccupazioni, idee e necessità agli altri in maniera chiara e diretta, senza svalorizzare o calpestare i diritti altrui. In questo modo, le affermazioni e i comportamenti assertivi trasmettono un senso di responsabilità personale per i propri pensieri e sentimenti, così come suggeriscono onestà e correttezza.

Ciononostante, per un membro di un *team* è sempre imbarazzante dover trasmettere informazioni oppure opinioni in conflitto con una figura autorevole, e la situazione diventa ancora peggiore se vengono ignorate. Quando si considerano problemi come l'eventuale impatto su promozioni o approvazioni e il normale rispetto dovuto all'anzianità, diventa difficile mostrarsi in disaccordo con un superiore. L'approccio descritto di seguito può aiutare ad affrontare il problema in maniera costruttiva, bilanciando la necessità di mostrare assertività con quella del rispetto (Jensen, 1995; Transport Canada, 1997):

- *apertura*: utilizzare il nome dell'altra persona;
- *dichiarare la propria preoccupazione*: farne un problema proprio e utilizzare la forma verbale della prima persona singolare. Una frase di apertura come "sono preoccupato per..." oppure "mi sento a disagio per..." è più produttiva che "signore, si sta sbagliando!";
- *esporre il problema*: definirlo nel modo più chiaro e conciso possibile. Fa capire che si teme un problema di sicurezza imminente. La controparte dovrebbe percepire dal messaggio che si vuol puntare l'attenzione su *una cosa* sbagliata e non su *chi* sta sbagliando. La combinazione di questi elementi descrittivi è riassunta nell'acronimo inglese CUS, per "sono preoccupato, a disagio, è un problema di sicurezza": *concerned*, *uncomfortable*, *safety issue* (AHRQ, 2007);
- *proporre una soluzione*: se possibile, suggerire almeno una soluzione per il problema;
- *raggiungere un accordo*.

Se si pensa che tutti siano responsabili della sicurezza e che le informazioni debbano scorrere liberamente, indipendentemente dai rapporti gerarchici o dalla posizione sociale, si dovrebbe anche dare facoltà a ciascun collaboratore del gruppo di fermare una procedura in corso, quando ritiene che ci sia una minaccia per la sicurezza o la qualità delle cure. Infatti, questo concetto è stato istituzionalizzato nell'aviazione con la "regola delle due sfide": i piloti con maggiore anzianità devono imparare a rispettare e ascoltare i colleghi più giovani, mentre i piloti e gli ufficiali subalterni sono incitati a comunicare chiaramente le loro preoccupazioni per la sicurezza. La "regola delle due sfide" stabilisce che, se per due volte durante un volo un pilota è chiaramente messo in discussione a proposito di una situazione pericolosa senza dare una risposta esauriente, il suo sottoposto è autorizzato ad assumere il comando con l'ipotesi che il superiore non sia più in grado di garantire la sicurezza del volo. Perciò, la "regola delle due sfide" non è un percorso a senso unico; il fatto di permettere a qualsiasi collaboratore di "fermare tutto" è reso possibile soltanto dalla capacità di ascolto attivo dei superiori e dalle risposte che danno alle preoccupazioni formulate dai loro colleghi più giovani. Anche se questa regola è stata applicata con successo in molte attività ad alto rischio, determinare un tale cambiamento degli schemi comunicativi nell'ambiente della sanità rappresenta un'impresa complessa, che richiede una rivoluzione nel modo di insegnare e di percepire il lavoro di gruppo. Ciononostante, l'applicazione della "regola delle due sfide" in campo sanitario è stata raccomandata dal rapporto dell'IOM (Kohn et al., 1999) e i primi tentativi di applicarla nell'addestramento di gruppo o nei programmi formativi basati sulla simulazione hanno dato risultati promettenti (Morey et al., 2002; Pian-Smith et al., 2009).

Uno dei principali ostacoli per l'accettazione generalizzata di questi schemi comunicativi potrebbe essere la preoccupazione per quanto possa accadere, se i collaboratori con meno esperienza cominciano a sostenere il loro punto di vista con troppa forza. A livello organizzativo, i supervisori possono temere di vedere i giovani medici sviluppare un atteggiamento da "sapientoni", sentendosi autorizzati dalla "regola delle due sfide" a ignorare, quando vogliono, le loro istruzioni. Questo renderebbe sicuramente più pericolosa l'assistenza data al paziente. A livello personale, i superiori possono trovare qualche difficoltà ad accettare le critiche costruttive o addirittura le correzioni fatte dai loro subordinati, poiché il messaggio che rischia di essere percepito è "quello che vuole fare non può riuscire! Per fortuna io so come procedere!" Per questo motivo, i collaboratori subalterni dovrebbero sempre abbinare le loro affermazioni alla capacità di esporre fatti, preoccupazioni o sentimenti, e formulare proposte. Quando si vuol sostenere una posizione, è fondamentale evitare di abbordare i problemi personali oppure lanciare sfide per giochi di potere.

Fortunatamente, è possibile separare assertività e aggressività. L'assertività consiste nel riuscire a far valere la propria opinione, senza mancare di rispetto per gli altri. L'aggressività significa attaccare o ignorare le opinioni altrui (Tabella 12.2). Una comunicazione aggressiva provoca nel soggetto messo in dubbio un comportamento di reattanza, oppure di rifiuto e ostilità. I membri più autorevoli del *team* possono facilitare l'assertività dei collaboratori più giovani nelle situazioni critiche, incoraggiandoli attivamente a condividere i propri pensieri e dare voce alle loro preoccupazioni anche nella quotidianità.

L'assertività è un atteggiamento ma è anche una capacità acquisita. Sono state categorizzate alcune dimensioni dell'assertività (Lorr e More, 1980; Jentsch e Smith-Jentsch, 2001):

1. fattori personali:
    - indipendenza: capacità e volontà di resistere al conformismo. Con un alto livello di autonomia personale, le proprie opinioni non sono facilmente modificabili da parte degli altri collaboratori;
    - assertività: la capacità e la volontà di prendere iniziative e assumersi la responsabilità delle proprie opinioni. Di fronte a una situazione d'urgenza, i collaboratori che dimostrano assertività cominciano a organizzare gli altri e prendono in carico il problema. Affrontano i comportamenti irritanti degli altri membri del gruppo e chiedono loro di cambiare atteggiamento;
    - assertività sociale: la capacità e la volontà di esprimersi, iniziare e mantenere le interazioni con gli altri collaboratori sul posto di lavoro, senza stabilire necessariamente particolari rapporti di confidenza;
    - difesa degli interessi e dei diritti: la capacità e la volontà di rivendicare i propri diritti e rifiutare le richieste irragionevoli; la capacità di dire "no" e far sapere agli altri quando hanno oltrepassato i limiti e violato i diritti altrui.

**Tabella 12.2** Differenza tra comportamento assertivo e aggressivo

| Comportamento assertivo | Comportamento aggressivo |
|---|---|
| Si focalizza sulla risoluzione del problema | Si focalizza sullo scontro |
| Interessato alle opinioni altrui | Ignora le opinioni altrui |
| Per migliorarsi | Per migliorarsi a spese degli altri |
| Esprime i propri sentimenti | Esprime apprezzamenti negativi sugli altri |
| Sceglie per se stesso | Sceglie per gli altri |
| Prova a non ferire nessuno (incluso se stesso) | Vuole ferire gli altri |
| Può raggiungere il suo obiettivo. Se non può, negozierà | Raggiunge l'obiettivo desiderato danneggiando altri |
| Utilizza il tono di voce di una normale conversazione | Parla forte |
| Mantiene un buon contatto oculare | Guarda fisso e guarda male gli altri |
| Adotta una postura e un'espressione di apertura | Resta in piedi rigidamente, incrocia le braccia e invade lo spazio personale degli altri |
| Prova a partecipare nel gruppo | Prova a controllare il gruppo |

Anche se l'assertività ha una componente attitudinale, molti studi suggeriscono che, in realtà, un individuo è capace di attivare o disattivare la propria assertività da una situazione all'altra. La risposta assertiva individuale può variare secondo diversi fattori contestuali;

2. fattori situazionali:
   - tipo di relazione interpersonale: l'assertività individuale nel gruppo può variare se la situazione implica soltanto la presenza di estranei oppure di persone con le quali esiste già una relazione;
   - sesso dei collaboratori: gli individui prendono in considerazione il sesso del ricevente quando stabiliscono se vogliono affermare (e fino a che punto farlo) la loro opinione;
   - differenza di posizione sociale: i comportamenti non-assertivi sono tanto più probabili quanto è grande la differenza di posizione sociale o di grado (ad es. medico vs infermiere; medico strutturato vs specializzando). I processi cognitivi alla base di questo comportamento sono descritti da teorie sul ruolo della condizione sociale nella comunicazione (Torrance, 1955; Milgram, 1974). Alcune particolari caratteristiche, legate alla condizione sociale, conducono i membri del gruppo a sviluppare presupposti e aspettative sulla competenza dei loro superiori e collaboratori. Una posizione sociale più elevata implica "automaticamente" una maggiore capacità di affrontare qualsiasi difficoltà o situazioni critiche. L'aspettativa sulla competenza si estende a un ampio spettro di situazioni e può facilitare uno schema comportamentale di eccessiva subordinazione. Gli altri collaboratori del gruppo si sentono meno responsabili delle proprie azioni e si vedono come semplici "agenti", che eseguono le volontà del leader;
   - clima nel gruppo: la coesione e un buon clima tra i collaboratori giocano un

ruolo fondamentale per il successo delle dinamiche di gruppo nelle situazioni critiche (capitolo 11). Inoltre, il clima di gruppo può sia facilitare che inibire l'assertività tra i collaboratori. Per stabilire le regole comunemente accettate, un individuo trae le sue conclusioni osservando le conseguenze di un comportamento assertivo all'interno del proprio gruppo. L'individuo adatterà il proprio comportamento secondo il clima percepito e l'accettazione nel gruppo del comportamento assertivo.

### 12.5.10 Ascoltare attivamente

Un elemento essenziale per agevolare l'assertività è rappresentato dalla capacità dei collaboratori e dei loro superiori di ascoltare attivamente e tentare di capire i dubbi sollevati dai membri del gruppo. Tuttavia, il termine "ascoltare" è generalmente considerato come l'espressione di un'attività passiva. Nella conversazione, si presta spesso poca attenzione al contenuto e alle intenzioni della controparte, mentre si aspetta un'opportunità per avanzare le proprie ragioni. Purtroppo, parlarsi senza capirsi può avere gravi conseguenze nelle situazioni critiche. Una contromossa efficace consiste nell'ascoltare in modo deciso e attivo. L'ascolto attivo è un compito difficile ed è qualcosa di più di una semplice attenzione costante. L'ascolto attivo comporta che ciascun membro nel gruppo si assuma la responsabilità per la comprensione del punto di vista dei propri collaboratori. "Non serve diventare una spugna" (Jensen, 1995). Ascoltando attivamente, i membri del gruppo non fanno supposizioni sulle intenzioni dei loro collaboratori e non aspettano che gli altri diventino bravi a trasmettere ciò che realmente vorrebbero dire; sono invece intraprendenti e riprendono il filo della discussione, finché non si risolve ogni dubbio. Esistono filtri personali, presupposti, valutazioni e convinzioni che, distorcendo quanto si ascolta, possono rendere la comprensione di un messaggio radicalmente diversa da quanto il mittente intendeva trasmettere; perciò, un ascoltatore attivo utilizza i riscontri provenienti dal mittente per garantire la comprensione reciproca, riaffermando quanto pensa di aver sentito e chiedendo "ho capito bene?" L'ascolto attivo è una capacità comunicativa che richiede l'accettazione e un'attenzione concreta per la persona che parla. Questi presupposti sono una condizione necessaria perché diventi possibile seguire il discorso altrui facendo domande mirate e influenzando la conversazione attraverso segnali non verbali. L'ascolto attivo facilita lo scambio di informazioni e aumenta la probabilità di capire quello che un'altra persona intende dirci. Le abitudini e i comportamenti seguenti sono caratteristici dell'ascoltatore attivo (Transport Canada, 1997):

- *essere paziente*: aspettare che l'altra persona abbia finito di parlare per dare la propria risposta e non interromperla. Mentre sta parlando, tentare di capire la sua posizione;
- *fare domande*: quando l'altra persona ha finito di parlare, chiedere chiarimenti, dettagli e spiegazioni;
- *stabilire e mantenere un contatto oculare*: osservare il linguaggio del corpo e prestare la massima attenzione ad altri segni non verbali e paraverbali. In questo

modo, è possibile capire molte cose su quanto l'altra persona stia realmente tentando di comunicare;

- *parafrasare e rispecchiare*: ripetere letteralmente i dettagli importanti (dosi, nomi e tempi); altrimenti, ripetere con parole proprie ciò che si è capito. Questo può aiutare a chiarire i propri pensieri e nello stesso tempo far sapere al mittente che è stato capito;
- *sostenere l'interlocutore*: incoraggiare, mostrare rispetto e dire "grazie": questo aiuterà a creare nel gruppo un clima di aiuto reciproco.

### 12.5.11 Gestire i conflitti in modo costruttivo

I conflitti nascono da preoccupazioni riguardo alle informazioni (ad es. soggetti diversi possono vivere la stessa situazione in modo differente e sviluppare modelli mentali, opinioni, piani d'azione o intenzioni divergenti) oppure riguardo a problemi personali (ad es. antipatia, esperienza negativa con una certa persona), come possono essere una miscela di entrambe. Se un conflitto è legato a un problema medico, può generalmente essere risolto discutendo sui dati disponibili, le opinioni o le evidenze scientifiche. È possibile che venga identificato e portato avanti il miglior punto di vista, che si dia una priorità alle due intenzioni in contrasto, oppure che vengano scartati entrambi a favore di una terza possibilità. Quando si riesce a risolvere un conflitto in modo costruttivo, è possibile che emerga un'immagine più completa della realtà e che si trovino soluzioni migliori.

Quando sorge un conflitto personale durante una situazione critica, alcune motivazioni come la difesa del senso di competenza possono rapidamente dominare il comportamento. Diventa più importante sapere *chi* ha ragione, rispetto a *che cosa* è giusto. Le situazioni d'emergenza possono provocare disaccordi e conflitti sull'uso delle risorse, instaurando un clima caratterizzato da posizioni irremovibili per tutte le parti coinvolte; i membri del gruppo e i loro leader dovrebbero affrontare i problemi a livello relazionale dopo la fine dell'emergenza. Non esistono regole semplici per risolvere le divergenze, ma la conoscenza di alcune regole basilari può aiutare a gestire il conflitto in modo costruttivo.

I comportamenti e le attitudini seguenti sono caratteristici di una risoluzione costruttiva dei conflitti:

- *ascoltare con attenzione*: provare a vedere il conflitto come un'opportunità non richiesta per ascoltare altri punti di vista;
- "*il problema è il problema!*" Bisogna affrontare il problema invece di attaccare la controparte;
- *il vincitore dovrebbe essere il paziente*, non uno degli operatori sanitari coinvolti nel conflitto. I conflitti non dovrebbero essere una lotta di potere con l'avversario. L'obiettivo dovrebbe essere una situazione favorevole per tutti i soggetti coinvolti;
- *evidenziare le differenze*: è utile chiarire sia i punti di accordo che quelli in disaccordo. Spesso, si finisce per notare che i punti in disaccordo sono meno di quanto inizialmente atteso;

- *riconoscere i propri sentimenti*: si assumono spesso posizioni molto forti, più a causa dei sentimenti che per un ragionamento logico;
- *rispettare tutti i collaboratori*: se il leader è in disaccordo con i suoi collaboratori e decide di seguire comunque un piano d'azione diverso, dovrebbe esprimere rispetto per gli altri membri del gruppo e confermare di aver considerato a fondo le loro opinioni.

### 12.5.12 Sempre ragguagliare prima, fare un rapporto e dare riscontri dopo

Le situazioni critiche sono caratterizzate da tempi ristretti ed esigono decisioni veloci. In queste circostanze, non è raro non trovare il tempo per risolvere i conflitti. Per evitare una rottura totale delle relazioni interpersonali, si dovrebbero affrontare sistematicamente i conflitti irrisolti in una seduta postoperativa (*debriefing*). Per fare un rapporto e dare riscontri servono un'atmosfera tranquilla e un tempo sufficiente, per cui questi incontri dovrebbero svolgersi *dopo* la situazione critica. È giusto chiedere riscontri sulle affermazioni e sul comportamento dei membri del gruppo, come su quelli del leader. Lo strumento del riscontro è ideale per chiarire un malinteso e può rappresentare anche una valida opportunità d'apprendimento. Per rendere questo processo di *feedback* una parte essenziale della comunicazione di gruppo, i collaboratori devono sentirsi sicuri e certi del fatto che il riscontro sia ricercato e usato in modo costruttivo. La comunicazione tra gli operatori sanitari di livello equivalente è prevalentemente di tipo simmetrico e i riscontri ottenuti sono solitamente ricchi di aspetti, sia positivi che negativi. Invece, il *feedback* verso i soggetti posti più in alto nella scala gerarchica presenta una selezione degli aspetti positivi, perché lo schema comunicativo è di tipo complementare: i subordinati tendono solitamente a riconoscere facilmente, o addirittura elogiare, i comportamenti positivi, mentre sono restii ad affrontare i problemi. Per evitare questo errore, è giusto che il capo richieda esplicitamente pareri costruttivi e riscontri sul proprio comportamento. I punti seguenti possono aiutare a dare un riscontro costruttivo:

- mostrare un atteggiamento rispettoso: chiunque può imparare dal riscontro degli altri;
- scegliere un luogo e un momento adatto per farlo;
- dare il riscontro quando il ricevente è pronto per ascoltarlo;
- dare per primi i riscontri positivi. Eventuali critiche saranno più facilmente accettate in seguito;
- non mettere mai nessuno in imbarazzo: criticare i comportamenti problematici in privato;
- dare un riscontro più preciso e obiettivo possibile;
- considerare il comportamento osservabile, non le caratteristiche della persona;
- utilizzare affermazioni con la prima persona singolare, per fare le proprie osservazioni;
- se possibile, suggerire un comportamento alternativo;
- dare il buon esempio: accettare di buon grado i riscontri e mostrare gratitudine per averli ricevuti.

## 12.6 Consigli pratici

- Praticare la buona comunicazione e il buon ascolto; farne un'abitudine della vita quotidiana. Si potrà averne il beneficio durante le situazioni critiche.
- Essere attenti al proprio aspetto e il proprio comportamento. La prima impressione fatta sulle altre persone (che sia positiva o negativa) è fondamentale per il successo della comunicazione.
- Non credere che gli altri possano leggere nei pensieri, esporre chiaramente le proprie opinioni ed esprimere le proprie preoccupazioni.
- Ricordarsi: non c'è nulla di tanto semplice da non poter essere malinteso.
- Ciò che è detto non è necessariamente sentito e ciò che è sentito non è sempre compreso.
- Quando ci si sente a disagio o preoccupati per la sicurezza del paziente: mettere in dubbio l'autorità in modo rispettoso, non minaccioso e con un atteggiamento d'aiuto, accertandosi che le informazioni critiche siano prese in considerazione.
- In caso di dubbio: chiedere! L'unico rischio è ledere il proprio orgoglio.
- Le informazioni valide costituiscono la base per le giuste decisioni, per cui la loro ricerca e raccolta è essenziale per la sicurezza delle cure erogate.
- In una situazione d'emergenza, l'ascolto attivo è una capacità fondamentale.
- Durante una situazione critica, la probabilità che il modello mentale iniziale sia falso e incompleto è molto alta; perciò, bisogna sempre cercare attivamente informazioni che contraddicono le ipotesi correnti.

## 12.7 "Comunicazione": in poche parole

- Nel campo della medicina critica ad alto rischio, la comunicazione assolve una funzione quadrupla: permette e mantiene la struttura del gruppo, coordina le dinamiche di gruppo e l'esecuzione dei compiti, rende possibile lo scambio di dati, facilita le relazioni nel gruppo.
- La comunicazione umana avviene in un contesto sociale. Per questo motivo, è impossibile scambiare informazioni, attraverso un'attitudine semplicemente limitata ai fatti, senza stabilire contemporaneamente una relazione tra i partecipanti a questo scambio.
- "Comunicazione = contenuti + relazioni."
- La comunicazione non riguarda solo la trasmissione d'informazioni, ma anche la loro ricezione e la conferma che sia stata compresa.
- La comunicazione è molto più di un semplice scambio di parole. Ogni azione può essere interpretata dagli altri e perciò trasmettere un messaggio, intenzionale o non intenzionale: "non si può *non* comunicare".
- La comunicazione umana utilizza diversi canali in parallelo con segnali verbali, paraverbali e non verbali.
- Quando i canali verbali e non verbali sono incongruenti, perché le parole trasmettono un significato mentre le informazioni non verbali e paraverbali

indicano il contrario, il ricevente dà maggiore importanza ai segnali non verbali.

- Una comunicazione efficace utilizza i segnali verbali e non verbali in modo congruo. Quando parla, il soggetto comunicante può inviare un'informazione congruente, facendo combaciare il linguaggio del corpo e i segni non verbali con le parole dette.
- Il significato di un messaggio non può essere trasmesso; invece, viene "ricostruito" dal ricevente. Se un messaggio è trasmesso in modo incompleto, il ricevente tenderà a "completarlo", interpretandolo negli aspetti meno chiari.
- Nelle relazioni simmetriche, i soggetti coinvolti si trovano in posizioni sociali equivalenti. Le relazioni complementari sono basate sulla differenza di potere, con un soggetto più alto nella gerarchia rispetto all'altro.
- Le cause dei disturbi generici della comunicazione includono: la caratteristica del messaggio, il processo d'invio, ricezione e interpretazione dell'informazione, e i rapporti tra i due soggetti comunicanti.
- Solitamente sono gli *schemi comunicativi*, non i *soggetti comunicanti* a rendere difficile la comunicazione.
- La comunicazione diventa disfunzionale quando i soggetti coinvolti hanno buone intenzioni, ma le loro interazioni producono comunque un sistema inefficace e distruttivo.
- Gli schemi di comunicazione disfunzionale più frequenti sono: escalation simmetrica, comunicazione complementare e comportamento di reattanza.
- Si crea un malinteso quando il ricevente di un messaggio reagisce alle informazioni o alle istruzioni in maniera diversa rispetto a quanto intendeva il mittente.
- La capacità d'ascolto è una caratteristica chiave della comunicazione, potenzialmente compromessa in diversi modi.
- Ascoltare attivamente significa assumersi la responsabilità della comprensione del punto di vista di un'altra persona.
- Per garantire che i messaggi siano chiaramente ricevuti e capiti, una procedura di sicurezza necessita la rilettura (*readback*, il ricevente dice quello che ha sentito) e la conferma (*hearback*, il mittente conferma la correttezza della rilettura).
- Assertività significa sostenere con forza le proprie posizioni, finché i dubbi sull'adeguatezza delle decisioni o delle azioni di altri membri del gruppo non siano stati risolti. L'obiettivo dell'assertività è di stimolare gli altri collaboratori a riconsiderare attentamente il proprio punto di vista, prima di prendere una decisione.
- Se uno schema comunicativo è stato ripetutamente messo in pratica nelle attività quotidiane, può diventare una parte integrante della comunicazione e dei processi decisionali in situazioni critiche.

## Bibliografia

AHRQ (2007) TeamSTEPPS. Strategies and tools to enhance performance and patient safety. Curriculum Kit disc wallet AHRQ Pub. No. 06-0020-3; accessed at www.ahrq.gov
Brehm S, Brehm JW (1981) Psychological reactance – a theory of freedom and control. Academic Press, New York
Brown JP (2004) Closing the communication loop: using readback/hearback to support patient safety J Comm J Qual Saf 30:460–464
Bühler K (1934) Sprachtheorie: Die Darstellungsform der Sprache [Speech theory]. Fischer, Jena
Campbell RD, Bagshaw M (2002) Human performance and limitations in aviation. Blackwell, New Jersey
Cushing S (1994) Fatal words. Communication clashes and aircraft crashes. University of Chicago Press, Chicago
Griffin E (1999) A first look at communication theory, 4th edn. McGraw-Hill, Boston
Hargie O (2006) Handbook of communication skills. Routledge, London
Hofinger G (2005) Kommunikation in kritischen Situationen [Communication in critical situations]. Verlag für Polizeiwissenschaft, Frankfurt/M
Jensen RS (1995) Pilot judgment and crew resource management. Ashgate, Aldershot
Jentsch F, Smith-Jentsch KA (2001) Assertiveness and team performance: more than "just say no." In: Salas E, Bowers CA, Edens E (eds) Improving teamwork in organisations. Applications of resource management training. Erlbaum, New Jersey, pp 73–94
Kanki B, Smith G (1999) Training aviation communication skills. In: Salas E, Bowers CA (eds) Improving teamwork in organisations. Erlbaum, New Jersey, pp 95–127
Knapp ML, Daly JA (2002) Handbook of interpersonal communication (abridged). Sage, London
Kohn L, Corrigan J, Donaldson M (1999) To err is human: building a safer health system. Committee on Quality of Healthcare in America, Institute of Medicine (IOM). National Academy Press, Washington
Leonard M, Graham S, Bonacum D (2004) The human factor: the critical importance of effective teamwork and communication in providing safe care. Qual Saf Health Care 13(Suppl 1):i85–i90
Lorr M, More W (1980) Four dimensions of assertiveness. Multivar Behav Res 14:127–138
Maturana HR, Varela F (1992) Tree of knowledge. The biological roots of human understanding. Shambala, Boston
Milgram S (1974) Obedience to authority. Harper and Row, New York
Miller K (2005) Communication theories: perspectives, processes, and contexts, 2nd edn. McGraw-Hill, New York
Morey JC, Simon R, Jay GD et al (2002) Error reduction and performance improvement in the emergency department through formal teamwork training: evaluation results of the MedTeams project. Health Serv Res 37:1553–1581
Murray WB, Foster PA (2000) Crisis resource management among strangers: principles of organizing a multidisciplinary group for crisis resource management. J Clin Anesth 12:633–638
Pian-Smith MC, Simon R, Truong RD et al (2009). Teaching residents the two-challenge rule: a simulation-based approach to improve education and patient safety. Simul Healthc 4(2):84–91
Schulz von Thun F (1981) Miteinander reden [Talk with each other]. Bd 1. Rowohlt, Reinbek bei Hamburg
Schulz von Thun F, Ruppel J, Stratmann R (2000) Miteinander reden. Psychologie für Führungskräfte [Talk with each other: psychology for leaders]. Rowohlt, Reinbek bei Hamburg
Searle JR (1969) Speech acts. An essay in the philosophy of language. Cambridge University Press, Cambridge UK
Shannon CE, Weaver W (1949) The mathematical theory of communication. University of Illinois Press, Urbana
Torrance E (1955) Some consequences of power differences on decision-making in permanent and temporary three-man groups. In: Hare A, Borgotta E, Bales R (eds) Small groups. Knopf, New York, pp 482–492

Transport Canada (1997) Human factors for aviation: advanced handbook. Transport Canada Civil Aviation Resources, Ottawa
Ungerer D (2004) Simple speech: improving communication in disaster relief operations. In: Dietrichs R, Jochum K (eds) Teaming up: components of safety under high risk. Ashgate, Aldershot, pp 81–92
Watzlawick P, Weakland JH, Fisch R (1974) Changing a system. Norton, New York
Watzlawick P, Beavin J, Jackson D (1996) Pragmatics of human communication: study of interactional patterns, pathologies and paradoxes. Norton, New York

# Capacità di comando: leadership

# 13

**Caso clinico**

Un ragazzo di 12 anni è vittima di un incidente in bicicletta che gli procura una frattura aperta dalla mandibola. Lo specializzando di anestesia decide di gestirlo con un'induzione in sequenza rapida, perché ha lo stomaco pieno e l'apertura della bocca è ridotta a causa del dolore. L'intubazione riesce senza problemi e l'anestesia è mantenuta per via endovenosa totale (TIVA) con propofol e remifentanil. Dopo 30 minuti d'intervento senza particolarità, la saturazione comincia lentamente a diminuire e insorge una tachicardia sinusale. Pensando a un'insufficiente profondità dell'anestesia, il medico specializzando aumenta il dosaggio di propofol e di remifentanil. Tuttavia, questa variazione non ha effetti sulla tachicardia. Lo specializzando controlla quindi l'accesso venoso per eliminare un'eventuale infiltrazione di anestetico nei tessuti molli e ausculta i polmoni. Il murmure vescicolare è bilaterale e simmetrico. Nel frattempo, diventa necessario somministrare 70% di ossigeno per mantenere una saturazione superiore al 95%. Non riuscendo a trovare una causa apparente per il peggioramento clinico e preoccupato per la pericolosità della situazione, il medico chiede l'aiuto del suo supervisore responsabile. Quando, pochi minuti dopo, il medico specialista entra in sala operatoria, il paziente è ventilato con un volume minuto di 9,5 l/min per mantenere una $CO_2$ di fine espirazione intorno a 45 mmHg. Si notano all'ECG alcuni battiti prematuri ventricolari monomorfi. Il medico chiede allo specializzando di inserire una linea di pressione arteriosa invasiva nell'arteria radiale e di fare un'emogasanalisi. I risultati dell'esame mostrano un'acidosi mista respiratoria e metabolica, con una moderata differenza alveolo-arteriosa della pressione parziale di ossigeno e una potassiemia a 5,6 mmol/l. Considerando l'induzione in sequenza rapida fatta con succinilcolina, associata al quadro clinico e gli esami di laboratorio, il medico strutturato decide di attribuire il peggioramento clinico ai sintomi di un'ipertermia maligna e di cominciare il trattamento specifico. La temperatura corporea del paziente in quel momento è di 37,2°C. Il medico anestesista informa i chirurghi maxillofacciali della gravità della situazione e chiede loro di interrompere l'intervento. Si diluisce rapidamente il dantrolene e si somministra al paziente. Si monitorizza il sangue arterioso con ripetute emogasanalisi, instaurando un trattamento per l'iper-

M. St.Pierre, G. Hofinger, C. Buerschaper, R. Simon, I. Daroui,
*Gestione delle crisi in medicina d'urgenza e terapia intensiva*,
DOI: 10.1007/978-88-470-2799-2_13, © Springer-Verlag Italia 2013

kaliemia, le anomalie del pH e la protezione renale. Un'infusione di catecolamine permette di mantenere la stabilità cardiovascolare. Nei 20 minuti successivi, la temperatura del paziente aumenta fino a 39,7° C, per cui l'anestesista fa iniziare una procedura di raffreddamento esterno, realizzata dai chirurghi con i tecnici di sala operatoria. Dopo 20 minuti dalla somministrazione del dantrolene, la frequenza cardiaca inizia a diminuire lentamente e l'equilibrio acido-base comincia a migliorare. Il volume-minuto e la $FiO_2$ sono gradualmente ridotti. Quando il paziente comincia a mostrare una risposta rassicurante sotto terapia, il medico anestesista chiama la rianimazione pediatrica (PICU) e chiede un posto letto. Ragguaglia il pediatra sull'evoluzione clinica, i trattamenti intrapresi e la situazione corrente. Dopo un'ora, il paziente è stabilizzato e trasferito nella PICU. Nella giornata successiva, sviluppa una sindrome compartimentale dell'arto inferiore sinistro che richiede un altro intervento chirurgico. L'anestesia è condotta senza farmaci a rischio d'ipertermia maligna e si svolge senza problemi. Il paziente viene estubato nel postoperatorio e trasferito dalla PICU al reparto di pediatria generale. È dimesso dall'ospedale senza esiti. In seguito, il ragazzo e la sua famiglia sono studiati per la suscettibilità all'ipertermia maligna; sia il paziente che suo fratello minore risultano positivi ai test.

## 13.1 Argomenti a favore della leadership

In campo sanitario, le prestazioni dei *team* e l'attitudine al comando rappresentano i due lati di una stessa medaglia. Un gruppo di lavoro organizzato in modo gerarchico non può funzionare adeguatamente senza un valido concetto di leadership, e viceversa.

Quando si parla di leadership nell'ambiente della medicina ad alto rischio, è opportuno distinguere il ruolo di comando nella vita quotidiana, da quello nelle situazioni critiche. Entrambi i contesti situazionali esigono un differente approccio alla leadership. Ciononostante, anche se le esigenze del comando nelle situazioni critiche sono diverse da quelle della vita quotidiana, non si possono considerare i due approcci totalmente indipendenti l'uno dall'altro. In genere, è probabile che gli operatori sanitari di grado più elevato, a capo del personale nelle situazioni di routine, siano gli stessi che comandano i gruppi di lavoro nelle situazioni d'emergenza. Durante un'emergenza medica, il successo della funzione di comando dipende molto dalle interazioni quotidiane del leader con il suo gruppo. Pertanto, quali sono le competenze funzionali essenziali per un dirigente e quali sono i comportamenti necessari per comandare con successo? Quali sono le capacità e le caratteristiche personali richieste per tirare fuori il meglio del gruppo? Come possono i dirigenti ottenere risultati superiori alla media, mantenendo un clima di fiducia, motivazione e soddisfazione lavorativa? Le pagine seguenti riassumono i dati più rilevanti per la medicina critica, tra i risultati delle molte ricerche disponibili in letteratura sull'argomento (rassegna in Bass e Stodgill, 2007; Manser, 2008; Neuberger, 2002).

### 13.1.1 Leadership nella vita quotidiana

Il ruolo di comando nelle situazioni della vita quotidiana ha una triplice utilità. Per prima cosa, è rivolto alle *attività* usuali del personale di servizio. Questo avviene attraverso:

- assegnazione dei compiti;
- definizione degli obiettivi;
- aiuto nel trovare le risorse necessarie;
- controllo della corretta esecuzione delle varie attività;
- risoluzione dei conflitti nel gruppo.

In secondo luogo, il ruolo di comando in medicina necessita spesso una *valutazione* delle capacità cliniche e dell'addestramento pratico del personale. Questo include creare delle opportunità di apprendimento per tutti membri del gruppo e sostenere il loro avanzamento nella carriera professionale. Perciò, i dirigenti in campo sanitario dovrebbero sempre implicarsi negli sforzi per lo sviluppo delle risorse umane. Assumendo una posizione di comando, questi medici si offrono anche volontari per motivare il personale, valutarne la personalità individuale e conferire loro una crescente autonomia e responsabilità sul posto di lavoro. I veri leader stimolano il personale attraverso quello che *sono*, quello che *sanno* e quello che *fanno*.

Un terzo aspetto del ruolo di comando, specifico all'ambiente sanitario, è stato proposto nel rapporto dello IOM (Kohn et al., 1999) e in molte altre pubblicazioni: i dirigenti in campo sanitario dovrebbero anche svolgere un *ruolo di modello* per favorire un approccio terapeutico orientato alla sicurezza dei pazienti. Per attenuare gli effetti degli inevitabili errori sulla sicurezza, i dirigenti dovrebbero creare un clima lavorativo nel quale gli operatori sanitari si sentano incoraggiati a rendersi conto delle minacce per la sicurezza dei pazienti, esprimere le loro preoccupazioni quando pensano che un'azione possa recare danni al paziente, controllare le prestazioni e il carico lavorativo dei loro collaboratori (controllo incrociato; capitolo 11).

L'autorevolezza conferita al capo dal rapporto gerarchico spesso inibisce l'espressione delle persone che si trovano in condizione di subordinazione. I dirigenti efficaci smorzano gli effetti della gerarchia, instaurano un clima di confidenza e riescono a creare un ambiente nel quale i loro collaboratori si sentono "sicuri" di poter prendere la parola, quando hanno informazioni da comunicare o preoccupazioni sulla sicurezza. Invitando i collaboratori a contribuire con i loro pensieri e le loro idee, un leader può facilitare l'acquisizione di un modello mentale condiviso sulle problematiche legate al paziente o alle procedure operative (capitolo 11). Si può raggiungere questo scopo con la comunicazione (verbale e non verbale) di un messaggio di supporto, di responsabilizzazione e di accettazione degli errori come un elemento normale dell'attività in medicina critica (Tabella 13.1).

Alcuni principi basilari della leadership nelle situazioni della vita quotidiana sono:

- dare l'esempio: essere un modello di comportamento per i propri collaboratori, con una condotta personale esemplare, alla quale attenersi in ogni situazione. La sincerità, l'integrità e un modello di atteggiamento etico sono caratteristiche che ispirano fiducia e danno al gruppo l'idea di una persona con la quale si può lavorare in sicurezza. I membri del gruppo non vogliono soltanto sentirsi dire

**Tabella 13.1** Le parole più importanti per un leader (autore sconosciuto)

| |
|---|
| • Le sei parole più importanti: "Ammetto di aver fatto un errore" |
| • Le cinque parole più importanti: "Avete fatto un buon lavoro" |
| • Le quattro parole più importanti: "Che cosa ne pensi?" |
| • Le tre parole più importanti: "Prego, per favore" |
| • Le due parole più importanti: "Ti ringrazio" |
| • La parola più importante: "Noi" |
| • La parola meno importante: "Io" |

come essere o cosa fare; hanno anche bisogno di vedere come ci si comporta e come il capo conduce la *sua* vita;

- promuovere la presa di parola per esprimere osservazioni, preoccupazioni e domande. Incoraggiare costantemente gli altri comportamenti fattivi di coordinamento tra i propri collaboratori (Edmondson, 2003). Ciò che si semina in "tempi di pace", sarà raccolto nel "momento della crisi";
- essere tecnicamente competente: è necessario che il capo conosca molto bene il proprio lavoro e che mostri un'eccellente capacità nell'esecuzione dei compiti richiesti;
- conoscere tutti i collaboratori per nome e prestare attenzione al loro benessere;
- dare sostegno e supporto ai collaboratori, rendendoli allo stesso tempo autonomi e responsabili: credere nelle persone e comunicare questa convinzione;
- pensare e comportarsi secondo dinamiche di gruppo: comunicare ai collaboratori il concetto che tutti *noi* lavoriamo, non solo *io*;
- mantenere i collaboratori informati: mettere in atto un buon livello di comunicazione (capitolo 12);
- promuovere il senso di responsabilità tra i collaboratori;
- aiutare a risolvere i conflitti nel gruppo: riconoscere i momenti di tensione tra alcuni individui e applicare tecniche per la risoluzione dei conflitti (capitolo 12).

## 13.1.2 Leadership nelle situazioni critiche

Il caso clinico di ipertermia maligna (IM) è un esempio di emergenza medica tempo-dipendente in cui la criticità della situazione richiede una buona capacità di comando per la corretta gestione del caso. Rispetto al ruolo di comando nelle situazioni della vita quotidiana, la leadership in situazioni critiche è molto più centralizzata. I requisiti per un valido ruolo di comando nelle situazioni di emergenza sono descritti in dettaglio di seguito.

## 13.2 Teorie sulla leadership

### 13.2.1 Approcci alla leadership

Esistono diverse definizioni di leadership, a seconda che ci si focalizzi sulla posizione del dirigente (singola o collegiale), lo scopo, il processo o le caratteristiche del ruolo di comando. La maggior parte delle definizioni proviene dal settore industriale o amministrativo, e non è facilmente applicabile in campo sanitario. In medicina critica, la leadership può essere definita come il processo attraverso il quale una persona, di fronte a un evento critico, si assume la responsabilità di influenzare e dirigere le prestazioni degli altri collaboratori di un gruppo, utilizzando tutte le risorse disponibili per il raggiungimento di un particolare obiettivo. In una situazione critica, il leader può essere identificato e definito come un membro del gruppo, la cui influenza sugli altri supera, almeno temporaneamente, la media dei collaboratori in termini di comportamento, prestazioni o capacità decisionali. Le ricerche sulla natura del ruolo di comando hanno proposto diverse teorie, che evidenziano alcuni aspetti della leadership. Le prime teorie sull'argomento sono comparse nella prima parte del ventesimo secolo e si concentravano sulle qualità che distinguono i soggetti che assumono un ruolo di comando rispetto a quelli che obbediscono. Le teorie successive hanno preso in considerazione altre variabili, come i fattori situazionali e i livelli di abilità. Descriviamo nei prossimi paragrafi le teorie più rilevanti nel campo della medicina critica (Bass e Stogdill, 2007).

### 13.2.2 Teoria del "grande uomo"

Si può ancora, seppur raramente, trovare quest'approccio teorico tra i medici con maggiore anzianità di servizio, sotto forma di un'illusoria autopercezione della persona riguardo alle proprie capacità di comando. Questa teoria considerava in origine che la capacità di comando fosse una qualità innata, e che si potesse soltanto nascere, non diventare, un leader. Le radici storiche di questa teoria si basano sui risultati delle prime ricerche sull'argomento, nelle quali i leader studiati erano spesso di origine aristocratica, contribuendo a rafforzare la nozione secondo la quale la capacità di comando avesse qualcosa a che fare con una "stirpe" e con la qualità dei geni. Lo stile di comando dei soggetti che si autovalutano secondo questa teoria del "grande uomo" riflette un senso di distinzione personale. Nonostante la debolezza e gli aspetti quasi assurdi del ragionamento alla base di questa congettura sulla leadership, c'è una sorprendente quantità di casi nei quali sembra proprio essere quella la regola utilizzata per scegliere chi deve essere responsabile della gestione di una situazione critica. Di conseguenza, il lavoro di gruppo prodotto con un capo scelto secondo questi criteri si rivela spesso inadeguato.

### 13.2.3 Teoria dei tratti di personalità

Se dovessimo scegliere un leader da seguire in una situazione d'emergenza è probabile che, tra i colleghi del proprio servizio, vengano in mente più facilmente alcuni individui rispetto ad altri. L'esperienza personale ci ha insegnato che questi soggetti, oltre a una solida preparazione clinica, sembrano avere la "giusta stoffa" anche nelle peggiori circostanze. Con l'ipotesi che questa "giusta stoffa" si potesse identificare attraverso alcune caratteristiche, negli anni '40 e '50 la ricerca si è concentrata su tali presunte qualità e tratti di personalità (Stogdill, 1948). Tuttavia, i risultati furono contraddittori e dimostrarono soltanto che alcune caratteristiche di leadership predominavano in particolari situazioni. I ricercatori abbandonarono l'interesse per la teoria dei tratti di personalità, perché non era in grado di identificare i futuri leader e poteva soltanto confermare i soggetti già riconosciuti come tali dai loro pari. Dagli anni '80, questa teoria ha guadagnato nuovamente popolarità, nonostante l'assenza di evidenze scientifiche.

Uno dei principali problemi di questa teoria sui tratti di personalità è che le caratteristiche utili per il ruolo di comando hanno anche solitamente un aspetto negativo (come l'eccesso di sicurezza, la prepotenza), e nessuno ha ancora stabilito qual è la giusta "quantità" di queste, adatta per fare un buon leader. Inoltre, la teoria sui tratti di personalità promuove l'idea di un adulto già fatto e immutabile, rendendo privo di valore qualsiasi sforzo educativo o l'addestramento al ruolo di comando. Per di più, concentrarsi sulla personalità del soggetto implica che si debba teoricamente comandare allo stesso modo, indipendentemente dal tipo di lavoro o dall'ambiente in cui viene svolto.

### 13.2.4 Teoria comportamentale

Per andare oltre il carattere statico insito nella teoria dei tratti di personalità, si è iniziato a considerare la leadership come un insieme di atteggiamenti, focalizzandosi sul *comportamento* dei soggetti che avevano maggiore "successo" nei ruoli di comando, con l'obiettivo di identificare una vasta gamma di tipi di leadership. Si sono valutati i dirigenti secondo dimensioni diverse, come il tipo di attività svolta o il tipo di relazioni nel gruppo (Hersey e Blanchard, 1977). Le teorie comportamentali sono basate sull'idea che si possa *diventare* un buon leader, mentre non esiste l'abilità "innata" al ruolo di comando. Queste teorie si focalizzano sui comportamenti dei dirigenti, sulle capacità definibili e suscettibili di apprendimento, non sulle loro qualità mentali o particolarità intrinseche. Secondo le teorie comportamentali, le capacità necessarie per essere un leader sono di tipo relazionale, concettuale e tecnico. In questo modo, è possibile descrivere le caratteristiche di una buona leadership attraverso una serie di azioni definibili. Quest'approccio lascia aperte grandi possibilità di sviluppo e di addestramento alle capacità di comando perché, secondo quanto ipotizzato, i migliori dirigenti crescono attraverso l'esperienza con un processo continuo di studio, educazione e allenamento. Inoltre, si possono anche identificare i comportamenti che contribuiscono al fallimento delle dinamiche di gruppo, aumentandone ulteriormente la comprensione. Quest'approccio sembra confermato dall'esperienza personale; la maggior parte degli operatori sanitari può, infatti, paragonare le proprie capacità attuali con il livello che aveva quando ha iniziato l'attività lavorativa e prendere atto del fatto che le capacità di comando sono sicuramente migliorate. Tuttavia, in contrasto con la teoria sui tratti di personalità, il rischio delle teorie comportamentali è quello di ignorare totalmente l'influenza della personalità. Infatti, anche con l'esperienza, non è detto che tutti siano capaci di imparare e mettere in pratica un adeguato comportamento di leadership.

### 13.2.5 Teoria situazionale e contingente

Negli ultimi quarant'anni, sono state sviluppate le teorie sulla leadership situazionale e contingente. Basandosi sui lavori di Fiedler (Fiedler, 1967), il modello prende in considerazione l'impatto di vari fattori sulla prestazione dei dirigenti in determinate situazioni. Il presupposto sottostante è che situazioni diverse richiedono comportamenti differenti nel ruolo di comando. Di conseguenza, non può esistere un profilo psicografico unico e ottimale per il leader. Una buona capacità di comando richiede l'adattamento alle condizioni ambientali; d'altra parte, nel ruolo di leader l'efficacia di un particolare schema comportamentale dipende anche dalle esigenze imposte dalla situazione. Questi due aspetti si focalizzano entrambi sulle particolari variabili legate all'ambiente di lavoro, che aiutano a stabilire qual è tipo di leadership più adatto per una determinata situazione. Secondo queste teorie, non esiste uno stile di comando adatto a tutte le situazioni, perché possono esserci diversi tipi di leadership più appropriati per alcuni processi decisionali. Il successo diventa pertanto una variabile complessa influenzata dalle diverse contingenze, tra cui troviamo le caratteristiche dei subordinati, il lavoro svolto, le dinamiche di gruppo, il tipo di leadership attuata e gli aspetti della situazione. Inoltre, i diversi stili di leadership sembrano anche influenzare i comportamenti importanti per la sicurezza (Zohar, 2002).

### 13.2.6 Teoria della leadership condivisa

Tutte le teorie citate sopra condividono un'ipotesi comune: per essere efficace, la leadership deve essere attuata da un solo individuo. Tuttavia, a seguito delle ricerche eseguite in campo industriale, nella direzione aziendale e nell'amministrazione scolastica, stanno aumentando i dati che mettono in dubbio questo presupposto convenzionale. Infatti, sono stati applicati con successo dei modelli dirigenziali nei quali il ruolo di comando è distribuito tra i diversi membri di un gruppo, piuttosto che attribuito a un capo unico. Questa leadership condivisa, definita come "un processo d'influenza dinamico e interattivo tra gli individui di un gruppo, con lo scopo comune di condurre tutti al raggiungimento di un obiettivo collettivo o istituzionale" (Pearce e Conger, 2003), è stata proposta come un sistema alternativo per ridurre il sovraccarico di lavoro individuale e migliorare le prestazioni dei gruppi nell'esecuzione di attività complesse. Anche se non rappresenta una novità (Gibb, 1954), la teoria della responsabilità condivisa è stata applicata solo recentemente in campo medico (Flin et al., 2003; Klein et al., 2006; Künzle et al., 2010; Tschan et al., 2006; Xiao et al., 2004). I primi risultati sono stati promettenti: in alcuni casi, infatti, la leadership condivisa sembra facilitare le prestazioni nell'esecuzione delle attività le più complesse, perché nessun individuo all'interno di un gruppo possiede da solo tutte le risorse necessarie per affrontare le esigenze di simili situazioni. Perciò, la leadership condivisa rappresenta probabilmente una strategia efficace per sopperire all'insufficienza delle risorse, specialmente se il compito da svolgere è molto complesso. Nelle situazioni in cui la particolarità degli eventi provoca un elevato carico lavorativo, questa distribuzione della leadership secondo i settori di competenze, invece di definire un ruolo di comando formalmente basato sul rango, è molto vicina al concetto di "rispetto per le competenze" proposto nella teoria dell'alta affidabilità (capitolo 14.2.3), secondo la quale la responsabilità decisionale è affidata alla persona più competente, indipendentemente dalla posizione gerarchica. Nonostante gli studi abbiano confermato l'utilità di condividere la leadership tra i collaboratori di un gruppo in situazioni di basso carico lavorativo, l'effetto di un tale comportamento in situazioni di stress elevato è ancora da chiarire e necessita ulteriori ricerche. La condivisione della leadership va contro una nozione diffusa e ben stabilita, secondo la quale un ruolo di comando esplicito, attribuito al clinico con maggiore esperienza, è fondamentale per la corretta gestione di un caso critico. Sono pertanto necessarie altre ricerche per chiarire il ruolo della condivisione di responsabilità in medicina critica.

## 13.3 Un quadro concettuale per la leadership

Nelle situazioni critiche incontrate in campo medico, è possibile che una sintesi delle teorie precedenti (ad es. modello situazionale o di condivisione) rappresenti la soluzione ideale per una leadership di successo. Nel quadro concettuale che descriviamo di seguito (Gebert e Rosenstiel, 2002), sono tre i fattori che influenzano il successo di un soggetto nel ruolo di comando: i tratti della sua personalità (leadership come personalità), il modo in cui è messo in atto il comando (leadership come comportamento) e la situazione nella quale si deve attuare questo ruolo (Fig. 13.1).

### 13.3.1 Leadership come personalità

Partendo dalle teorie sui tratti di personalità, sono state condotte molte ricerche sulle caratteristiche e le capacità personali associate con la leadership. Queste ricerche sulle capacità di comando non hanno prodotto conclusioni costanti, per quanto riguarda le caratteristiche personali correlate con una valida leadership, ma esistono alcuni punti di convergenza. Le capacità necessarie per il ruolo di comando sono tecniche, concettuali (analitiche e decisionali) e relazionali. Tra le caratteristiche e le capacità frequentemente identificate troviamo: sicurezza di sé, risolutezza, dinamismo, autorità, volontà di assumersi le responsabilità, intelligenza, creatività, senso dell'organizzazione (Stogdill, 1974).

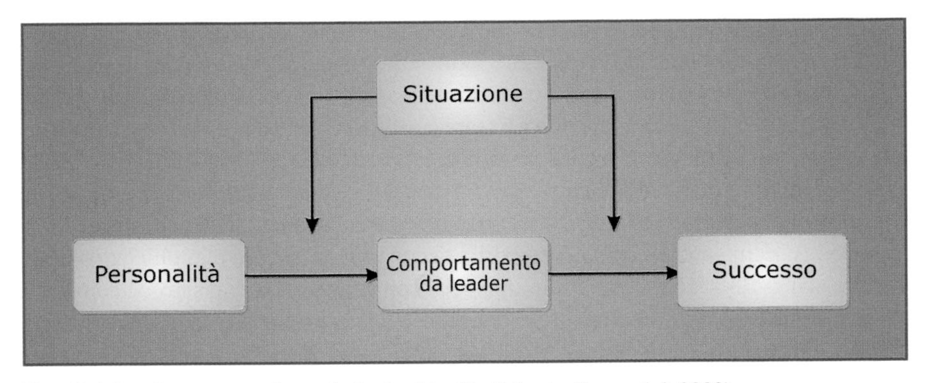


**Fig. 13.1** Quadro concettuale per la leadership (da Gebert e Rosenstiel, 2002)

### 13.3.2 Leadership come comportamento

La leadership nel comportamento ha molto a che fare con la comunicazione. Per comandare il capo deve anche comunicare, con i membri del suo gruppo e con i soggetti esterni (ad es. altri servizi di rianimazione, laboratorio, emoteca). Tuttavia, la comunicazione in sé non è l'unico scopo. L'obiettivo è di costituire un gruppo, da individualità diverse, per ottenere le migliori prestazioni possibili. Il comportamento messo in atto dal dirigente può essere descritto all'interno di uno schema a due dimensioni, in cui l'orientamento verso le relazioni umane segue un asse (preferenze per la persona), mentre l'orientamento per il compito segue un altro asse (preferenze per la prestazione) (Blanchard et al., 1985; Blake e Mouton, 1961; Hersey e Blanchard, 1977; Likert, 1967). Le ricerche sugli stili di leadership sono iniziate con Lewin et al. (1939), i quali hanno descritto tre tipi basilari di comportamento.

Lo *stile del laissez-faire* (dal francese: "lasciate fare") è caratterizzato da una scarsa attenzione sia per il compito svolto che per la persona. In questo stile di leadership, il dirigente prende le distanze dal suo stesso ruolo. Il coinvolgimento del capo nel processo decisionale è ridotto al minimo, permettendo agli altri di prendere le proprie decisioni e di agire come vogliono. Questo stile di leadership è talvolta chiamato con il termine di "delega" o della "carta bianca", anche se questa "delega" è più una riluttanza del capo ad assumere il proprio ruolo che una delega intenzionale di responsabilità a favore dei suoi collaboratori.

Se un dirigente pratica uno *stile di leadership democratica*, la sua principale preoccupazione è rappresentata dal benessere e dalle necessità dei propri collaboratori. L'esecuzione dei compiti richiesti è subordinata all'obiettivo primario di armonia e di coesione del gruppo. Lo stile democratico è caratterizzato dalle discussioni, nelle quali i compiti da eseguire sono democraticamente esaminati e suddivisi. Il capo tenta di ascoltare il maggior numero di opinioni possibili per arrivare a un compromesso. È possibile che i collaboratori siano coinvolti nei processi decisionali, anche nelle situazioni in cui sono necessari ordini rapidi e non ambigui da parte del responsabile in carico.

Al contrario dell'approccio democratico, lo *stile di leadership autocratico* è caratterizzato da un controllo unilaterale, con una grande attenzione per la corretta esecuzione ed efficacia dei compiti richiesti, senza molto interesse per i collaboratori. Nello stile autocratico, il capo può utilizzare pressioni, minacce o altri metodi apparentemente utili per ottenere la conformità alle regole stabilite. Il dirigente è considerato l'unico detentore delle soluzioni per tutti i problemi; le decisioni sono prese senza consultazioni; i compiti sono attribuiti con una descrizione dettagliata delle procedure; la corretta esecuzione dei compiti è verificata con precisione. La comunicazione avviene quasi esclusivamente dall'alto in basso, con una struttura decisionale chiara e gerarchica. Lo *stile di leadership autocratico* è spesso percepito dai collaboratori come arbitrario e paternalistico. Un tale approccio può funzionare in un sistema nel quale non è necessario ottenere riscontri sulle decisioni prese, in cui le decisioni prese non cambierebbero comunque nel caso di un riscontro e la motivazione dei collaboratori nell'esecuzione delle azioni successive non dipende dalla loro partecipazione al processo decisionale. Chiaramente, questo non può essere il caso della medicina critica. Per la chiarezza che conferisce alla struttura di comando, uno stile di tipo autocratico modificato può essere indicato e applicato con successo durante le manovre di rianimazione cardiopolmonare oppure nella gestione di eventi catastrofici e di incidenti con vittime plurime. La modifica consiste nel permettere i riscontri e le proposte di informazioni da parte dei collaboratori. Tuttavia, nel campo delle attività mediche tempo-dipendenti o ad alto rischio, uno stile di comando autocratico provoca sempre malcontento tra i collaboratori e tende a generare un ambiente nel quale si scambiano poche informazioni, quando è necessario il contrario.

Uno *stile di leadership integrativo* combina la particolare attenzione per una corretta esecuzione dei compiti con un interesse equivalente per le relazioni umane, sia nei confronti dei propri collaboratori che all'interno del gruppo. Il capo si interessa della corretta esecuzione dei lavori *e* della coesione tra i membri della sua squadra. Si dedica a discussioni, atti di convincimento e spiegazioni con l'obiettivo di raggiungere un elevato livello di consenso e modelli mentali comuni (capitolo 11). Nell'ambiente medico ad alto rischio, secondo le dinamiche della situazione in corso, lo stile integrativo può essere di tipo direttivo (autoritario) o cooperativo (Fig. 13.2). Nell'ambito della contrapposizione compito vs persona, sono stati proposti altri modelli preferenziali. Tuttavia, condividono tutti l'idea che la leadership più efficace si debba concentrare sia sul compito da svolgere che sulle persone, e che i dirigenti di successo siano capaci di passare da uno stile all'altro, secondo le esigenze della situazione.

In tempi recenti, la ricerca sul comportamento di leadership ha cambiato punto d'interesse: tradizionalmente, le ricerche si concentravano sui processi di scambio, nei quali i dirigenti offrivano ricompense in cambio degli sforzi forniti dai loro subordinati. Più recentemente, sono emersi i concetti di leadership "carismatica" e "trasformazionale". Una tipologia di *leadership trasformazionale* rende i collaboratori consapevoli dell'importanza dei compiti da svolgere e, stimolando oppure soddisfacendo le loro principali necessità cognitive ed emotive, li induce a mettere al primo posto gli obiettivi istituzionali (Michaelis, 2009; Yukl, 2006). Pertanto, il tipo di capo carismatico proposto dalle prime ricerche sull'argomento è stato sostituito dall'interesse per il comportamento di leadership trasformazionale. Molti studi (per

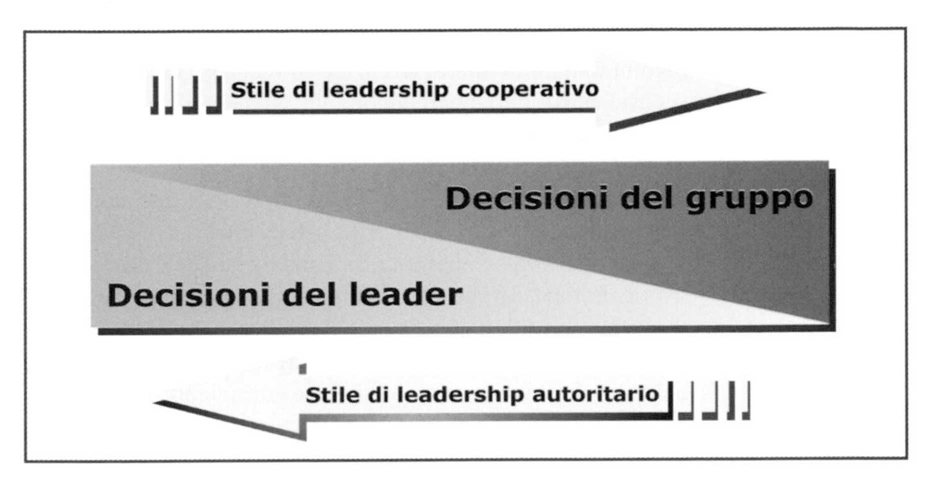


**Fig. 13.2** Stile di leadership integrativo in medicina critica. Lo stile di leadership direttivo e quello cooperativo sono caratterizzati dal rapporto d'equilibrio tra una preferenza per la prestazione o per le relazioni umane

una rassegna generale, Judge e Piccolo, 2004) suggeriscono una correlazione tra la tipologia di leadership trasformazionale e quella carismatica, con importanti risultati organizzativi in situazioni, istituzioni e quadri culturali molto diversi (Michaelis, 2009). Purtroppo, le ricerche non hanno ancora evidenziato una metodologia capace di identificare i soggetti propensi a questo tipo di leadership. Inoltre, non esistono sufficienti evidenze per riuscire a capire con un livello di certezza accettabile quanto, e in quali condizioni, questo tipo di leadership funzioni veramente.

### 13.3.3 Situazioni di leadership

In medicina critica, gli operatori sanitari sono confrontati a situazioni molto varie nelle quali è necessario dimostrare flessibilità e adattamento a un ampio repertorio di capacità dirigenziali. Per esempio, un chirurgo può seguire un giovane collega in sala operatoria durante la mattinata, far parte di un *trauma team* a mezzogiorno e condurre una riunione per la certificazione di qualità nel pomeriggio. La gamma di situazioni nelle quali bisogna esercitare un ruolo di comando varia dalla routine quotidiana alle situazioni di emergenza assoluta. Le situazioni di leadership sono molto diverse e richiedono l'applicazione di modalità dirigenziali differenti. Gli operatori sanitari dovrebbero essere consapevoli di questa diversità e sforzarsi di adattare il loro comportamento di leadership di conseguenza (McCormick e Wardrobe, 2003).

### 13.3.4 Successo nella leadership

Il comportamento di un dirigente provoca sempre conseguenze. Durante un evento critico, il successo o l'insuccesso del ruolo di comando è sempre stato tradizionalmente valutato soprattutto in base all'esito clinico della situazione, cioè, la leadership era giudicata in primo luogo in termini di sopravvivenza o di recupero del paziente. Il lavoro del gruppo era considerato molto meno importante. Non era rilevante il modo in cui era stato raggiunto l'obiettivo, purché gli operatori fossero stati capaci di migliorare lo stato clinico del paziente. Tuttavia, negli ultimi dieci anni è cresciuto l'interesse per il *processo di leadership*. La validità del ruolo di comando non è più considerata soltanto una questione di esito clinico, ma anche il risultato di interazioni efficaci tra un capo e il suo gruppo di collaboratori. L'opinione attuale è che una leadership valida possa favorire esiti positivi per i pazienti. Inoltre, una dirigenza efficace promuove un ambiente lavorativo e culturale nel quale gli operatori sono trattati come adulti maturi, competenti e premurosi – come solitamente tutti vorrebbero essere trattati – i quali daranno le migliori prestazioni possibili se considerati con rispetto.

## 13.4 I compiti di leadership nelle situazioni critiche

L'emergenza vitale presentata nel caso clinico costringe il medico strutturato ad assumere un ruolo di comando nella situazione critica. Il suo comportamento di leadership è un esempio dei compiti richiesti al responsabile in carico durante una situazione critica. Si possono contare sette compiti correlati tra loro, considerati come particolarmente importanti per il successo delle dinamiche dirigenziali in situazioni critiche:

- organizzare il gruppo: incoraggiare, promuovere e facilitare un buon lavoro d'équipe;
- applicare e verbalizzare le strategie per la risoluzione dei problemi;
- definire ed esprimere chiaramente gli obiettivi;
- prendere le decisioni integrando i riscontri provenienti dal gruppo;
- delegare e coordinare l'esecuzione di alcuni compiti;
- controllare la distribuzione del carico lavorativo tra i membri del gruppo;
- rivalutare regolarmente la situazione, verbalizzando le proprie considerazioni.

Questi elementi si sovrappongono in qualche modo con le caratteristiche dei processi di gruppo considerati in precedenza (capitolo 11.3). A questo proposito, è importante notare che il successo delle dinamiche di gruppo è una responsabilità condivisa tra *tutti* i membri del gruppo e non dipende da un solo individuo designato come dirigente.

### 13.4.1 Organizzare il gruppo, incoraggiare, promuovere e facilitare un buon lavoro d'équipe

Per ottenere un buon lavoro d'équipe non basta mettere semplicemente alcuni operatori sanitari insieme nello stesso turno di lavoro. Allo stesso modo, le posizioni formali dotate di un'autorità inerente non producono necessariamente una leadership efficace. Invece, un buon lavoro d'équipe e una leadership efficace dipendono da una serie di capacità interpersonali e sociali presenti nel dirigente e nei suoi sottoposti (capitolo 11), che possono emergere soltanto in un clima di fiducia e di collaborazione. Al contrario della leadership applicata in situazioni di routine o con gruppi uniformi, quella attuata per i gruppi d'azione multidisciplinari è caratterizzata da una serie di criteri distintivi:

- la leadership applicata in medicina d'urgenza è diversa, rispetto ad altre aree professionali, perché i membri del gruppo hanno spesso pochissimo tempo per abituarsi ai loro collaboratori. Invece di poter ragguagliare tutti prima della missione, è frequente che il leader debba organizzare un gruppo di azione "al volo";
- i leader affrontano la sfida di dover riunire persone estranee, provenienti da discipline mediche e professioni diverse, per farle cooperare in gruppi ad hoc. Perciò, sono confrontati con esigenze lavorative (trattare il paziente), ma anche sociali (familiarizzare con tutti, stabilire regole per il gruppo, sviluppare e rafforzare i canali di comunicazione, ecc.);
- quando è possibile, il responsabile non dovrebbe partecipare direttamente e "mettere mano" al trattamento del paziente, ma concentrarsi sulla formazione di un gruppo strutturato e sulla liberazione delle proprie risorse soltanto per pensare, decidere e valutare la situazione. Questo ruolo di leadership è spesso assegnato ai collaboratori con maggiore esperienza, la cui competenza tecnica può essere richiesta in alcune situazioni particolari (ad es. intubazione difficile, accesso venoso centrale, accesso venoso in pazienti pediatrici). Appena possibile, questi soggetti dovrebbero provare a riprendere la propria posizione di "osservatore";
- i leader efficaci sono capaci di trovare le risorse necessarie per i loro collaboratori nella maggior parte delle situazioni. Nel caso delle emergenze mediche, la responsabilità per la gestione delle risorse in termini di attrezzature, personale, comunicazione con servizi esterni come laboratorio o radiologia, ecc., dovrebbe essere assunta da un altro membro del gruppo. Questa persona è spesso chiamata *event manager*;
- l'efficacia del lavoro di gruppo, con i suoi elementi comportamentali centrali, tra cui distribuzione dei carichi lavorativi, controllo incrociato delle prestazioni, riscontri tra collaboratori, comunicazioni ad anello e sostegno reciproco, rappresenta la base per un trattamento sicuro del paziente. I leader efficienti possono stimolare queste dinamiche di gruppo se condividono apertamente le informazioni e consentono esplicitamente ai collaboratori di prendere la parola, offrire riscontri costruttivi e tempestivi, mettere in dubbio le iniziative o le idee del capo quando opportuno;
- i collaboratori del gruppo si aspettano dal loro responsabile un comportamento di leadership, non il semplice esercizio dell'autorità formale. Idealmente, i dirigenti dovrebbero rinunciare alla loro individualità a favore di uno standard clinico, eccellente e affidabile, mettendo in tal modo in pratica una transizione dalla mentalità dell'artigiano a quella dell'attore in un sistema più sicuro (Amalberti et al., 2005);
- i dirigenti *danno il tono ai loro collaboratori*, sia per il meglio che per il peggio. Integrità, amichevolezza, correttezza, adesione a principi morali e capacità relazionali non hanno sempre un impatto diretto sull'esecuzione dei compiti richiesti agli operatori di volta in volta, ma giocano un ruolo essenziale nella coesione del gruppo.

### 13.4.2 Applicare e verbalizzare le strategie per la risoluzione dei problemi

Lo scopo ultimo della leadership è di influenzare e dirigere positivamente le prestazioni dei collaboratori, per il raggiungimento di un obiettivo definito (Murray e Foster, 2000). Tuttavia, prima di poter formulare un obiettivo il capo deve anche capire tutti i problemi, evidenti e sottostanti, che comporta una situazione complessa. In medicina critica, la complessità della situazione e lo stress possono compromettere il processo di risoluzione dei problemi. Perciò, è particolarmente importante che il dirigente abbia un suo approccio, strutturato e ben collaudato per la risoluzione dei problemi (ad es. i cinque elementi per una strategia valida; capitolo 10), piuttosto che affidarsi a una valutazione euristica. Inoltre, alcuni fattori scatenanti legati alla situazione (ad es. stress acuto, senso d'incompetenza) possono gravemente alterare le capacità di giudizio del leader e renderlo vulnerabile nei confronti dei collaboratori. Invece di cedere alle pressioni di un *pensiero di gruppo*, il dirigente dovrebbe far pensare il gruppo. Raccogliendo i diversi punti di vista e le alternative pertinenti per la risoluzione del problema, si ottiene un'immagine più completa della situazione e una base più solida per una decisione efficace.

### 13.4.3 Definire ed esprimere chiaramente gli obiettivi

Un dirigente deve assumere la responsabilità principale per il raggiungimento degli obiettivi clinici da parte del proprio gruppo di lavoro. Questi obiettivi servono da "faro per le nostre azioni" e dovrebbero soddisfare contemporaneamente il maggior numero possibile di esigenze, senza creare nuovi problemi. Quando i collaboratori capiscono precisamente quello che il capo si aspetta da loro, possono vedere il proprio compito all'interno di un quadro più ampio e partecipare all'assunzione di responsabilità per il raggiungimento degli obiettivi comuni. La chiarezza degli obiettivi permette di avere chiare priorità. Quando gli obiettivi e le priorità sono stabiliti chiaramente, si possono distribuire e disporre al momento opportuno le risorse di personale e di materiale, nel modo più efficace possibile. Al contrario, se non sono chiaramente espressi, la situazione critica può sfuggire al controllo, poiché diversi individui concentrati soltanto sulla loro parte di realtà rischiano di eseguire una serie di compiti in modo scoordinato, senza adeguata pianificazione o addirittura contrapponendosi.

### 13.4.4 Prendere le decisioni integrando i riscontri provenienti dal gruppo

Nel campo della medicina critica, i gruppi di lavoro devono rispondere in modo coordinato a eventi non prevedibili. La condivisione dei modelli mentali è il presupposto più importante per un corretto coordinamento degli sforzi del gruppo (Stout et al., 1999). Con un modello mentale condiviso della situazione, i membri del gruppo ottengono una comprensione comune dei compiti o dei problemi prioritari, delle risorse disponibili, delle capacità di ciascuno e del contesto situazionale (capitolo 11). La condivisione delle conoscenze permette a ognuno di svolgere il proprio ruolo in modo tempestivo e coordinato, aiutando il gruppo a funzionare come una singola unità, senza necessità di discutere che cosa fare e quando farlo. Più aumenta l'accuratezza dei modelli mentali e il loro grado di sovrapposizione tra i membri del gruppo, più cresce la probabilità che tutti stiano "sulla stessa lunghezza d'onda" e riescano a coordinarsi anche nelle situazioni nuove o di particolare stress. I dirigenti sono responsabili della formazione e della diffusione di questi modelli mentali. Nelle situazioni di routine, i collaboratori dovrebbero essere incoraggiati dal capo a condividere i loro pensieri e le loro impressioni. In situazione d'emergenza non c'è tempo per le discussioni e si dovrebbero raccogliere le informazioni "al volo": per questo, il compito del capo è anche di definire esplicitamente il suo modello mentale al resto del gruppo (ad es. "penso che il nostro problema sia..., il rischio principale è..., la nostra strategia sarà...") e allo stesso tempo incoraggiare i collaboratori a mettere questi presupposti in questione, se non sembrano loro sensati oppure notano qualche errore. Per riuscirvi, il capo deve sollecitare queste opinioni diverse (ad es. "Che cosa ne pensa? Ho dimenticato qualcosa d'importante? Qualcuno ha suggerimenti rispetto a una variazione nel nostro piano?").

### 13.4.5 Delegare e coordinare l'esecuzione di alcuni compiti

Per essere un leader efficace è necessario delegare alcune responsabilità e incarichi ad altri membri del gruppo. Questo processo comprende quattro fasi:

- decidere cosa delegare;
- decidere a chi delegare;
- comunicare chiaramente le proprie aspettative;
- chiedere riscontri.

Nel nostro caso clinico, il medico strutturato è responsabile della convergenza di tutti gli sforzi messi in atto dai suoi collaboratori nella corretta gestione dell'ipertermia maligna. Per questo, stabilisce per loro obiettivi intermedi, dedotti dalle sue conoscenze mediche, e definisce alcune priorità in base alle esigenze della situazione (capitolo 7). Il capo comunica i suoi piani a tutti, in maniera adeguata, distribuendo le responsabilità individuali tra i membri del gruppo secondo le capacità e conoscenze di ciascuno (almeno per quanto le conosca). Utilizza termini specifici per delegare alcuni compiti, evitando le insidie legate alle richieste generiche, come quella di chiedere a "qualcuno" di fare "qualcosa". Oltre ad essere specifica, una delega di responsabilità dovrebbe essere più descrittiva che prescrittiva: riconoscendo che esistono spesso diversi modi per svolgere un compito, il capo dovrebbe dimostrare una certa tolleranza riguardo ai metodi individualmente scelti dai suoi collaboratori nella propria area di responsabilità, purché essi siano compatibili con l'obiettivo desiderato (Iserson, 1986). Per attivare un sistema di riscontri a circuito chiuso, il capo dovrebbe anche richiedere informazioni sull'esecuzione delle varie attività in corso, incoraggiando esplicitamente i collaboratori a esprimere i problemi o i risultati negativi (ad es. "ho difficoltà con l'accesso venoso centrale. Ho già punto due volte l'arteria carotide invece della vena giugulare"). Idealmente, i collaboratori forniscono questi riscontri senza che siano loro richiesti.

### 13.4.6 Controllare la distribuzione del carico lavorativo tra i membri del gruppo

I membri di un gruppo presentano spesso livelli diversi di capacità ed esperienza. Perciò, lo stesso compito può essere valutato ed eseguito diversamente da un soggetto all'altro. I dirigenti dovrebbero conoscere i limiti di prestazione dei loro collaboratori e controllare con attenzione l'equilibrio dei carichi lavorativi. Anche le emozioni possono provocare bruschi squilibri e necessitare una redistribuzione del carico lavorativo. Per esempio, nella gestione del caso di ipertermia maligna descritta all'inizio del capitolo, lo specializzando è sopraffatto dalla situazione perché si rimprovera di aver scelto all'induzione la succinilcolina come miorilassante. A causa della sua agitazione, fallisce ripetutamente nel tentativo di inserire un accesso centrale nella vena giugulare interna. Per interrompere questa catena di errori, il medico strutturato assegna al giovane collega un altro compito e gli affianca un collaboratore più tranquillo. Per un dirigente, la gestione di carichi lavorativi fa parte del compito globale di coordinamento del gruppo. Attraverso una scelta delle informazioni, delle conoscenze, del personale, dei tempi e delle risorse materiali, il dirigente può evitare le situazioni di sovraccarico che compromettono la consapevolezza situazionale e aumentano il rischio di errori.

### 13.4.7 Rivalutare spesso la situazione, verbalizzando le proprie considerazioni

L'ultimo elemento, nel processo di leadership durante una situazione critica, è rappresentato da una regolare rivalutazione della situazione. Questa rivalutazione deve comprendere sia le dinamiche di gruppo che le circostanze esterne: implica un controllo incrociato all'interno del gruppo, riguardante la corretta comprensione delle informazioni e l'esecuzione dei compiti previsti. Un gruppo può supportare il proprio dirigente attraverso riscontri spontanei e regolari. È fondamentale, per tutti membri del gruppo, ricordare che non si può condividere un modello mentale senza che questo sia verbalizzato. I collaboratori possono mantenere un buon livello di coordinamento soltanto attraverso aggiornamenti verbali espliciti e revisioni regolari sulla situazione. Idealmente, queste rivalutazioni non dovrebbero essere a senso unico, con un capo che richiede costantemente aggiornamenti ai suoi subordinati, ma verificarsi invece attraverso un'interazione bilaterale. Le situazioni complesse possono svilupparsi in tempi e direzioni differenti, per cui un coordinatore può essere ancora occupato a cercare una soluzione per un problema, quando già ne emerge un altro. Perciò, di fronte a dinamiche con rapide costanti di tempo, i dirigenti devono seguire gli sviluppi sia nel paziente, che all'interno del gruppo. Il controllo del gruppo e la rivalutazione delle circostanze esterne sono dei presupposti essenziali per il mantenimento di modelli mentali "aggiornati" e per l'anticipazione degli sviluppi futuri.

## 13.5 Problemi di leadership in situazioni critiche

I problemi di leadership in medicina critica possono essere attribuiti a un fatto centrale: un capo non si assume la responsabilità che comporta la sua posizione di comando, oppure non agisce secondo i principi della buona leadership. Come descritto di seguito, il fallimento nell'assunzione di responsabilità e nel ruolo di comando si può manifestare in diversi modi.

### 13.5.1 Senza un capo: quando nessuno mostra la strada da seguire

Durante un'emergenza, se il coordinatore non adempie alle sue normali funzioni di leadership, attuando i corrispondenti comportamenti dirigenziali, è messa a rischio tutta la gestione del caso. Il ruolo decisionale in medicina critica è basato su una figura di leadership di tipo didattico-istruttivo, per cui un responsabile poco deciso rischia di provocare nel gruppo una perdita di coordinamento, perdite di tempo e la mancata esecuzione di compiti essenziali. Studi recenti hanno dimostrato che, nonostante un addestramento e delle conoscenze sufficienti, quando un team d'emergenza non è in grado di gestire una situazione di arresto cardiaco seguendo le linee guida, le cause principali sono da ricercare nell'insufficienza di coordinamento e nella mancata assegnazione esplicita dei vari compiti (Marsch et al., 2004). Questa mancanza di leadership può essere parzialmente compensata quando il gruppo è già costituito da qualche tempo e i collaboratori hanno potuto acquisire una certa familiarità, sia tra di loro che riguardo alle attività da svolgere. In questo caso, i modelli mentali condivisi nel gruppo, per quanto non siano validi come potrebbero, consentono ai collaboratori di anticipare le necessità e le azioni di ciascuno (coordinamento implicito; capitolo 11).

### 13.5.2 Azioni fuorvianti

Nell'emergenza, i principali compiti del ruolo di comando sono: costruire un modello mentale completo e condiviso della situazione, definire le priorità e gli obiettivi intermedi, coordinare le azioni di tutti i membri del gruppo. Questo significa che il capo deve trattenersi dall'eseguire compiti operativi. Purtroppo, i coordinatori non sono immuni dallo stress legato alla necessità di agire ("bisogna fare qualcosa, subito"). Quando il responsabile è personalmente coinvolto nell'assunzione di compiti fuorvianti (ad es. posizionare un catetere venoso centrale, somministrare farmaci, regolare il respiratore), la sua attenzione è distolta dalle esigenze di una leadership efficace e rischia di perdere di vista il quadro generale della situazione. Se per il coordinatore dovesse diventare necessario, data la sua maggiore esperienza clinica, impegnarsi in manovre operative (ad es. posizionare un catetere venoso centrale perché lo specializzando non riesce a farlo), dovrebbe limitarsi a una breve eccezione temporale e designare esplicitamente al suo posto un altro collaboratore, finché è distratto dall'attività in questione. Dopo aver finito, dovrebbe riassumere chiaramente le responsabilità legate al proprio ruolo.

### 13.5.3 Compito eseguito? Controllo insufficiente

Il processo di leadership consiste in cicli ricorrenti di pensieri e azioni, orientati per obiettivi e utilizzati per eseguire una decisione. Con questa struttura iterativa, le precedenti azioni influenzano ogni decisione o atti successivi. Una parte cruciale del ruolo di comando consiste nel controllare se un ordine è stato compreso ed eseguito correttamente e, in tal caso, quali siano i risultati. Se il responsabile non chiude il ciclo con una fase di controllo, le decisioni successive rischiano di basarsi soltanto su aspettative o presupposti, non su fatti concreti.

### 13.5.4 Tensione: leadership ed emozioni

Nel nostro caso clinico, l'anestesista è confrontato con una serie di compiti da svolgere in parallelo. Deve districarsi tra vari problemi: diagnosticare la causa, ancora non evidente, della complicanza; capire le risorse a sua disposizione; soddisfare le necessità di comunicazione con il gruppo; essere consapevole delle proprie emozioni e controllarle. Nonostante l'enorme sfida rappresentata da tutte queste esigenze, gli operatori con maggiore esperienza sono in grado di affrontare e reagire adeguatamente a simili situazioni. Quando il capo non è in grado di far fronte a queste esigenze, il rischio di una "reazione cognitiva d'emergenza" (capitolo 9) diventa un reale problema. In quel caso, le risorse cognitive e il comportamento non sono più orientati alla conduzione del gruppo, ma sono dedicati soltanto al recupero di un senso di competenza. Un altro comportamento frequentamene osservato è quello del capo che "parte in solitario": in condizioni di stress, il responsabile tende a focalizzarsi solo sui propri pensieri e le proprie azioni. In queste condizioni, i collaboratori sono esclusi dal suo modello mentale della situazione; perciò, non possono intuire quello che il loro capo pensa, pianifica o si aspetta da loro (Driskell e Salas, 1991).

### 13.5.5 Cambiamento di leadership – cambio di funzione

In medicina critica, gli operatori sanitari sono talvolta costretti a cambiare funzione. Per esempio, nel caso clinico, lo specializzando svolge un ruolo di comando fino all'arrivo del medico strutturato; un'emergenza può essere gestita dal medico di reparto fino all'arrivo del *team* di rianimazione, ecc. In entrambi i casi, i membri del gruppo devono adeguarsi alle nuove condizioni e adattare il loro comportamento di conseguenza. L'elemento chiave per un cambio riuscito di ruoli durante un'emergenza, è verbalizzare esplicitamente ogni modifica. Per adeguarsi alle nuove condizioni, tutto il gruppo dev'essere consapevole dei cambiamenti nel ruolo di comando. Annunciare esplicitamente e verificare i ruoli di ciascuno in caso di cambiamento è importante tanto quanto la rivalutazione della situazione e delle decisioni prese.

### 13.5.6 "Sono io alla guida!": leadership e potere

In medicina critica, i gruppi di lavoro sono organizzati secondo una struttura gerarchica. Una tale struttura implica differenze di potere. I gruppi che si sforzano di ridurre queste differenze di autorità e considerano il lavoro del capo come un'attività tra altri compiti importanti riescono a condividere al meglio le informazioni. Al contrario, se il responsabile assume uno stile di leadership autoritario, emergono spesso problemi. Se il capo esercita il potere costantemente, in maniera coerente, i suoi collaboratori possono avere l'impressione che capisca tutto della situazione e che sappia esattamente quali siano le decisioni e le azioni necessarie. Quando i collaboratori sono ripetutamente relegati al ruolo di semplici esecutori, possono anche insorgere comportamenti occulti di resistenza, passività e dinamiche di gruppo subottimali. Infatti, se si rifiutano di cooperare pienamente con il capo, la mancanza di fiducia e di condivisione delle informazioni può provocare una rottura completa delle dinamiche di gruppo, il cui costo è a carico del paziente in termini di sicurezza e possibilità di guarigione. Un lato positivo è che il potere di una leadership forte, se esercitato con giudizio e rispetto per gli altri, può anche giovare molto alle dinamiche di gruppo nelle situazioni in cui i collaboratori sono disorientati o perdono la loro visione del quadro generale. D'altra parte, indipendentemente dallo stile di comando adottato, il capo dovrebbe sempre incoraggiare la partecipazione di tutti e l'offerta di informazioni.

### 13.5.7 "C'è spazio per uno solo di noi!": conflitti tra soggetti di pari grado

Quando diversi dirigenti con posizioni gerarchiche equivalenti si incontrano per la gestione di un'emergenza (ad es. rianimazione cardiopolmonare in reparto, sanguinamento acuto in sala operatoria, politrauma in pronto soccorso), la posizione di leadership può diventare oggetto di contesa. Se non esistono già regole sull'assegnazione delle responsabilità in casi simili, è opportuno che i vari soggetti si accordino esplicitamente sul tipo di leadership più appropriata. Non importa quale sia la regola utilizzata per decidere chi assumerà il ruolo di comando (ad es. la persona con maggiore esperienza, un collega che deve fare pratica), è essenziale che il ruolo di comando e l'attribuzione delle responsabilità siano esplicitamente discussi e non soltanto presi in carico da un soggetto.

### 13.5.8 Passaggio di responsabilità: effetto "porte girevoli"

Durante la gestione del caso di ipertermia maligna, lo specializzando ha ceduto la responsabilità di tutte le decisioni al medico strutturato. Un simile passaggio di responsabilità è generalmente congruo con le maggiori conoscenze, abilità e capacità cliniche di chi arriva per assumere il ruolo di comando, e avviene attraverso uno scambio delle informazioni e delle ipotesi più rilevanti; tuttavia, capita che un dirigente prenda il ruolo di comando in maniera troppo brusca oppure soltanto implicitamente. Potrebbe anche mandare via il collega più giovane, ignorarlo o "respingerlo" verbalmente. In questo modo, le informazioni che il collega avrebbe potuto trasmettere sono perse, con probabili conseguenze negative per il paziente. Si rischia di non disporre di informazioni rilevanti sull'evoluzione clinica o di alcuni indizi essenziali, e di non conoscere i provvedimenti attuati o gli esami richiesti fino a quel momento. Quando subentra un nuovo dirigente, i collaboratori devono comunicare le informazioni importanti, invece di lasciare il posto senza trasmettere nulla (effetto porte girevoli). L'arrivo di un nuovo soggetto nel ruolo di comando può avere effetti positivi, perché è più facile che porti con sé una visione originale o meno distorta della situazione. D'altra parte, questo vantaggio rischia di essere cancellato se i membri del gruppo smettono di partecipare ai processi decisionali e allo scambio di informazioni.

### 13.5.9 Invulnerabile: immune alle critiche

Un capo può sbagliare diagnosi, richiedere procedure di dubbia utilità, commettere errori tecnici, ecc. Tuttavia, nella pratica quotidiana le decisioni del responsabile sono raramente messe in dubbio ed egli può sviluppare una specie di immunizzazione contro le critiche dei collaboratori. Perciò, anche le decisioni prese in situazioni d'emergenza possono diventare immuni alle critiche. Idealmente, l'interazione del capo con i suoi collaboratori dovrebbe essere caratterizzata da un giusto equilibrio di rispetto e comportamento assertivo. Il prezzo da pagare per non aver capito o non aver messo in dubbio una decisione sbagliata del leader può essere molto alto. Chi ha una responsabilità di comando dovrebbe incoraggiare attivamente i collaboratori a condividere i propri pensieri e dare voce alle proprie preoccupazioni. Il capo deve sollecitare attivamente riscontri e pareri, anche discordanti, da parte dei membri del gruppo. Una tecnica di leadership molto efficace consiste nell'annunciare apertamente che tutti nel gruppo si aspettano che i collaboratori prendano la parola quando un'azione o una decisione sembrano sbagliate o fuori luogo. Perché questa tecnica funzioni, il responsabile deve anche mostrare apprezzamenti positivi quando i collaboratori prendono la parola, a prescindere dal merito delle preoccupazioni avanzate.

I principali problemi di leadership sono:

- mancata assunzione esplicita del ruolo di comando;
- presupposti errati sull'avvenuta assunzione di responsabilità e su quanto gli altri sappiano che cosa fare;

- perdita della visione d'insieme della situazione;
- mancato controllo iterativo;
- eccesso di tensione emotiva per la situazione (reazione cognitiva d'emergenza);
- assunzione concomitante di responsabilità ed esecuzione di compiti pratici;
- incapacità di risolvere i conflitti tra soggetti di pari grado;
- assunzione brusca di responsabilità con spostamenti dei colleghi che detengono informazioni importanti (effetto porte girevoli);
- immunità nei confronti delle critiche.

## 13.6 Leadership situazionale

Il termine *leadership situazionale* o *adattativa* può essere generalmente applicato sia a un modello riconosciuto di gestione delle responsabilità, che a uno stile di comando. Il modello, sviluppato negli anni '60, permette al dirigente di analizzare le necessità della situazione da gestire, per adottare poi lo stile di leadership più adatto al caso (Hersey e Blanchard, 1977). La teoria della *leadership situazionale* si basa sull'equilibrio tra la quantità di comportamento direttivo o di controllo (orientato verso il compito), rispetto al comportamento di sostegno e di incoraggiamento socio-emozionale (orientato verso le relazioni), entrambi esercitati dal leader secondo due fattori principali: la situazione stessa e il livello di maturità, motivazione e capacità del personale. La *leadership situazionale* è un concetto di dirigenza olistica, che prevede una percezione empatica e il rispetto dei limiti individuali, sforzandosi di sostenere e di stimolare ciascun collaboratore del gruppo come un singolo essere umano. Gli stili basilari di comportamento messi in atto nella *leadership situazionale* sono quattro:

- direttivo;
- formativo, di addestramento;
- partecipativo, di supporto;
- delegante.

Un dirigente non può gestire le persone con cui deve lavorare in maniera sempre identica. Uno stile di leadership capace di motivare e inspirare un particolare soggetto può far precipitare le prestazioni di un altro. I dirigenti che applicano la *leadership situazionale* possono sempre giustificare il motivo della loro scelta di stile e valutare se sono in grado di mantenerlo: l'interazione con un'infermiera esperta e motivata sarà diversa da quella con un soggetto più giovane in fase di formazione, o con un collega che mostra un atteggiamento energico ma irriverente. Sfortunatamente, parecchi dirigenti hanno grosse difficoltà ad adattare il proprio stile di comando alle richieste molto variabili delle situazioni cliniche. Nonostante l'imposizione autoritaria degli obiettivi e dei compiti da svolgere possa sembrare appropriata durante un'emergenza medica tempo-dipendente, lo stesso stile sarà assolutamente inadatto in seguito, quando la situazione diventa più calma. Un medico che spiega in dettaglio come fissare un accesso venoso periferico a un'infermiera esperta, sarebbe un esempio di comportamento di leadership inadeguato alla situazione. Le competenze essenziali per una valida *leadership situazionale* sono:

- la capacità di adattare il proprio stile di comando alle differenze incontrate, sia nei confronti delle persone che delle varie situazioni cliniche;
- la capacità di considerare le prestazioni e il potenziale umano di un soggetto soltanto come il risultato di una valutazione istantanea, non come una condizione definitiva e inalterabile. Quest'approccio dovrebbe liberare il leader dal pericolo di trarre conclusioni affrettate a proposito dei suoi collaboratori (capitolo 12).

## 13.7 Consigli per la pratica

- Per comandare bene, è necessario dimostrare benevolenza e considerazione nei confronti dei propri colleghi. Il ruolo di comando può funzionare soltanto se esiste, da parte del capo, un reale interesse per gli esseri umani del suo gruppo, e se lui è capace di mostrarlo a tutti. Accertarsi che tutti siano importanti, e che sappiano anche di esserlo. Nessuno dovrebbe aspirare a un ruolo di comando, senza questa capacità essenziale di "apprezzare la gente".
- Un valido ruolo di comando inizia nella routine quotidiana. Di fronte a una situazione critica, il capo può soltanto affidarsi ai comportamenti ben stabiliti e al clima di cooperazione costruito nell'esercizio delle attività quotidiane.
- Il ruolo di comando non deriva automaticamente dalla posizione gerarchica. La validità della leadership dipende dalla qualifica del soggetto, soprattutto in termini di *comportamento*.
- Ricordare: il ruolo di comando è fondamentale nelle situazioni critiche. Se c'è più di un leader, allora non può esserci nessun vero leader.
- Le deleghe devono essere esplicite. Dichiarazioni come "qualcuno potrebbe" fare qualcosa rischiano di far sì che, alla fine, nessuno faccia nulla.
- Il capo dà il tono a tutto il gruppo. Lanciare ordini a voce alta o urlare è un segno di disorientamento, disorganizzazione e può anche essere considerato come offensivo.
- Anche se è più facile a dirsi che a farsi, ricordarsi che nell'emergenza la priorità va sempre al paziente, non al leader e al suo gruppo. Di fronte a tempi ristretti, risorse limitate e stress elevato, il dirigente dovrebbe trasmettere l'idea che il benessere del paziente è al centro di tutte le preoccupazioni. Detto in altro modo: le decisioni e le azioni del gruppo non devono riguardare "chi" ha ragione, ma "cosa" è più giusto fare per il paziente.
- Invece di cedere al pensiero di gruppo, il capo deve sforzarsi di fare pensare il suo gruppo.

## 13.8 "Leadership": in poche parole

- In medicina critica, la leadership può essere definita come un processo attraverso il quale un soggetto influenza e dirige le prestazioni di altri collaboratori, utilizzando tutte le risorse disponibili per il raggiungimento di un dato obiettivo.
- Un leader può essere definito come un membro del gruppo la cui influenza sul comportamento, le prestazioni e le decisioni dei suoi colleghi supera la media degli altri collaboratori.
- Non si nasce leader, ma si impara a comandare.
- In medicina critica, sono quattro le teorie sulla leadership più importanti: teoria del "grande uomo", teoria dei tratti di personalità, teoria comportamentale, teoria situazionale e contingente.
- Il successo del processo di leadership è determinato dal soggetto che assume il ruolo di comando (personalità), dal modo in cui svolge il suo ruolo (comportamento) e dalla situazione nella quale questo ruolo è messo in atto.
- Il comportamento di leadership può essere descritto in uno schema a due dimensioni, con un orientamento preferenziale verso le prestazioni e un altro per le relazioni interpersonali.
- All'interno di questo schema si possono sviluppare quattro tipi di comportamento: stile del *laissez-faire*, stile democratico, stile autocratico, stile integrativo.
- I compiti di leadership durante una situazione critica comprendono: coordinare le azioni, delegare le responsabilità, gestire i flussi di informazioni, definire la struttura del gruppo, stabilizzare le emozioni e rappresentare il gruppo nei confronti di soggetti esterni.
- I dirigenti impegnati nella gestione di gravi emergenze hanno spesso bisogno di un *event manager* per garantire la disponibilità delle risorse e aiutare nel coordinamento con altri soggetti dell'istituzione sanitaria.
- Il successo della leadership dipende dalle capacità del capo *e* dalle dinamiche di gruppo messe in atto da ciascun collaboratore.
- Un dirigente valido deve avere buone conoscenze concettuali, capacità tecniche e attitudini per le relazioni umane.
- Un dirigente valido tende a delegare bene, per regolare meglio. Durante i momenti di intenso carico lavorativo, il responsabile dovrebbe gestire solo gli aspetti clinici del problema in evoluzione, mentre i collaboratori dovrebbero occuparsi dei compiti tecnici.
- Non esiste uno stile di leadership migliore in ogni situazione. Alcuni stili di leadership sono più adatti per determinati processi decisionali.
- La *leadership situazionale* è un concetto di dirigenza olistica, nella quale il capo percepisce con empatia, rispetta, informa, sostiene e motiva i collaboratori, considerando ogni membro del suo gruppo come una persona ben identificata.

## Bibliografia

Amalberti R, Auroy Y, Berwick D, Barach P (2005) Five system barriers to achieving ultrasafe health care. Ann Intern Med 142:756–764
Bass BM, Stogdill, RM (2007) Bass and Stogdill's handbook of leadership: theory, research, and managerial applications, 3rd edn. Free Press, New York and London
Blake RR, Mouton JS (1961) Group dynamics: key to decision-making. Gulf Publishing, Houston
Blanchard KH, Zigami P, Zigami D (1985) Leadership and the one minute manager: increasing effectiveness through situational leadership. William Morrow, New York
Carson JB, Tesluk PE, Marrone JA (2007) Shared leadership in teams: an investigation of antecedent conditions and performance. Academy of Management Journal 50(5):1217–1234
Driskell JE, Salas E (1991) Group decision-making under stress. J Appl Psychol 76:473–478
Edmondson AC (2003) Speaking up in the operating room: how team leaders promote learning in interdisciplinaryaction teams. J Manag Stud 40(6):1419–1452
Fiedler F (1967) A theory of leadership effectiveness. McGraw-Hill, Harper and Row Publishers Inc
Flin R, Fletcher G, McGeorge P et al (2003) Anaesthetists' attitudes toward teamwork and safety. Anaesthesia 58:233–242
Flin R, O'Connor P, Crichton M (2008) Leadership. In: Flin R, O'Connor P, Crichton M (eds) Safety at the sharp end. Ashgate, Burlington, pp 129–156
Gebert D, Rosenstiel L von (2002) Organisationspsychologie [Organizational psychology]. Kohlhammer, Stuttgart
Gibb CA (1954) Leadership. In: Lindzey G (ed) Handbook of social psychology, vol 2. Addison-Wesley, Reading, MA, pp 877–917
Hersey P, Blanchard KH (1977) Management of organizational behaviour: utilizing human resources. Prentice-Hall, Englewood Cliffs, NJ
Iserson KV (1986) Critical leadership. J Emerg Med 4:335–340
Judge TA, Piccolo RF (2004) Transformational and transactional leadership: a meta-analytic test of their relative validity. J Appl Psychol 89(5):755–768
Klein KJ, Ziegler JC, Knight AP, Xiao Y (2006) Dynamic delegation: shared, hierarchical, and deindividualized leadership in extreme action teams. Adm Sci Q 51:590–621
Kohn L, Corrigan J, Donaldson M (1999) To err is human: building a safer health system. Committee on Quality of Health Care in America, Institute of Medicine (IOM). National Academy Press, Washington DC
Kunzle B, Zala-Mezo E, Wacker J et al (2010) Leadership in anaesthesia teams: the most effective leadership is shared. Qual Saf Health Care
Kunzle B, Kolbe M, Grote G (2010) Ensuring patient safety through effective leadership behaviour: A literature review. Safety Science 48:1–17
Lewin K, Lippitt R, White RK (1939) Patterns of aggressive behaviour in experimentally created "social climates". J Soc Psychol 10:271–299
Likert R (1967) The human organization: its management and value. McGraw-Hill, New York
Manser T (2008) Teamwork and patient safety in dynamic domains of healthcare: a review of the literature. Acta Anaesth Scand 53:143–151
Marsch SCU, Müller C, Marquardt K et al (2004) Human factors affect the quality of cardiopulmonary resuscitation in simulated cardiac arrests. Resuscitation 60:51–56
McCormick S, Wardrobe J (2003) Major incidents, leadership, and series summary and review. Emerg Med J 20:70–74
Michaelis B (2009) Transformational and charismatic leadership effect on performance outcomes. An analysis of linking mechanisms and boundary conditions. Dissertation. Available under http://archiv.ub.uni-heidelberg.de/volltextserver/volltexte/2009/9886/pdf/Dissertation_Michaelis_UB_041009.pdf
Murray WB, Foster PA (2000) Crisis resource management among strangers: principles of organizing a multidisciplinary group for crisis resource management. J Clin Anesth 12:633–638

Neuberger O (2002) Führen und führen lassen: Ansätze, Ergebnisse und Kritik der Führungsforschung [leading and being lead – leadership research]. Lucius and Lucius, Stuttgart

Stout RJ, Cannon-Bowers JA, Salas E, Milanovich DM (1999) Planning, shared mental models, and coordinated performance: an empirical link is established. Hum Factors 41:61–71

Stogdill RM (1948) Personal factors associated with leadership: A survey of the literature. J Appl Physiol 25:35–71

Stogdill RM (1974) Handbook of leadership: a survey of the literature. Free Press, New York

Tschan F, Semmer NK, Gautschi D (2006) Leading to recovery: group performance and coordinative activities in medical emergency driven groups. Hum Perf 19:277–304

Pearce CL, Conger JA (2003) All those years ago. In: Pearce CL, Conger JA (eds) Shared leadership: reframing the How's and Why's of leadership. Sage, Thousand Oaks, CA

Xiao Y, Seagull FJ, Mackenzie CF, Klein KJ (2004) Adaptive leadership in trauma resuscitations teams: a grounded theory approach to video analysis. Cognition Technology and Work 6:158–164

Yukl GA (2006) Leadership in organizations, 6th edn. Prentice Hall, Upper Saddle River, NJ

Zohar D (2002) The effects of leadership dimensions, safety climate, and assigned priorities on minor injuries in work groups. J Organ Behav 23:75–92

# Parte IV

# L'organizzazione



La quarta parte di questo libro prende in considerazione l'influenza delle organizzazioni sulle prestazioni degli operatori sanitari in medicina critica. A prima vista, si può considerare che molti di questi fattori vadano oltre le responsabilità dei singoli operatori: la cultura organizzativa, i concetti basilari sulla sicurezza dei pazienti o i principi per lo sviluppo delle risorse umane possono sembrare variabili fisse, che gli individui devono accettare così come sono; tuttavia, la conoscenza dei numerosi modi in cui l'organizzazione ha ripercussioni sulla sicurezza dei pazienti può, di per sé, aiutare gli operatori a comprendere i meccanismi basilari di sviluppo degli incidenti e permetter loro di aumentare la vigilanza rispetto alle condizioni latenti presenti nel proprio ambiente di lavoro.

Il capitolo 14 descrive una visione sistemica delle organizzazioni e presenta alcune delle principali teorie organizzative sull'errore: approccio al fattore umano; *Normal Accident Theory; High Reliability Theory*. Si prenderanno in considerazione i principali problemi sistemici nella gestione della sicurezza e degli errori in medicina critica, presentando alcune variabili che sembrano particolarmente importanti nello sviluppo delle condizioni latenti.

Il capitolo 15 descrive alcune possibilità per evitare e gestire gli errori clinici. Tuttavia, le organizzazioni complesse come gli ospedali non possono cambiare con l'applicazione di soluzioni semplici o di misure isolate. Alcuni strumenti, come le segnalazioni, attraverso rapporti d'incidente, i miglioramenti continui attraverso sistemi di qualità e gli interventi formativi di gruppo regolari, dovrebbero diventare parte integrante di un concetto globale di sviluppo dell'organizzazione. Vista la situazione economica attuale, gli aspetti legati alla sicurezza del paziente rischiano di diventare sempre più importanti per qualsiasi operatore sanitario, sia in ospedale che in ambiente preospedaliero.

# Organizzazioni e incidenti

# 14

**Caso clinico**

Un operaio di 32 anni precipita da un'impalcatura di 4 m e sbatte al suolo con il fianco destro. La squadra d'emergenza valuta il paziente, che appare sveglio ed emodinamicamente stabile, e lo trasporta nel pronto soccorso dell'ospedale più vicino per altri accertamenti. Il medico d'urgenza che lo accoglie è particolarmente impegnato, perché deve gestire sei pazienti contemporaneamente, mentre altri aspettano ancora di essere visti. Al suo arrivo, la pressione arteriosa e la frequenza cardiaca del paziente sono nei limiti, con un'auscultazione del torace normale. Il suo principale disturbo è un dolore localizzato alla parte destra del torace, peggiorato dai movimenti e dall'inspirazione profonda. Si esegue una radiografia del torace (RxT) nel dipartimento di radiologia ma il tecnico, abituato a identificare i pazienti soltanto con il cognome, consegna immagini sbagliate. Il paziente ritorna in pronto soccorso con l'RxT normale di un'altra persona con lo stesso cognome. È accompagnato da un allievo infermiere al quale è stato dato il compito di sorvegliarlo, mentre il resto del personale è impegnato con un'altra emergenza. Nella mezz'ora successiva, il paziente presenta una dispnea ingravescente e comincia ad agitarsi. Lo studente chiama il medico d'urgenza per farlo rivalutare. Il medico controlla la radiografia e, avendo eliminato un problema toracico o polmonare, prescrive boli di morfina per il controllo del dolore. Poco dopo la somministrazione morfina, il paziente diventa soporoso. Il monitoraggio messo poco prima dall'infermiere segnala una saturazione dell'ossigeno al 79%. S'inizia immediatamente la ventilazione con un pallone di Ambu. Dopo un'intubazione senza problemi, il medico d'urgenza nota una diminuzione del murmure vescicolare nell'emitorace destro, con insorgenza di un enfisema sottocutaneo. Mentre si prepara per un drenaggio toracico, la saturazione d'ossigeno precipita bruscamente, con evidenza all'ECG di una fibrillazione ventricolare. Un defibrillatore arriva immediatamente, ma la scarica è ritardata per la scarsa familiarità degli operatori con una nuova versione dell'apparecchio. Finalmente, le manovre di rianimazione hanno esito positivo e il paziente recupera un circolo spontaneo. Si controlla l'RxT una seconda volta e si scopre lo scambio di immagini. Sulla radiografia giusta, sono ben evidenti uno pneumotorace destro con fratture costali multiple.

M. St.Pierre, G. Hofinger, C. Buerschaper, R. Simon, I. Daroui,
*Gestione delle crisi in medicina d'urgenza e terapia intensiva*,
DOI: 10.1007/978-88-470-2799-2_14, © Springer-Verlag Italia 2013

Un operaio precipita da un'impalcatura ed è trasportato in pronto soccorso dall'ambulanza. Al momento della sua ammissione in pronto soccorso, il reparto è a corto di personale e molti pazienti aspettano ancora di essere visitati. Per il frenetico ritmo di lavoro, l'unico medico disponibile esegue solo una rapida e semplice valutazione clinica, prima di passare a un altro paziente. Il quadro clinico suggerisce un trauma con fatture costali, per cui il medico richiede un RxT. Nel dipartimento di radiologia avviene uno scambio di RxT e il paziente ritorna in pronto soccorso con immagini sbagliate. Il paziente porta in mano la busta con un cognome sulle immagini identico al suo e, per questo motivo, nessuno sospetta l'errore. Non sono verificati né il nome, né la data di nascita. La reale gravità delle sue lesioni è anche sottovalutata perché lo accompagna uno studente della scuola infermieristica con poca esperienza e perché il monitoraggio strumentale (saturimetro) non è subito applicato, non essendo disponibile. Quando le sue condizioni cliniche peggiorano, il medico non è in grado di correlare la sintomatologia con il normale aspetto radiologico. Le prime immagini non mostravano alcuna patologia, per cui il medico non rivaluta il quadro clinico, ripetendo l'esame obiettivo (ad es. auscultazione del torace), né ricontrolla l'RxT (per verificare il nome sulla lastra); invece, si accontenta di prescrivere una terapia antalgica, con somministrazione di morfina che peggiora nel quadro clinico. Soltanto dopo l'intubazione emergono nuovi indizi (diminuzione del murmure vescicolare, enfisema sottocutaneo) a favore dell'ipotesi di pneumotorace. La situazione è complicata dalla ventilazione controllata in pressione positiva che provoca uno pneumotorace iperteso, con rapida evoluzione in arresto cardiaco. Per di più, il defibrillatore rapidamente messo a disposizione è un modello nuovo, con il quale nessuno ha molta dimestichezza. L'erogazione della prima scarica è ritardata a causa degli sforzi aggiuntivi necessari per far funzionare l'apparecchio.

A prima vista, queste circostanze possono sembrare una serie di sfortunati eventi, ma non sono fatti accidentali: è la struttura organizzativa di quell'ospedale che ha permesso l'avvenimento in successione di fattori, peraltro isolati, e lo svolgersi di azioni che hanno condotto al caso specifico. Quello che a prima vista può sembrare il comportamento errato di pochi operatori sanitari (tecnico di radiologia, allievo infermiere, medico d'urgenza) risulta, a un esame più approfondito, essere la conseguenza della struttura organizzativa e dei processi difettosi dell'ospedale. Anche se gli operatori sanitari ne sono spesso inconsapevoli, i fattori organizzativi hanno una notevole influenza sulla sicurezza dei pazienti (ad es. limite di spesa per ogni paziente, addestramento del personale e attrezzature nuove).

## 14.1 L'organizzazione come sistema: alcuni punti di vista

Nel mondo occidentale, i sistemi sanitari sono indubbiamente diventati le organizzazioni più grandi, complesse e costose tra le varie istituzioni esistenti. La pressione dell'opinione pubblica induce sempre di più a soddisfare criteri contrastanti, chiedendo l'efficienza e l'eccellenza delle cure erogate con, allo stesso tempo, una diminuzione della spesa sanitaria. Per questo motivo, è probabile che in futuro diventi sempre più complesso garantire un trattamento sanitario adeguato. Anche se la fornitura dei servizi sanitari non è di solito considerata dal punto di vista sistemico, una sua caratteristica distintiva è invece quella di essere un sistema *socio-tecnico*. Un sistema socio-tecnico si può definire come il modo in cui il comportamento umano interagisce con le infrastrutture complesse di un'organizzazione e con la tecnologia. Il sistema socio-tecnico "sanitario" è composto da molti sottosistemi, come per esempio: servizi d'emergenza preospedaliera, ospedali (con ulteriore suddivisione in dipartimenti, reparti, servizi, divisioni, gruppi, comitati), poliambulatori, farmacie, laboratori, ditte specializzate, agenzie governative, associazioni di pazienti. Ognuno di questi sottosistemi è caratterizzato da un lato da aspetti culturali, obiettivi, valori, convinzioni e norme di comportamento diversi e, dall'altro, da risorse finanziarie, tecniche e umane differenti. La maggior parte dei problemi in un'organizzazione sanitaria non esiste in modo isolato ma si correla con altri aspetti del sistema. Per risolvere qualsiasi problema specifico di un sottosistema, è necessario considerarlo da una prospettiva più ampia, dalla quale le questioni locali sono viste come parte di un insieme coerente. Il *pensiero sistemico*, "disciplina orientata alla visione d'insieme, al riconoscimento degli schemi e delle interrelazioni, per capire come strutturare queste interrelazioni in maniera più efficace" (Senge, 1990) è stato applicato ai problemi industriali e gestionali da molto tempo; tuttavia, questo schema concettuale è stato applicato solo recentemente ai problemi organizzativi in campo sanitario.

E poi cos'è, esattamente, un'organizzazione? Nel campo delle scienze sociali, sono stati proposti molti schemi concettuali per definire le organizzazioni: cosa sono le organizzazioni, come dovrebbero funzionare, quali sono le misure da prendere se non funzionano. Si sono sviluppate alcune grandi scuole di pensiero, ognuna delle quali propone un proprio punto di vista sulle caratteristiche delle organizzazioni, come descriviamo di seguito.

Da un *punto di vista strutturale*, le organizzazioni sono create ed esistono per realizzare un obiettivo specifico. La struttura organizzativa, i processi e le regole sono principalmente determinati da elementi come obiettivi, tecnologia e ambiente dell'organizzazione in questione. Il comportamento dell'organizzazione è deliberatamente razionale e governato da "norme di razionalità"; perciò, le organizzazioni sono "sistemi razionali" (Gouldner, 1959). I teorici dei sistemi direbbero che "un ospedale *ha* un'organizzazione". Se la direzione di un'istituzione sanitaria adotta il punto di vista strutturale, tenderà a dare maggiore importanza agli obiettivi, i compiti da svolgere, le tecnologie e le strutture, che saranno considerati i principali elementi decisivi per il comportamento dell'istituzione stessa; le necessità, le capacità e gli interessi personali degli individui o dei gruppi saranno valutati come meno importanti. In un ambiente simile, l'ottimizzazione e il miglioramento costante delle capacità, delle prestazioni personali e dei processi di cooperazione avvengono attraverso l'esercizio dell'autorità e delle regole, non promuovendo la creatività o la partecipazione individuale. I problemi organizzativi sono pertanto generalmente analizzati come la conseguenza di strutture inadeguate e sono risolti con la loro riprogettazione e riorganizzazione.

Mentre il punto di vista strutturale pone la razionalità al centro di ogni interesse, l'*approccio alle risorse umane* si concentra sulla relazione tra le organizzazioni e le persone (Argyris, 1957; Argyris e Schön, 1996). In questo quadro concettuale, le persone rappresentano la risorsa più importante e le organizzazioni devono esistere per servire le loro necessità, invece di pretendere che siano le persone stesse a servire le necessità dell'istituzione. Gli argomenti più centrali in questo concetto di organizzazione sono: motivazione, atteggiamento, partecipazione e lavoro di gruppo. I membri dell'organizzazione non devono soltanto perseguire obiettivi pratici, ma anche interessi personali (ad es. carriera, potere, formazione continua). In tal caso si dice, "l'ospedale *è* un'organizzazione", ponendo l'accento sul fatto che le persone all'interno dell'istituzione tentano di soddisfare diverse necessità o motivazioni e che per questo sono pronte ad allineare il loro comportamento secondo valori e norme condivisi. Ospedali simili danno un'importanza particolare alle regole sociali. I problemi organizzativi sono considerati la conseguenza di una scarsa sintonia tra le necessità umane e quelle dell'istituzione, che rischia di diventare inefficiente, con operatori che si sentono sfruttati, o entrambe le cose. Per porvi rimedio attraverso l'approccio alle risorse umane, si tenta di ottenere una situazione nella quale l'istituzione possa efficacemente raggiungere i suoi obiettivi, permettendo, nello stesso tempo, agli operatori di ricavare compensi e gratificazioni per il lavoro svolto.

Le istituzioni dotate di un *punto di vista funzionale* attribuiscono al processo organizzativo la caratteristica di *principale* compito dirigenziale (rassegna in Kieser, 2002). Questo quadro concettuale tenta di identificare e rafforzare tutti i meccanismi attraverso i quali nascono strutture organizzative, regole e procedimenti efficienti. Se un'istituzione adotta questo punto di vista, un suo principio basilare è rappresentato dal fatto che non considera mai di aver raggiunto una struttura organizzativa definitiva; invece, la costante rivalutazione, riorganizzazione, il miglioramento continuo e la razionalizzazione, restano le sue attività principali. In questo caso, eventuali problemi organizzativi sono da ricercare in una comprensione insufficiente del modo in cui l'istituzione funziona in certe circostanze.

Ognuno dei punti di vista abbozzati prima permette di indicare alcuni fenomeni importanti nel funzionamento delle organizzazioni e fornisce un utile quadro analitico, per capire come interagiscono tra loro strutture, processi, persone e attività svolte. Le prospettive descritte qui sopra dovrebbero essere considerate più complementari che mutuamente esclusive: ogni evento organizzativo può essere interpretato in modi diversi, perché le organizzazioni sono "realtà multiple" (Bolman e Deal, 1984). Nonostante ovvie differenze, i sociologi concordano sul fatto che, generalmente, le organizzazioni si sviluppano come strumenti creati per raggiungere obiettivi specifici: le istituzioni nascono nelle situazioni in cui si evidenzia un vantaggio comune o complementare, raggiungibile attraverso un'azione collettiva; perciò, per la loro natura fondamentale, le istituzioni implicano l'integrazione e l'organizzazione di alcune attività volte al raggiungimento di particolari obiettivi. Le organizzazioni sono entità sociali, strutturate e coordinate in modo consapevole e deliberato: un gruppo di persone si organizza intenzionalmente per costruire o comporre un prodotto o un servizio, concreto o astratto, in comune (Alvesson, 2002; Bedeian, 1984; Black, 2003; Bolman e Deal, 1984). Gli obiettivi di un'organizzazione possono essere intenzionali e riconosciuti (espliciti; ad es. *mission* aziendale dichiarata) oppure possono rimanere misconosciuti "dietro le quinte" (impliciti). Gli obiettivi espliciti delle organizzazioni sanitarie sono, per esempio, sicurezza del paziente, eccellenza medica o riduzioni dei costi, mentre gli obiettivi impliciti possono comprendere i progetti personali degli amministratori, direttori o gruppi professionali appartenenti all'istituzione.

Per equilibrare gli obiettivi potenzialmente contraddittori e raggiungere quelli specifici, le organizzazioni sanitarie devono coordinare le loro attività ricorrenti, attraverso la predisposizione di piani d'azione. Questi piani d'azione possono essere più o meno complessi e comprendere una moltitudine di elementi decisionali distinti, per rendere possibile la corretta assegnazione di personale, materiale o altre risorse per il loro utilizzo più idoneo. Negli stadi iniziali di sviluppo di un'organizzazione sanitaria, molti tra questi piani d'azione emergono spontaneamente, garantendo l'equilibrio tra gli sforzi prodotti e i risultati. In questa fase, i piani d'azione sono caratterizzati da un'evidente vitalità e spontaneità, come un flusso ematico che fornisce le sostanze nutrienti a un organismo in crescita; tuttavia, quando l'istituzione esiste già da qualche tempo, l'esperienza delle soluzioni applicate per i problemi ricorrenti sarà formalizzata in varie strutture, gerarchie, funzioni e descrizione delle attività. Il flusso iniziale di idee nuove e spontanee diventerà progressivamente un "accumulo di decisioni coagulate."

Infine, le organizzazioni umane sono sistemi sociali con una caratteristica essenziale di tipo sociale, nel senso che evidenziano una linea di demarcazione evidente tra i propri membri e gli altri soggetti, a loro non appartenenti. Definendo chi appartiene all'istituzione e chi non ne fa parte, le organizzazioni creano un "interno" nel quale le persone cooperano, condividono regole comuni e si accordano sulla distribuzione dei poteri e delle responsabilità, e un "esterno" al quale possono rispondere come un organo collettivo.

## 14.2 Organizzazioni, errore umano, affidabilità e ultra-sicurezza

### 14.2.1 Approccio ingegneristico ai fattori umani

La ricerca sui fattori umani ha ripetutamente dimostrato il dato che i fallimenti attivi (capitolo 3) nascono solo raramente dalla negligenza, mentre sono molto più spesso la conseguenza di circostanze che provocano un errore (ad es. concezione delle apparecchiature, sviluppo di programmi informatici, ergonomia del posto del lavoro; Norman, 1988; Vicente, 2004). Gli errori sono visti più come "lo svantaggio di avere un cervello" (capitolo 4; Helmreich, 1998) che come un processo cognitivo patologico, superabile con una giusta dose di sforzo e diligenza. L'"errore umano" non è una prerogativa esclusiva degli esseri umani, è una caratteristica dei sistemi che includono gli esseri umani. Nel campo della medicina critica, il contributo dell'approccio ai fattori umani, per migliorare la sicurezza dei pazienti e ridurre gli errori, si ritrova in tre aree principali d'interesse (Moray, 1994; Vicente, 2004):

- sviluppo di sistemi sicuri;
- ergonomia;
- importanza delle dinamiche di gruppo.

Tutte le strutture, gerarchie, funzioni e descrizioni delle attività incontrate all'interno di un'istituzione si possono vedere come un "accumulo di decisioni coagulate". Da questo punto di vista, le condizioni latenti alla base degli errori (Reason, 1990a; 1990b; 1997) sono un "accumulo di decisioni rischiose coagulate": sono decisioni di soggetti non direttamente a contatto con i pazienti, come ingegneri di sistemi, amministratori o altri elementi posti dal lato "smusso" di un'istituzione, che non pongono la sicurezza come priorità oppure che, pur mettendo la sicurezza al primo posto, creano involontariamente condizioni che indeboliscono le barriere protettive del sistema. Le loro decisioni sono permanentemente integrate nell'organizzazione e possono avere effetti collaterali notevoli e di lunga portata sulla sicurezza dei pazienti. Gli "incidenti organizzativi" sono la conseguenza di una lunga catena di errori latenti, gravi rotture nelle difese del sistema e momenti di disattenzione da parte degli operatori sanitari. La maggioranza degli incidenti organizzativi è il risultato di sistemi difettosi che portano le persone a sbagliare (Kohn et al., 1999), per cui una delle principali aree di ricerca per gli ingegneri interessati ai fattori umani è stata lo studio dello *sviluppo dei sistemi.*

Il secondo principale campo di ricerca sul tema dei fattori umani è stato l'applicazione delle informazioni scientifiche disponibili a proposito delle limitazioni umane, nello sviluppo di oggetti, sistemi e ambienti di lavoro adeguati all'utilizzo da parte degli operatori: lo studio dell'*ergonomia* (Carayon, 2006). Spesso la concezione delle apparecchiature mediche o il progetto architettonico possono influenzare la probabilità di errori: per esempio, a causa della progettazione inadeguata di un apparecchio o di un programma, gli operatori sanitari sono "obbligati" a commettere errori, non potendo lavorare in sicurezza e con efficienza per la presenza di ammassi di cavi, tubi e fili vari distribuiti intorno a loro.

In medicina critica, la capacità decisionale e di elaborazione delle informazioni presenta per un singolo operatore sanitario importanti limitazioni, specialmente in situazioni di tempi ristretti. Inoltre, le *dinamiche di gruppo* insufficienti e le interruzioni nella comunicazione tra i membri dei vari *team* sanitari rappresentano dei fattori chiave nell'erogazione di trattamenti subottimali e nello sviluppo di errori medici. Di conseguenza, la teoria sui fattori umani sottolinea l'importanza delle interazioni a livello del gruppo e l'utilizzo di *team* multidisciplinari per prevenire, evidenziare e gestire meglio gli incidenti in caso di errore (Entin e Serfaty, 1999; Burke et al., 2004).

L'approccio ingegneristico ai fattori umani tenta di ottimizzare la relazione tra i sistemi e gli esseri umani, attraverso la progettazione di interfacce uomo-macchina tanto valide da ridurre il tasso globale degli errori e attenuare gli effetti di quelli inevitabili all'interno del sistema.

### 14.2.2 *Normal Accident Theory*

In seguito all'incidente nella centrale nucleare di Three Mile Island nel 1979, Charles Perrow, un sociologo dell'Università di Yale, ha introdotto l'idea secondo la quale non appena un sistema tecnologico diventa sufficientemente complesso, gli incidenti sono da considerare inevitabili o "normali". Questo quadro concettuale è ora conosciuto con il nome di *Normal Accident Theory* (NAT; Perrow, 1999). Perrow ha spiegato la sua teoria introducendo due dimensioni correlate – la complessità interattiva e il grado di connessione lasca/stretta – che, secondo le sue ipotesi, determinano insieme la suscettibilità agli incidenti di un sistema.

In un sistema, la dimensione della complessità interattiva è caratterizzata dalle numerose interazioni positive o negative, che avvengono tra le componenti sistemiche e che non sono, per la maggior parte, visibili o immediatamente comprensibili. Alcune sequenze di eventi, inattesi e sconosciuti, possono evolvere in modo completamente imprevedibile per i progettisti o per gli utenti del sistema. Perciò, incidenti apparentemente insignificanti si possono accumulare in sequenza, con esiti potenzialmente molto gravi: l'"innocua" abitudine del tecnico di radiologia di identificare i pazienti soltanto con il loro cognome finisce, così, per contribuire agli eventi che conducono all'arresto cardiaco di un giovane paziente traumatizzato.

Il concetto di connessione descrive il grado di associazione o la prossimità delle transizioni tra le varie componenti di un sistema. Le connessioni possono essere strette o lasche. Se un sistema presenta connessioni strette, esiste una grande interdipendenza: ogni parte del sistema è strettamente associata alle altre parti e le sottocomponenti di un sistema strettamente connesso hanno tra di loro effetti rapidi e rilevanti. In assenza di sistemi tampone, una variazione in una parte del sistema può rapidamente alterare lo stato delle altre parti. Perciò, la rapida risposta degli elementi del sistema alle alterazioni in un altro sistema vicino può provocare conseguenze disastrose. Il peggioramento del ritorno venoso provocato da un aumento della pressione intratoracica, come avviene nello pneumotorace ipertensivo, rappresenta un esempio fisiopatologico di connessione stretta. Inoltre, le connessioni strette e la complessità interattiva aumentano le probabilità che l'intervento inopportuno di un operatore sanitario peggiori una situazione critica, perché non capisce la reale natura del problema: l'entità del danno polmonare diventa evidente solo dopo che il medico ha intubato il paziente, provocando in tal modo lo pneumotorace ipertensivo.

Al contrario, se esistono connessioni lasche, le componenti sistemiche possono evolvere in maniera relativamente indipendente l'una dall'altra, o il sistema stesso possiede sufficienti protezioni per assorbire gli effetti degli errori e dei comportamenti imprevisti, senza destabilizzarsi. Secondo la NAT, i sistemi caratterizzati da una complessità interattiva e da connessioni strette rischiano di subire incidenti imprevedibili.

### 14.2.3 *High Reliability Theory*

Nonostante l'ipotesi proposta dalla NAT, secondo la quale gli incidenti sono inevitabili nei sistemi complessi, un certo numero di organizzazioni opera in ambienti ad alto rischio provocando incidenti solo molto raramente (ad es. centrali nucleari, aviazione civile; Roberts, 1990; Weick e Sutcliffe, 2001). Queste organizzazioni ad alta affidabilità (*High Reliability Organizations*, HRO) ottengono elevati standard di sicurezza, attraverso particolari attenzioni nelle loro operazioni. Nonostante le HRO somiglino ad altre organizzazioni nei loro presupposti, negli atteggiamenti generalmente prudenti e nella loro suscettibilità agli eventi imprevisti, sono invece molto diverse per quanto riguarda l'*impegno* e l'*attenzione* con la quale affrontano le sfide operative. La *High Reliability Theory* ha un approccio più ottimistico e pone l'accento sul fatto che le istituzioni possono contribuire significativamente alla prevenzione degli incidenti, attraverso una valida progettazione e gestione dell'organizzazione stessa. La teoria dell'alta affidabilità attribuisce un ruolo fondamentale alle caratteristiche culturali di un'organizzazione nel promuovere le "prestazioni senza errore", mentre le dinamiche strutturali come sono descritte nella NAT giocano un ruolo secondario. I processi attraverso i quali queste organizzazioni particolarmente affidabili ricercano consapevolmente i loro obiettivi sono caratterizzati da una "cultura informata della sicurezza" (Reason, 1997) e da altre caratteristiche (Roberts, 1990; Weick e Sutcliffe, 2001). Naturalmente, esistono eccezioni, ma la ricerca sulle HRO indica che è possibile per un'organizzazione lavorare in sicurezza, anche nelle peggiori condizioni, se la sua linea d'azione segue le idee elencate più avanti:

- *preoccupazione per i fallimenti*: gli operatori delle HRO sono preoccupati per gli incidenti minori e gli eventi rari, più che per i gravi incidenti o i fallimenti completi. Anche i più piccoli problemi possono indicare una debolezza del sistema, per cui si sfruttano tutte le opportunità per imparare qualcosa. Questo si nota dai frequenti controlli fatti sugli incidenti, dalle segnalazioni di errori fatte indipendentemente dalla loro rilevanza, e dall'ossessione degli operatori per la responsabilità nel successo dell'organizzazione. Gli operatori delle HRO sono scettici, accorti e diffidenti di fronte ai lunghi periodi tranquilli o di successo, anticipando sempre il pericolo legato all'autocompiacimento e alla disattenzione. Essendo sensibili al fatto che qualsiasi decisione o azione possa nascere da presupposti errati, sono "cronicamente preoccupati per gli imprevisti". Perciò, sperano per il meglio ma aspettano il peggio;
- *riluttanza a semplificare le interpretazioni degli eventi*: le HRO si preoccupano di complicare le semplificazioni, almeno tanto quanto si sforzano di indagare sui loro fallimenti. L'attacco incalzante contro le semplificazioni è confermato dalla netta preferenza per i modelli complessi e articolati, riguardo agli eventi interni ed esterni. Tendono a considerare che le aspettative e i modelli mentali semplici possano produrre soltanto percezioni semplicistiche o decisioni avventate, e che servano sensori complessi per esprimere tutta la complessità dell'ambiente circostante: "serve diversità per controllare la diversità";
- *sensibilità per le operazioni*: le attività lavorative di routine sono costantemente esaminate alla ricerca di potenziali debolezze del sistema. La sensibilità richiesta per un simile compito è ottenuta attraverso lo sviluppo di una "densa rete di comunicazioni": ogni membro del gruppo è informato, in tempo reale e in dettaglio, di quanto accade e dei requisiti necessari per le operazioni in corso. La sensibilità per le operazioni permette di identificare precocemente i problemi, in modo da poter agire prima che questi diventino troppo importanti.

Gli eventi critici accadranno sempre, nonostante tutte le misure preventive e gli sforzi messi in atto per anticiparli. L'approccio mentale indicato per affrontare le situazioni critiche è diverso da quello con cui si tenta di anticipare gli stessi eventi.

Una volta messe di fronte alle situazioni critiche, le HRO applicano almeno due metodi per limitare i danni e ristabilirsi. Questi metodi includono:

- *impegno alla resilienza*: essere resiliente, in questo caso, consiste nel prestare la massima attenzione agli errori già accaduti, correggendoli prima che peggiorino la situazione o provochino danni più seri. Le organizzazioni che si impegnano a essere resilienti tendono ad aspettarsi sempre qualche imprevisto. Per ridurre la probabilità di questi eventi imprevisti, si concentrano sullo sviluppo delle loro risorse generali, per poterle affrontare e rispondervi al più presto. Una mentalità resiliente tende più a proporre un rimedio che una soluzione preventiva, ad attenuare il problema più che anticiparlo. L'attenzione è concentrata sulle conoscenze e sulle risorse utili per alleviare, mitigare, rallentare e diminuire le sorprese. Mentre il processo di anticipazione incoraggia le persone a pensare prima di agire, la resilienza stimola i soggetti ad agire, mentre mettono in pratica le lezioni imparate dagli errori commessi (Hollnagel et al., 2006). Nel caso delle HRO, il termine di resilienza ha un significato diverso, rispetto a quando è utilizzato per descrivere un tipo di risposta allo stress (capitolo 9);
- *rispetto per le competenze*: in una struttura gerarchica tipicamente chiusa, le decisioni rilevanti sono di pertinenza esclusiva dei soggetti "importanti", posti in posizioni più elevate. Sebbene esistano schemi gerarchici ben definiti, l'esercizio pratico dell'autorità nelle HRO tende invece a spostarsi secondo l'area di competenza necessaria, non secondo il grado di anzianità o secondo il rango. La designazione del soggetto più "importante", in una particolare situazione critica, può cambiare secondo la specializzazione della persona più adatta a decidere e "migrare" verso il soggetto, o il gruppo di persone che possiedono le competenze più pertinenti rispetto al problema in corso.

Le organizzazioni volte all'aumento dell'affidabilità incoraggiano gli operatori a discutere di argomenti come lo stato attuale del sistema, le deviazioni, le intenzioni personali, gli eventi apparentemente minimi e gli errori accaduti. Un clima di apertura e relazioni fiduciose tra i dirigenti e loro subalterni rappresentano un presupposto essenziale. Una riflessione costante sulle decisioni prese può prevenire gli effetti della normalizzazione, quando si devono affrontare le devianze. La "normalizzazione della devianza" (Vaughan, 1997) descrive la progressiva deriva degli atteggiamenti considerati normali, in seguito all'esposizione ripetuta a "comportamenti devianti" (ad es. comportamenti che si discostano da procedure operative corrette e sicure). Si tende a fare spesso alla svelta, saltare i controlli di sicurezza, spegnere o ignorare gli allarmi, rendendo alcune circostanze non soltanto banali, ma anche prive del loro normale significato di preavviso di imminente pericolo. All'interno di un'organizzazione, se eventi e comportamenti devianti, o violazioni delle regole, non ricevano immediati riscontri negativi, è probabile che avvenga una normalizzazione della devianza. In assenza di un sistema punitivo controllato, alcuni eventi pericolosi per la sicurezza sono progressivamente assimilati al rischio accettabile.

In sintesi, queste teorie affrontano il problema della sicurezza dei pazienti e della fallibilità umana da un punto di vista sistemico. Tutte e tre forniscono alcuni elementi utili per capire le dinamiche degli errori nell'ambiente della medicina critica e si concentrano su diversi aspetti delle dinamiche organizzative (Tabella 14.1).

**Tabella 14.1** Errori e sicurezza sono una questione di "sistema": tre teorie (da Hoff et al., 2004)

| Teoria | Idea chiave sul problema dell'errore | Fattori organizzativi essenziali per la riduzione degli errori | Bibliografia |
|---|---|---|---|
| *Human factors theory* | Gli errori "latenti" del sistema si combinano per provocare l'errore | Diminuzione della complessità; anello di feedback; sistemi ridondanti; collaborazione di gruppo; capacità di risposta rapida; comunicazione tra operatori; sistemi d'informazione; processi decisionali decentrati | Reason (1990a,b); Rasmussen (1982); Gaba (1989); Helmreich et al. (1999) |
| *Normal Accident Theory* | Gli errori sono inevitabili nei sistemi complessi; nessun progetto è infallibile; il livello di connessione tra le varie attività e la complessità delle interazioni determinano il rischio di errore | Controllo sul personale; prossimità tra le figure di riferimento e il livello operativo; minore centralizzazione; sistemi tampone tra i vari procedimenti; informazioni e riscontri dopo episodi critici oppure errori | Perrow (1984, 1994, 1999) |
| *High Reliability Theory* | È possibile sviluppare sistemi organizzativi complessi con l'obiettivo di ottenere prestazioni più affidabili | Una "cultura" dell'affidabilità e della sicurezza; ridondanze nel sistema; formazione e addestramento; processi decisionali decentrati; obiettivi chiari; valutazione e riscontri; utilizzo di protocolli | LaPorte (1982); Roberts (1990); Schulman (1993); Rochlin (1993); Weick e Sutcliffe (2001) |

## 14.2.4 Sistemi ultra-sicuri

Il sistema sanitario condivide molte caratteristiche con altre industrie ad alto rischio, come l'aviazione civile. Tuttavia, per quanto riguarda la sicurezza massimale del sistema, l'aviazione è molto più avanti della sanità: in quel campo, l'incidenza degli eventi catastrofici sembra essersi stabilizzata intorno a uno su 1 milione, un livello che si può solo sognare in medicina. Perciò, un obiettivo a lungo termine del sistema sanitario potrebbe essere di adottare strategie e strumenti capaci di portarlo al livello ultra-sicuro dell'aviazione civile. Per cominciare con obiettivi realistici, si dovrebbe notare che soltanto alcuni settori della sanità sono suscettibili di poter rispondere positivamente a un simile approccio: alcuni settori avranno sempre a che fare con condizioni instabili e dovranno pertanto ricorrere ai concetti della *High Reliability Theory* e dell'approccio ai fattori umani, mentre altri potrebbero essere sufficientemente stabili da ottenere un livello di attività ultra-sicuro (ad es. chirurgia o anestesia in regime programmato). Le caratteristiche principali dei sistemi ultra-sicuri sono una chiara tendenza alle restrizioni e l'importante rilievo dato alla cooperazione e al lavoro di gruppo. Perciò, per ottenere condizioni di ultra-sicurezza nelle attività di routine, la medicina deve abbandonare le sue tradizioni di autonomia, erroneamente considerate da alcuni professionisti come necessarie per rendere il lavoro efficace, proficuo e piacevole.

Quando si confrontano le caratteristiche dei sistemi ultra-sicuri con quelle degli attuali sistemi sanitari, sono identificabili cinque barriere sistemiche alla sicurezza clinica (Amalberti et al., 2005). Per seguire la strada dell'ultra-sicurezza, i comportamenti dovrebbero cambiare nei punti seguenti:

- *accettazione di un limite al massimo di prestazioni eseguibili.* Quando l'atteggiamento prevalente è "ottenere, con ogni mezzo, un elevato livello di produttività", il sistema in questione diventa molto pericoloso. Un basso livello di sicurezza non è sempre dovuto all'incompetenza del personale; è più frequentemente la conseguenza di esperti che sfidano i limiti massimali delle proprie prestazioni;
- *riduzione dell'autonomia professionale.* La psico-logica dell'azione umana dimostra che è naturale per un individuo perseguire obiettivi personali. Quando si scontrano le autonomie professionali di due individui, possono emergere interessi personali contrastanti nella gestione di un paziente. Una crescente tendenza educativa consiste nel formare i professionisti della salute al lavoro di gruppo; inoltre, l'aumento e la forza delle regolazioni hanno ridotto il grado di autonomia degli operatori sanitari, aumentando la sicurezza in campo sanitario;
- *transizione dalla mentalità dell'artigiano alla figura dell'"attore equivalente".* Un fenomeno diffuso nella sanità è che i pazienti scelgono il loro medico (chirurgo, specialista) con la convinzione che il risultato della procedura prevista dipenda da questa scelta. Questo punto di vista è tipico del mercato artigianale. I professionisti in campo sanitario devono invece affrontare una difficile transizione, abbandonando il loro status e la propria immagine di artigiano, a favore di una posizione che attribuisce un valore equivalente ai colleghi dello stesso rango. È necessario rinunciare ai metodi individuali, a favore di un livello standard di eccellenza. L'anestesia sembra già prossima a queste caratteristiche: nessun paziente sceglie un ospedale o una clinica, soltanto perché vuole essere addormentato da un particolare medico anestesista. Tuttavia, la standardizzazione e il principio dell'attore equivalente necessitano condizioni di stabilità per funzionare; questo è raramente il caso in terapia intensiva o in pronto soccorso, a causa dei cambiamenti rapidi nella gravità dei pazienti;
- *necessità di ottimizzare le strategie per la sicurezza attraverso giudizi di livello sistemico.* L'aumento della pressione medico-legale e l'interesse dell'opinione pubblica hanno creato la necessità di un nuovo livello di giudizio, di tipo sistemico. C'è una chiara tendenza dei professionisti e dei loro sindacati a volersi proteggere, anche eccessivamente, dalle pressioni medico-legali e dalle minacce di contenziosi. Perciò, i professionisti lavorano con una certa paura per la propria posizione e si comportano di conseguenza. L'effetto perverso di questa ricerca della massima sicurezza (personale) è che le decisioni hanno, in tal modo, l'obiettivo primario di assolverli dalle proprie responsabilità, senza però considerarne chiaramente l'impatto terapeutico per il paziente. Inoltre, il perseguimento di interessi personali tende a rendere il lavoro di gruppo difficoltoso. Perciò è necessaria l'accettazione di un rischio residuo;
- *necessità di semplificare i regolamenti professionali e le procedure.* Con l'aumento della sicurezza, la visibilità dei rischi diminuisce, così come le possibilità di rafforzare la sicurezza attraverso nuove regole o decisioni. Perciò, è molto probabile

che queste regole o decisioni siano fatte senza chiare prove della loro utilità, rischiando in tal modo di introdurre contraddizioni e tensioni con le regole e linee di condotte già esistenti. La ricerca dell'eccellenza, invece di confermare la sicurezza, rischia di rendere il sistema eccessivamente complesso, pesante e sovra-protetto.

Purtroppo, nessuna di queste teorie costituisce la panacea per i pressanti problemi di sicurezza in campo sanitario. In medicina, la sfida sarà di trovare un modo per applicare queste teorie alle strutture, ai bisogni e alle limitazioni imposte dalla gestione dei pazienti. Non può funzionare il fatto di copiare semplicemente alcuni "modelli di successo", tratti da altri ambienti ad alto rischio (Thomas e Helmreich, 2002).

## 14.3 Cause organizzative di errori

### 14.3.1 Problemi sistemici chiave per affrontare la sicurezza e gli errori in medicina critica

Dopo la sua pubblicazione, circa dieci anni fa, il rapporto dell'Institute of Medicine (IOM) dal titolo "L'errore è umano: costruire un sistema sanitario più sicuro" (Kohn et al., 1999) ha stimolato nella comunità medica sforzi senza precedenti per arrivare a identificare alcuni interventi che potessero diminuire gli errori medici e migliorare la sicurezza dei pazienti. Un approccio basato sul sistema, orientato alla riduzione degli errori, e la consapevolezza della necessità di un ambiente lavorativo molto più sicuro per i pazienti hanno cominciato a sostituire i sospetti di incompetenza o imprudenza individuale nella cultura organizzativa degli ospedali. In seguito, la comunità medica ha condotto ricerche empiriche sui collegamenti tra dinamiche organizzative, errori medici e sicurezza dei pazienti. Una recente rassegna della letteratura clinica ha identificato i criteri organizzativi più discussi e analizzati (Hoff et al., 2004). Al momento, però, sembra che non esistano ancora evidenze scientifiche sufficienti da poter affermare l'importanza di una particolare variabile individuale, collettiva o strutturale, nella prevenzione degli errori medici.

Tuttavia, tra le variabili analizzate, le seguenti sembrano particolarmente importanti per la genesi degli errori latenti nell'ambiente della medicina critica (Fig. 14.1; Cooper et al., 1978; Flin e Maran, 2004; Morell e Eichhorn, 1997; O'Connor et al., 2002):

- strutture e processi;
- incidenti correlati alle apparecchiature;
- gestione delle risorse umane;
- lavoro di gruppo e leadership;
- comunicazione;
- cultura istituzionale.

In questo capitolo descriviamo le strutture, i processi, i problemi con le apparecchiature e la gestione delle risorse umane. Il lavoro di gruppo, la comunicazione e la leadership sono argomenti trattati nei capitoli 11–13. Il significato di cultura organizzativa o istituzionale è trattato nel capitolo 15, oltre agli interventi formativi di gruppo e le esercitazioni di gruppo basate su casi simulati.

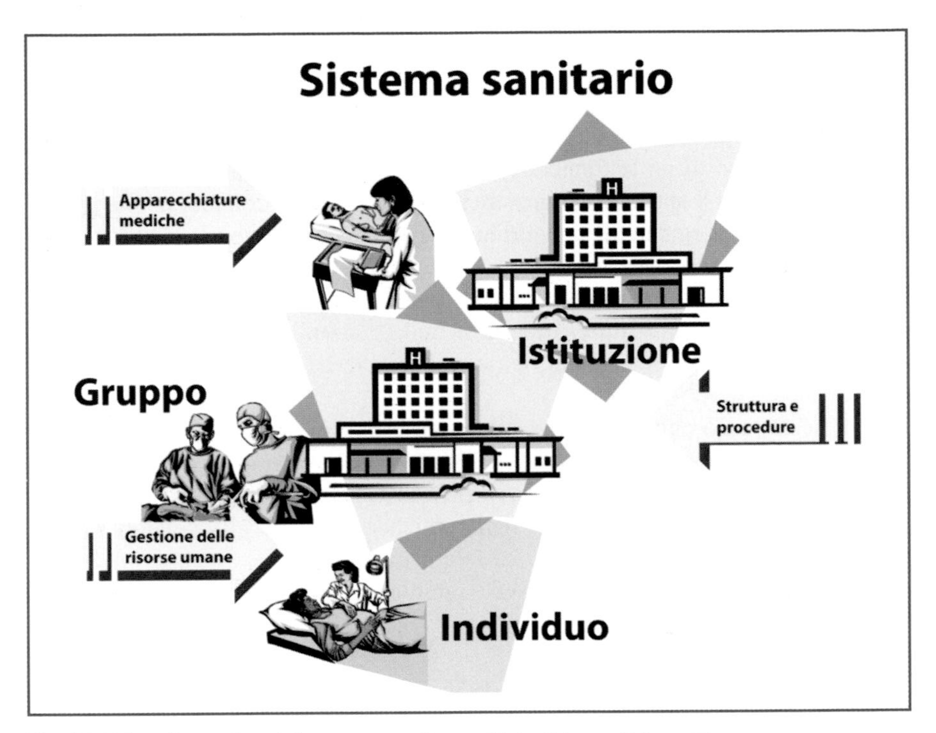


**Fig. 14.1** Fattori organizzativi come causa di errori latenti in medicina critica

## 14.3.2 Strutture e processi

I requisiti medici e regolamentari sono in costante cambiamento. Di conseguenza, le organizzazioni devono adeguare continuamente le loro strutture e le loro procedure. Le strutture sviluppatesi nel corso degli anni sono all'origine di una certa inerzia, che provoca una tipica resistenza al cambiamento all'interno delle organizzazioni. Fino a che qualcuno trae qualche beneficio dallo stato corrente, i cambiamenti rischiano di rivelarsi difficoltosi. In medicina critica, le strutture e i processi che facilitano gli errori sono:

- cultura organizzativa: particolare combinazione di sicurezza, profitto e servizi;
- gerarchie, principi di leadership;
- concetto di errore in uso: approccio personale vs sistemico;
- concetti di cooperazione e lavoro di gruppo;
- qualità dei sistemi informativi e flusso di informazioni;
- politiche aziendali riguardo all'orario di lavoro e turni di guardia.

In medicina critica, l'intera catena attivata per il trattamento di un paziente coinvolge diversi gruppi di operatori, appartenenti a organizzazioni differenti (equipaggio dell'ambulanza, personale del pronto soccorso, radiologia, laboratorio e terapia intensiva), i quali interagiscono producendo costantemente informazioni vitali per il paziente, che rischiano di essere perse a causa delle numerose interfacce presenti fra questi gruppi. La gestione di un paziente non è solitamente organizzata in un procedimento unico e completo, ma è determinata dalla successione di molte attività intermedie, da parte di operatori sanitari provenienti da specialità e reparti diversi, la cui complessità è riassunta nel concetto di *problema organizzativo*: l'obiettivo condiviso di un trattamento sicuro per il paziente può essere raggiunto soltanto se i diversi specialisti dimostrano una volontà di collaborazione e se le loro azioni sono adeguatamente coordinate. Per questo motivo, il problema organizzativo è in realtà un problema di coordinamento e di motivazione (Jung, 2001). Perciò, doversi occupare della motivazione e della cooperazione a livello delle numerose interfacce tra i gruppi presenti in un'organizzazione, non è il segno di strutture o di processi inadeguati, ma è una caratteristica normale per qualsiasi istituzione.

Nel nostro caso clinico, le circostanze che hanno provocato gravi danni a un giovane paziente traggono le loro radici da questi problemi organizzativi. Il miglior modo per affrontare un problema organizzativo consiste nell'applicare strategie per il miglioramento delle interazioni e della collaborazione tra gli operatori sanitari (Fig. 14.2). Per fare questo, un'organizzazione ha bisogno di:

- comunicazioni affidabili tra le diverse interfacce;
- lavoro di gruppo interdisciplinare;
- gestione efficace delle competenze;
- ottime prestazioni della leadership.

Oltre a questi problemi organizzativi, possono anche coesistere obiettivi divergenti tra i vari attori: nonostante l'obiettivo esplicito e condiviso di un trattamento sicuro per il paziente, è possibile che ciascun servizio o specialità abbia anche obiettivi velati, volti a soddisfare più il proprio interesse che il benessere del paziente. Questi conflitti di obiettivi emergono soprattutto in condizioni di risorse limitate. Nel nostro caso clinico, le insufficienti risorse di personale in pronto soccorso possono essere il risultato di un conflitto tra "trattamento medico ottimale" e "sopravvivenza economica", risolto a favore del risparmio di bilancio a breve termine.

### 14.3.3 Incidenti correlati alle apparecchiature

In medicina critica, gli incidenti correlati alle apparecchiature elettromedicali rappresentano soltanto una minoranza degli eventi avversi (9-20% di tutti gli incidenti; per l'anestesia: Chopra et al., 1992; Cooper et al., 1978; Cooper et al., 1984; Curie, 1989; Webb et al., 1993; per la rianimazione: Valentin et al., 2006). Ciononostante, le conseguenze possono diventare gravi se il dispositivo interessato è di tipo invasivo, di supporto alle funzioni vitali oppure se esiste una stretta relazione tra il paziente e il dispositivo stesso (ad es. pompe infusionali con farmaci vasoattivi, respiratore, circuito extracorporeo). I problemi e gli incidenti riportati si possono suddividere in due gruppi: malfunzionamento delle apparecchiature e problemi legati all'utente.

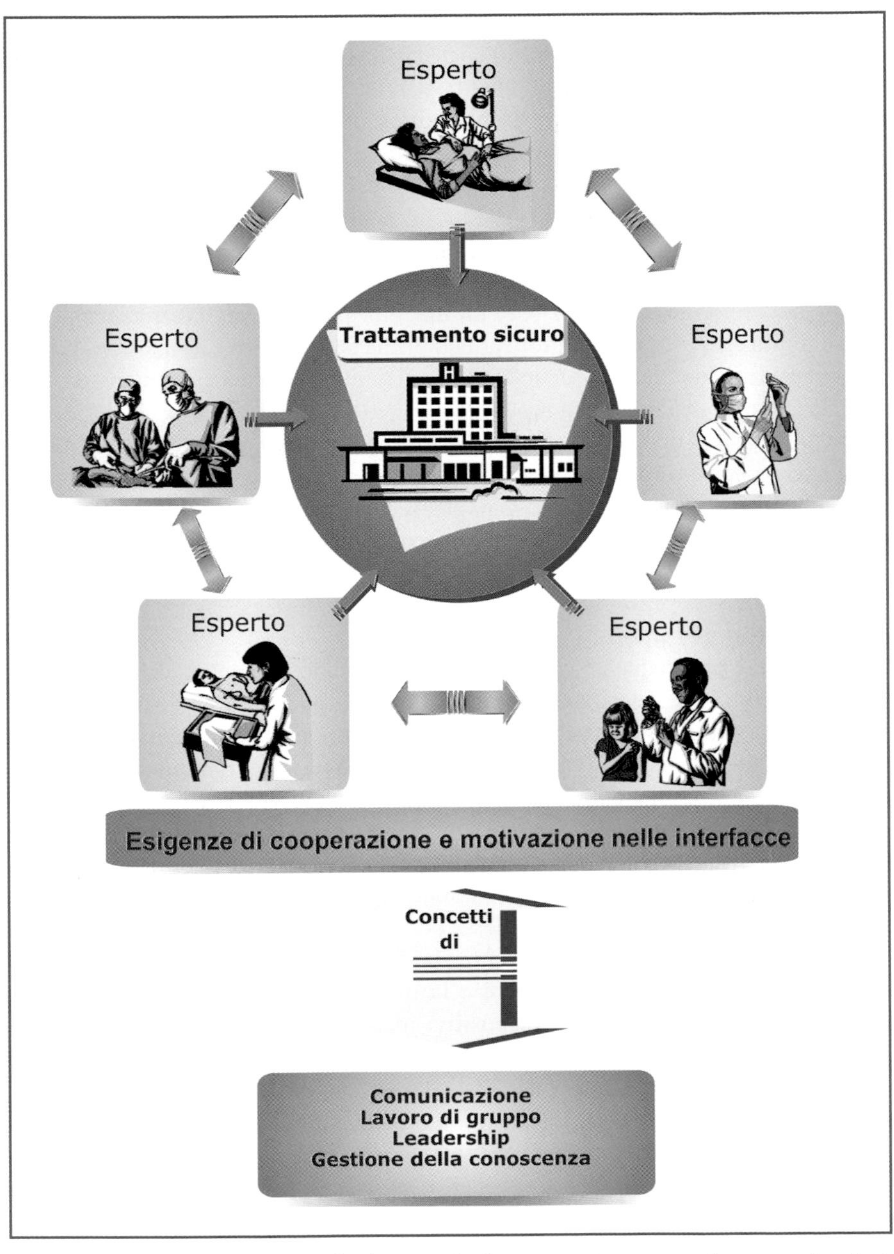


**Fig. 14.2** Problema organizzativo. Ogni esperto ha le sue conoscenze, esperienze e motivazioni, che sono necessarie per una collaborazione positiva con gli esperti provenienti da altre specialità. L'interfaccia tra i gruppi professionali richiede collaborazione e motivazione, ma anche una gestione istituzionale di fattori come competenze, comunicazione, lavoro di gruppo e leadership

#### 14.3.3.1 Malfunzionamento delle apparecchiature

In questo caso, il malfunzionamento di un dispositivo è la conseguenza di un problema tecnico che non è provocato dall'utente. Perciò, il guasto dell'apparecchiatura è causato da un difetto intrinseco di progettazione, oppure da un errore di costruzione o di fabbricazione come, per esempio, un assemblaggio sbagliato. Il malfunzionamento del dispositivo può anche essere causato da un errore di programmazione o dal guasto di un componente elettronico. Inoltre, molti elementi costitutivi delle apparecchiature elettromedicali non in grado di poter resistere, seppur in condizioni d'utilizzo normali, per tutta la durata prevista del dispositivo stesso e cedono dopo poco tempo dalla loro messa in funzione. La maggior parte dei malfunzionamenti può essere rilevata dai periodici controlli attuati prima dell'utilizzo e da una corretta manutenzione. La durata di vita delle apparecchiature elettromedicali può essere prolungata con manutenzione e controlli regolari.

Visti i motivi di malfunzionamento esposti sopra, si desume che è facile ritrovare, ancora una volta, errori umani o fattori organizzativi dietro le cause di questi "guasti tecnici". Gli operatori sanitari, posti in prima linea nel sistema, dovrebbero essere consapevoli dell'importanza di una corretta manutenzione e del controllo regolare delle apparecchiature.

#### 14.3.3.2 Errori dell'utente

In medicina, è più frequente che gli incidenti correlati alle apparecchiature siano provocati dagli utilizzatori stessi, piuttosto che dal guasto di un dispositivo malfunzionante: i problemi legati agli utenti sono stati identificati come la causa più frequente di incidente per i dispositivi medici; tuttavia, con il termine "errore dell'utente" diventa sottointeso che il malfunzionamento dell'apparecchiatura è stato causato esclusivamente dall'operatore sanitario e che, di conseguenza, è lui l'unico responsabile da biasimare. La teoria del fattore umano respinge questa semplicistica valutazione di causalità. Una progettazione inadeguata, una programmazione o un'interfaccia particolarmente complessa per l'utente "costringono" gli utilizzatori a commettere errori prevedibili. Inoltre, la dimensione, la forma e la leggibilità dello schermo, la posizione dei tasti e la qualità degli allarmi (solo per citare alcune proprietà importanti dei dispositivi medici) condizionano il modo in cui l'utente può acquisire e utilizzare le informazioni. Da questo punto di vista, i difetti di progettazione sono considerati come "incidenti in attesa di accadere" (Cooper e Newbower, 1975). Vista la rapidità con cui i dispositivi manuali stanno lasciando il passo ai sistemi computerizzati, per gli utenti è ormai diventato obbligatorio essere in grado di farsi un modello mentale della programmazione logica e dei vari modi operativi di questi apparecchi; altrimenti gli operatori sanitari rischiano di avere gravi difficoltà nel comprendere i problemi tecnici più difficili o inusuali (Woods et al., 1989).

Come nel caso dell'errore "umano", l'errore "dell'utente" non è una caratteristica esclusiva dell'operatore sanitario; si tratta, invece, di un elemento intrinseco della tecnologia medica che include anche l'utente. Infatti, la probabilità che l'utente commetta un errore aumenta molto in caso di progettazione difettosa e nelle situazioni critiche.

Sono stati identificati i seguenti errori dell'utente (e della tecnologia) (Hymann, 1994; Weinger, 1999):

- interfaccia utente inefficace: lo strumento è troppo complicato per l'operatore. Le rotelline di controllo sono sostituite da tasti programmabili, dove lo stesso pulsante può avere funzioni diverse, secondo la posizione raggiunta nel menu del sistema;
- implementazione di applicazioni inutili: i produttori sviluppano dispositivi medici complessi che offrono spesso molte più possibilità di quanto sia normalmente necessario o utile per l'utilizzo quotidiano;
- utilizzo dei dispositivi in condizioni non idonee: ad esempio, utilizzo di un monitor da terapia intensiva con schermate contenenti troppe informazioni compresse, per l'anestesia in sala operatoria; utilizzo di dispositivi da reparto intensivo per una terapia domiciliare, con possibilità di errori imprevedibili dovuti alle manipolazioni delle apparecchiature elettroniche complesse da parte di personale non esperto;
- eccessiva fiducia nel monitoraggio: l'affidamento eccessivo al monitoraggio accade più spesso durante le situazioni di crisi, nelle quali gli operatori tendono ad accettare i dati del monitoraggio senza dedicare altro tempo a una verifica clinica;
- insufficienza di regolazioni e modi predefiniti: è una causa di impostazione inadeguata dei limiti di allarme o della disattivazione degli allarmi;
- mancanza di riscontri sullo stato del dispositivo: gli apparecchi di vecchia generazione tendevano a sorprendere l'utente con messaggi di errore del tipo "Error 22AE17". Inoltre, mancavano spesso informazioni fondamentali sullo stato del sistema (acceso, spento, in carica);
- assenza di addestramento nell'utilizzo in situazioni specifiche: le conoscenze insufficienti del personale sanitario sono causate dalla mancanza di un addestramento standardizzato all'utilizzo dei dispositivi. Questo può condurre alla mancata applicazione degli standard operativi descritti dal produttore dell'apparecchio;
- documentazione tecnica incompleta o inadeguata.

#### 14.3.3.3 Dispositivi medici in disordine

Una terza categoria di incidente correlato alle apparecchiature non è causata né dalla progettazione sbagliata, né dall'utente, ma dall'utilizzo simultaneo di molti apparecchi di produttori diversi, sullo stesso paziente. Le apparecchiature elettromedicali sono spesso complesse e hanno un lungo ciclo di vita; per questo motivo, nello stesso ambiente medico ad alto rischio (ad es. pronto soccorso, sala operatoria, terapia intensiva), possono coesistere più generazioni di apparecchi concepiti con filosofie totalmente diverse. La conseguenza può essere un marcato disordine fisico e visivo, comune in molti reparti di rianimazione e nelle sale operatorie. Il disordine comporta il rischio di provocare la confusione dell'operatore sanitario, che deve districarsi tra vari tubi, cavi e riconoscere suoni di allarmi differenti.

La posizione del respiratore e del monitor dietro il personale addetto all'anestesia in sala operatoria è un altro esempio dell'assenza flagrante di considerazione per i criteri di ergonomia nell'architettura del luogo di lavoro.

### 14.3.4 Gestione delle risorse umane

L'accesso a un trattamento medico efficace richiede la presenza di personale medico e infermieristico ben formato e motivato, in numero sufficiente e in grado di fornire un trattamento sicuro e di eccellente qualità. Tuttavia, negli ultimi anni i servizi sanitari hanno perso competitività e attrattività sul mercato del lavoro. I redditi piuttosto moderati, associati a crescenti carichi di lavoro e prospettive di carriera non soddisfacenti, hanno contribuito a rallentare l'ingresso della forza lavoro nella sanità. Perciò, le organizzazioni sanitarie hanno dedicato sempre più attenzione allo sviluppo delle risorse umane, adeguandosi alle necessità organizzative o alle circostanze economiche e politiche. Le basi teoriche fondamentali e le tecniche pratiche di gestione della forza lavoro sono stabilite dalle regole della Gestione delle Risorse Umane (GRU). Nei sistemi sanitari moderni, la GRU tenta di colmare il divario tra gli interessi economici e le esigenze della sanità da una parte e, dall'altra, le necessità o gli obiettivi degli individui. La GRU parte da un presupposto positivo nei confronti degli operatori sanitari, considerando che tutti siano interessati a migliorare la sicurezza delle cure per i propri pazienti. Vista l'importanza di avere professionisti esperti e motivati, per evitare errori e garantire ai pazienti l'accesso a trattamenti efficaci e sicuri, la GRU deve rispondere a sei requisiti fondamentali:

- *stabilire le necessità di personale*: i piani e gli obiettivi organizzativi a lungo termine determinano il numero necessario di operatori sanitari formati da assumere; tuttavia, il fatto che il piano possa essere messo in pratica o meno dipende molto dal modo in cui l'organizzazione risolve nel breve termine il conflitto tra problemi di disponibilità delle risorse finanziarie e necessità di personale. Davanti a queste priorità contrapposte, una soluzione subottimale provoca un'insufficienza di personale, un eccesso di ore lavorate e un calo nella motivazione del personale;
- *reclutamento e selezione del personale*: per determinare il livello di abilità tecnica, competenza e flessibilità richieste al potenziale dipendente, è necessaria un'approfondita analisi del lavoro da svolgere. Nonostante la disponibilità di strumenti diagnostici adeguati per la selezione del personale, sembra che la pratica corrente consista nell'assumere il dipendente secondo i personali "criteri diagnostici standard" del direttore o di altri soggetti responsabili. Di conseguenza, è possibile che alcuni tratti di personalità tendano ad accumularsi sistematicamente all'interno di un'istituzione: per esempio, quando il capo dipartimento presenta un tipo di personalità che preferisce evitare i conflitti, tende a scegliere collaboratori con lo stesso carattere. Questa tendenza può provocare un clima di lavoro nel quale i collaboratori sono restii a difendere le proprie posizioni o esprimere le loro preoccupazioni;
- *assegnazione delle funzioni cliniche*: l'attribuzione delle funzioni e la distribuzione del personale condizionano la ripartizione dei compiti "sul campo". Per esempio, l'assegnazione inadeguata dei compiti può provocare continui cambiamenti di programma operatorio, con medici che devono operare o anestetizzare pazienti di cui non conoscono la storia. Situazione ancora più grave, possono essere attribuite agli operatori sanitari delle funzioni per le quali non possiedono sufficienti conoscenze o esperienze, come il caso di un medico d'urgenza con scarsa espe-

rienza in pediatria che diventa responsabile per ogni paziente ammesso in pronto soccorso;

- *valutazione delle prestazioni cliniche*: le strategie di GRU includono lo sviluppo di programmi per una valutazione sistematica delle competenze, diffusamente accettati ed efficaci;
- *promozioni e remunerazione*: davanti alla diminuzione dei professionisti qualificati sul mercato, le istituzioni sanitarie devono essere competitive per quanto concerne le proposte di lavoro, offrendo condizioni economiche attraenti e buone opportunità di carriera;
- *sviluppo delle risorse umane*: l'obiettivo è di "produrre" operatori sanitari formati al meglio, con importanti qualifiche e maggiori competenze cliniche. È possibile ottenere questo risultato con l'applicazione dei principi per la gestione delle conoscenze (capitolo 15), integrando nelle iniziative per la qualità anche interventi di allenamento al lavoro di gruppo (capitolo 15).

La gestione delle risorse umane ha effetti diretti sulla sicurezza dei malati, nonostante i soggetti responsabili delle decisioni non abbiano contatti diretti con i pazienti. Questo appare ovvio nel nostro caso clinico: è probabile che una tale successione di circostanze sfortunate non avrebbe avuto modo di svilupparsi se il pronto soccorso avesse avuto medici e infermieri qualificati in numero sufficiente; tuttavia, la decisione strategica di fornire sufficiente personale a un dipartimento o un reparto è presa soltanto se la sicurezza del paziente resta una delle principali priorità dell'istituzione.

Oltre ai problemi di risorse umane, questo secolo ha visto emergere una nuova sfida per l'erogazione dei trattamenti in medicina critica: è aumentata l'attenzione a livello nazionale sul problema dei piani ospedalieri d'emergenza e della preparazione agli eventi catastrofici. La minaccia costante di un afflusso massiccio di vittime, dopo attentati terroristici o atti di bioterrorismo, rappresenta un problema nuovo in medicina critica.

## 14.4 "Organizzazioni e incidenti": in poche parole

- Anche se l'erogazione dei trattamenti sanitari non è generalmente considerata dal punto di vista sistemico, una delle sue caratteristiche distintive è proprio quella di essere un sistema socio-tecnico, definito dal modo in cui il comportamento umano interagisce con le infrastrutture complesse di un'organizzazione.
- Le varie teorie organizzative propongono alcuni punti di vista diversi sull'organizzazione: punto di vista strutturale, approccio alle risorse umane, punto di vista funzionale.
- Le organizzazioni si sviluppano come strumenti per il raggiungimento di obiettivi specifici: nascono nelle situazioni in cui si evidenzia un vantaggio comune o complementare, raggiungibile attraverso un'azione collettiva.
- L'approccio ai fattori umani prende in considerazione gli effetti dovuti alle caratteristiche e alle capacità umane, sulla progettazione e sul corretto funziona-

mento di apparecchiature, sistemi o processi operativi. Da questo punto di vista, l'"errore umano" non è una caratteristica propria dell'essere umano, ma di tutti i sistemi che *includono* esseri umani.

- La *Normal Accident Theory* ha introdotto l'idea secondo la quale, non appena un sistema tecnologico diventa sufficientemente complesso, gli incidenti sono da considerare inevitabili e, pertanto, "normali".
- La *High Reliability Theory* considera che le istituzioni possano contribuire in modo significativo alla prevenzione degli incidenti, attraverso una valida gestione organizzativa, elevati standard di sicurezza e attenzioni particolari nelle operazioni quotidiane.
- Per affrontare il problema degli errori e della sicurezza in medicina critica, i punti chiave di un sistema sono le sue strutture organizzative, i processi operativi, gli incidenti legati alle apparecchiature, la gestione delle risorse umane, il lavoro di gruppo, la leadership, una valida comunicazione e la cultura organizzativa dell'istituzione.

## Bibliografia

Amalberti R, Auroy Y, Berwick D, Barach P (2005) Five system barriers to achieving ultrasafe health care. Ann Intern Med 142(9):756–764

Alvesson M (2002) Understanding organizational culture. Sage Publications, London

Argyris C (1957) Personality and organization. Harper and Row, New York

Argyris C, Schön DA (1996) Organizational learning II: theory, method and practice. Addison-Wesley, Reading, MA

Bedeian AG (1984) Organizations. Theories and analysis. Saunders College Publishing, New York

Black RJ (2003) Organisational culture: creating the influence needed for strategic success. Dissertation.com, London

Bolman LG, Deal TE (1984) Modern approaches to understanding and managing organizations. Jossey-Bass, London

Burke CS, Salas E, Wilson-Donnelly K, Priest H (2004) How to turn a team of experts into an expert medical team: guidance from the aviation and military communities. Qual Saf Health Care 13(Suppl 1):i96–i194

Carayon P (ed) (2006) Handbook of human factors and ergonomics in health care and patient safety (Human Factors and Ergonomics Series). Erlbaum, Mahwah

Chopra V, Bovill JG, Spierdijk J, Koornneef F (1992) Reported significant observations during anaesthesia: a prospective analysis over an 18-month period. Br J Anaesth 68:13–18

Cooper JB, Newbower RS (1975) The anesthesia machine: an accident waiting to happen. In: Picket RM, Triggs TJ (eds) Human factors in healh care. Lexington Books, Lexington, MA, pp 345–358

Cooper JB, Newbower RS, Long CD, McPeek B (1978) Preventable anesthesia mishaps: a study of human factors. Anesthesiology 49:399–406

Cooper JB, Newbower RS, Kitz RJ (1984) An analysis of major errors and equipment failures in anesthesia management: considerations for prevention and detection. Anesthesiology 60:34–42

Currie M (1989) A prospective survey of anaesthetic critical events in a teaching hospital. Anaesth Intensive Care 17:403–411

Entin EE, Serfaty D (1999) Adaptive team coordination. Hum Factors 41:312–325

Flin R, Maran N (2004) Identifying and training non-technical skills for teams in acute medicine. Qual Saf Health Care 13(Suppl):i80–i84

Gaba DM (1989) Human error in anesthetic mishaps. Int Anesth Clin 27:137–147

Gouldner AW (1959) Organizational analysis. In: Merton RK, Broom L, Cottrell LS (eds) Sociology today. Basic Books, New York

Helmreich RL (1998) The downside of having a brain: reflections on human error and CRM. University of Texas Aerospace Crew Research Project Technical Report 98-04

Helmreich RL, Merritt AC, Wilhelm JA (1999) The evolution of crew resource management in commercial aviation. Int J Aviat Psychol 9:19–32

Hoff T, Jameson L, Hannan E, Flink E (2004) A review of the literature examining linkages between organizational factors, medical errors, and patient safety. Med Care Res Rev 6:3–37

Hollagel E, Woods DD, Leveson N (eds) (2006) Resilience engineering. Concepts and precepts. Ashgate, Aldershot

Hymann WA (1994) Errors in the use of medical equipment. In: Bogner MS (ed) Human error in medicine. Erlbaum, Hillsdale, pp 327–347

Jung H (2001) Personalwirtschaft [Human resource management]. Oldenbourg, München

Kieser A (2002) Organisationtheorien [Organizational theories]. Kohlhammer, Stuttgart

Kohn L, Corrigan J, Donaldson M (eds) (1999) To err is human: building a safer health system. Committee on Quality of Health Care in America, Institute of Medicine (IOM). National Academy Press, Washington DC

LaPorte TR (1982) On the design and management of nearly error-free organizational control systems. In: Sills DL, Wolf CP, Shelanski VB (eds) Accident at Three-Mile Island: the human dimensions. Westview, Boulder, pp 185–200

Moray N (1994) Error reduction as a systems problem. In: Bogner MS (ed) Human error in medicine. Erlbaum, Hillsdale, pp 67–91

Morell RC, Eichhorn JH (eds) (1997) Patient safety in anesthetic practice. Churchill Livingstone, New York

Norman DA (1988) The psychology of everyday things. Basic Books, New York

O'Connor RE, Slovis CM, Hunt RC et al (2002) Eliminating errors in emergency medical services: realities and recommendations. Prehosp Emerg Care 6:107–113

Perrow C (1984) Normal accidents: living with high-risk technologies. Basic Books, NewYork

Perrow C (1994) Accidents in high-risk systems. Technol Stud 1:1–38

Perrow C (1999) Normal accidents. Living with high-risk technologies. Princeton University Press, Princeton

Rasmussen J (1982) Human errors: a taxonomy for describing human malfunction in industrial installations. J Occup Accid 4:311–335

Reason J (1990a) Human error. Cambridge University Press, Cambridge

Reason J (1990b) The contribution of latent human failures to the breakdown of complex systems. Phil Trans R Soc Lond 327:475–484

Reason J (1997) Managing the risks of organizational accident. Ashgate, Aldershot

Roberts KH (1990) Managing high reliability organizations. Calif Manage Rev 32:101–113

Rochlin GI (1993) Defining "high reliability" organizations in practice: a taxonomic prologue. In: Roberts KH (ed) New challenges to understanding organizations. Macmillan, New York, pp 11–32

Schulman PR (1993) The analysis of high reliability organizations: a comparative framework. In: Roberts KH (ed) New challenges to understanding organizations. Macmillan, New York, pp 33–54

Senge P (1990) The fifth discipline: The art and practice of the learning organization. Doubleday, New York

Thomas EJ, Helmreich RL (2002) Will airline safety models work in medicine? In: Rosenthal MM, Sutcliffe KM (eds) Medical error: What do we know? What do we do? Jossey-Bass, San Francisco, pp 217–234

Valentin A, Capuzzo M, Guidet B et al (2006) Patient safety in intensive care: results from the multinational Sentinel Events Evaluation (SEE) study. Intensive Care Med 32:1591–1598

Vaughan D (1997) The Challenger launch decision: risky technology, culture, and deviance at NASA. University of Chicago Press, Chicago, Illinois

Vicente KJ (2004) The human factor. Revolutionizing the way people live with technology. Routledge, New York

Webb RK, Russell WJ, Klepper I, Runciman WB (1993) The Australian Incident Monitoring Study. Equipment failure: an analysis of 2000 incident reports. Anaesth Intensive Care 21:673–677

Weick KE, Sutcliffe KM (2001) Managing the unexpected: assuring high performance in an age of complexity. Jossey-Bass, San Francisco

Weinger MB (1999) Anesthesia equipment and human error. J Clin Monit 15:319–323

Woods D, Cook R, Sarter N, McDonald J (1989) Mental models of anesthesia equipment operation: implications for patient safety. Anesthesiology 71:A983

# Affidabilità in medicina critica

# 15

**Caso clinico**

Nella preparazione di un paziente per un intervento di chirurgia addominale maggiore, si decide di inserire un catetere epidurale toracico prima dell'induzione dell'anestesia generale. Immediatamente dopo l'intervento, si somministra un bolo di anestetico locale e si inizia in sala risveglio un'infusione continua con pompa PCEA. Dopo un decorso senza particolarità nella terapia intensiva postoperatoria (TIPO), il paziente è trasferito in reparto. Appare vigile e collaborante, con parametri vitali stabili. Alle due del mattino, lo specializzando di anestesia è chiamato sul cicalino da un'infermiera che gli dice che "il catetere si è dislocato oppure qualcosa non va con la pompa". Facendo altre domande, il medico rileva che il paziente si lamenta anche di un crescente dolore, nonostante la somministrazione di diversi boli di anestetico locale. Al suo arrivo, il medico trova un paziente vigile e orientato, con una pressione arteriosa non invasiva di 100/50 mmHg, una frequenza cardiaca di 45 bpm e una saturazione di 94%. L'anestesista controlla il sito d'inserzione e il catetere stesso, constatando che la pompa PCEA è collegata al catetere venoso centrale, invece che al filtro del catetere epidurale. Vista la difficoltà nel determinare il momento dell'errata connessione, è impossibile calcolare la dose di anestetico locale somministrata per via endovenosa. Si trasferisce il paziente in terapia intensiva. La pressione arteriosa e la frequenza cardiaca ritornano su valori normali senza altri interventi terapeutici e il paziente è trasferito nuovamente in reparto di chirurgia lo stesso pomeriggio. Lo specializzando decide di inserire il caso nel sistema informatico ospedaliero per la segnalazione degli eventi avversi (*incident reporting*). Mentre inserisce i dati nel sistema, si accorge che il suo caso è il terzo, in un anno, di errata connessione di una pompa PCEA con un catetere venoso centrale. Questi incidenti sono presentati a una successiva riunione per il controllo di qualità del dipartimento di anestesia. Un'analisi della causa alla radice dell'evento (*root cause analysis*), eseguita prima della presentazione, rivela che i fattori contribuenti sono stati un elevato tasso di rotazione del personale nei reparti e una mancanza di familiarità con la tecnica e le apparecchiature. Per di più, molti infermieri nuovi non conoscevano neanche la differenza tra analgesia endovenosa controllata dal paziente (PCA) e analgesia epidurale (PCEA). Inoltre, i cateteri venosi e quelli epidurali si somigliano,

M. St.Pierre, G. Hofinger, C. Buerschaper, R. Simon, I. Daroui,
*Gestione delle crisi in medicina d'urgenza e terapia intensiva,*
DOI: 10.1007/978-88-470-2799-2_15, © Springer-Verlag Italia 2013

diventando facili da confondere. I membri del comitato per il controllo di qualità suggeriscono alcune soluzioni per il problema. In primo luogo, consigliano di sviluppare delle procedure operative standard, in modo tale da consentire la gestione delle pompe PCEA soltanto agli infermieri adeguatamente formati. In secondo luogo, il personale del servizio di terapia antalgica riceve l'incarico di sviluppare nei mesi successivi un piano di formazione, rivolto a tutti gli infermieri dei reparti di degenza, sull'utilizzo delle pompe PCEA. Terzo, si decide che un'etichetta con scritto "per via esclusivamente epidurale" debba essere applicata al momento dell'inserimento, come promemoria per gli operatori. L'incidente è presentato alla riunione di morbi-mortalità del mese successivo e scelto dal centro di simulazione dell'ospedale come nuovo caso didattico per i medici specializzandi.

Un paziente riceve un catetere epidurale toracico per il controllo del dolore postoperatorio. Al suo arrivo in TIPO, il catetere epidurale è collegato con una pompa per la somministrazione controllata di una miscela di anestetico locale e oppioide (*Patient Controlled Epidural Analgesia*, PCEA). Il blocco epidurale permette un'analgesia soddisfacente nelle ore successive. Sette ore dopo l'intervento, il paziente è trasferito nel reparto di chirurgia con dei parametri vitali stabili e un controllo del dolore efficace. Nel corso delle ore successive, per motivi sconosciuti, il circuito della pompa PCEA è scollegato dal catetere epidurale ed erroneamente ricollegato con il catetere venoso centrale. Questo errore è facilitato dalla scarsa familiarità degli infermieri con le varie tecniche di analgesia e dal fatto che i due cateteri, essendo prodotti dalla stessa ditta, si somigliano molto. In seguito all'errata connessione, la pompa prosegue la somministrazione della miscela di anestetico locale e oppioide per via endovenosa. A causa dell'insufficiente controllo del dolore, il paziente richiede boli sempre più frequenti sulla pompa PCEA; tuttavia, invece di alleviare il dolore, i boli somministrati inducono brevi episodi vertiginosi. L'incidente è scoperto prima che siano raggiunti livelli plasmatici tossici di anestetico locale e non provoca conseguenze a lungo termine per il paziente. L'ospedale ha un sistema per la segnalazione degli eventi avversi (*Incident-Reporting System*, IRS), per cui il medico che ha constatato l'evento si accorge che altri due incidenti di natura similare sono accaduti nei mesi precedenti. Tutti e tre gli eventi segnalati rivelano uno schema ricorrente, per cui l'ipotesi di un problema sistemico sembra molto più probabile rispetto a un errore personale e isolato. Il medico richiama l'attenzione dell'organo deputato alla gestione del rischio clinico nell'ospedale su questi incidenti. L'analisi della causa alla radice dell'evento (*root cause analysis*) permette di stabilire alcuni interventi pratici per la risoluzione del problema. Le conoscenze acquisite grazie a questi eventi sono integrate nel sistema attraverso la stesura di linee guida e di nuove opportunità di formazione (riunioni di morbi-mortalità, addestramento su simulatore).

## 15.1 Organizzazioni dedicate alla sicurezza

Nonostante tutti gli sforzi preventivi, in medicina critica gli eventi avversi accadono quotidianamente e con modalità multiple. Nella maggior parte dei casi è possibile identificare un'azione individuale errata, al termine di una lunga catena di errori. Basta un attimo di disattenzione o l'insufficiente conoscenza di un apparecchio per sbagliare la connessione di un tubicino di plastica e trasformare un sistema efficace per la somministrazione di un farmaco in una minaccia vitale per il paziente. Per fortuna, la maggior parte di questi incidenti sono rapidamente identificati e corretti, prima che i pazienti possano subire alcun danno, ma non esiste nessuna garanzia sul fatto che gli operatori possano correggere in tempo ogni singolo errore: diversi medici avevano visto il paziente, prima dell'anestesista, e nessuno aveva notato l'errata connessione e il rischio che comportava. Perciò, la sicurezza di un paziente non dovrebbe mai dipendere dalla presenza di un particolare soggetto che, trovandosi al posto giusto, nel momento giusto, riesce a trovare la soluzione a un problema scoperto per caso. In condizioni ideali, l'intera organizzazione, intesa come strutture, luoghi, apparecchiature, procedure, personale qualificato che collabora efficacemente, è capace di mantenere e migliorare la sicurezza, sempre e ovunque. Eppure, che cos'è esattamente la sicurezza?

In primo luogo, la sicurezza è invisibile. Se i risultati non subiscono variazioni rispetto a quanto atteso, non accade nulla di tanto particolare da attirare l'attenzione degli operatori. Perciò, tendono automaticamente a considerare che non succede nulla e che nulla accadrà finché continuano ad agire come hanno fatto prima. Questo punto di vista rischia di accrescere l'autocompiacimento e condurre a una perdita della capacità di valutare pienamente i pericoli legati alla propria attività.

In secondo luogo, la sicurezza non è una condizione statica del sistema. Invece, si può parlare di sicurezza come un "*non-evento* dinamico" (Weick, 1991); "non-evento" perché non può essere descritto come la "presenza di qualcosa", ma come l'assenza continua di incidenti; in altre parole, la non-attuazione di eventi indesiderati. Tuttavia, questa assenza comporta una minaccia insidiosa per la sicurezza perché un non-evento tende, per sua natura, a essere dato per scontato. Quando si è costretti ad affrontare una costante pressione produttiva, l'assenza di eventi indesiderati può addirittura diventare un argomento per sottrarre risorse alla sicurezza, a favore di una maggiore produttività.

Infine, poiché la sicurezza non è una caratteristica stabilita in modo definitivo, diventa un compito di tipo "dinamico" e necessita di una serie di provvedimenti attivi e dinamici per ottenere risultati stabili. Per mantenerla sono necessari aggiustamenti frequenti e spesso minimi, o invisibili. L'autocompiacimento e la disattenzione sono minacce permanenti per la sicurezza dei pazienti, per cui si dovrebbe raccomandare a ogni operatore sanitario di badare bene all'ammonimento di James Reason: "Non dimenticate di avere paura" (Fig. 15.1; Reason, 1997).

E allora, quale potrebbe essere il "motore" di un'estesa cooperazione a favore della massima sicurezza possibile per i pazienti a ogni livello dell'ospedale, dai dirigenti fino agli operatori sul campo, facendone *il più importante* obiettivo dell'istituzione?

La risposta sta probabilmente nel concetto di cultura della sicurezza.

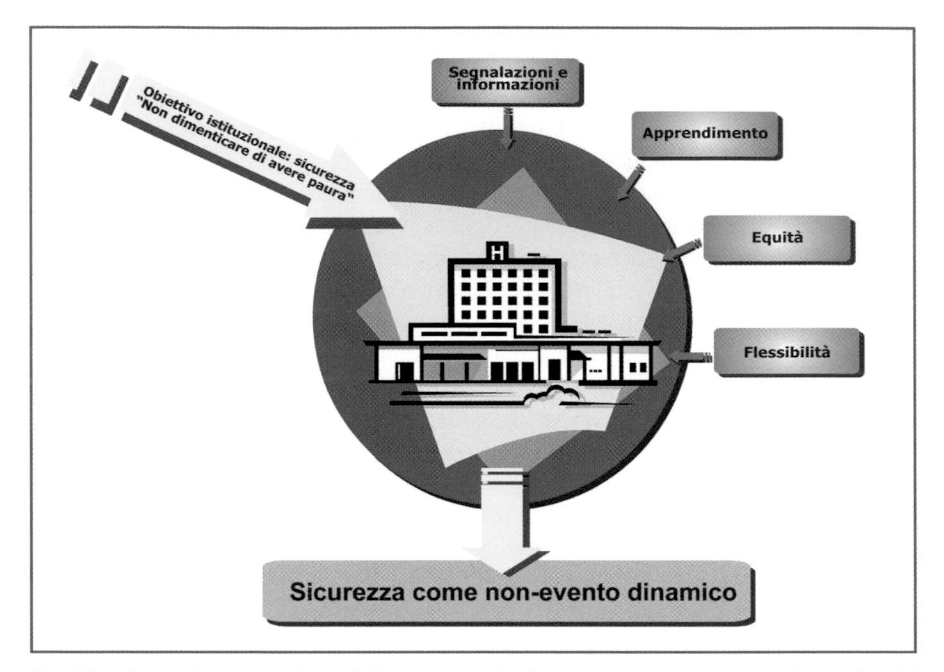


**Fig. 15.1** Elementi per una cultura della sicurezza. La sicurezza non è una caratteristica statica del sistema ma un'assenza dinamica di eventi critici, per la quale un soggetto o un gruppo di lavoro deve continuamente lottare

## 15.2 Cultura della sicurezza: il DNA della sicurezza

### 15.2.1 Che cos'è la cultura della sicurezza?

Dall'inizio della loro storia gli uomini, ogniqualvolta si sono raggruppati, hanno dovuto affrontare due tipi di sfide basilari: integrare gli individui all'interno di un insieme coerente e adattarsi efficacemente all'ambiente esterno per garantire la sopravvivenza. Mentre, col tempo, i gruppi hanno trovato le soluzioni a questi problemi, hanno anche intrapreso una sorta di apprendimento collettivo che ha formato un insieme di presupposti e pensieri condivisi, definito in seguito con il termine "cultura". Un simile processo di apprendimento collettivo avviene quando diversi individui lavorano quotidianamente insieme. Ne deriva una "cultura organizzativa" caratterizzata da valori profondamente radicati, norme e aspettative accumulatesi nel tempo e successivamente condivise dai membri di quella particolare organizzazione. Inoltre, anche i valori dei fondatori e le successive variazioni impresse dai responsabili clinici e amministrativi influenzano il comportamento e le convinzioni del personale. La cultura organizzativa costituisce un'aggregazione dei valori e delle convinzioni del personale, rappresentati esternamente da "artefatti" (Schein, 2004) sotto forma di regole o oggetti materiali, ma comporta anche una parte nascosta sotto la superficie e ben più difficile da identificare. La cultura organizzativa può essere riassunta come "il modo in cui facciamo le cose in questo ambiente, come ci sentiamo e cosa pensiamo del nostro lavoro".

La "cultura organizzativa" è un concetto apparso per la prima volta nel rapporto pubblicato nel 1987 dall'agenzia nucleare dell'OCSE dopo il disastro di Cernobyl, per spiegare quanto le scarse conoscenze dei dipendenti in materia di rischio e di sicurezza, e quindi anche dell'organizzazione, abbiano contribuito all'esito della catastrofe. Come nel caso della cultura organizzativa, si può dire che la cultura della sicurezza è "il prodotto di valori, attitudini, percezioni, competenze e schemi comportamentali personali o di gruppo, che determinano l'impegno, lo stile e le capacità di un'organizzazione nel gestire la salute e la sicurezza dei pazienti" (HSC, 1993). Eccetto che la sicurezza non sia la *caratteristica dominante* di un'organizzazione, la cultura della sicurezza rimane solitamente una sotto-componente della cultura organizzativa.

### 15.2.2 Cultura della sicurezza e clima di sicurezza

Negli anni '90, la ricerca psicologica nel campo della sicurezza industriale era dominata da studi che tentavano di misurare la "cultura della sicurezza" o il "clima di sicurezza". Per un decennio, questi concetti di "cultura" e di "clima", largamente discussi nella letteratura specializzata sul tema dell'organizzazione, sono stati l'oggetto di una "guerra dei paradigmi" (Denison, 1996) e i ricercatori hanno avuto grandi difficoltà nel trovare tra di essi chiari elementi distintivi.

In una rassegna della letteratura che si proponeva si misurare la cultura o il clima della sicurezza, si afferma che, nonostante i due termini siano spesso intercambiabili, sono in realtà distinti e i concetti a essi correlati dovrebbero essere valutati di conseguenza (Denison, 1996; Mearns e Flin, 1999):

Il termine "clima di sicurezza" descrive più una "fotografia istantanea" delle attuali percezioni, attitudini e convinzioni del personale riguardo alla sicurezza e al rischio, tipicamente misurata con indagini svolte sotto forma di questionari. Riferendosi alla situazione vigente nell'istituzione e i pensieri, impressioni e comportamenti del personale a essa correlati, costituisce una rappresentazione temporanea e soggettiva, ed è anche spesso oggetto di possibili manipolazioni da parte dei soggetti più influenti o detentori del potere nell'organizzazione.

Come già accennato sopra, la "cultura della sicurezza" è una caratteristica più complessa e duratura dell'organizzazione, riferita al suo contesto evolutivo. Come tale, è radicata nella storia dell'istituzione, sostenuta collettivamente e sufficientemente complessa da resistere ai tentativi di manipolazione diretta. Per misurare la cultura della sicurezza è necessario realizzare un'inchiesta approfondita, che includa l'analisi delle interazioni avvenute tra i membri dell'organizzazione nel costituire la loro visione condivisa della sicurezza.

Dal punto di vista sociologico, la differenza in letteratura più rilevante tra "cultura" e "clima" non sta nella natura del fenomeno o nei metodi utilizzati per studiarlo, ma nelle tradizionali teorie prese in prestito da altre branche delle scienze sociali. La letteratura sul clima trova le sue radici nella "teoria del campo" di Kurt Lewin (Lewin, 1951), mentre quella sulla cultura è fondata sul punto di vista delle interazioni simboliche e della costruzione sociale (Mead, 1934; Berger e Luckmann, 1966). La cultura e il clima della sicurezza non rappresentano fenomeni completamente separati ma due elementi strettamente correlati, esaminati da punti di vista diversi (psicologico e sociologico).

### 15.2.3 Sviluppare una cultura della sicurezza

Dato il ruolo che svolge nello sviluppo di una "cecità organizzativa" nei confronti del rischio, un'insufficiente cultura della sicurezza rappresenta un elemento centrale per la vulnerabilità di un sistema agli errori. La natura pervasiva della cultura istituzionale la rende particolarmente efficace nel creare e mantenere condizioni latenti che possono manifestarsi in svariati modi (Reason, 1998):

- la cultura istituzionale impone generalmente un certo conformismo ai membri dell'organizzazione e tende a resistere ai cambiamenti. Le norme culturali vigenti sono tipicamente sostenute dai successi del passato e, per questo motivo, può essere molto difficile inserire norme nuove, se sono contrarie ai valori culturali prevalenti;
- una scarsa cultura della sicurezza rischia di aumentare le debolezze difensive del sistema anche per la presenza di disfunzioni attive. Gli errori attivi, ben visibili "in prima linea", sono più frequenti nelle organizzazioni poco coinvolte nel controllo delle condizioni di lavoro note per facilitare errori individuali o di gruppo;
- l'incapacità di comprendere pienamente l'entità dei rischi operativi può facilitare la formazione e la persistenza di altre debolezze nelle difese del sistema;
- l'effetto più insidioso consiste nella mancata volontà di occuparsi pienamente e attivamente delle note insufficienze nelle difese. Queste lacune vengono solitamente aggirate e tendono quindi a persistere.

Basandosi sulla crescente evidenza secondo la quale una migliore cultura della sicurezza tende a ridurre l'incidenza di eventi avversi (Hofmann e Mark, 2006; Naveh et al., 2005; Neal e Griffin, 2006; Singer et al., 2009; Vogus e Sutcliffe, 2007) e sull'aumento complessivo delle segnalazioni di incidenti (Cohen et al., 2004; Gandhi et al., 2005, Weingart et al., 2004), l'interesse per la ricerca e lo sviluppo di questi argomenti in campo sanitario ha attirato l'attenzione di molti soggetti provenienti da diverse discipline accademiche. Purtroppo, una cultura della sicurezza adeguata non è una caratteristica organizzativa che emerge, già completamente matura e ben definita, all'interno dell'istituzione. Invece le organizzazioni, come gli organismi viventi, devono crescere, adattarsi e svilupparsi gradualmente secondo le condizioni locali, gli eventi del passato, lo stato d'animo dei lavoratori, l'attitudine e le iniziative dei dirigenti riguardo alle questioni di sicurezza. Quest'ultimo elemento rappresenta un fattore cruciale: la cultura aziendale è tipicamente plasmata dalle preoccupazioni e dalle priorità dei dirigenti clinici e amministrativi. La percezione che i dipendenti hanno del comportamento e delle reazioni dei dirigenti riguardo ai problemi legati alla sicurezza costituisce la base del comportamento e delle prestazioni degli altri collaboratori e, quindi, di tutta l'organizzazione su questo tema. Infine, la cultura della sicurezza non è un'entità omogenea; cambia spesso notevolmente all'interno stesso dell'organizzazione: esistono alcune aree nelle quali è più matura e sviluppata rispetto ad altre realtà. "La cultura della sicurezza è localizzata" (Singer et al., 2009).

Mentre alcuni aspetti culturali rimangono relativamente stabili, altri sono suscettibili ai cambiamenti. Un elemento marcante per valutare il livello della cultura organizzativa e, quindi, la maturità di un'istituzione sul tema della sicurezza è rappresentato dal flusso informativo e, in particolare, dal modo in cui l'organizzazione gestisce le informazioni che suggeriscono anomalie o contraddicono i suoi presupposti predominanti. In alcune istituzioni, le informazioni scorrono facilmente, inducendo risposte tempestive e adeguate. In altre, invece, sono ostacolate per motivi politici o ristagnano per l'eccessiva burocrazia. Il flusso di informazioni non comprende soltanto la quantità di dati che transitano da un punto A a un punto B, ma la loro rilevanza, tempestività e adeguatezza per il ricevente. Una cultura organizzativa che garantisce un valido flusso di informazioni riesce sicuramente a sostenere e incoraggiare altre forme di comportamento cooperativo, come l'innovazione, la risoluzione dei problemi e la collaborazione tra le diverse unità operative.

Basandosi sulle diverse strategie utilizzate per gestire informazioni inadeguate, Westrum (Westrum, 1988) ha proposto un quadro concettuale in tre parti per descrivere gli aspetti riguardanti lo sviluppo della cultura della sicurezza, detto "patologico-burocratico-generativo", recentemente ampliato da Parker (Parker et al., 2006; Fig. 15.2). Quest'ultimo schema esprime la natura multidimensionale e dinamica della cultura per la sicurezza, descrivendo gli aspetti di un'organizzazione secondo una serie di punti chiave per l'argomento (Tabella 15.1). Secondo i vari livelli di sofisticazione proposti, le diverse fasi rappresentano livelli crescenti di progresso nella materia. È interessante notare che la relazione raffigurata tra cultura della sicurezza e prestazioni globali è solo descrittiva, e non deterministica: anche nelle organizzazioni

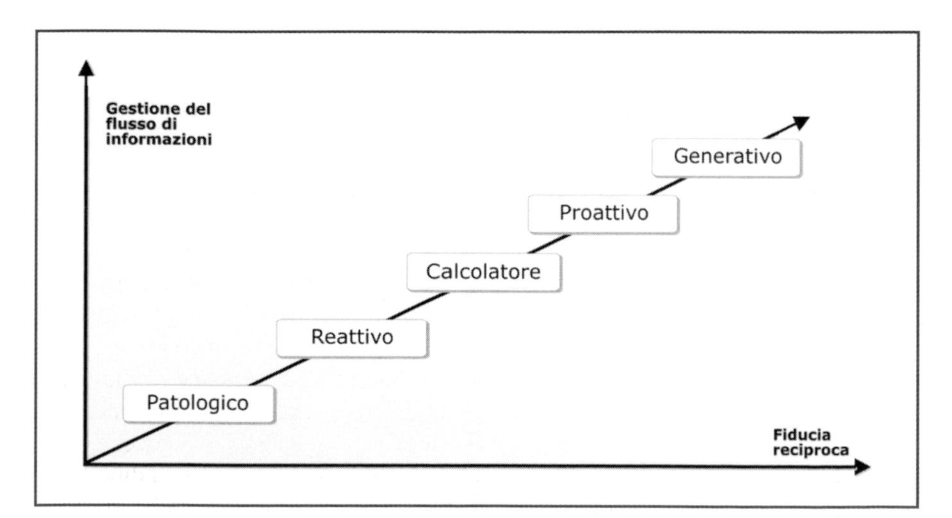


**Fig. 15.2** Schema concettuale per lo sviluppo di una cultura della sicurezza (da Parker et al., 2006)

**Tabella 15.1** Diversi stadi di sviluppo organizzativo e relativi aspetti caratteristici rispetto alla cultura della sicurezza (da Parker et al., 2006)

| | Patologico | Reattivo | Calcolatore | Proattivo | Generativo |
|---|---|---|---|---|---|
| Impegno per la sicurezza | "Tanto, che importa, basta non farsi vedere" | "Ognuno si arrangi da solo": è la regola | Il personale sa come mostrare un'adesione puramente formale ai concetti di sicurezza ma, per altri motivi pratici, non si impegna a fondo | L'impegno per la sicurezza è ben sviluppato ma non è un'attitudine costante | I livelli di impegno e di attenzione per la sicurezza sono elevati. Gli standard sono stabiliti dagli stessi operatori |
| Che cosa provoca l'incidente? | Si accusano gli individui se qualcosa va male. Convinzione che gli incidenti fanno parte del lavoro | Tentativi di rimuovere gli individui "a rischio d'incidente". Le cause sistemiche sono prese in considerazione senza assumere provvedimenti | La direzione continua a pensare a "loro", invece di parlare di "noi". Il punto di vista individuale è ancora preferito alla prospettiva sistemica | La direzione considera l'intero sistema, inclusi i processi e le procedure | Le accuse non sono mai un problema. Si sfrutta una visione allargata delle interazioni tra il sistema e gli individui |
| Segnalazione dei rischi e delle azioni pericolose | Non esistono le segnalazioni | La segnalazione è semplice e si concentra su "che cosa" o "chi" ha provocato la situazione | Le segnalazioni seguono un formato stabilito. Conta soltanto il numero di segnalazioni | Le segnalazioni cercano di capire il "perché" piuttosto che il "che cosa" o "chi". Si favorisce la segnalazione rapida | Tutti i livelli accedono attivamente alle informazioni generate dalle segnalazioni, e le utilizzano nella loro attività quotidiana |
| Come sono segnalati gli eventi? Quali indagini, quali analisi? | Si svolgono indagini soltanto dopo incidenti gravi | Le ricerche mirano solo a identificare una causa immediata. L'attenzione è tutta orientata alla scoperta dei colpevoli | La ricerca delle cause è solitamente limitata al livello del gruppo dei lavoratori coinvolti nell'incidente | Le informazioni e le lezioni imparate sono condivise all'interno dell'organizzazione. Ma c'è poca creatività nell'immaginare il modo in cui i veri motivi possono influenzare l'attività | Le ricerche e le analisi sono condotte con una profonda comprensione del modo in cui si producono gli incidenti |

(cont. ↓)

| | Patologico | Reattivo | Calcolatore | Proattivo | Generativo |
|---|---|---|---|---|---|
| Che cosa succede dopo un incidente? | La priorità è di limitare i danni e riprendere rapidamente la produzione | La direzione è infastidita dagli incidenti. Se è possibile evitarlo, le segnalazioni non sono sempre trasmesse | I lavoratori segnalano i propri incidenti. La direzione è preoccupata per il loro impatto sulle statistiche dell'istituzione | Le ricerche si concentrano sulle cause latenti e i risultati sono trasmessi ai livelli dirigenziali | La direzione mostra un interesse personale per gli individui e per il processo di investigazione |
| Tecniche di sicurezza sul posto di lavoro | Non esistono tecniche. "Ognuno faccia per il meglio!" | Dopo un incidente, si introduce una tecnica di gestione standard per il rischio in questione. Tuttavia, dopo l'introduzione iniziale, non segue un utilizzo sistematico | Si introducono alcune tecniche commerciali già disponibili, senza aver subito incidenti in precedenza, ma senza produrre effetti rilevanti | L'analisi della sicurezza sul lavoro è accettata dai dipendenti come un elemento a favore del proprio interesse | L'analisi della sicurezza sul lavoro è regolarmente ripetuta in un processo ben definito. I dipendenti non hanno timore di parlare tra di loro dei pericoli percepiti |
| Formazione e miglioramento delle competenze | La formazione è considerata un male necessario e il personale partecipa solo quando è obbligatoria | La formazione è mirata all'individuo "Se possiamo cambiare il loro comportamento, tutto andrà meglio" | Si producono numerosi corsi di formazioni standard. Esiste una forma di addestramento per trasferimento delle conoscenze sul posto di lavoro | La dirigenza riconosce l'importanza di testare le proprie capacità per essere in grado di fare un buon lavoro | Le qualità non tecniche, come il comportamento, sono considerate importanti tanto quanto le conoscenze e le capacità pratiche. Si identificano le necessità e i metodi per migliorare sono proposti dagli stessi operatori |
| Ricompense per le prestazioni più sicure | Nulla è dato, nulla è atteso; restare in vita è considerato una vittoria. Esistono solo le punizioni in caso di fallimento | Esistono solo provvedimenti attuati per scoraggiare le prestazioni poco sicure. L'idea che i comportamenti positivi debbano essere ricompensati non è ancora arrivata | Si mostra un'adesione puramente formale ad alcune prestazioni con un buon livello di sicurezza | Esistono alcune ricompense per le prestazioni migliori. La valutazione è basata sulla qualità della procedura, più che sul suo esito | Si attribuisce valore alla capacità di identificazione dei problemi. La qualità delle prestazioni di sicurezza rappresenta una motivazione intrinseca |

più patologiche possono esserci uno o più individui che, in modo controculturale, mettono la sicurezza al primo posto.

### 15.2.4 La cultura della sicurezza è una "cultura informata"

L'attività medica implica un lavoro di gruppo e la condivisione delle informazioni costituisce il collante che mantiene tutti i membri concentrati e coordinati nell'obiettivo di garantire la sicurezza del paziente. Perciò, la cultura della sicurezza è una "cultura informata" (Reason, 1997). I soggetti che gestiscono e operano all'interno del sistema hanno le conoscenze necessarie riguardo ai fattori umani, tecnici, organizzativi e ambientali che determinano la sicurezza del loro stesso sistema. Invece i valori, le convinzioni, le relazioni interpersonali, l'apprendimento e tutti gli altri aspetti legati alla cultura organizzativa della sicurezza hanno a che fare con la condivisione e l'elaborazione delle informazioni.

I principali elementi per una "cultura informata" della sicurezza sono (Reason, 1998; Parker et al., 2006; Weick e Sutcliffe, 2001):

- l'*esistenza di un sistema di informazione per la sicurezza* (*Incident Reporting*): una cultura informata raccoglie, analizza e diffonde le informazioni ricavate da incidenti e mancati incidenti (*near misses*), nonché i dati ottenuti da controlli proattivi, regolarmente effettuati alla ricerca di condizioni latenti nel sistema;
- l'*esistenza di una cultura della segnalazione*: la cultura informata tenta di ottenere il massimo dalle "lezioni gratuite" fornite con gli incidenti. Pertanto, è aperta alla comunicazione e non cerca di stabilire colpe individuali, ma promuove la volontà di segnalare ogni tipo di errore o di violazione. La dirigenza e l'amministrazione decidono le modalità di segnalazione (ad es. informativa scritta o verbale, su richiesta o spontanea, anonima, ecc.);
- la *presenza di una cultura della fiducia*: si premia l'offerta di informazioni riguardanti la sicurezza;
- la *volontà e la capacità di imparare da quanto è accaduto*: l'apprendimento include la capacità di trarre le giuste conclusioni per il sistema dopo un incidente e introdurre modifiche quando è necessario;
- la *prevalenza dell'equità*: nel periodo immediatamente successivo a ogni incidente o evento avverso, non si concentra l'attenzione sulle colpe individuali; piuttosto, si tenta di analizzare con la massima cura l'evento alla ricerca di errori latenti. Ciononostante, si delimita una chiara linea di demarcazione tra comportamenti accettabili e non: non esiste amnistia generale per gli errori. Ogni collaboratore all'interno dell'organizzazione deve essere consapevole del fatto che il mancato rispetto delle procedure operative standard, le violazioni delle regole di sicurezza o l'abuso di sostanze sul posto di lavoro non saranno tollerati. Un'organizzazione nella quale qualunque azione può essere immune da sanzioni rischia di perdere qualsiasi credibilità agli occhi dei suoi dipendenti. Nel definire quali sono le azioni premiate e quali sono quelle perseguibili, si tende anche a comunicare i concetti generali più importanti per l'organizzazione;
- *flessibilità*: durante le situazioni di emergenza, gli esperti in prima linea devono

prendere decisioni “sul campo”. Il vantaggio di questo sistema è che le decisioni sono attuate senza dover aspettare la conferma da livelli più alti della gerarchia. Tuttavia, ogni membro dell’organizzazione deve essere ben consapevole del suo specifico livello di competenza decisionale e agire di conseguenza. In caso di situazione critica, i dirigenti dell’organizzazione incoraggiano i collaboratori a mostrarsi flessibili nelle loro decisioni.

### 15.2.5 Teorie organizzative e cultura della sicurezza

I quadri concettuali che sottendono la cultura della sicurezza provengono da tre delle quattro teorie già introdotte nel capitolo 14. Ognuno di questi approcci teorici si focalizza su un diverso gruppo di dinamiche organizzative le quali, nel loro insieme, forniscono una visione complementare sulle dinamiche in atto nel caso di un errore. Questi punti di vista sono utili per sviluppare la cultura della sicurezza all’interno di un’organizzazione:

L’*approccio ai fattori umani* pone l’accento sulle limitazioni imposte dalle normali funzioni cognitive nel corso del processo decisionale. L’“errore umano” non è una caratteristica esclusiva dell’essere umano, è una proprietà di tutti i sistemi che *includono* esseri umani. L’ingegneria applicata ai fattori umani tenta di ottimizzare le relazioni tra uomini e sistemi, creando interfacce uomo-macchina e sistemi sufficientemente affidabili da diminuire la frequenza degli errori. Inoltre, questo approccio stimola le organizzazioni a controbilanciare i limiti prestazionali e decisionali del singolo individuo, attraverso interventi di formazione per il lavoro di gruppo.

La *Normal Accident Theory* (NAT) si riferisce ai fattori strutturali (complessità interattiva e connessioni strette/lasche) che influenzano le probabilità di incidenti ed eventi avversi all’interno di un’organizzazione. Secondo la NAT, non è possibile rendere sicuro un sistema complesso caratterizzato da processi che presentano connessioni strette; perciò, secondo questa teoria, l’evento di un incidente in un’organizzazione complessa è solo una questione di tempo.

In contrasto con la NAT, che afferma l’impossibilità di prevenire gli errori gravi nei sistemi sufficientemente complessi, la *High Reliabilty Theory* ha un approccio più ottimistico e pone l’accento sul fatto che le organizzazioni possono significativamente contribuire alla prevenzione degli incidenti, formando in tal modo le cosiddette *High Reliability Organizations* (HRO). Le HRO sono sistemi complessi, nei quali molti dei potenziali incidenti o eventi avversi sono prevenuti o evitati. Secondo questa visione, più che le dinamiche strutturali, sono i progetti e la gestione organizzativa che giocano il ruolo principale nel promuovere le “prestazioni senza errori”. Le ridondanze, le simulazioni, i processi decisionali decentrati, l’apprendimento continuo dagli errori commessi, la particolare attenzione nelle operazioni, l’addestramento pratico e le conoscenze del personale sono i requisiti fondamentali per una “cultura dell’affidabilità”.

In anni recenti, sulla scia di risultati promettenti provenienti da altre industrie ad alto rischio, sono state intraprese diverse iniziative volte a trasformare i servizi ospedalieri in HRO (AHRQ, 2008; Bagnara et al., 2010; Caroll e Rudolph, 2006; Frankel et al., 2006; Resar, 2006). Nonostante stiano costantemente aumentando le istituzioni che applicano principi culturali corretti (*just culture*), addestramento al lavoro di gruppo (*teamwork training*) e "giri di promozione" per la sicurezza del paziente (*safety leadership walkrounds*), questi sforzi non sono ancora istituiti in modo sistematico e diffuso nelle organizzazioni sanitarie. Perciò, nonostante i miglioramenti, questi sforzi non hanno ancora prodotto i risultati attesi, probabilmente a causa delle specificità dell'ambiente sanitario e di ostacoli di tipo socio-organizzativo.

## 15.3 La via della sicurezza. Errori: evitarli, gestirli e imparare

Le organizzazioni ad alta affidabilità cercano di evitare gli errori. Tuttavia, sapendo che gli eventi avversi e gli incidenti, indipendentemente dagli sforzi prodotti, accadono per una rara combinazione di errori latenti ed errori attivi (capitolo 3), queste istituzioni non si aspettano prestazioni perfette dal loro personale. Al contrario, si impegnano per migliorare al massimo la propria capacità di resilienza, in modo da limitare gli effetti degli errori quando avvengono. In questo capitolo, alcune delle misure concrete proposte per evitare gli errori sono, a livello generico:

- gestione proattiva del rischio clinico;
- ottimizzazione delle capacità degli operatori;
- controllo e miglioramento continuo della qualità.

A livello della "prima linea":

- procedure operative standard;
- standardizzazione della comunicazione;
- checklist.

## 15.4 Gestione proattiva del rischio clinico: usare l'immaginazione

Abbiamo tutti a nostra disposizione un potente strumento per anticipare ed evitare gli errori: attuando una rappresentazione immaginaria dei "peggiori scenari possibili", gli operatori sanitari, con il proprio gruppo o con l'intera organizzazione, hanno l'opportunità di mettere alla prova le proprie capacità di reazione in tali situazioni. Quest'approccio alla gestione del rischio, noto come principio di "identificazione dei rischi basata su scenari", è particolarmente utile per affrontare i problemi e gli eventi piuttosto infrequenti. Come nel caso della pianificazione avanzata (capitolo 7), l'analisi dello scenario di una situazione ipotetica può aiutare gli operatori a riflettere bene sulle implicazioni e le conseguenze delle loro potenziali azioni. Quando è stata identificata una possibile situazione a rischio, le domande successive potrebbero essere: quali sono, e quanto efficaci sono, i sistemi di controllo disponibili? Qual è la probabilità che il rischio in questione si avveri? Quale sarebbe la sequenza più probabile degli eventi, qualora accadesse il rischio in questione? E infine, come dovrebbe essere gestito questo rischio? Quali sono le opzioni disponibili? Il principale vantaggio di simulare mentalmente le situazioni pericolose sta nel poter introdurre un inizio di cambiamento senza nessun rischio per i pazienti. D'altra parte, lo svantaggio di utilizzare l'immaginazione potrebbe essere l'eccesso di fiducia riguardo alla propria preparazione: anche le menti più creative non sono in grado di visualizzare ogni minimo dettaglio che, nella "realtà", basta per mettere a rischio anche i migliori piani d'azione.

Gli incidenti accadono in una miriade di condizioni predisponenti e di errori attivi e, per questo motivo, è molto improbabile che la stessa combinazione di elementi provochi di nuovo lo stesso incidente. In questo caso, l'utilizzo attivo dell'immaginazione permette di sfruttare al massimo un evento o un incidente realmente accaduto. Si possono facilmente creare e analizzare alcuni scenari alternativi chiedendosi: "Che cos'altro sarebbe potuto accadere? C'erano misure di sicurezza preventive da attuare anticipatamente? Che direzione prenderebbe una simile "traiettoria" (capitolo 3; Reason, 1990) attraverso le nostre barriere di sicurezza?"

Contrariamente all'anticipazione degli eventi rari, l'immaginazione non è così importante nelle azioni di routine: in tal caso, infatti, i fattori predisponenti e le condizioni nelle quali accadono gli errori sono ben note. Queste condizioni possono essere sistematicamente modificate con l'intento di evitare completamente gli errori.

## 15.5 Ottimizzazione delle capacità: addestramento e qualifica

Le capacità e le conoscenze degli operatori sanitari rappresentano le risorse umane più decisive per l'erogazione di trattamenti sicuri ed efficienti, anche perché permettono di evitare gli errori. Il miglioramento sistematico della qualifica del personale, attraverso le opportunità di formazione e di addestramento pratico, è sicuramente un ottimo investimento per la sicurezza dei pazienti. La comunità medica ha iniziato recentemente a inserire le capacità non-tecniche tra gli argomenti di formazione per i gruppi operanti in ambiente critico (Fletcher et al., 2002; Flin e Maran, 2004; Reader et al., 2006; Yule et al., 2006). La qualità del lavoro di gruppo fornito dagli operatori sanitari può migliorare molto quando tutti imparano a definire, eseguire e controllare il trattamento erogato in maniera coordinata. In ambito sanitario, sono da incoraggiare gli interventi educativi basati sulle simulazioni multidisciplinari e sull'apprendimento attraverso la risoluzione dei problemi.

I dirigenti sanitari dovrebbero dare una forma concreta a questo approccio, diventando dei modelli di comportamento come insegnanti, supervisori clinici e guide per i colleghi in corso di formazione (ad es. insegnamento a letto del paziente; Kumar e Dodds, 2003).

Tuttavia, le organizzazioni che decidono di integrare questi approcci nel loro sistema dovrebbero mantenere un orizzonte temporale ragionevole e una concezione realistica di quanto sia possibile attuare e di quello che non lo è per niente: infatti, è da più di trent'anni che l'aviazione civile si sforza di sviluppare una cultura per la gestione dei problemi legati agli errori umani, tentando di favorire le capacità e il comportamento degli operatori, per diminuire il più possibile gli errori e migliorare le prestazioni delle squadre nelle situazioni a rischio.

### 15.5.1 Formazione basata sulle simulazioni e *Crisis Resource Management*

Le applicazioni pratiche della simulazione in medicina hanno rivoluzionato le metodologie di insegnamento delle professioni sanitarie. Il numero di centri di formazione attrezzati con un simulatore è aumentato in modo esponenziale negli ultimi dieci anni, da poche unità alla fine del secolo scorso fino a più di 800 nel 2010, soltanto sul territorio statunitense. Secondo la tipologia ambientale replicata dal simulatore, si possono distinguere impianti dotati di apparecchi di addestramento per un compito specifico, simulatori a "bassa fedeltà" su video, simulatori di livello intermedio e quelli ad "alta fedeltà" basati su manichini, simulatori di realtà virtuale e, ancora agli albori, tecnologie virtuali di immersione ambientale (Fig. 15.3; Cooper e Taqueti, 2004; Gaba, 1996; Glavin e Maran, 2003; Mantovani et al., 2003; Reznek et al., 2002; Rosenberg, 2000). Sono stati pubblicati sull'argomento diversi libri di testo e monografie che trattano in pratica ogni aspetto dell'educazione basata su simulatori. Questi testi rappresentano un ottimo punto di partenza per chiunque abbia intenzione di applicare la simulazione come metodo educativo in campo medico (Dunn, 2004; Hertel e Millis, 2002; Kyle e Murray, 2008; Riley, 2008).

Un caso particolare di simulazione consiste nell'utilizzo di pazienti standard, cioè di attori addestrati a comportarsi come i malati affetti da patologie reali. Questi pazienti standardizzati sono utilizzati principalmente nella formazione degli studenti di medicina, quando l'accesso a pazienti realmente affetti da specifici quadri fisiopatologici può essere difficile. La simulazione permette di coprire quasi ogni aspetto

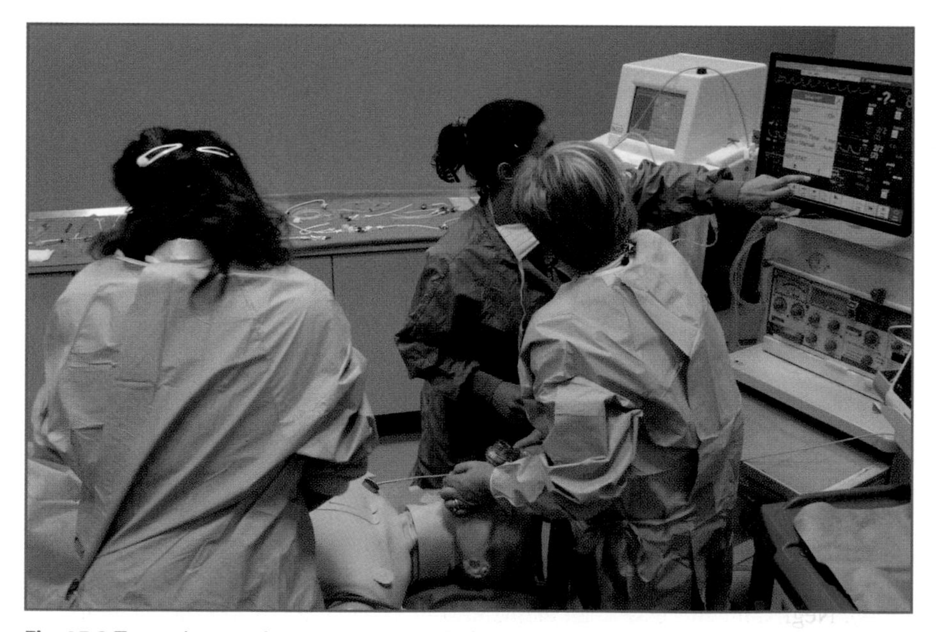

**Fig. 15.3** Formazione per le emergenze mediche basata su simulatore (per gentile concessione del Centro di simulazione medica avanzata EMAC Campus, Genova)

formativo, tecnico e non-tecnico, offrendo gli strumenti per lavorare sulle capacità, le regole e le conoscenze. Nel caso della medicina critica, per addestrare gli operatori sanitari a lavorare in situazioni ad alto rischio, ancora prima dell'incontro con un paziente reale, sono disponibili sofisticati manichini interattivi a dimensioni reali, controllati da modelli fisiologici e farmacologici computerizzati. La formazione basata sul simulatore presenta alcuni vantaggi rispetto all'insegnamento a letto del paziente. I principali vantaggi della simulazione ad alta fedeltà sono (Glavin e Maran, 2003; Jha et al., 2001):

- qualsiasi manovra, procedura o gestione di situazione critica può essere praticata, anche più volte, finché è necessario, senza il minimo rischio per un paziente;
- è possibile lasciare gli studenti ad "arrangiarsi da soli" di fronte a una situazione critica. Non essendo necessario l'intervento di un clinico esperto, anche i principianti sono messi in condizione di poter osservare le conseguenze delle loro decisioni o azioni;
- si possono lasciare accadere gli errori e giungere al termine della loro evoluzione. È permesso ai partecipanti di sbagliare per imparare da questi errori;
- lo stesso scenario può essere ripetutamente presentato ai partecipanti, per testare differenti strategie d'azione;
- si può ripetere la gestione di casi molto rari ma critici, che esigono una risposta rapida, e addestrarsi a mantenere un approccio sistematico nelle emergenze mediche;
- è possibile sviluppare le capacità di interazione interpersonali mettendo in pratica comunicazione, lavoro di gruppo e leadership, insieme con altri operatori sanitari.

L'evoluzione più importante, tra quelle stimolate dalla diffusione di simulatori sempre più realistici, è stata la possibilità di addestrare interi gruppi di operatori sanitari in situazioni vicine alla realtà, adottando il concetto dell'aviazione civile di *Crew Resource Management* (CRM) applicato alla medicina critica. Il CRM è un programma di formazione per la sicurezza, sviluppato alla fine degli anni '70 da psicologi dell'aviazione, che sottolinea il ruolo dei fattori umani negli ambienti ad alto rischio (Helmreich et al., 1999). Il programma CRM è stato creato per migliorare il lavoro d'équipe nei processi decisionali attuati in situazioni critiche e per aumentare la sicurezza durante le operazioni di routine (Wiener et al., 1993). Nelle situazioni impreviste, gli equipaggi non possono affidarsi alle normali procedure operative ma devono risolvere attivamente molti problemi. Il CRM insegna ai membri dell'equipaggio a utilizzare tutte le risorse disponibili (informazioni, apparecchiature, altri collaboratori) con l'obiettivo di portare a termine le operazioni di volo in modo sicuro ed efficiente. La comunicazione e il lavoro di gruppo sono considerati come risorse vitali per la qualità del processo decisionale nel *cockpit*. Un concetto che associa comunicazione, lavoro di gruppo e risoluzione dei problemi è quello dei "modelli mentali condivisi" (vedi capitolo 11).

Più di trent'anni fa, i dipartimenti di anestesia hanno cominciato ad applicare questo concetto formativo per la gestione delle complicanze intraoperatorie (Runciman, 1988). Negli anni successivi, gli elementi basilari del CRM sono stati adattati alle necessità cliniche e proposte con il nome di *Anesthesia Crisis Resource Management* (ACRM; Howard et al., 1992; Pizzi et al., 2001). Oggi, programmi formativi ispirati all'ACRM sono stati introdotti in tutte le specialità della medicina critica (terapia intensiva: Kim et al., 2006; terapia intensiva pediatrica: Weinstock et al., 2005; sala parto: Halamek et al., 2000; pronto soccorso: Reznek et al., 2003; Small et al., 1999; emergenza preospedaliera: Miller et al., 2001). Nonostante le diversità, tutti questi interventi formativi presentano uno schema comune:

- presentazione d'informazioni sulla teoria dei fattori umani;
- simulazioni di incidenti critici (scenari);
- seduta postoperativa (*debriefing*) con supporto video;
- stimolo al trasferimento delle acquisizioni.

Oltre all'apprendimento individuale e di gruppo, lo schema concettuale di addestramento al CRM e dei suoi derivati può anche stimolare gli operatori a prestare una maggiore attenzione alle questioni di sicurezza per i pazienti, riconsiderare la propria cultura lavorativa e la strategia di gestione degli errori nella propria organizzazione. Le simulazioni ad "alta fedeltà" sono anche state impiegate per migliorare l'apprendimento nel corso di riunioni di morbi-mortalità, ricreando l'episodio realmente accaduto con il paziente (Vozenilek et al., 2006).

Nonostante la sua popolarità, il reale impatto della formazione CRM nell'aviazione e negli altri sistemi complessi deve ancora essere accertato. Le ricerche svolte in occasione di formazioni CRM dimostrano che alcuni programmi permettono di ottenere effetti misurabili, mentre altri non danno risultati. Una rassegna pubblicata di 28 programmi di addestramento al CRM, svolti in diversi ambienti complessi (aviazione, medicina, industria petrolifera offshore, navigazione marittima, impianti nucleari; Salas et al., 2006), suggerisce risultati misti per quanto riguarda l'impatto sull'apprendimento e sul cambiamento dei comportamenti. Questi dati indicano che la formazione CRM produce generalmente reazioni positive nei partecipanti: i beneficiari la apprezzano e la trovano utile. Invece, i risultati riguardanti il trasferimento dei comportamenti acquisiti nell'ambiente simulato verso il posto di lavoro non sono costanti. Nei casi di trasferimento riuscito, il fattore più importante sembra essere l'esperienza personale del partecipante in un particolare scenario simulato. In altri casi, invece, alcune organizzazioni sono state addirittura in grado di dimostrare risultati positivi per quanto riguarda gli esiti a livello della sicurezza, cioè, una diminuzione degli eventi avversi e degli incidenti. Nonostante la differenza di risultati, è possibile concludere che la formazione CRM in generale si è dimostrata utile per cambiare i comportamenti e i valori nelle organizzazioni, e che può aumentare l'efficienza del lavoro di gruppo. Tuttavia, in campo sanitario, le ricerche sulla valutazione delle formazioni basate sulla simulazione e sul (A)CRM sono ancora insufficienti. Perciò, queste modalità formative rappresentano sicuramente un potente strumento che deve essere ulteriormente studiato per ottenere risultati concreti per la sicurezza dei pazienti.

### 15.5.2 Interventi formali di addestramento al lavoro di gruppo

La qualità delle prestazioni nel lavoro di gruppo rappresenta uno strumento importante per migliorare la sicurezza dei pazienti e gestire l'evoluzione verso una cultura organizzativa basata sull'equità e sulla rettitudine (*just culture*) (Barrett e Gifford,

2001; Firth-Cozens, 2001; Frankel et al., 2006; Powell, 2006). Com'è accaduto con le formazioni basate sulla simulazione, gli interventi di addestramento al lavoro di gruppo sono stati introdotti in molti settori della medicina considerati ad alto rischio (Morey et al., 2002; Thomas et al., 2006). Sebbene l'importanza del lavoro di gruppo sia generalmente riconosciuta in campo sanitario, la realtà quotidiana non riflette questa convinzione: gli operatori sanitari sono più abituati a lavorare in parallelo, nell'ambito di una "finta" comprensione comune, che secondo un vero concetto di squadra. Gli interventi di addestramento al lavoro di gruppo possono aiutare a superare le divisioni tra gruppi professionali e specialità diverse all'interno dell'organizzazione, formando e mantenendo in tal modo dei veri *team* multidisciplinari; tuttavia, questi interventi formativi richiedono l'impegno e il supporto incondizionato della dirigenza clinica e amministrativa dell'istituzione: la cultura organizzativa e le abitudini ben stabilite non possono cambiare con interventi che durano soltanto pochi giorni. Inoltre, anche i migliori interventi sono attenuati dall'inerzia e dal tempo che passa; perciò, la decisione di intraprendere interventi di formazione a favore del lavoro di gruppo deve anche comprendere l'impegno in un piano a lungo termine. Gli effetti di tali interventi possono richiedere anni per imprimersi nella cultura organizzativa di un'istituzione. Quando un'organizzazione sanitaria decide di attuare interventi di formazione per il lavoro di gruppo, queste iniziative diventano spesso un elemento integrante e ricorrente dello sviluppo professionale del suo personale, piuttosto che una sorta di "vaccinazione" valida per sempre.

È difficile isolare gli effetti di questi interventi formativi sul comportamento globale degli operatori, a causa delle complesse interazioni tra prestazioni personali e fattori sistemici. Cionondimeno, diverse meta-analisi l'hanno stabilito in modo inequivocabile: l'addestramento al lavoro di gruppo funziona! L'istituzione di formazioni CRM basate sul modello aeronautico migliora i processi e i risultati del lavoro di gruppo (Salas et al., 2008), producendo effetti a lungo termine sui comportamenti rilevanti per la sicurezza (accettazione delle checklist preoperatorie, maggiori segnalazioni di situazioni insicure o di mancati incidenti; Sax et al., 2009). Nonostante i risultati incoraggianti e i potenziali benefici impliciti per le organizzazioni, l'applicazione diffusa degli interventi formativi a favore del lavoro di gruppo è ancora molto lenta e incontra una notevole resistenza. Le possibili ragioni di questa situazione sono:

- la maggior parte delle organizzazioni sanitarie opera in un ambiente spinto da motivazioni primariamente economiche, nelle quali le decisioni prese sono spesso in antitesi con i principi dei fattori umani e dell'addestramento al lavoro di gruppo. A differenza di molte altre decisioni, gli investimenti a favore di sforzi formativi rilevanti per la sicurezza non producono nessun beneficio nel breve termine;
- la formazione di gruppi interdisciplinari rappresenta una sfida personale per ogni professionista. È necessario superare le distinzioni tradizionali tra specialità e professioni diverse per essere in grado di funzionare come un vero *team*. A causa di convinzioni personali di lunga data riguardanti le proprie capacità, diventa spesso difficile per un professionista trarre vantaggio delle abilità degli altri operatori e riconoscere i propri limiti. Si osserva una forte resistenza

culturale quando la formazione al lavoro di gruppo sfida alcuni aspetti o presupposti particolarmente seguiti e ben stabiliti: per esempio, la messa in pratica del *debriefing* e la critica dell'autorità sembrano due punti particolarmente sensibili (McCulloch et al., 2009).

Per superare queste limitazioni, preparare, applicare e sostenere l'addestramento al lavoro di gruppo e migliorare le prestazioni, sono stati identificati e proposti sette fattori (Salas et al., 2009):

- allineare gli obiettivi della formazione di gruppo con quelli dell'istituzione;
- garantire un supporto organizzativo per le iniziative di formazione;
- ottenere la partecipazione degli operatori sanitari responsabili "in prima linea";
- preparare l'ambiente e i partecipanti prima di iniziare il lavoro di gruppo;
- stabilire le risorse necessarie, l'impegno orario e garantire la disponibilità;
- facilitare l'applicazione delle capacità di gruppo acquisite nel lavoro quotidiano;
- misurare l'efficienza del programma di addestramento al lavoro di gruppo.

### 15.5.3 Certificazione di qualità e miglioramento continuo della qualità

Il termine di "certificazione di qualità" è stato inizialmente introdotto nell'ambiente commerciale e industriale, per concettualizzare "tutte le azioni, pianificate o sistematiche, necessarie per dare una sufficiente garanzia sul fatto che un prodotto o un servizio soddisfi i requisiti di qualità attesi dall'utente" (Bedeian, 1984). In campo sanitario, il "prodotto" e il "servizio" in questione diventano la salute del paziente e la qualità dei trattamenti erogati. Gli addetti alla certificazione di qualità valutano sistematicamente la qualità dei trattamenti forniti, nonché la progettazione e l'attuazione di meccanismi di miglioramento continuo. L'attenzione è rivolta alla struttura stessa (personale, infrastrutture, apparecchiature), i processi implicati nella qualità (gestione delle informazioni, lavoro di gruppo, leadership) e i risultati prodotti (soddisfazione, lunghezza della degenza, morbilità, mortalità; vedi Eichhorn, 1995). Le iniziative per il miglioramento continuo della qualità (*Continuous Quality Improvement*, CQI) hanno come obiettivo l'erogazione di trattamenti di altissima qualità. Concentrando l'attenzione sugli errori latenti e sui difetti di progettazione del sistema, il CQI tenta di diminuire al massimo i livelli di morbilità e mortalità evitabili. I principali strumenti operativi del CQI sono i periodici audit clinici e l'attuazione di circoli di controllo della qualità.

#### 15.5.3.1 Audit clinici

Un audit clinico è la verifica sistematica e obiettiva di un'organizzazione (dipartimento, ospedale, organizzazione di soccorso) svolta con l'obiettivo di migliorare il trattamento del paziente. Alcuni gli aspetti della terapia – inclusi la loro struttura, processi ed esiti – sono presi in considerazione e verificati secondo criteri espliciti, con l'applicazione, ove necessario, di procedure correttive a livello individuale, di gruppo o di reparto (NHS, 1996). Le procedure di audit includono una raccolta, analisi, interpretazione e documentazione delle informazioni da parte degli auditors. Questi soggetti verificatori possono essere esterni (personale indipendente inviato da una società di auditing) o interni (personale sanitario interno all'organizzazione nominato per verificare e valutare il sistema stesso). Gli audit clinici sono proposti e sostenuti dai dirigenti clinici e amministrativi dell'istituzione. Un audit clinico può essere descritto come un ciclo, o una spirale sviluppata su diversi livelli, che segue un processo sistematico di:

- identificazione dei problemi;
- definizione di criteri e standard di prodotto;
- raccolta dei dati;
- confronto delle prestazioni con criteri e standard;
- implementazione dei cambiamenti;
- ripetizione dell'audit per mantenere i cambiamenti attuati.

Nel campo della medicina critica, gli audit clinici dovrebbero porre maggiore attenzione alle strutture e ai processi più facilmente influenzati dagli errori latenti: apparecchiature elettromedicali (manutenzione), preparazione per gli interventi d'elezione, posizionamento del paziente, errori nella somministrazione di farmaci, applicazione di protocolli e procedure operative standard (*Standard Operating Procedures*, SOPs; Eichhorn, 1995; O'Connor et al., 2002).

#### 15.5.3.2 Circoli di qualità

Un circolo di qualità (*Quality Circle*, QC) è un piccolo gruppo di operatori volontari, che si riuniscono a intervalli regolari per identificare, analizzare e risolvere i problemi riscontrati sul posto di lavoro e nella gestione dei pazienti (Robson, 1989). Le idee e i suggerimenti proposti per migliorare la qualità dei processi di cura e la sicurezza dei pazienti sono in seguito presentati alla dirigenza. Questi QC sono di solito diretti da un supervisore o da un professionista esperto che agisce da moderatore. I QC non possono decidere per i cambiamenti, né mettere in pratica i miglioramenti proposti. Tuttavia, sono basati su due idee: il fatto che i dipendenti riescono spesso a dare suggerimenti più efficaci rispetto a quelli proposti dalla dirigenza per migliorare i processi lavorativi, e che la partecipazione a questi miglioramenti rappresenta un forte fattore di motivazione per il personale. L'accoglienza dello strumento "circoli di qualità" dipende molto dalle reazioni della dirigenza ai suggerimenti del QC stesso. Infine, lo schema operativo dei QC dovrebbe essere orientato sistematicamente verso il miglioramento dei punti più deboli dell'organizzazione (apparecchiature, qualifica del personale, cultura della leadership, comunicazione, collaborazione).

## 15.6 Evitare gli errori: prodotti standard

La standardizzazione, definita come una strategia volta al deliberato mantenimento di un'elevata omogeneità nelle prestazioni, ha come obiettivo di garantire per i pazienti il maggior livello di qualità possibile nei trattamenti erogati in condizioni di routine. Tuttavia, la standardizzazione può anche avere un effetto a doppio taglio: da un lato, gli operatori hanno a loro disposizione una serie di condotte professionali standard, che rappresentano una fonte di conoscenze mediche e procedurali immediatamente disponibili. Questo può sicuramente aiutare a prevenire gli esiti imprevisti nella gestione di situazioni critiche. D'altra parte, però, molti operatori sanitari considerano ancora la standardizzazione come un altro inutile onere burocratico oppure come una restrizione indesiderabile della libertà nell'esercizio della propria professione. Anche se, nel gergo organizzativo, il termine "standard" è spesso applicato in modo approssimativo a molti elementi, la dicitura "standard di cura" implica anche una connotazione di tipo medico-legale: una volta emanato, uno standard di cura rende obbligatorio il rispetto di una certa pratica. Come alternativa, molti dipartimenti hanno etichettato le loro procedure con il termine di "linee guida", che serve a identificare una possibilità di comportamento e allo stesso tempo guidare l'esecuzione di una prestazione, piuttosto che imporre una certa condotta. Gli standard possono essere concordati localmente da gruppi operativi, dipartimenti, ospedali (ad es. standard per la consegna di un paziente) o stabiliti a livelli superiori (ad es. regionale o statale, società scientifica, organi di vigilanza).

Oltre alle procedure mediche, anche il lavoro di gruppo e la comunicazione possono diventare l'oggetto di una standardizzazione: Gli standard nel lavoro di gruppo possono riguardare la terminologia, i processi di comunicazione e l'attuazione di compiti in situazioni di routine ma anche nelle emergenze.

### 15.6.1 Procedure operative standard

Una procedura operativa standard (*Standard Operating Procedure*), comunemente abbreviata con l'acronimo SOP, consiste in una serie di istruzioni scritte, formulate per ottenere l'uniformità nell'esecuzione di una specifica funzione. Esistono procedure operative standard per le operazioni di routine e per le situazioni d'emergenza. Le SOP sviluppate per le situazioni d'emergenza dovrebbero consentire un approccio strutturato all'evento critico e, nello stesso tempo, essere sufficientemente flessibili da poter rispondere alle esigenze della situazione. Le SOP pongono l'accento sulle diverse fasi della gestione medica e tecnica, e sono completate da elementi generali riguardanti la pianificazione delle azioni (Cooper et al., 1993). Il vantaggio è rappresentato dal fatto che una SOP descrive l'andamento di una linea di condotta efficace per affrontare una situazione d'emergenza. Di conseguenza, l'operatore sanitario deve pensare meno, il che può essere di grande aiuto nelle situazioni in cui i tempi sono ristretti. Tuttavia, la standardizzazione non dovrebbe essere limitata alla gestione medica di alcuni quadri patologici specifici, ma anche stabilire norme di comportamento nelle procedure quotidiane, nella trasmissione delle informazioni (ad es. consegna di un paziente in sala operatoria, giro visite in terapia intensiva) e a livello delle interfacce interdisciplinari. In terapia intensiva, i dati a favore della standardizzazione stanno aumentando e dimostrano che può avere un grande potenziale nel migliorare i trattamenti erogati e gli esiti per il paziente, diminuire i tempi di degenza in TI/ospedale e la spesa sanitaria (Hasibeder, 2010).

### 15.6.2 Standardizzazione della comunicazione

L'esperienza proveniente da altri ambienti ad alto rischio (principalmente aviazione civile e militare) ha fornito ampie evidenze sul fatto che una standardizzazione delle tecniche di comunicazione può aiutare a diminuire i malintesi nelle situazioni particolarmente rumorose e stressanti (Conell, 1996). L'utilizzo di una terminologia standard (paragonabile a quella dell'aviazione civile), e la conseguente diminuzione dei malintesi, permette probabilmente di evitare alcuni errori. I processi di comunicazione standard assicurano una corretta "ricezione" e comprensione dei messaggi. Questi standard sono stati definiti con i seguenti termini: *call-out* (richiamo verbale), *readback* (rilettura del messaggio) e *hearback* (conferma della correttezza della rilettura). Un *call-out* consiste in una breve dichiarazione, fatta con una terminologia ben definita (ad es. "Via tutti, pronto per defibrillare"). Il *readback* e l'*hearback* sono procedure ridondanti, che permettono a entrambi i soggetti comunicanti (mittente e ricevente) di verificare la corretta comprensione del messaggio trasmesso (capitolo 12). Il processo di *readback/hearback* continua finché si ottiene una comprensione comune, mutualmente accertata, e il compito è considerato eseguito. Non essendo familiari con queste tecniche, gli operatori sanitari tendono in genere a rigettare gli standard di comunicazione, come se non fossero necessari. Invece, se i professionisti che operano nel campo della medicina critica vogliono veramente diminuire i malintesi, l'applicazione di questi standard rappresenta certamente un passo importante. Gli standard di comunicazione dovrebbero diventare un'abitudine nelle attività quotidiane; è soltanto così che gli operatori sanitari possono arrivare a utilizzarli anche in situazioni critiche.

### 15.6.3 Uno strumento con potenzialità non sfruttate: la checklist

#### 15.6.3.1 Checklist

In campo sanitario, fino a pochi anni fa, tutti si affidavano solo alla capacità dei medici di ricordare le informazioni essenziali durante le situazioni d'emergenza. Tuttavia, nel caso di un evento particolarmente stressante, le funzioni cognitive sono compromesse a vari livelli, con conseguenti problemi di pianificazione e di esecuzione (capitolo 3.9), ridotta osservanza delle procedure operative standard e diminuzione delle capacità tecniche.

Molte attività industriali e tecnologiche intrinsecamente a rischio, tra cui l'aviazione civile, l'aeronautica militare e l'industria nucleare, hanno tentato di risolvere questo problema rendendo obbligatorio l'utilizzo e il rispetto di checklist e protocolli vari. Una checklist è tipicamente costituita da un elenco di azioni o di criteri ordinati in modo sistematico, che permettono all'utente di registrare la presenza/assenza di ogni singolo elemento della lista, per assicurarsi di averli considerati e completati tutti (Hales and Pronovost, 2006). Gli obiettivi principali delle checklist sono di ricordare questi elementi, standardizzare e controllare la sequenza di un processo, con possibilità di utilizzo anche come strumento diagnostico: le checklist ben progettate possono standardizzare che cosa è fatto, e quando, come, da chi è eseguito un particolare compito. Nelle situazioni in cui l'utilizzo della checklist è molto regolamentato ed è diventato obbligatorio, costituisce, di fatto, un protocollo da seguire assolutamente e il suo completamento fatto a memoria è considerato una violazione (ad es. aviazione civile; Helmreich, 2000).

Mentre le organizzazioni sanitarie hanno seguito l'esempio dell'aviazione civile nello sviluppo del lavoro di gruppo e nell'applicazione pratica in medicina delle teorie del *Crew Resource Management*, sono ancora restie nell'applicazione dei programmi basati sull'uso delle checklist, sia in situazioni di routine che nelle emergenze (Hayashi et al., 2007; Klopfenstein et al., 1998; Laboutique e Benhamou, 1997; Langford et al., 2007; March e Crowley, 1991). In medicina sembra più difficile, rispetto all'aviazione, attuare l'aumento di standardizzazione delle procedure attraverso l'introduzione di una compilazione obbligatoria delle checklist. I fattori che contribuiscono a questa difficoltà sono di ordine operativo e culturale:

- la fisiologia umana è molto variabile e imprecisa, rispetto alle strutture e i processi tipici dell'ambiente industriale. Le importanti variazioni incontrate nella popolazione generale rendono difficile la standardizzazione di un processo, che rappresenta invece la base per lo sviluppo e l'applicazione di una checklist standard;
- le emergenze mediche seguono spesso uno schema imprevedibile e disorganizzato, il che rende difficile la concezione di una checklist nella quale sia presa in considerazione ogni direzione/ramificazione possibile di una situazione critica;
- per molti operatori sanitari, l'affidamento ai promemoria è considerato una soluzione di ripiego rispetto all'utilizzo delle propria capacità. Alcuni medici considerano addirittura le checklist come un'offesa alla propria intelligenza e ritengono che l'utilizzo di questi strumenti rappresenti un'ammissione di debolezza personale e di insufficienti conoscenze;
- gli operatori sanitari tengono alla propria autonomia professionale, per cui i tentativi di standardizzare le attività di routine, o alcuni compiti in situazioni d'emergenza, sono spesso visti come limitazioni del giudizio clinico e minacce per l'autonomia decisionale;
- spesso gli ospedali e i dipartimenti clinici non attuano strategie realmente efficaci per rendere le checklist disponibili a tutto il personale. L'alternativa alle checklist poco pratiche su base cartacea o su registri potrebbe essere l'utilizzo di applicazioni su PDA/smartphone e di checklist elettroniche inserite nel sistema di monitoraggio oppure di registrazione della cartella informatizzata (Sawa e Ohno-Machado, 2001).

Nei sistemi complessi, le checklist applicate alle attività di routine contribuiscono all'esecuzione corretta e completa di molti compiti importanti per la sicurezza. Tutte le fasi ritenute rilevanti sono esplicitamente elencate e devono essere contrassegnate in un preciso ordine. Invece, le checklist applicate agli eventi imprevisti possono aiutare a mantenere un approccio strutturato alla diagnosi del problema e capirne la causa. In quel caso, funzionano più come un aiuto decisionale che come un elenco di elementi da spuntare, e si presentano spesso sotto forma di algoritmi. In medicina critica, le principali tipologie di checklist utilizzate sono quattro (per una rassegna, Winters et al., 2009):

- *checklist statiche parallele*: sono elenchi letti da un operatore, che verifica il completamento di una serie di elementi, con un modello di tipo "leggi e fai". Alcuni esempi di questa tipologia di checklist sono la verifica dell'apparecchio di anestesia, il controllo delle apparecchiature mediche prima dell'utilizzo, la preparazione dell'anestesia per un taglio cesareo (Hart e Owen, 2005) e la sequenza per lo svezzamento dalla circolazione extracorporea in cardiochirurgia. Un esempio di checklist applicata allo stato fisico, mentale ed emotivo di un operatore può essere il cosiddetto IM SAFE (N.d.T.: "Sono al sicuro") – acronimo di *Illness, Medication, Stress, Alcohol, Fatigue/Food, Emotion* (malattie, farmaci, stress, alcol, stanchezza/cibo, emozioni) – utilizzato per i piloti in campo aeronautico;

- *checklist sequenziali con verifica*: prevedono la lettura di una serie di punti, fatta da un operatore (domanda) con una verifica, da parte di un altro operatore, della loro corretta esecuzione o dell'osservanza di alcuni valori posti entro parametri stabiliti (risposta). Un esempio recente di questo tipo di checklist è quella eseguita per valutare una batteriemia da catetere venoso centrale (Pronovost et al., 2006);
- *checklist sequenziali con verifica e conferma*: sono utilizzate più spesso nel lavoro di gruppo. I collaboratori sono interrogati da un operatore che legge la checklist e devono rispondere secondo la propria specifica competenza. Le checklist per il trattamento dell'ipertermia maligna (Harrison et al., 2006) utilizzano questo modello;
- *checklist dinamiche*: utilizzando il formato di un diagramma di flusso, permettono di orientare i processi decisionali complessi durante le situazioni d'emergenza e servono a confermare l'esecuzione di una serie di compiti, senza portare necessariamente l'utente verso una particolare conclusione. A questa categoria appartengono gli algoritmi per la gestione delle situazioni di crisi durante l'anestesia (Runciman e Merry, 2005) oppure per la gestione delle vie aeree difficili.

#### 15.6.3.2 Sviluppo e attuazione delle checklist

Uno dei principali pericoli delle checklist sta nella facilità con cui si possono creare, applicandole a qualsiasi aspetto del trattamento medico. Nonostante le buone intenzioni, con la convinzione che possano prevenire errori, ridurre i danni potenziali e i costi del trattamento medico, un utilizzo obbligatorio ed esagerato delle checklist rischia di rendere un sistema oltremodo complesso e gravoso riducendo, di fatto, la qualità e la velocità delle cure erogate. Inoltre, può generare una situazione clinica insidiosa per l'utente: "l'esaurimento da checklist". L'introduzione delle checklist sembra associata ad altri problemi: ogni volta che si modifica un sistema per migliorarne la sicurezza, si aumentano le difese contro alcuni rischi ben noti, ma si corre anche il pericolo di introdurre inconsapevolmente altri rischi nuovi e ignoti. Inoltre, se le checklist non sono regolarmente corrette e aggiornate seguendo le nuove evidenze scientifiche, i pazienti rischiano di non avere accesso al miglior trattamento possibile. Infine, se i medici applicano le checklist in maniera troppo rigida, diventando dipendenti da questi strumenti per esprimere il loro giudizio clinico, esiste anche il rischio di volervi ricorrere nelle situazioni in cui i dati a disposizione sono insufficienti e dovrebbe prevalere l'esercizio di un pensiero critico.

Non esistono dati certi su quale sia il tipo specifico di checklist realmente efficace per migliorare la sicurezza, quale sia il limite di checklist da non superare e quando diventino troppo pesanti per gli utenti, per cui è meglio utilizzare un approccio sistematico prima di introdurre qualsiasi nuova checklist. Le fasi raccomandate per sviluppare una checklist sono le seguenti (Winters et al., 2009):

- fare una rassegna della letteratura esistente sull'argomento;
- capire le necessità e l'ambiente lavorativo dell'utente finale della checklist;
- includere un gruppo multidisciplinare nel progetto;
- eseguire una prova di simulazione con un progetto pilota prima dell'implementazione completa della checklist;
- utilizzare un approccio iterativo per ottenere una convalida rigorosa dell'impatto sul servizio reso al paziente: i benefici devono essere dimostrati invece che presunti;
- rivalutare e aggiornare periodicamente la checklist, seguendo le nuove evidenze scientifiche e i riscontri forniti dagli utenti.

Oltre alle fasi raccomandate sopra, è utile seguire alcuni principi di progettazione ergonomica (Degani e Wiener, 1993):

- quando è possibile, elencare gli elementi più critici all'inizio della checklist;
- evitare le checklist lunghe. Suddividere le checklist più lunghe in sezioni rilevanti;
- prestare la massima attenzione alla facilità d'uso e ai potenziali effetti negativi dovuti ai cambiamenti nella pratica quotidiana, incluso il tempo necessario per completare la checklist.

## 15.7 Imparare la (e nella) organizzazione

Per il controllo del rischio, sono fondamentali due elementi: il cambiamento dei comportamenti, individuali e di gruppo, e l'evoluzione dell'organizzazione verso un livello maggiore di affidabilità. Questi mutamenti non avvengono spontaneamente. Devono essere intenzionali, provocati da processi di apprendimento che si svolgono a vari livelli, dal singolo professionista fino all'intero sistema dell'istituzione sanitaria.

In medicina critica, le organizzazioni sanitarie hanno una forte influenza, sia sulle prestazioni dei loro dipendenti che sull'incidenza degli errori e la loro gestione. Affinché la sicurezza dei pazienti diventi un elemento incontestato della cultura organizzativa, è necessario cambiare il modo di gestire le strutture e le procedure dell'istituzione. Lo stesso vale per i concetti individuali che hanno gli operatori e per le interazioni tra i vari gruppi di professionisti.

Le organizzazioni cambiano continuamente, perché devono adattarsi alle necessità variabili dell'ambiente circostante. Affinché questi cambiamenti avvengano in modo sistematico e seguendo determinati obiettivi, le istituzioni sanitarie hanno bisogno di un quadro concettuale. Per questo, i concetti di sviluppo organizzativo offrono un sistema di riferimento convalidato in altre organizzazioni (Argyris e Schön, 1996; Nonaka e Takeuchi, 1995; Probst e Büchel, 1998; Schreyögg, 1999; Senge, 1990).

Per l'istituzione sanitaria, lo sviluppo organizzativo implica una pianificazione strategica e un cambiamento sistematico, fatto con l'obiettivo di aumentare l'efficacia e la capacità di risolvere i problemi. Lo sviluppo organizzativo rappresenta un'iniziativa a lungo termine e necessita la partecipazione di tutti i dipendenti.

Questo cambio di orientamento si può sviluppare seguendo determinati obiettivi, soltanto all'interno dell'organizzazione stessa. Le istituzioni sanitarie non si possono far progredire dall'esterno. Le questioni principali dello sviluppo organizzativo riguardano alcuni elementi quali conoscenze, apprendimento, qualità, leadership e flessibilità. In medicina critica la sicurezza del paziente, il suo benessere, la trasparenza dell'intera catena terapeutica, la collaborazione di tutti i dipendenti e la competizione tra istituzioni sanitarie rappresentano obiettivi di livello superiore, cosiddetti superordinati (Bellabarba e Schnappauf, 1996). Le istituzioni sanitarie devono modificare le strutture e le procedure che riguardano lo svolgimento dell'elemento centrale per il loro sistema, cioè l'erogazione del trattamento al paziente. Le principali risorse per arrivare a questi cambiamenti sono rappresentate dalle stesse persone che operano all'interno dell'istituzione; più precisamente le conoscenze, l'esperienza, la motivazione e il livello di collaborazione del personale dipendente.

### 15.7.1 Non solo per individui: apprendimento istituzionale

Un'organizzazione efficace dev'essere capace di rispondere adeguatamente ai cambiamenti imposti dal proprio ambiente. Per mantenere uno stretto rapporto con l'evoluzione delle condizioni ambientali, l'istituzione deve cambiare anche i suoi principali fattori strutturali e comportamentali: deve imparare. Quest'affermazione può sembrare a prima vista strana, perché l'apprendimento (capitolo 4) è un processo generalmente attribuito agli esseri umani e non a entità astratte, come le organizzazioni; tuttavia, l'interazione tra gli individui e le organizzazioni è alla base dell'*apprendimento istituzionale* (Argyris e Schön, 1996). L'apprendimento istituzionale è un processo attraverso il quale le informazioni esterne conducono all'attuazione di conoscenze fattuali utili nel loro contesto, producendo un cambiamento nelle pratiche dell'organizzazione stessa. Le conoscenze condivise risultanti sono il prodotto del processo di apprendimento organizzativo e includono forme di conoscenza interna (tacita) ed esterna (esplicita). Anche se l'apprendimento istituzionale comincia da quello dei singoli operatori, rappresenta più della somma delle conoscenze acquisite da ogni professionista: i dipendenti vanno e vengono, la dirigenza può cambiare, ma certi comportamenti, modelli mentali, norme e valori istituzionali sono mantenuti nel tempo all'interno dell'organizzazione. Questi elementi costituiscono un insieme di comportamenti accettabili, riconosciuti nell'intera organizzazione ("noi, qui, facciamo così") e spesso trasmessi alle nuove generazioni di dipendenti. In questo senso, le conoscenze istituzionali tendono a persistere a lungo, anche dopo la partenza dei "primi apprendisti" e dei soggetti che hanno contribuito a costituire la memoria collettiva dell'organizzazione. In generale, anche i cambiamenti si diffondono attraverso un'istituzione in maniera simile. All'interno dell'organizzazione, ogni volta che emerge un problema rilevante (ad es. un episodio nel quale l'anestesia locoregionale non toglie il dolore al paziente, ma mette a rischio la sua sicurezza), alcuni soggetti riflettono sulle cause e le conseguenze dell'incidente. Da queste considerazioni derivano spesso cambiamenti nelle procedure, flussi di informazioni, regole da rispettare o attribuzione delle risorse. Molti operatori dell'istituzione saranno influenzati da tali cambiamenti per cui, in questo caso, è corretto dire che l'organizzazione ha "imparato la lezione" da un particolare incidente.

Il concetto di "organizzazione che incoraggia l'apprendimento" (Senge, 1990) considera che un'organizzazione efficiente debba applicare intenzionalmente strategie didattiche per adattarsi e rispondere alle variazioni dell'ambiente circostante. Una simile organizzazione rimette in discussione le proprie procedure, i suoi presupposti o addirittura la sua stessa struttura di base, attraverso un processo di rielaborazione costante. L'apprendimento istituzionale può essere considerato come una forma di apprendimento empirico: le organizzazioni adeguano le loro azioni e gli schemi mentali basandosi sulle proprie esperienze, positive o negative. La sequenza di eventi osservati in questo apprendimento empirico è piuttosto semplice: si agisce, l'ambiente risponde, si ricavano informazioni per azioni future sulla base dei riscontri ottenuti e dello schema mentale vigente.

L'apprendimento istituzionale tende di solito a incontrare una certa resistenza, perché implica un cambiamento. I cambiamenti provocano incertezze riguardo ai principi e i comportamenti vigenti. Infatti, gli esseri umani tendono a evitare le incertezze (capitolo 4) e gli operatori sanitari possono talvolta rifiutare le idee nuove, per il semplice fatto che sono nuove.

Le variazioni ambientali alle quali le istituzioni sanitarie si devono adeguare includono molte innovazioni già messe in pratica e basate su evidenze scientifiche. Tuttavia, nonostante le notevoli risorse investite nella ricerca, un elemento costante è rappresentato dall'imprevedibilità e dalla lentezza osservati nel trasferire in applicazioni pratiche le nuove acquisizioni. Le ricerche sulla qualità dei trattamenti medici erogati negli Stati Uniti hanno rivelato dieci anni fa che il 30-40% dei pazienti non riceve cure adeguate alle correnti evidenze scientifiche (Schuster et al., 1998; Eccles et al., 2005). Mentre i responsabili delle politiche sanitarie pretendono che le organizzazioni si adattino con tempestività alle innovazioni, i dirigenti delle istituzioni sono costretti a trovare un modo per colmare il divario "tra il dire e il fare". I tentativi di risolvere questo dilemma includono l'introduzione dell'*evidence-based medicine* (EBM) e la ricerca di strategie efficaci per l'implementazione delle innovazioni. Una rassegna effettuata su queste strategie di implementazione ha dimostrato che la maggior parte degli interventi riescono a produrre soltanto miglioramenti moderati nella qualità dei trattamenti erogati, con una notevole variabilità degli effetti osservati tra le varie iniziative (Grimshaw et al., 2001).

### 15.7.2 Ciclo semplice, ciclo doppio e deutero-apprendimento

Ogni volta che accade un incidente, la maggior parte delle persone risponde al problema cercando una strategia diversa per affrontare nuovamente la situazione. Poiché la prima strategia si è già rivelata sbagliata, è facile che fallisca anche quella nuova, essendo basata sulle stesse conoscenze, ben stabilite, e su schemi comportamentali familiari. Le procedure e le azioni messe in atto per risolvere il problema sono decise prendendo in considerazione obiettivi, valori, piani d'azione e regole che restano indiscussi. La caratteristica distintiva di questo tipo di apprendimento è di presentare un unico ciclo tra il riconoscimento del problema e l'azione, per cui è stato chiamato dai teorici delle organizzazioni "apprendimento a ciclo semplice" (Fig. 15.4; Argyris e Schön, 1996). L'apprendimento a ciclo semplice può essere paragonato all'azione di un termostato che regola la propria temperatura, secondo quella dell'ambiente circostante. Il termostato è in grado di svolgere questo compito perché riceve un'informazione (la temperatura della stanza) e si modifica di conseguenza. Ogni volta che alcuni elementi essenziali come obiettivi, valori, schemi mentali e piani d'azione sono dati per scontati, si ottiene un apprendimento a ciclo semplice. Di conseguenza, il pensiero cosciente è utilizzato per rendere più efficaci delle strategie già familiari. Per esempio, come risposta all'errato collegamento di una pompa PCEA, un apprendimento a ciclo semplice è principalmente orientato agli aspetti tecnici della manovra, per renderla più efficace: si creano nuove etichette per identificare le linee di infusione e si provvede all'addestramento del personale per l'utilizzo dei presidi di terapia antalgica postoperatoria.

Una risposta alternativa al problema sta nel mettere in dubbio i modelli mentali alla base della percezione attuale; infatti, diversamente dall'apprendimento a ciclo semplice, quello a ciclo doppio corregge gli errori *e* cambia i presupposti di base dell'organizzazione. Una simile forma di apprendimento può condurre a una variazione degli schemi con i quali sono concepiti le strategie e le relative conseguenze, contribuendo a creare nuovi obiettivi e nuove priorità. Se un'organizzazione è capace di comprendere e modificare i propri presupposti di base, sarà anche in grado di svilupparsi in direzioni nuove e di produrre forme di pensiero, in precedenza impensabili. Poiché l'apprendimento a doppio ciclo implica necessariamente la riconsiderazione dei presupposti di base, gli operatori di un'organizzazione sanitaria possono avere qualche difficoltà nell'aderire a questo modello. Nel caso dell'errata connessione della pompa PCEA, l'apprendimento a doppio ciclo potrebbe cominciare mettendo in dubbio i presupposti di base sull'educazione continua e la formazione pratica del personale nell'organizzazione sanitaria. Il risultato di queste considerazioni potrebbe essere

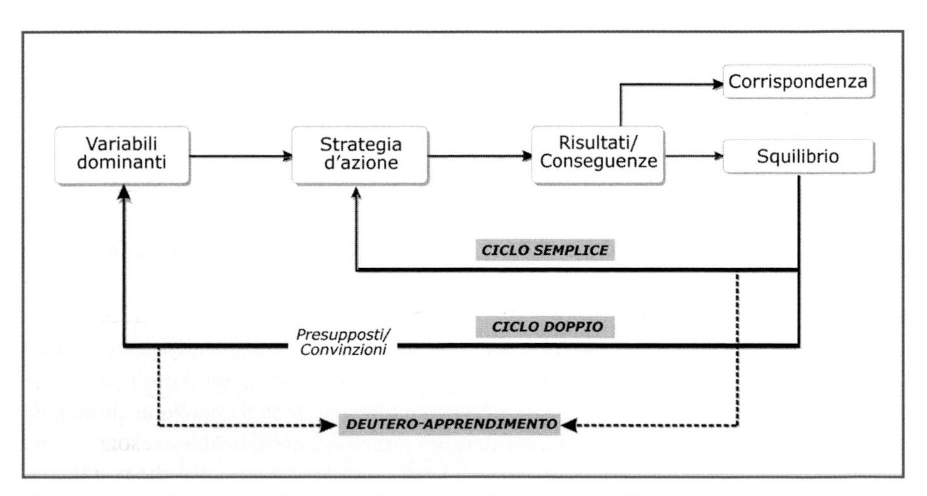


**Fig. 15.4** Diversi modi in cui un'organizzazione può imparare dagli errori

l'introduzione di un addestramento proattivo, che affronta subito le conoscenze insufficienti, prima che la scarsa esperienza possa minacciare la sicurezza dei pazienti.

In una fase successiva, l'organizzazione può andare oltre la semplice riconsiderazione delle strategie (ciclo semplice) o l'analisi degli schemi mentali di base (ciclo doppio), per focalizzarsi proprio sui processi di apprendimento. Sviluppando una propria competenza nell'analisi dei diversi approcci all'apprendimento, le organizzazioni possono imparare a conoscere il modo e l'efficacia dei metodi d'apprendimento a disposizione degli operatori. L'identificazione dei metodi più efficaci permette di migliorare i processi di crescita professionale nell'istituzione e di ottenere una profonda evoluzione degli schemi e delle norme di comportamento. Questo concetto d'apprendimento è noto come *deutero-apprendimento* (Bateson, 1972; Schön, 1975). L'esistenza di un deutero-apprendimento nell'organizzazione è confermata dalla presenza degli elementi seguenti (Bedeian, 1984):

- esiste un impegno esplicito a favore degli sforzi educativi con politiche aziendali, procedure e programmi di formazione, disponibilità di risorse sufficienti;
- il lavoro quotidiano è organizzato in modo tale da mettere gli operatori sanitari in condizioni di poter migliorare le proprie conoscenze e capacità pratiche;
- esiste una cultura istituzionale che favorisce la curiosità, le capacità d'apprendimento e l'attitudine al lavoro di gruppo (ad es. comunicazione, collaborazione);
- i collaboratori sono incoraggiati a condividere le proprie esperienze, attraverso una filosofia di lavoro autenticamente partecipativa, per affrontare insieme i processi decisionali e la risoluzione dei problemi;
- esistono ambienti concepiti e dedicati per la formazione, nei quali i collaboratori dell'organizzazione sono incoraggiati a considerare i loro colleghi come potenziali risorse per il proprio apprendimento.

### 15.7.3 Ruolo del lavoro di gruppo nell'apprendimento istituzionale

L'apprendimento può svolgersi a livello del singolo operatore sanitario, dell'intera istituzione o a livelli intermedi. Uno di questi punti intermedi, fondamentale per migliorare la gestione del rischio e la qualità delle cure erogate, è rappresentato dal lavoro di gruppo (capitolo 11). Per il miglioramento dei loro obiettivi istituzionali, come la produttività e la sicurezza, le organizzazioni sanitarie stanno spostando l'attenzione dai singoli operatori verso i gruppi di lavoro e i loro dirigenti. Questo interesse è particolarmente evidente per i gruppi operanti nelle organizzazioni ad alta affidabilità (*High Reliability Organizations*, HRO): hanno imparato a bilanciare l'efficienza e la sicurezza, nonostante la complessità del proprio ambiente di lavoro (capitolo 14). Incoraggiata dai risultati ottenuti in altre industrie ad alto rischio, la comunità medica ha iniziato a esaminare i cosiddetti gruppi ad alta affidabilità (*High Reliability Teams*, HRT) come un modello per l'ambiente complesso della medicina critica (Wilson et al., 2005): il lavoro di gruppo sembra essere la componente principale negli sforzi per ottenere un'elevata affidabilità nelle organizzazioni sanitarie.

Poiché i progressi per la sicurezza dei pazienti e una migliore qualità dei trattamenti erogati sono inseparabilmente collegati ai processi d'apprendimento individuale e organizzativo, di recente i gruppi di lavoro sono diventati il principale punto d'interesse per lo svolgimento dell'apprendimento istituzionale e per un'implementazione efficace dei cambiamenti culturali. L'apprendimento avviene attraverso un'interazione tra i membri dell'organizzazione e il loro ambiente lavorativo. Il processo d'apprendimento può essere stimolato da:

- problemi: l'apprendimento organizzativo è tipicamente orientato secondo i problemi incontrati (cioè, empirico);
- opportunità: alcuni eventi imprevisti possono rappresentare un'opportunità per imparare, stimolando le innovazioni;
- persone: l'interazione tra i membri di un gruppo di lavoro rappresenta un forte stimolo per l'apprendimento. Le azioni di colleghi con opinioni e modelli mentali differenti, possono mettere in dubbio le convinzioni degli altri collaboratori e farli riconsiderare il proprio approccio a certi problemi.

### 15.7.4 Uno strumento per imparare: il *debriefing*

L'apprendimento istituzionale è spesso stimolato da incidenti e altre esperienze spiacevoli. L'apprendimento dopo un simile evento può essere favorito da un processo analitico postoperativo. Questo processo è chiamato *debriefing*. Mentre sono molti gli autori che hanno trattato il processo di *debriefing*, non tutti concordano sulla definizione della parola. Il termine *debriefing* è stato proposto per definire (Lederman, 1992):

- valutazione e sviluppo di conoscenze acquisite dopo un'esperienza lavorativa;
- apprendimento attraverso una riflessione svolta dopo un'esperienza di simulazione;
- recupero emotivo dopo un evento critico.

Nel caso di un'esperienza lavorativa, il *debriefing* fornisce al personale sanitario le basi per capire come e perché le nuove conoscenze acquisite possono entrare in relazione con quanto già noto. Le prestazioni di un gruppo di operatori possono migliorare molto con l'introduzione di regolari sedute di *debriefing* a ogni fine turno. Un breve riassunto delle attività e dei problemi incontrati durante la giornata, delle esperienze positive o negative, con le relative conseguenze per le attività future, permette di consolidare le conoscenze e stabilire un forte legame all'interno del gruppo.

Nel caso di un'esperienza di simulazione, il *debriefing* facilita l'apprendimento per i soggetti che hanno partecipato direttamente alla simulazione e per quelli che l'hanno osservata (Dismukes et al., 2006). In questo processo, i partecipanti dovrebbero raccontare l'evento, come l'hanno sperimentato, descrivendo i sentimenti provocati dall'esperienza e riflettendo apertamente sui propri modelli mentali, convinzioni e pratiche professionali. In un ambiente percepito come psicologicamente sicuro e clinicamente stimolante, i professionisti possono migliorare le capacità non-tecniche attraverso un approccio al lavoro più riflessivo.

L'obiettivo del *debriefing* non è di fare una lezione o una presentazione, ma di facilitare la consapevolezza di sé, potenziare le interazioni nel gruppo e promuovere lo sviluppo di nuove idee (Steinwachs, 1992). I dirigenti che conducono un *debriefing* con i propri collaboratori non devono seguire gli schemi gerarchici convenzionali.

Al contrario, devono adottare competenze specifiche: le sedute di *debriefing* esigono una notevole flessibilità di ruolo per essere, di volta in volta, insegnante, critico, moderatore e indagatore (McDonell et al., 1997). Se possibile, tutti i membri del gruppo dovrebbero partecipare al *debriefing*. Sia i riscontri positivi sulle prestazioni coronate da successo, che l'analisi dei risultati negativi dovrebbero essere formulati dagli stessi operatori del gruppo di lavoro. Il miglior modo per arrivare a questo sta nel porre le giuste domande, per incoraggiare l'attività di introspezione. Il responsabile del *debriefing* dovrebbe incoraggiare i collaboratori per le cose fatte bene e riconoscerne il valore. In molte situazioni è frequente incontrare un problema di inadeguatezza o di "fallimento personale"; perciò, è particolarmente importante insistere sulle prestazioni positive, per facilitare l'espressione delle competenze necessarie nelle situazioni critiche future. Alcuni studi recenti hanno esaminato i molteplici aspetti del *debriefing* dopo un'esperienza di simulazione (Diekmann et al., 2008; Flanagan, 2008; Mort e Donahue, 2004, Rudolf et al., 2006).

Poiché gli incidenti possono creare una fortissima tensione emotiva, con severe conseguenze a lungo termine (ad es. PTSD; capitolo 9), molte istituzioni propongono procedure speciali organizzate in varie fasi per affrontare gli eventi critici (ad es. *debriefing* dello stress dopo un evento critico; Hammond e Brooks, 2001). Il *debriefing* aiuta gli operatori ad accettare una situazione, descrivendo l'accaduto e permettendo la manifestazione delle emozioni. Inoltre, durante il *debriefing* è possibile identificare i segni precoci di una reazione acuta da stress (Hoff e Adamowski, 1998; James e Gilliland, 2001).

La Figura 15.5 riassume le misure possibili per evitare e gestire le conseguenze degli errori.

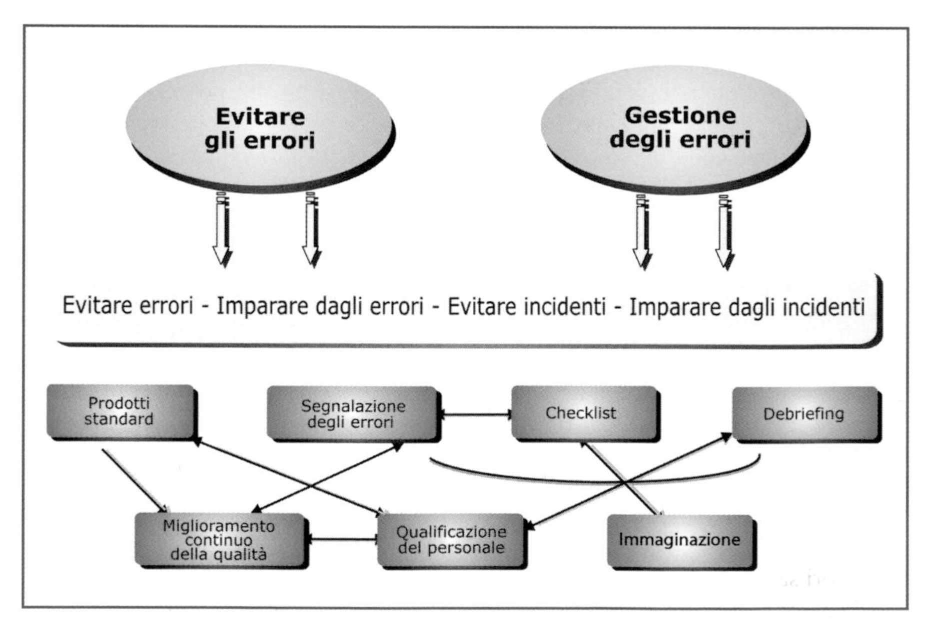


**Fig. 15.5** Evitare e gestire gli errori

## 15.8 Imparare dagli incidenti: segnalazione d'incidente critico e analisi d'incidente

Gli incidenti si producono solitamente per una combinazione imprevedibile di errori umani e organizzativi, per la presenza di debolezze o lacune nelle numerose barriere protettive del sistema. Una volta che l'errore è accaduto, le contromisure includono: a) rilevazione; b) diagnosi; c) attenuazione delle conseguenze dell'errore. Nel caso di un evento critico o di un incidente, il fatto accaduto comporta anche informazioni molto utili per gli operatori e per la stessa istituzione. Le istituzioni possono imparare molto da un evento critico o da un incidente, se l'attenzione è rivolta agli aspetti organizzativi e situazionali: mentre le azioni individuali pericolose sono difficili da predire e da controllare, i fattori che facilitano gli "errori umani" sono spesso già presenti prima dell'evento. Per questo, è possibile analizzarli e convertirli in conoscenze molto utili per l'organizzazione.

Quando si riesce a condurre una riflessione sugli incidenti o sulle azioni pericolose immediatamente dopo un evento acuto, si favorisce anche l'apprendimento di gruppo e la capacità degli individui di gestire la situazione. In questo senso, il *debriefing* è una tipica di forma d'apprendimento. Con l'aiuto di uno strumento particolarmente efficace come il sistema di segnalazione degli eventi avversi (*Incident Reporting System*, IRS), la gestione degli errori diventa un modo per focalizzarsi sull'apprendimento istituzionale.

### 15.8.1 Sistema di segnalazione degli eventi avversi: come farlo funzionare

Un evento è un accadimento imprevisto che riduce, o potrebbe ridurre, il margine di sicurezza per il paziente. In un'organizzazione sanitaria, questi eventi possono accadere in ogni momento e in qualsiasi luogo. In questo senso somigliano alla base di un iceberg nascosta sotto la superficie del mare (Fig. 3.7). A differenza degli incidenti, nei quali il paziente subisce un danno o un esito negativo, un evento rappresenta un danno potenziale, che non si esprime costantemente, perché le barriere di sicurezza del sistema possono essere ancora efficaci; gli operatori sanitari molto attenti riescono a individuarli, fare la diagnosi e correggerli prima che possano minacciare la sicurezza del paziente (talvolta, anche la fortuna gioca un ruolo importante in questa sequenza). L'errata connessione della pompa PCEA è un esempio di evento critico potenzialmente dannoso. Questi eventi sono talvolta causati da errori individuali, particolarità fisiopatologiche del paziente o insufficienze nell'organizzazione. Normalmente, gli eventi avversi e gli sforzi attuati per correggerli rimangono sotto il livello della "superficie" visibile dell'organizzazione, senza essere evidenti a tutti. Di conseguenza, per un osservatore esterno, l'istituzione può sembrare libera da errori e sicura nella realizzazione degli obiettivi prefissati. Gli operatori sanitari intervengono costantemente e svolgono azioni correttive, conducendo a una situazione paradossale nella quale gli eventi avversi non appaiono alla superficie quando, in realtà, accadono di continuo.

Nonostante il potenziale pericolo per la sicurezza, questi eventi possono rivelarsi in qualche modo utili. "L'energia impiegata nelle azioni sbagliate favorisce un'estensione del repertorio comportamentale" (Wehner, 1992). Ogni volta che un soggetto commette un errore, ha anche l'opportunità di imparare qualcosa di nuovo. Per esempio, nel caso clinico l'episodio di errata connessione non ha provocato problemi gravi, per cui l'ospedale può trarre vantaggio di una "lezione gratuita" sulla sicurezza del paziente: l'evento indica che le risorse disponibili (personale sufficientemente formato, attrezzature, procedure) sono insufficienti per garantire un trattamento di qualità adeguata. Se un'organizzazione vuole ottenere il massimo da queste "lezioni", deve raccogliere le informazioni rese disponibili dagli eventi avversi nel modo più corretto, analizzarlo e attuare provvedimenti correttivi (Fig. 15.6). Negli ultimi dieci anni, molti ospedali e organizzazioni sanitarie hanno introdotto l'IRS come strumento per migliorare la qualità. Tuttavia, la raccolta dei dati è soltanto il primo passo verso un obiettivo: il punto più importante per l'accettazione e la diffusione dell'IRS, sta nelle necessità di far ammettere al personale le conseguenze dei dati presentati. L'insieme del personale nell'organizzazione deve accettare che le segnalazioni siano lette, analizzate e che abbiano conseguenze (Hofinger e Waleczek, 2003).

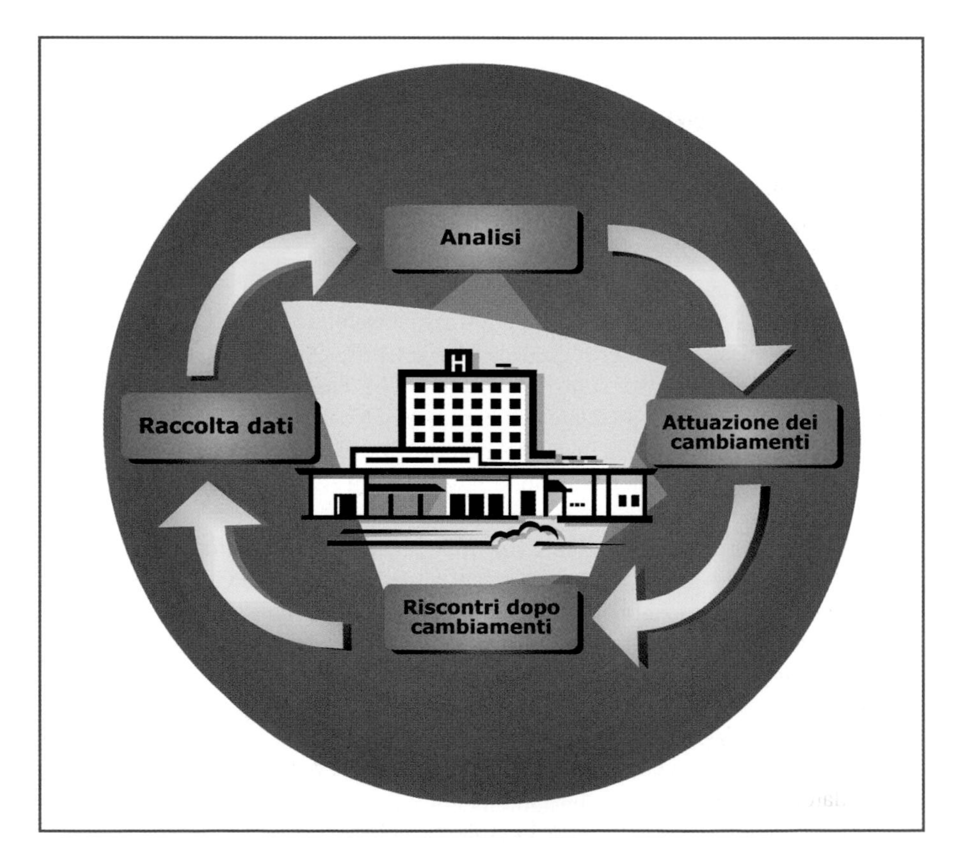


**Fig. 15.6** Sistema di segnalazione degli eventi: le varie fasi

La tecnica di analisi degli eventi critici è stata introdotta per la prima volta da Flanagan nel 1954, come sviluppo dei suoi studi di psicologia aeronautica (Flanagan, 1954). Questa tecnica di analisi è stata ulteriormente sviluppata nell'aviazione civile attraverso l'applicazione di un sistema di segnalazione volontaria utilizzato per raccogliere, analizzare e rispondere agli eventi considerati rilevanti per la sicurezza del volo. La tecnica di segnalazione degli eventi critici è stata applicata per la prima volta in campo medico per affrontare il problema del malfunzionamento degli apparecchi in anestesia (Blum, 1971), ed è stata modificata qualche anno dopo per svelare alcuni schemi di incidenti frequentemente osservati in un dipartimento di anestesia (Cooper et al., 1978; Williamson et al., 1985). La prima organizzazione sanitaria pronta per utilizzare la tecnica di segnalazione degli eventi critici di tipo tecnico, al livello nazionale, è stata l'Australian Patient Safety Foundation. Già nel 1987, questa fondazione ha lanciato lo studio *Australian Incident Monitoring Study* (AIMS; Webb et al., 1993), per raccogliere informazioni su eventi critici e problemi occorsi durante e dopo l'anestesia. L'AIMS è rimasto per anni un progetto di punta nel campo della medicina ad alto rischio e ha condotto molte organizzazioni a seguire il suo esempio. Oggi, esistono raccomandazioni dell'OMS, convalidate da numerosi studi, per l'introduzione e l'applicazione dei sistemi di segnalazione (OMS, 2005).

### 15.8.2 Caratteristiche di un sistema per la segnalazione degli eventi

I sistemi per la segnalazione degli eventi critici sono utili soltanto se la cultura istituzionale vigente promuove la sicurezza attraverso un approccio sistemico. Lo strumento di base per recuperare le informazioni sugli eventi critici o minimi, è una scheda formale di raccolta dati. Per funzionare, l'IRS dovrebbe avere le caratteristiche seguenti (OMS, 2005; Leape, 2002):

- volontario: contrariamente alla necessità di segnalare gli incidenti per il loro aspetto obbligatorio di tipo medico-legale, l'IRS dipende soltanto dalle segnalazioni volontarie fatte dagli operatori. Le organizzazioni possono facilitare la segnalazione volontaria, se comunicano chiaramente agli operatori che tutte le informazioni fornite non potranno essere utilizzate contro di loro;
- anonimo: è possibile segnalare un evento senza lasciare alcuna traccia del mittente. Esistono pareri discordanti sulla necessità di preservare l'anonimato, ma la maggior parte degli studiosi e dei professionisti concorda sul fatto che debba esserci almeno la possibilità di compilare una segnalazione in forma anonima;
- confidenziale: tutte le informazioni riguardanti le persone interessate, l'evento e le azioni intraprese sono trattate in modo confidenziale nel seguito della valutazione;
- non punitivo: le segnalazioni non devono portare a conseguenze disciplinari. Chiunque segnali un errore o un evento critico non deve temere sanzioni da parte del datore di lavoro;
- nessun caso giudiziario in corso: in molti paesi (ad es. la maggior parte dei paesi europei), la questione dell'accesso ai dati inseriti nell'IRS da parte dell'autorità

giudiziaria resta ancora irrisolta. In questi paesi, qualsiasi incidente sottoposto a un giudizio legale non dovrebbe essere segnalato nell'IRS;
- supporto da parte della dirigenza: ogni volta che un evento è inserito nel sistema, gli amministratori dell'organizzazione dovrebbero sostenere l'iniziativa con forza. L'implementazione del sistema deve avvenire con un processo dall'alto in basso. I dirigenti devono dimostrare i vantaggi garantiti da un esame approfondito degli errori e spiegare chiaramente le necessità e le implicazioni dell'IRS.

Perché il sistema di segnalazione volontaria abbia successo, l'organizzazione deve prestare la massima attenzione al rispetto dei punti seguenti (Billings et al., 1998; Runciman et al., 1993; Staender, 2000; Hofinger e Waleczek, 2003):
- l'ospedale/istituzione sanitaria dovrebbe comunicare in modo costante e convincente al proprio personale il suo intento di perseguire un atteggiamento "non colpevolizzante". Tutti i dipendenti devono essere rassicurati sul fatto che non saranno intraprese azioni disciplinari in seguito alle segnalazioni, eccetto casi di grave negligenza o atti criminali;
- tutto il personale medico e infermieristico dovrebbe ricevere una formazione iniziale sulla gestione del rischio clinico e la segnalazione degli eventi critici;
- la formazione iniziale dovrebbe essere seguita da aggiornamenti periodici sull'importanza e sugli obiettivi della gestione del rischio clinico con l'IRS;
- ogni operatore sanitario, indipendentemente dal ruolo o dal rango, dovrebbe essere consapevole del fatto che la sicurezza non è il compito di un singolo individuo (ad es. responsabile per la gestione del rischio). Dovrebbe essere reso chiaro a tutti che, se si tratta di migliorare la sicurezza dei pazienti con una segnalazione, è responsabile l'insieme del personale dell'istituzione;
- i moduli per la segnalazione degli eventi critici dovrebbero essere di facile utilizzo e rapidamente disponibili. L'accettazione dell'IRS rischia di diminuire rapidamente se gli operatori sono costretti a sforzi aggiuntivi soltanto per segnalare un evento;
- il personale dovrebbe essere incoraggiato a segnalare qualsiasi evento che ritenga degno di nota, indipendentemente dall'importanza apparente o dalla gravità delle conseguenze;
- il personale dovrebbe ricevere riscontri periodici riguardo alle conseguenze delle segnalazioni inviate.

#### 15.8.2.1 Definire il contenuto delle segnalazioni

L'obiettivo di un IRS è di ottenere una documentazione completa riguardo a *che cosa* è successo, *come* è accaduto e *perché* si è presumibilmente verificato. Da un punto di vista pratico, un IRS può essere un modulo cartaceo o basato su computer. Il modulo di segnalazione dovrebbe lasciare spazio per una descrizione narrativa dell'evento, invece di essere solo una lista di caselle da barrare.

Per quanto riguarda il contenuto della segnalazione, il suo valore informativo dipende molto dalla possibilità di ottenere, oltre alla descrizione dell'evento stesso, alcuni indizi situazionali rilevanti; perciò, la documentazione dovrebbe contenere anche informazioni sul contesto della situazione critica, le funzioni e l'esperienza del personale coinvolto, il flusso di informazioni e qualsiasi azione compiuta dagli operatori sanitari. Le informazioni riguardanti il processo decisionale, le dinamiche di gruppo e il livello di comunicazione sono importanti tanto quanto i problemi di attrezzature, farmaci, diagnosi o trattamenti intrapresi. Un precedente episodio analogo può aiutare a chiarire la situazione esaminata. Si dovrebbe porre una grande attenzione alla formulazione e alla categorizzazione delle domande. Questo è particolarmente importante per le categorie di problemi correlati ai fattori umani: alcuni termini come "consapevolezza situazionale" rappresentano un esempio di gergo psicologico incomprensibile per la maggior parte degli operatori sanitari. Al contrario alcune categorie, come la "comunicazione", rischiano di essere fin troppo generiche, perché la comunicazione costituisce sempre in qualche modo un fattore rilevante durante un evento critico.

Oltre a permettere un'analisi approfondita dei fattori che contribuiscono all'aumento del rischio, l'IRS rappresenta anche un'opportunità per trovare soluzioni e riprendersi dalle situazioni pericolose. Una categoria "soluzione" può essere utile per documentare una strategia rivelatasi efficace per gestire un evento critico, senza danni per il paziente. Inoltre, il sistema di segnalazione dovrebbe lasciare spazio ai suggerimenti per la prevenzione di eventi simili in futuro. Possono essere utili anche alcune domande, sulla percezione di una necessità di cambiamento, da parte degli operatori sanitari che lavorano "in prima linea" e hanno spesso una profonda comprensione delle forze e delle debolezze del sistema.

#### 15.8.2.2 Facilitare il cambiamento

La documentazione degli incidenti è solo un primo passo nel processo d'apprendimento istituzionale. Per essere in grado di trarre le giuste conclusioni dopo un evento critico, è necessario chiarire gli elementi seguenti: quale sarà il gruppo responsabile per la valutazione delle segnalazioni all'interno dell'organizzazione, come sarà svolta questa valutazione e quale sarà il ritorno per l'organizzazione stessa? Si raccomanda di costituire un gruppo con soggetti autorevoli, che godono di una grande fiducia all'interno dell'istituzione. Il principale compito di questo gruppo consiste nell'elaborare le informazioni, classificare e presentare le segnalazioni, suggerire provvedimenti correttivi. I dirigenti dell'istituzione non dovrebbero prendere parte al gruppo dell'IRS, il cui ruolo termina con la formulazione dei suggerimenti. Devono invece assumersi la responsabilità di mettere in atto i cambiamenti necessari e garantire una sufficiente diffusione delle informazioni al resto del personale. Per qualsiasi IRS è fondamentale che le segnalazioni producano conseguenze ben visibili ai soggetti che le hanno inizialmente inviate. Poiché le novità richiedono un certo tempo per produrre effetti concreti, è importante rendere da subito visibili le considerazioni fatte, prima di voler cambiare il sistema.

L'IRS può svelare singoli errori come una miriade di problemi, indicando quali sono le risorse probabilmente insufficienti. Ogni caso segnalato può anche essere l'indicatore di un problema strutturale più generale. Se lo stesso problema è segnalato ripetutamente, è molto probabile che esista un errore sistematico.

D'altra parte, le soluzioni più valide segnalate possono indicare, dove e come attribuire maggiori risorse al sistema. Questa potenzialità dovrebbe essere volontariamente rafforzata.

Infatti, lo studio delle strategie per il recupero e la gestione efficace delle situazioni critiche è un aspetto altrettanto importante dell'IRS. "Che cosa ha salvato la situazione?" è la domanda giusta da fare, quando un'organizzazione ha bisogno di sapere come una situazione potenzialmente pericolosa è stata controllata e non ha prodotto esiti negativi (Staender, 2000). La conoscenza degli aspetti più deboli del sistema, ma anche delle iniziative più innovative che permettono agli operatori "in prima linea" di fornire prestazioni efficaci, rappresentano una notevole fonte di informazioni per migliorare la sicurezza dei pazienti.

### 15.8.3 Analisi sistematica degli eventi avversi

Quando accadono eventi avversi gravi o incidenti, l'approccio abituale consiste nell'accusare un soggetto identificato come responsabile. Se l'istituzione vuole imparare anche da questi casi, è necessario adottare un approccio strutturato per l'analisi degli eventi avversi e degli incidenti, concentrando l'attenzione sui numerosi fattori concomitanti, senza negare le responsabilità, ove presenti.

Il protocollo di Londra (Taylor-Adams e Vincent, 2004) è un metodo utilizzato frequentemente, basato sulla catena degli errori (Reason, 1990) e una visione di sistema (capitolo 3), che considera più probabili i problemi organizzativi e procedurali, rispetto a quelli individuali. Permette anche di organizzare la procedura d'analisi dell'incidente. Le fasi più importanti sono:

- identificare gli eventi rilevanti per l'analisi. Il punto di partenza più ovvio consiste nel cominciare da un'azione corretta, che il paziente abbia poi subito danni o meno;
- raccogliere tutti i dati importanti (cartelle, materiale, segnalazioni, interviste, ecc.);
- assemblare i dati in modo esauriente, ad es. rappresentazione in un diagramma degli attori/nel tempo (*time-actor diagram*). Tentare di stabilire "che cosa" è successo, prima di provare a capire "perché" è successo;
- analizzare tutti i fattori concomitanti. Cercare in tutti i livelli dell'organizzazione, per tutte le azioni svolte e le persone coinvolte;
- dedurre dall'analisi alcune azioni correttive. Identificare le soluzioni che possono prevenire quel particolare tipo di evento e aiutare l'organizzazione a lavorare con maggiore sicurezza;
- quando è appropriato, fare un rapporto.

L'analisi degli eventi avversi effettuata con questo metodo richiede tempo, specialmente per raccogliere i dati e i documenti, che devono essere riesaminati, e per le interviste da svolgere con il personale. La fase di analisi necessita l'intervento di un gruppo di lavoro competente nel campo dei fattori umani e in medicina. D'altra parte, Taylor-Adams e Vincent (2004) insistono sul fatto che, negli eventi avversi in medicina, un approccio sistematico e strutturato (incluse le interviste con il personale) è meno minaccioso per gli operatori coinvolti nell'incidente. Infatti, il metodo permette di ottenere una maggiore apertura nell'insieme dell'organizzazione, concentrando l'attenzione di tutti sul sistema stesso.

## 15.9 Condividere le conoscenze sulla sicurezza: approccio alla gestione della conoscenza

Una delle caratteristiche principali della medicina moderna è l'enorme quantità di nuove conoscenze, generate ogni anno dalla ricerca scientifica. Purtroppo, i dati potenzialmente più utili non cambiano rapidamente le abitudini esistenti per la gestione dei pazienti: il ritardo tra la formazione delle conoscenze, la loro diffusione e la loro attuazione è notevole, e talvolta richiede anni (Donaldson et al., 2004). Un'organizzazione efficiente utilizza sistemi di apprendimento istituzionale e di gestione della conoscenza per facilitare l'assimilazione e l'attuazione delle novità.

Nel processo di trasformazione in un'"istituzione capace di imparare", l'organizzazione sanitaria deve affrontare il compito di facilitare la condivisione del sapere e l'apprendimento tra i suoi dipendenti. Le industrie hanno trattato il problema attingendo molto alle teorie su processi di elaborazione e gestione delle conoscenze. Non esiste una definizione largamente accettata per il termine "gestione della conoscenza" (*knowledge management*, KM). Nella maggior parte dei casi, sta a indicare una serie di accorgimenti sistematicamente attuati per raggiungere e mantenere alcuni obiettivi quali "creazione, condivisione, memorizzazione, miglioramento e messa in pratica delle conoscenze, in generale all'interno di un'organizzazione" (Edwards et al., 2005). La condivisione delle conoscenze, considerata *il* capitale intellettuale, rappresenta un elemento comune nelle diverse teorie sul KM ed è considerata un fattore critico per il miglioramento delle prestazioni e l'ottenimento di un vantaggio competitivo (Bali e Dwivedi, 2006). In questo senso, le conoscenze includono sia l'esperienza e la comprensione che il personale ha acquisito nell'organizzazione riguardo al proprio lavoro, sia i supporti prodotti e disponibili nell'istituzione come fonti di informazioni, quali documenti, linee guida, protocolli o rapporti (Stefanelli, 2004). Le moderne tecnologie dell'informazione (*information technologies*, IT) mettono a disposizione delle organizzazioni tutti gli strumenti necessari per produrre e distribuire il sapere nel proprio campo d'azione, facilitando il processo d'apprendimento per il personale dipendente. Questi strumenti supportati dalle IT includono i sistemi esperti, l'insegnamento a distanza (*e-learning*), le basi di conoscenza istituzionali (*knowledge base*), le reti aziendali (di tipo intranet ed extranet) e altre infrastrutture dedicate per i sistemi sanitari (ad es. prescrizione medica informatizzata, strumento di supporto decisionale; Handler et al., 2004). Tuttavia, la raccolta di dati e la loro semplice distribuzione non sono sufficienti, dal momento che fornire informazioni non equivale a trasmettere conoscenze: in termini di KM, le informazioni diventano conoscenza soltanto dopo un'accurata selezione ed elaborazione secondo criteri ben definiti. Da questo punto di vista, il KM può essere considerato come l'arte, o la scienza, di trasformare i dati in conoscenza utile.

Con queste premesse, quali sono le conoscenze più utili per il sistema di KM? Nonostante le diversità esistenti tra i differenti schemi concettuali, la maggior parte dei professionisti del KM condivide un'importante distinzione, tra la conoscenza tacita e quella esplicita (Nonaka e Takeuchi, 1995):

- la *conoscenza tacita* è una forma di conoscenza subconscia e interiorizzata, che può implicare capacità fisiche o percettive (ad es. intervento chirurgico complesso,

valutazione delle situazioni critiche, diagnosi di un esame radiologico). È la conoscenza del "sapere come", che esiste soltanto nella mente degli individui, all'interno di un'organizzazione. I professionisti non sono consapevoli di quanto sanno e di come riescono a ottenere particolari risultati;
- la *conoscenza esplicita*, al contrario, è conscia e può essere codificata: un individuo ne è pienamente consapevole ed è in grado di trasferire queste informazioni ad altri (ad es. come calcolare la dose di un farmaco, come valutare diverse diagnosi differenziali). Le raccomandazioni per la pratica clinica sono un esempio di trasmissione delle conoscenze esplicite.

Di conseguenza, il primo ruolo del KM sta nel convertire la conoscenza tacita e interiorizzata in conoscenza esplicita e codificata, promuovendone la condivisione tra gli operatori dell'intera organizzazione. In un secondo tempo, la conoscenza fornita dal sistema di KM deve essere recuperata, compresa e interiorizzata da ogni individuo. In questo modo, il sapere esplicito è assimilato e produce nuove conoscenze implicite personali. Un altro ruolo del KM consiste nel tentare di risolvere la questione della progettazione di un'organizzazione, per facilitare il processo di trasmissione della conoscenza. In altre parole, come fare perché le "giuste" informazioni possano arrivare alle "giuste" persone, al momento "giusto", per facilitare le azioni più "giuste".

Negli ultimi dieci anni, le organizzazioni sanitarie hanno adottato le teorie del KM e hanno accettato il ruolo primordiale della conoscenza come loro capitale intellettuale; hanno anche riconosciuto il ruolo, essenziale per il loro successo, della gestione strategica delle conoscenze mediche e dei processi di cura. Nel tentativo di applicare in campo sanitario le strategie di KM provenienti dal settore industriale, queste organizzazioni hanno dovuto rispondere alle seguenti domande chiave:
- come fare una sintesi delle conoscenze partendo da informazioni mediche?
- come favorire la condivisione delle conoscenze all'interno di un'organizzazione sanitaria costituita da tanti "silos" indipendenti?
- qual è la metodologia migliore per condividere forme diverse di conoscenza?
- qual è il ruolo delle tecnologie dell'informazione nel facilitare questa condivisione?
- quali sono le barriere culturali o strutturali che le organizzazioni sanitarie devono superare per affrontare le sfide della gestione della conoscenza?

Per quanto riguarda le conoscenze *mediche*, molte iniziative orientate alla condivisione del sapere sono state sviluppate in campo sanitario. Le conoscenze sono state elaborate sia per il paziente (per aiutarlo a capire meglio la sua patologia, con le procedure diagnostiche o terapeutiche che implica), che per gli operatori sanitari (per consentire loro un accesso totale a tutte le informazioni essenziali). Per esempio, in terapia intensiva i medici si trovano frequentemente confrontati a pazienti in situazioni di rapido peggioramento clinico e devono prendere decisioni basandosi su numerosi elementi come anamnesi patologica, risultati di accertamenti diagnostici, terapie complesse e risposte a precedenti trattamenti. L'attuazione del KM è un modo per fornire agli operatori sanitari un accesso immediato a informazioni aggiornate, per supportare l'efficienza dei loro processi decisionali (Bali e Twivedi, 2006). Inoltre, i sistemi di gestione delle conoscenze basati sulle IT possono aiutare nel trattamento dei pazienti "avvicinando" le informazioni rilevanti al personale medico, invece di lasciare gli operatori ricercare da soli i dati più importanti. Questi sistemi dinamici e tempestivi (*just-in-time*) hanno permesso ai medici di ridurre gli errori terapeutici gravi del 55%, attraverso un controllo incrociato della loro prescrizione, alla ricerca di eventuali interazioni evidenti dall'anamnesi del paziente, allergie o incompatibilità con altri farmaci (Davenport e Glaser, 2002; Melymuka, 2002).

Per quanto riguarda il processo di cura, le strategie di KM tentano di migliorare le interazioni e la collaborazione tra gli operatori sanitari. Con un'attenzione rivolta all'intera catena terapeutica, i sistemi informativi globali sono in grado di aiutare le diverse professionalità e specialità coinvolte nel trattamento di un paziente. Il pronto soccorso è un tipico esempio di ambiente ad alto rischio, dove operano e interagiscono diversi gruppi professionali, provenienti da organizzazioni differenti (ad es. equipaggio dell'ambulanza, personale del pronto soccorso, della terapia intensiva, consulenti), producendo continuamente nuove informazioni sul paziente che si aggiungono a quelle esistenti, con un effetto a valanga. Considerate le numerose interfacce esistenti tra i gruppi presenti, è facile perdere informazioni importanti e, pertanto, la necessità di comunicare è ovvia. L'approccio sistematico del KM considera il trattamento d'urgenza come un *processo completo e unico*, nel quale ogni organizzazione o professionalità gioca il proprio ruolo. In questo modo, permette agli operatori sanitari di concentrare la loro attenzione sulle informazioni più rilevanti e le conoscenze essenziali per il processo di cura (Edwards et al., 2005). La gestione della conoscenza diventerà sicuramente nel prossimo futuro uno degli elementi più importanti per migliorare la sicurezza dei pazienti nelle organizzazioni sanitarie. Il KM è comunque parte essenziale di una cultura organizzativa orientata alla sicurezza.

Questo ci riporta al nostro primo argomento: la sicurezza non è un sogno per il futuro. Gli strumenti capaci di fare della medicina critica un'attività sicura esistono già oggi.

## 15.10 "Affidabilità in medicina critica": in poche parole

- Il concetto di cultura della sicurezza implica un adattamento di tutte le strutture e dei processi dell'organizzazione, dei luoghi di lavoro, delle attrezzature, degli standard di qualifica per gli operatori e delle loro interazioni, in modo tale da permettere l'adozione di comportamenti sicuri in ogni momento e in ogni luogo.
- La sicurezza e l'affidabilità hanno bisogno di sostenitori e di dirigenti. Tuttavia, rientrano anche nella responsabilità di ogni singolo operatore all'interno dell'organizzazione.
- La "cultura organizzativa" definisce i valori condivisi, le norme e le aspettative che orientano l'approccio al lavoro e le interazioni degli operatori. Rappresenta una mescolanza dei valori e delle convinzioni del personale dell'istituzione e si evidenzia attraverso il comportamento e il modo di lavorare.
- La cultura dell'organizzazione è al centro del problema di vulnerabilità del sistema, perché contribuisce a formare una sorta di "cecità organizzativa" nei confronti del rischio.

- La "cultura della sicurezza" può essere considerata equivalente a una "cultura informata": i soggetti che gestiscono e operano all'interno del sistema hanno le conoscenze necessarie riguardo ai fattori umani, tecnici, organizzativi e ambientali che determinano la sicurezza del sistema stesso.
- Una checklist è un elenco di azioni o di criteri ordinati in modo sistematico, che permettono all'utente di registrare la presenza/assenza di ogni singolo elemento della lista, per assicurarsi di averli considerati e completati tutti.
- Un protocollo è una checklist, il cui utilizzo è regolamentato e la cui applicazione pratica è considerata obbligatoria.
- Le organizzazioni ad alta affidabilità (HRO) operano in ambienti ad alto rischio, riuscendo comunque a causare pochissimi incidenti. Le HRO raggiungono elevati livelli di sicurezza attraverso una particolare attenzione nello svolgimento delle loro operazioni.
- Le capacità e le conoscenze degli operatori sanitari rappresentano le risorse umane più decisive per l'erogazione di trattamenti sicuri ed efficienti, anche perché permettono di evitare gli errori. Il miglioramento sistematico della qualifica del personale, attraverso le opportunità di formazione e di addestramento pratico, è sicuramente un ottimo investimento per la sicurezza dei pazienti.
- L'addestramento con simulatore è uno strumento efficace per migliorare le competenza del personale.
- La certificazione di qualità e il miglioramento continuo della qualità si concentrano sulla struttura, i processi e gli esiti del trattamento medico.
- Un audit clinico è la verifica sistematica e obiettiva di un'organizzazione, svolta da auditors interni o esterni, con l'obiettivo di migliorare il trattamento e gli esiti per il paziente.
- Un circolo di qualità è un piccolo gruppo di operatori volontari, che si riuniscono a intervalli regolari per identificare, analizzare e risolvere i problemi riscontrati sul posto di lavoro e nella gestione dei pazienti.
- La standardizzazione, definita come una strategia volta al deliberato mantenimento di un'elevata omogeneità nelle prestazioni, ha come obiettivo di garantire per i pazienti il maggior livello di qualità possibile nei trattamenti erogati in condizioni di routine.
- Gli strumenti per la gestione degli errori sono i sistemi per la segnalazione degli eventi (*Incident Reporting System*, IRS) e il *debriefing*.
- Un evento è un accadimento imprevisto che riduce, o potrebbe ridurre, il margine di sicurezza per un paziente. Gli IRS sono utilizzati per raccogliere, analizzare e rispondere agli eventi pericolosi per la sicurezza.
- Gli IRS dovrebbero essere su base volontaria, anonimi, confidenziali, senza rischio di conseguenze legali e sostenuti dalla dirigenza.
- I *debriefing* sono definiti come un processo di sviluppo delle conoscenze acquisite dopo un'esperienza lavorativa, come il risultato della riflessione svolta dopo un'esperienza di simulazione, o come una forma di recupero emotivo dopo un incidente.

- Il concetto di "organizzazione che incoraggia l'apprendimento" considera che un'organizzazione efficiente debba applicare intenzionalmente strategie didattiche per adattarsi e rispondere alle variazioni dell'ambiente circostante. Una simile organizzazione rimette in discussione le proprie procedure, i propri presupposti o addirittura la sua stessa struttura di base, attraverso un processo di rielaborazione costante.
- La conoscenza istituzionale rappresenta la struttura di un'organizzazione sanitaria e ne racchiude la comprensione collettiva, le routine, i sistemi, la cultura e la strategia.
- La "gestione della conoscenza" (*Knowledge Management*) indica una serie di accorgimenti sistematicamente attuati per migliorare e diffondere la conoscenza istituzionale e migliorare le prestazioni dell'organizzazione.

## Bibliografia


AHRQ (2008) Becoming a high reliability organization: Operational advice for hospital leaders. AHRQ Publication No. 08-0022, Agency for Healthcare Research and Quality

Argyris C, Schön DA (1996) Organizational learning II: theory, method and practice. Addison-Wesley; Reading, MA

Bali R, Dwivedi A (2006) Healthcare knowledge management. Issues, advances and successes. Springer, Berlin Heidelberg New York

Bagnara S, Parlangeli O, Tartaglia R (2010) Are hospitals becoming high reliability organizations? Appl Ergon 41(5):713–718

Barrett J, Gifford C et al (2001) Enhancing patient safety through teamwork training. J Healthc Risk Manag 21:57–65

Bateson G (1972) Steps towards an ecology of mind. Chandler, New York

Bellabarba J, Schnappauf D (1996) (eds) Organisationsentwicklung im Krankenhaus [Organizational development in hospitals]. Verlag für Angewandte Psychologie, Göttingen

Berger P, Luckmann T (1966) The social construction of reality. Penguin, New York

Billings C, Cook RI, Woods DD, Miller C (1998) Incident Reporting Systems in medicine and experience with the Aviation Safety Reporting System. National Patient Safety Foundation at the AMA, Chicago, pp 52–61

Blum LL (1971) Equipment design and "human" limitations. Anesthesiology 35:101–102

Caroll JS, Rudolph JW (2006) Design of high reliability organizations in health care. Qual Saf Health Care 15(Suppl I):i4–i9

Cohen M, Kimmel N, Benage M et al (2004) Implementing a hospitalwide patient safety program for cultural change. Joint Commission Journal on Quality and Safety 30(8):424–431

Conell L (1996) Pilot and controller issues. In: Kanki B, Prinzo VO (eds) Methods and metrics of voice communication. DOT/FAA/AM-96/10. FAA Civil Aeromedical Institute, Oklahoma City

Cooper JB, Taqueti VR (2004) A brief history of the development of mannequin simulators for clinical education and training. Qual Saf Health Care 13(Suppl 1):i11–i18

Cooper JB, Newbower RS, Long CD, McPeek B (1978) Preventable anesthesia mishaps: a study of human factors. Anesthesiology 49:399–406

Cooper JB, Cullen DJ, Eichhorn JH et al (1993) Administrative guidelines for response to an adverse anesthesia event. J Clin Anesth 5:79–84

Davenport TH, Glaser J (2002) Just-in-time-delivery comes to knowledge management. Harv Bus Rev 80:107–112

Degani A, Wiener EL (1993) Cockpit checklists: Concepts, design, and use. Hum Fact 35:345–359
Denison D (1996) What is the difference between organisational culture and organisational climate? A native's point of view on a decade of paradigm wars. Academy of Management Review 21(3):619–654
Diekmann P, Reddersen S, Zieger J, Rall M (2008) Video-assisted debriefing in simulation-based training of crisis resource management. In: Kyle R, Murray B (eds) Clinical simulation, pp 667–676
Dismukes RK, Gaba DM, Howard SK (2006) So many roads: facilitated debriefing in healthcare. Simul Healthcare 1:1–3
Donaldson NE, Rutledge DN, Ashley J (2004) Outcomes of adoption: measuring evidence uptake by individuals and organizations. Worldviews Evid Based Nurs S41–S51
Dunn WF (ed) (2004) Simulators in critical care and beyond. Society of Critical Care Medicine, Des Plaines
Eccles M, Grimshaw J, Walker A et al (2005) Changing the behavior of healthcare professionals: the use of theory in promoting the uptake of research findings. J Clin Epidemiol 58:107–112
Edwards JS, Hall MJ, Shaw D (2005) Proposing a systems vision of knowledge management in emergency care. J Operat Res Soc 56:180–192
Eichhorn S (1995) Risk management, quality assurance, and patient safety. In: Gravenstein N, Kirbi RR (eds) Complications in anesthesiology. Lippincott-Raven, Philadelphia, pp 1–15
Firth-Cozens J (2001) Teams, culture and managing risk. In: Vincent C (ed) Clinical risk management. Enhancing patient safety. Br Med J Books, London
Flanagan JC (1954) The critical incident technique. Psychol Bull 51:327–358
Flanagan B (2008) Debriefing: theory and techniques. In: Riley RH (ed) Manual of simulation in healthcare. Oxford University Press, Oxford, pp 155–170
Fletcher GC, McGeorge P, Flin R et al (2002) The role of non-technical skills in anaesthesia: a review of current literature. Br J Anaesth 88:418–429
Flin R, Maran N (2004) Identifying and training non-technical skills for teams in acute medicine. Qual Saf Health Care 13(Suppl):i80–i84
Frankel AS, Leonard MW, Denham CR (2006) Fair and just culture, team behavior, and leadership engagement: the tools to achieve high reliability. Health Serv Res 41:1690–1709
Gaba DM (1996) Simulators in anaesthesiology. In: Lake CL, Rice LJ, Sperry RJ (eds) Advances in anaesthesia, vol 14. Mosby, St. Louis
Gandhi, Graydon-Baker E, Huber C et al (2005) Closing the loop: follow-up and feedback in a patient safety program. Joint Commission Journal on Quality and Patient Safety 31(11):614–621
Glavin R, Maran N (2003) An introduction to simulation in anaesthesia. In: Greaves JD, Dodds C, Kumar V, Mets B (eds) Clinical teaching. A guide to teaching practical anaesthesia. Swets and Zeitlinger, Lisse, pp 197–207
Gore DC, Powell JM, Baer JG et al (2010) Crew resource management improved perception of patient safety in the operating room. Am J Med Qual 25(1):60–63
Grimshaw JM, Shirran L, Thomas RE et al (2001) Changing provider behavior: an overview of systematic reviews of interventions. Med Care 39:II2–II45
Grogan EL, Stiles RA, France DJ et al (2004) The impact of aviation-based teamwork training on the attitudes of health-care professionals. J Am Coll Surg 199(6):843–848
Halamek LP, Kaegi DM, Gaba DM et al (2000) Time for a new paradigm in pediatric medical education: teaching neonatal resuscitation in a simulated delivery room environment. Pediatrics 106:E45
Hales BM, Pronovost PJ (2006) The checklist – a tool for error management and performance improvement. J Crit Care 21:231–235
Hammond J, Brooks J (2001) Helping the helpers: the role of critical incident stress management. Crit Care 5:315–317
Handler JA, Feied CF, Coonan K et al (2004) Computerized physician order enty and online decision support. Acad Emerg Med 11:1135–1141

Harrison KT, Manser T, Howard SK, Gaba DM (2006) Use of cognitive aids in a simulated anesthetic crisis. Anesth Analg 103:551–556

Hart EM, Owen H (2005) Errors and omissions in anesthesia: a pilot study using a pilot's checklist. Anesth Analg 101:246–250

Hasibeder WR (2010) Does standardization of critical care work? Curr Opin Crit Care [Epub ahead of print]

Hayashi I, Wakisaka M, Ookata N et al (2007) Actual conditions of the check system for the anesthesia machine before anesthesia. Do you really check? Masui 56:1182–1185

Helmreich RL (2000) On error management. Lessons learned from aviation. BMJ 320:781–785

Helmreich RL, Merritt AC, Wilhelm JA (1999). The evolution of Crew Resource Management training in commercial aviation. Int J Aviat Psychol 9:19–32

Hertel JP, Millis BJ (2002) Using Simulations to promote learning in higher education. An introduction. Stylus Publishing LLC, Sterling

Hoff LA, Adamowski K (1998) Creating excellence in crisis care: a guide to effective training and program designs. Jossey-Bass, San Francisco

Hofinger G, Waleczek H (2003) Behandlungsfehler. Das Bewusstsein schärfen [Reporting treatment errors]. Dt. Ärzteblatt, 44/2003:2848–2849

Hofmann DA, Mark B (2006) An investigation of the relationship between safety climate and medication errors as well as other nurse and patient outcomes. Personnel Psychology 59(4):847–869

Howard SK, Gaba DM, Fish KJ et al (1992) Anesthesia crisis resource management: teaching anesthesiologists to handle critical incidents. Aviat Space Environ Med 63:763–770

HSC (HEALTH AND SAFETY COMMISSION) (1993) Third report: organizing for safety. ACSNI Study Group on Human Factors. HMSO, London

Jha A, Duncan B, Bates D (2001) Simulator-based training and patient safety. Making health care safer: a critical analysis of patient safety practices. In: Shojania K, Duncan B, McDonald K, Wachter R (eds) Making health care safer: a critical analysis of patient safety practices. AHRQ-Publication 01-E058, Rockville, pp 511–518

James RK, Gilliland BE (2001) Crisis intervention strategies, 4th edn. Wadsworth/Thomson Learning, Belmont

Kim J, Neilipovitz D, Cardinal P et al (2006) A pilot study using high-fidelity simulation to formally evaluate performance in the resuscitation of critically ill patients: The University of Ottawa Critical Care Medicine, High-Fidelity Simulation, and Crisis Resource Management I Study. Crit Care Med 34:2167–2174

Klopfenstein CE, Van Gessel E, Forster A (1998) Checking the anaesthetic machine: self-reported assessment in a university hospital. Eur J Anaesthesiol 15:314–319

Kumar C, Dodds C (2003) Educational supervision and mentoring. In: Greaves JD, Dodds C, Kumar C, Mets B (eds) Clinical teaching. A guide to teaching practical anaesthesia. Swets and Zeitlinger, Lisse, pp 197–207

Kyle RR, Murray WB (2008) Clinical simulation. Operations, engineering and management. Elsevier, Burlington MA

Laboutique X, Benhamou D (1997) Evaluation of a checklist for anesthetic equipment before use. Ann Fr Anesth Reanim 16:19–24

Langford R, Gale TC, Mayor AH (2007) Anesthesia machine checking guidelines: Have we improved our practice? Eur J Anaesthesiol 30:1–5

Leape L (2002) Reporting of adverse events. N Engl J Med 347(20):1633–1638

Lederman LC (1992) Debriefing: toward a systematic assessment of theory and practice. Simul Gaming 23:145–160

Lewin K (1951) Field theory in social science. Harper and Row, New York

Mantovani F, Castelnuovo G, Gaggioli A, Riva G (2003) Virtual reality training for health-care professionals. Cyberpsychol Behav 9:245–247

March MG, Crowley JJ (1991) An evaluation of anesthesiologists' present checkout methods and the validity of the FDA checklist. Anesthesiology 75:724–729

McCulloch P, Mishra A, Handa A et al (2009) The effects of aviation-style non-technical skills training on technical performance and outcome in the operating theatre. Qual Saf Health Care 18(2):109–115

McDonell LK, Kimberly KJ, Dismukes RK (1997) Facilitating LOS debriefings: a training manual, NASA Technical Memorandum 112192, March 1997

Mead G (1934) Mind, self, and society. University of Chicago Press, Chicago

Mearns KJ, Flin R (1999) Assessing the state of organizational safety – culture or climate? Cur Psychol 18(1):5–17

Melymuka K (2002) Knowledge management helps cut errors by half. Computerworld 36:44

Miller GT, Gordon DL, Issenberg SB et al (2001) Teamwork. University of Miami uses competition to sharpen EMS team performance. J Emerg Med Serv 26:44–51

Morey JC, Simon R, Jay GD et al (2002) Error reduction and performance improvement in the emergency department through formal teamwork training: evaluation results of the MedTeams project. Health Serv Res 37:1553–1581

Mort TC, Honahue SP (2004) Debriefing: the basics. In: Dunn WF (ed) Simulators in critical care and beyond. Society of Critical Care, pp 76–83

Naveh ET, Katz-Navon N, Stem Z (2005) Treatment errors in healthcare: a safety climate approach. Management Science 51(6):948–960

Neal A, Griffin M (2006) A study of the lagged relationships among safety climate, safety motivation, safety behavior, and accidents at the individual and group levels. J Appl Psychol 91(4):946–953

NHS Executive (1996) Promoting clinical effectiveness. A framework for action in and through the NHS. NHS Executive, London

Nonaka I, Takeuchi H (1995) The knowledge creating company. Oxford University Press, New York

O'Connor RE, Slovis CM, Hunt RC et al (2002) Eliminating errors in emergency medical services: realities and recommendations. Prehosp Emerg Care 6:107–113

Parker D, Lawrie M, Hudson P (2006) A framework for understanding the development of organizational safety culture. Saf Sci 44:551–562

Pizzi L, Goldfarb N, Nash D (2001) Crew resource management and its applications in medicine. In: Shojania K, Duncan B, McDonald K, Wachter R (eds) Making health care safer: a critical analysis of patient safety practices. AHRQ-Publication 01-E058, Rockville, pp 501–509

Powell SM (2006) Creating a systems approach to patient safety through better teamwork. Biomed Instrum Technol 40:205–207

Probst GJB, Büchel B (1998) Organisationales Lernen. Gabler, Wiesbaden

Pronovost P, Needham D, Berenholtz S et al (2006) An intervention to decrease catheter-related bloodstream infections in the ICU. N Engl J Med 355:2725–2732

Reader T, Flin R, Lauche K, Cuthbertson BH (2006) Non-technical skills in the intensive care unit. Br J Anaesth 96:551–559

Reason J (1990) Human error. Cambridge University Press, Cambridge UK

Reason J (1997) Managing the risks of organizational accidents. Ashgate, Aldershot

Reason J (1998) Achieving a safe culture: theory and practice. Work & Stress 12(3):239–306

Resar RK (2006) Making noncatastrophic health care processes reliable: learning to walk before running in creating high-reliability organizations. Health Serv Res 41(4):1677–1689

Reznek M, Harter P, Krummel T (2002) Virtual reality and simulation: training the future emergency physician. Acad Emerg Med 9:78–87

Reznek M, Smith-Coggins R, Howard S et al (2003) Emergency medicine crisis resource management (EMCRM): pilot study of a simulation-based crisis management course for emergency medicine. Acad Emerg Med 10:386–389

Riley RH (ed) (2008) Manual of simulation in healthcare. Oxford University Press. New York

Robson M (1989) Quality circles: a practical guide. Gower, Aldershot

Rosenberg M (2000) Simulation technology in anesthesiology. Anesth Prog 47:8–11

Rudolf JW, Simon R, Dufresne RL, Raemer D (2006) There's no such thing as "non-judgemental" debriefing: a theory and method for debriefing with good judgement. Simul Healthcare 1:49–55

Runciman WB (1988) Crisis management. Anaesth Intensive Care 16:86–88

Runciman WB, Merry AF (2005) Crises in clinical care: an approach to management. Qual Saf Health Care 14:156–163

Runciman WB, Sellen A, Webb RA et al (1993) The Australian Incident Monitoring Study. Errors, incidents and accidents in anaesthetic practice. Anaesth Intensive Care 21:506–519

Salas E, Wilson KA, Burke CS, Wightman DC (2006) Does crew resource management training work? An update, an extension, and some critical needs. Hum Factors 48:392–412

Salas E, DiazGranados D, Klein C et al (2008) Does team training improve team performance? A meta analysis. Hum Fact 50(6):903–933

Salas E, Almeida SA, Salisbury M et al (2009) What are the critical success factors for team training in health care? Jt Comm J Qual Patient Saf 35(8):398–405

Sawa T, Ohno-Machado L (2001) Generation of dynamically configured check lists for intra-operative problems using a set of covering algorithms. Proc AMIA Symp 2001:593–597

Sax HC, Browne P, Mayeqski RJ et al (2009) Can aviation-based team training elicit sustainable behavioral change? Arch Surg 144(12):1133–1137

Schein E (2004) Organizational culture and leadership, 3rd edn. Jossey-Bass, San Francisco

Schön DA (1975) Deutero-learning in organizations: learning for increased effectiveness. Organizational Dyn 4:2–16

Schreyögg G (1999) Organisation: Grundlagen moderner Organisationsgestaltung [Organization. Principles of building modern organizations]. Gabler, Wiesbaden

Schuster M, McGlynn E, Brook RH (1998) How good is the quality of health care in the United States? Milbank Q 76:563

Senge P (1990) The fifth discipline: the art and practice of the learning organization. Doubleday, New York

Singer S, Gaba D, Falwell A et al (2009) Patient safety climate in 92 US hospitals: differences by work area and discipline. Medical Care 47(1):23–31

Small SD, Wuerz RC, Simon R et al (1999) Demonstration of high-fidelity simulation team training for emergency medicine. Acad Emerg Med 6:312–323

Staender S (2000) Critical incident reporting. With a view on approaches in anaesthesiology. In: Vincent C, de Mol B (eds) Safety in medicine. Pergamon Elsevier Science, Amsterdam New York, pp 65–82

Stefanelli M (2004) Knowledge and process management in health care organizations. Methods Inf Med 43:525–535

Steinwachs B (1992) How to facilitate a debriefing. Simul Gaming 23:186–195

Taylor-Adams S, Vincent C (2004) Systems analysis of clinical incidents: the London protocol. Clinical Safety Research Unit, University College, London. Available at: http://www.csru.org.uk

Thomas EJ, Sexton JB, Lasky RE et al (2006) Teamwork and quality during neonatal care in the delivery room. J Perinatol 26:163–169

Vogus TJ, Sutcliffe KM (2007) The Safety Organizing Scale: development and validation of a behavioral measure of safety culture in hospital nursing units. Medical Care 45(1):46–54

Vozenilek J, Wang E, Kharasch M et al (2006) Simulation-based morbidity and mortality conference: new technologies augmenting traditional case-based presentations. Acad Emerg Med 13:48–53

Webb RK, Currie M, Morgan CA et al (1993) The Australian Incident Monitoring Study: an analysis of 2000 incident reports. Anaesth Intensive Care 21:520–528

Wehner T (1992) Sicherheit als Fehlerfreundlichkeit [Safety as error friendliness]. Westdeutscher Verlag, Opladen

Weick KE (1991) Organizational culture as a source of high reliability. California Management Review 29:112–127

Weick KE, Sutcliffe KM (2001) Managing the unexpected: assuring high performance in an age of complexity. Jossey-Bass, San Francisco

Weinstock PH, Kappus LJ, Kleinman ME et al (2005) Toward a new paradigm in hospital-based pediatric education: the development of an onsite simulator program. Pediatr Crit Care Med 6:635–641

Westrum R (1988) Organizational and interorganizational thought. Presentation to World Bank Conference on system safety (Available from the author upon request)

Westrum R (2004) A typology of organizational cultures. Qual Saf Healthcare 13(Suppl II):ii22–ii27
World Health Organization (WHO) (2005). WHO Draft Guidelines for adverse event reporting and learning systems. From Information to action. [online document] URL: http://www.who.int/patientsafety/events/05/Reporting_Guidelines.pdf (accessed 10.10.2010)
Williamson JA, Webb R, Pryor GL (1985) Anesthesia safety and the 'critical incident technique'. Aust Clin Rev 6:57–61
Wilson KA, Burke CS, Priest HA, Salas E (2005) Promoting health care safety through training high reliability teams. Qual Saf Health Care 14:303–309
Wiener, EL, Kanki B, Helmreich B (eds) (1993) Cockpit Resource Management. Academic Press, San Diego
Winters BD, Gurses AP, Lehmann H et al (2009) Clinical review: Checklists – translating evidence into practice. Critical Care 13:210 (doi:10.1186/cc7792)
Yule S, Flin R, Paterson-Brown S, Maran N (2006) Non-technical skills for surgeons in the operating room: a review of the literature. Surgery 139:140–149

# Indice analitico




M. St.Pierre, G. Hofinger, C. Buerschaper, R. Simon, I. Daroui,
*Gestione delle crisi in medicina d'urgenza e terapia intensiva,*
DOI: 10.1007/978-88-470-2799-2, © Springer-Verlag Italia 2013

Finito di stampare nel mese di dicembre 2012

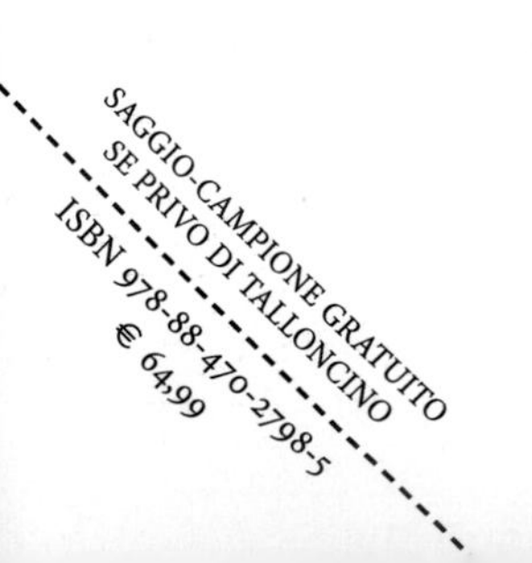